本教材第6版为"十四五"职业教育国家规划教材
国家卫生健康委员会"十四五"规划教材
全国高等职业教育专科教材

供临床医学专业用

传染病学

第7版

主　编　艾春玲　吴惠珍

副主编　冯海军　王永新　陈　军

编　者（以姓氏笔画为序）

王永新（沧州医学高等专科学校）

王孪妹（大庆市中医医院）

艾春玲（大庆医学高等专科学校）

石晓峰（菏泽医学专科学校）

冯海军（哈尔滨医科大学附属第五医院）

李丽丽（河南护理职业学院）

吴惠珍（滁州城市职业学院）

汪　曼（湖南中医药高等专科学校）

陈　军（赣南卫生健康职业学院）

林丽萍（曲靖医学高等专科学校）

新形态教材

人民卫生出版社
·北京·

图书在版编目（CIP）数据

传染病学 / 艾春玲，吴惠珍主编. -- 7 版. -- 北京 ：人民卫生出版社，2025. 2. --（高等职业教育专科临床医学专业教材）. -- ISBN 978-7-117-37600-6

Ⅰ. R51

中国国家版本馆 CIP 数据核字第 20252CU113 号

| 人卫智网 | www.ipmph.com | 医学教育、学术、考试、健康，购书智慧智能综合服务平台 |
| 人卫官网 | www.pmph.com | 人卫官方资讯发布平台 |

传染病学
Chuanranbingxue
第 7 版

主　　编：艾春玲　吴惠珍
出版发行：人民卫生出版社（中继线 010-59780011）
地　　址：北京市朝阳区潘家园南里 19 号
邮　　编：100021
E - mail：pmph @ pmph.com
购书热线：010-59787592　010-59787584　010-65264830
印　　刷：北京汇林印务有限公司
经　　销：新华书店
开　　本：850×1168　1/16　印张：17　插页：4
字　　数：480 千字
版　　次：1993 年 10 月第 1 版　2025 年 2 月第 7 版
印　　次：2025 年 4 月第 1 次印刷
标准书号：ISBN 978-7-117-37600-6
定　　价：56.00 元
打击盗版举报电话：010-59787491　E-mail：WQ @ pmph.com
质量问题联系电话：010-59787234　E-mail：zhiliang @ pmph.com
数字融合服务电话：4001118166　E-mail：zengzhi @ pmph.com

以习近平新时代中国特色社会主义思想为指导,全面贯彻党的二十大精神,落实《国务院办公厅关于加快医学教育创新发展的指导意见》等文件要求,更好地发挥教材对临床医学专业高素质实用型专门人才培养的支撑作用,进一步提升助理全科医师的培养水平,人民卫生出版社在教育部、国家卫生健康委员会领导和支持下,由全国卫生健康职业教育教学指导委员会指导,依据最新版《高等职业学校临床医学专业教学标准》,经过充分的调研论证,启动了全国高等职业教育专科临床医学专业第九轮规划教材修订工作。经第七届全国高等职业教育专科临床医学专业规划教材建设评审委员会深入论证,确定了教材修订的整体规划,明确了修订基本原则:

1. 落实立德树人根本任务 坚持将马克思主义立场、观点、方法贯穿教材编写始终。坚持"为党育人、为国育才",全面落实立德树人根本任务,深入挖掘课程教学内容中的思想政治教育元素,加工凝练后有机融入教材编写,发挥教材"培根铸魂、启智增慧"作用,培养具有"敬佑生命、救死扶伤、甘于奉献、大爱无疆"医学职业精神的时代新人。

2. 对接岗位工作需要、符合专业教学标准 教材建设突出职教类型特点,紧紧围绕"三教"改革,以专业教学标准为依据,以助理全科医师岗位胜任力培养为主线,体现临床新技术、新工艺、新规范、新标准,反映卫生健康人才培养模式改革方向,将知识、能力、素质培养有机结合。适应教学模式改革与教学方法创新需要,满足项目、案例、模块化教学等不同学习方式要求,在教材的内容、形式、媒介等多方面创新改进,有效激发学生学习兴趣和创造潜能。按照教学标准,将《中医学》改名为《中医学基础与适宜技术》,新增《基本公共卫生服务实务》。

3. 全面强化质量管理 履行"尺寸教材、国之大者"职责,成立第七届全国高等职业教育专科临床医学专业规划教材建设评审委员会,严格编委选用审核把关,主编人会、编写会、定稿会强化编委培训、突出责任,全流程落实"凡编必审"要求,打造精品教材。

4. 推动新形态教材建设 突出精品意识,聚焦形态创新,进一步切实提升教材适用性,打造兼具经典性、立体化、数字化、融合化的新形态教材。根据课程特点和专业技能教学需要,《临床医学实践技能》本轮采用活页式教材出版。

第九轮教材共 29 种,均为国家卫生健康委员会"十四五"规划教材。

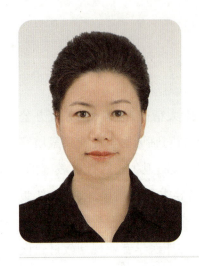

艾春玲

教授

　　大庆医学高等专科学校教师。黑龙江省高职高专医药类临床医学专业教学指导委员会委员、大庆市健康影响评价专家委员会委员，大庆市传染病疫情风险评估专家。曾获黑龙江省优秀教师、优秀职工、优秀共产党员、四有好老师等荣誉称号。主持并参与省级、市级、校级教科研项目20余项，发表论文10篇，参编规划教材25部。曾获黑龙江省职业教育学会科研成果奖一等奖1项，大庆油田有限责任公司技术创新奖二等奖1项。

　　希望同学们锲而不舍，勤奋努力，独立思考，精益求精，不断拓展专业知识，不断强化专业技能，不断提升专业能力，不断增强专业修养。每日进一步，踏上成功路！

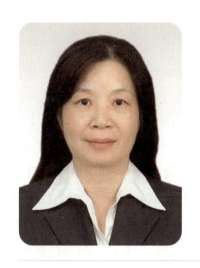

吴惠珍

教授

　　滁州城市职业学院副校长，兼任中国职业技术教育学会医药卫生教育专业委员会常务委员、全国卫生职业教育内科研究会副会长、安徽省健康服务业协会常务理事、安徽省女科技工作者协会委员。安徽省"教学名师"、安徽省高等学校"百名卓越名师"、安徽省高职高专院校专业带头人。多次获市级先进党员、先进党务工作者、先进教育工作者等荣誉称号。主持教育部《高等职业教育创新发展行动计划（2015—2018年）》项目2项、国家医保局委托项目1项、安徽省教育厅教研和科研项目8项、滁州市科研项目1项，参与省级、校级教科研项目18项，发表论文14篇，主编和/或参编教材20部。获安徽省省级"教学成果奖"三等奖2项。

　　不去播种，不去耕耘，再肥沃的土地也长不出庄稼；不去奋斗，不去创造，再美的青春也结不出硕果。希望同学们加强学习、勤于汲取、善于积累，学好新思想、新知识、新技能，打牢根基，扩大储备，丰富学识，尽快成长为新时代高素质技能人才！

第 7 版《传染病学》在第 6 版的基础上修订而成。本次修订全面落实党的二十大精神进教材要求，遵循"三基"（基本知识、基本理论和基本技能）、"五性"（思想性、科学性、先进性、启发性和适用性）及"三特定"（特定目标、特定对象、特定限制）的原则，严格以高等职业教育专科层次医学院校相关专业人才培养目标和人才培养方案为纲要，坚持理论联系实际，注重与临床执业助理医师资格考试大纲相衔接，注重与临床岗位能力培养相衔接。希望新版教材能够引导高等职业教育专科层次学生掌握防治传染病的基础理论知识，培养学生独立思考、分析和解决问题的能力，增强学生预防、控制、处治传染病的应用技能。

本教材内容以常见病、多发病为重点，适度介绍传染病学前沿知识和技能，体现"教、学、做"一体化的教学理念。本教材具有以下特点：一是与临床紧密接轨，删除了白喉，整合了流行性感冒病毒感染性疾病、阿米巴病、吸虫病、线虫病，增加了新发感染病和实训指导；病毒性肝炎、艾滋病、流行性脑脊髓膜炎、鼠疫、霍乱、炭疽、细菌性痢疾、百日咳、猩红热、布鲁氏菌病、黑热病、水痘等重大疾病根据最新指南和诊疗方案进行了修改，使教材内容更贴近临床。二是将实用案例引入教材，理论联系实际，临床结合基础，引导学生思考，激发学生的学习兴趣，丰富了教材内容。三是插入传染病的知识链接，开阔了学生的视野，扩展了学生的知识面，在学习过程中培养学生"敬佑生命、救死扶伤"的职业精神，确立"生命至上、人民至上"的职业理念。四是插入了最新的图表、视频，图文并茂，使传染病的一些典型特征清晰直观。五是制作了教学课件和思维导图，帮助学生厘清思路，掌握重点、难点。章末编排了思考题和练习题，便于师生检验教学效果。六是为重点疾病编写了病例分析，以培养学生的临床思维。

本教材主要供高等职业教育三年制专科临床医学专业的学生使用，也可供预防医学、基础医学、检验医学、口腔医学等专业的大中专学生使用。本书对参加临床执业助理医师资格考试的考生也有很好的参考价值。

鉴于编者水平有限，书中难免存在不足、不妥之处，恳请广大读者不吝赐教，以便再版时修正。

艾春玲　吴惠珍

2025 年 2 月

第一章 | 总 论

ER 1-1 教学课件

ER 1-2 思维导图

学习目标

1. 掌握：传染病、传染源、感染过程、流行过程、病原携带者、流行、暴发、消毒、隔离等基本概念；感染的表现形式；传染病流行过程的基本条件；传染病的特征；法定传染病的分类及报告时限；传染病预防的综合措施。

2. 熟悉：影响传染病流行过程的因素；传染病的诊断方法；传染病的治疗原则及方法。

3. 了解：传染病的发病机制；新发感染病种类、防治原则。

4. 正确认识传染病；能与传染病病人和家属进行有效沟通，开展健康教育。

5. 具有良好的职业理想、职业道德、职业认同、敬业精神和为卫生事业奋斗终身的信念。

第一节 概 述

传染病（communicable disease）是由病原微生物和寄生虫感染人或动物后所引起的具有传染性，在一定条件下可在人群中传播并流行的一类感染性疾病。感染性疾病（infectious disease）是由病原微生物（细菌、病毒、衣原体、立克次体、支原体、螺旋体等）和寄生虫（原虫、蠕虫、医学昆虫）感染人体所致的疾病。

传染病学是研究传染病在人体内发生、发展、传播、诊断、治疗与预防规律的一门临床学科，重点研究各种传染病的发病机制、治疗方法兼顾流行病学和预防方法，达到防治结合的目的。

在人类历史上，一些烈性传染病（如天花、霍乱、鼠疫等）十分猖獗，多次造成重大灾难。有些传染病，如伤寒、疟疾、斑疹伤寒、白喉、日本血吸虫病、黑热病、丝虫病等，在我国城乡亦曾广泛流行，给广大群众造成严重威胁。现在的卫生工作，在"预防为主"方针的指导下，强调全社会参与疾病预防和控制，坚持开展卫生防疫和群众性爱国卫生运动，使传染病的发病率大幅度下降，病死率显著降低，预防工作取得了显著成绩。然而，传染病疾病谱正在发生改变。2003年的传染性非典型肺炎、2013年的人感染 H_7N_9 禽流感、2014年的埃博拉出血热等新发传染病成为威胁人民群众身体健康与生命安全的新问题，传染病防治工作仍面临严峻的形势，传染病学面临的新挑战需要我们更加不懈地研究探索。

传染病学与其他学科有紧密联系，如分子生物学、生物化学、病原生物学、免疫学、药理学和相关临床医学的发展，必将为传染病学的发展创造良好的条件。

中医中药在实践中积累了丰富的防治疾病经验，以及在防治传染病方面的不断突破，为提高传染病防治效果作出了重要贡献。

人类历史上的重大传染病

天花：由天花病毒引起，表现为高热、乏力、恶心、呕吐和严重皮疹，无特效药可治。1980年世界卫生组织宣布彻底消灭天花。

鼠疫：又名黑死病，是鼠疫杆菌引起的一种烈性传染病，人类历史上曾有数次毁灭性的大流行。首次大流行死亡人口总数近1亿。第二次大流行仅在欧洲就造成2 500万人死亡，占当时欧洲人口的1/4。

霍乱：由霍乱弧菌引起，病人剧烈腹泻、脱水，甚至死亡。因为发病和传播快，影响大，被WHO确定为必须国际检疫的传染病之一。

麻风病：又称为汉森病，是世界上最早有记录的传染病之一。麻风杆菌让人失去痛觉而容易受伤，并造成肢体畸形、残疾或者失明，严重者内脏也会受损害，迄今没有疫苗预防。1981年，WHO正式推荐"联合化疗"疗法，为病人提供了治愈之策。

（艾春玲）

第二节　感染与免疫

一、感染的概念

感染（infection）是指病原体以一定方式侵入人体后在人体内的一种寄生过程，也是病原体与人体之间相互作用、相互斗争的过程。来自宿主体外的病原体引起的感染称为传染。构成感染的三个必备条件是病原体、人体和它们所处的环境。

人类在漫长的进化过程中，不断与各种病原微生物、寄生虫接触，逐渐产生适应性和斗争能力。当人体防御能力低下时，病原体便在人体内生长、繁殖，并致病。当人体免疫功能正常时，机体便有足够的防御能力，使病原体被消灭或排出体外。病原体作为外因只是一种致病条件，能否发病主要取决于内因，即人体的免疫、防御能力。

二、感染过程的表现

病原体通过各种途径进入人体后就开始了感染过程，感染后的表现主要取决于病原体的致病力和人体的免疫功能，常见的感染有以下五种结局：

（一）病原体被清除

病原体进入人体后，在人体有效的防御作用下，如皮肤黏膜的屏障作用、胃酸的杀菌作用、多种体液成分的溶菌与杀菌作用、血-脑屏障和吞噬细胞的吞噬作用、抗体的抗感染作用、致敏淋巴细胞的杀伤作用等，均能使病原体在体内被消灭或通过鼻咽、气管、肠或肾排出体外，人体不出现任何症状。

（二）病原携带状态

病原体进入人体后，停留、存在于机体一定的部位生长繁殖，并能排出体外，引起轻度的病理损害，而人体不出现疾病的状态。按病原体种类不同将病原携带者分为带病毒者、带菌者与带虫者。按其发生和持续时间的长短，病原携带者一般分为潜伏期携带者、恢复期携带者。携带病原体持续时间短于3个月称为急性携带者，若长于3个月称为慢性携带者。所有病原携带者都有一个共同的特点，不出现临床症状而能排出病原体。因而在许多传染病中，如伤寒、细菌性痢疾、霍乱、白喉、流行性脑脊髓膜炎、乙型肝炎等，病原携带者成为重要的传染源。

（三）隐性感染

隐性感染又称为亚临床感染,是指病原体侵入人体后,仅诱导机体产生特异性的免疫应答,而不引起或只引起轻微的组织损伤,临床上多无症状、体征和生化改变,只有经病原学、抗原抗体检测才能发现。隐性感染过程结束后,大多数人获得不同程度的特异性主动免疫,病原体被清除,但少数人则转为无症状病原携带者,病原体持续存在于体内,成为重要的传染源。

（四）潜伏性感染

潜伏性感染又称为潜在性感染,是病原体进入人体后,人体免疫功能将病原体局限在人体的某些部位,但又不能将病原体完全清除,病原体可长期潜伏下来,人体不出现临床表现,待人体防御功能降低,原已潜伏在人体内的病原体开始繁殖,引起人体发病。常见的潜伏性感染有单纯疱疹、带状疱疹、疟疾、结核病等。潜伏性感染期间,病原体一般不排出体外,不易成为传染源,这是与病原携带状态不同之处。

（五）显性感染

显性感染又称为临床感染,是病原体侵入人体后,不但诱导人体产生免疫应答,而且通过病原体本身的作用或机体的变态反应导致组织损伤,引起相应的病理改变和临床表现。显性感染后,人体获得一定免疫力。少数显性感染者可转为病原携带者。

以上五种表现不是一成不变的,在一定条件下可以相互转化,除病原体被清除外,一般隐性感染最常见,其次为病原携带状态,显性感染所占比例最低,且易于识别。

三、感染过程中病原体的作用

感染过程中病原体的致病能力包括以下几个方面:

（一）侵袭力

侵袭力是指病原体侵入人体并在体内扩散的能力。有些病原体可直接侵入人体,如钩端螺旋体、血吸虫尾蚴、钩虫丝状蚴等。有些病原体经呼吸道、消化道进入人体,先黏附在呼吸道和消化道黏膜表面,再进一步侵入组织细胞,产生酶和毒素,引起病变,如溶血性链球菌产生红疹毒素、透明质酸酶,金黄色葡萄球菌产生血浆凝固酶等。病原菌的荚膜能够抵抗吞噬细胞的吞噬,菌毛能黏附在黏膜上皮表面,也能增强其侵袭力。病毒常通过与细胞表面的受体结合再进入细胞内。

（二）毒力

毒力包括毒素和其他毒力因子。毒素包括外毒素和内毒素。外毒素主要指革兰氏阳性菌在生长繁殖过程中分泌到细胞外,具有酶活性的毒性蛋白质。具有代表性的是破伤风外毒素和白喉外毒素。少部分革兰氏阴性菌也能产生外毒素,如霍乱弧菌产生的霍乱肠毒素。内毒素主要是革兰氏阴性菌细胞壁中的一种脂多糖,菌体自溶或死亡后裂解释放出来,通过激活单核巨噬细胞系统,释放细胞因子而致病,如伤寒杆菌、痢疾杆菌、脑膜炎奈瑟菌等。

其他毒力因子中,有些具有穿透能力(如钩虫丝状蚴),有些具有侵袭能力(如痢疾杆菌),有些具有溶解组织能力(如溶组织内阿米巴滋养体)。许多细菌还能分泌一些针对其他细菌的毒力因子,如克服正常菌群的毒力因子、对抗体液免疫的毒力因子、对抗巨噬细胞的毒力因子等。

（三）数量

在同一种传染病中,入侵病原体的数量一般与致病能力成正比。然而,在不同的传染病中,能引起疾病的最低病原体数量可有较大差异,如伤寒需要10万个菌体,而细菌性痢疾仅需10个菌体。

（四）变异性

病原体可因遗传、环境、药物等因素而发生变异。一般来说,经过人工多次传代培养,可使病原体的致病力减弱,如用于预防结核病的卡介苗(Bacillus Calmette-Guérin,BCG)。病原体在宿主之间反复传播,可使其致病力增强,如肺鼠疫。病原体的抗原变异可逃避机体的特异性免疫作用而继续引起疾病或使疾病慢性化,如流行性感冒病毒、人类免疫缺陷病毒等。

四、感染过程中机体免疫应答的作用

人体的免疫反应对感染过程的表现和转归起着重要的作用。可分为保护性免疫反应(抗感染免疫)和变态反应两种。增加人体保护性免疫反应能力,减少、控制变态反应发生则是传染病防治中的两项重要内容。保护性免疫应答分为非特异性免疫与特异性免疫应答。

(一) 非特异性免疫

在抵御感染过程中非特异性免疫首先发挥作用,这是人类在长期进化过程中形成的,出生时即有的较为稳定的免疫能力。

1. **天然屏障** 包括皮肤、黏膜及其分泌物(胃酸、溶菌酶等)与附属器(鼻毛、气管黏膜上皮细胞的纤毛)等外部屏障及血-脑屏障和胎盘屏障等内部屏障。

2. **吞噬作用** 单核巨噬细胞系统包括血液中游走性单核细胞,以中性粒细胞为主的各种粒细胞,肝、脾、骨髓、淋巴结中固定的吞噬细胞,它们都具有非特异性吞噬功能,可清除体内的病原体。

3. **体液因子** 存在于体液中的补体、溶菌酶和干扰素等,均对清除病原体起着重要作用。

(二) 特异性免疫

特异性免疫是指由于对抗原进行特异性识别而产生的免疫。感染和免疫接种均能产生特异性免疫。特异性免疫是通过细胞免疫(T 细胞介导)和体液免疫(B 细胞介导)作用而产生免疫应答。

1. **细胞免疫** T 细胞被某种病原体抗原刺激后能对该抗原产生致敏,当再次与该抗原相遇时,则通过细胞毒性和淋巴因子杀伤病原体及其所寄生的细胞。细胞免疫在对抗病毒、真菌、原虫和部分在细胞内寄生的细菌(如伤寒杆菌、布鲁氏菌、结核分枝杆菌、麻风杆菌)的感染中起重要作用。T 细胞还有调节体液免疫的功能。

2. **体液免疫** 当被某种病原体抗原致敏的 B 细胞再次受到该抗原刺激后,即转化为浆细胞,并产生能与致敏 B 细胞抗原相对应的抗体,即免疫球蛋白(Ig),如 IgG、IgM、IgA、IgD、IgE 等。在感染过程中最早出现 IgM,持续时间短,是近期感染的标志,有早期诊断意义。IgG 在感染后临近恢复期时出现,持续时间较长,是既往感染的标志。IgG 在体内含量最高,占免疫球蛋白的 80%,能通过胎盘,是用于防治某些传染病的丙种球蛋白及抗毒素血清的主要成分。分泌型 IgA(SIgA)是呼吸道和消化道黏膜上的主要局部抗体。IgE 主要作用于入侵的原虫和蠕虫。

(艾春玲)

第三节　传染病的发病机制

一、传染病的发生和发展

传染病的发生与发展有一个共同的特点,就是疾病发展的阶段性。发病机制中的阶段性与临床表现的阶段性大多数是吻合的,少数时候不一致。

(一) 入侵部位

病原体的入侵部位与发病机制密切相关,入侵部位适当,病原体才能侵入、生长、繁殖及引起病变。如破伤风杆菌必须经伤口感染,痢疾杆菌、伤寒杆菌、霍乱弧菌必须经口感染,才能引起病变。

(二) 机体内定位

病原体入侵成功并获得立足点后,可在入侵部位直接引起病变,如恙虫病的焦痂;也可在入侵部位繁殖,分泌毒素,在远离入侵部位引起病变,如破伤风、白喉;或者进入血液循环,再定位于某一脏器,引起该器官的病变,如病毒性肝炎、流行性脑脊髓膜炎;或者经过一系列的生活史阶段,最后在某脏器中定居,如血吸虫病。不同病原体在机体内定位不同,每种传染病都有其各自的特殊规律。

(三)排出途径

每种传染病都有其病原体排出的途径,是病人、病原携带者和隐性感染者有传染性的重要因素。有些病原体的排出途径是单一的,如痢疾杆菌只通过粪便排出;有些病原体可有多个排出途径,如脊髓灰质炎病毒既可通过粪便又可通过飞沫排出;有些病原体如疟原虫,只存在于血液中,当虫媒叮咬或输血才离开人体。病原体排出体外的持续时间长短不一,因而,不同传染病有不同的传染期。

二、组织损伤的机制

在传染病中,导致组织损伤的方式有以下三种:

(一)直接损伤

病原体借助其机械运动及所分泌的酶可直接破坏组织(如溶组织内阿米巴滋养体);或通过细胞病变而使细胞溶解(如脊髓灰质炎病毒);或通过诱发炎症过程而引起组织坏死(如鼠疫杆菌)。

(二)毒素作用

有些病原体能分泌很强的外毒素,导致靶器官的损害(如肉毒梭菌的神经毒素)或引起功能紊乱(如霍乱肠毒素)。革兰氏阴性菌裂解后产生的内毒素可致发热、休克、弥散性血管内凝血(DIC)等。

(三)免疫机制

很多传染病的发病机制与免疫应答有关。有些传染病能抑制细胞免疫(如麻疹)或直接破坏 T 细胞(如艾滋病);一些病原体能通过变态反应而导致组织损伤,其中,以Ⅲ型变态反应(如肾综合征出血热)和Ⅳ型变态反应(如结核病、血吸虫病)最为常见。

三、重要的病理生理变化

(一)发热

发热是传染病的一个重要临床表现,但并非其特有,炎症、肿瘤和免疫介导的疾病也可引起发热。当机体发生感染、炎症、损伤或受到抗原刺激时,外源性致热原(病原体及代谢产物、免疫复合物、异性蛋白、药物等)作用于单核巨噬细胞系统,使之释放内源性致热原,再通过血-脑屏障作用于体温调节中枢,释放前列腺素 E_2,引起体温调定点升高,使产热大于散热,导致发热。

(二)代谢改变

传染病病人发生的代谢改变主要为进食量下降,能量吸收减少,蛋白质、碳水化合物、脂肪消耗增多,水、电解质平衡紊乱和内分泌改变。疾病早期,胰高血糖素和胰岛素分泌增加,血液甲状腺素水平下降,后期随着垂体反应,刺激甲状腺分泌甲状腺素,致使血中甲状腺素水平升高。恢复期各种物质代谢又逐渐恢复正常。

(艾春玲)

第四节　传染病的流行过程及影响因素

一、传染病流行过程

传染病的流行过程就是传染病在人群中发生、发展和转归的过程。传染病的流行过程必须同时具备三个基本条件,即传染源、传播途径和易感人群。

(一) 传染源

体内有传染病病原体生长繁殖,并能将其排出体外的人和动物称为传染源,包括传染病病人、隐性感染者、病原携带者和受感染的动物。

1. 病人 急性期病人体内有大量病原体生长繁殖,并借助咳嗽、腹泻等症状排出体外,成为主要传染源。慢性病人长期排出病原体,成为长期传染源。

2. 隐性感染者 在某些传染病中,如流行性脑脊髓膜炎、脊髓灰质炎等,隐性感染者在病原未清除前是重要的传染源。

3. 病原携带者 是指没有临床症状而能排出病原体的人,如慢性伤寒杆菌或痢疾杆菌携带者,因其不易被发现,故也是重要的传染源。

4. 受感染的动物 有些动物间的传染病,如狂犬病、鼠疫等,也可传染给人类,引起严重疾病,称为动物源性传染病。其中有的传染病可在哺乳动物和人类之间互相传播,称为人畜(兽)共患病,受感染的动物是主要的传染源,如狗传播狂犬病、猪传播钩端螺旋体病等。

(二) 传播途径

病原体从传染源体内排出后,再侵入另一易感者体内所经过的途径称为传播途径,主要有以下几种:

1. 呼吸道传播 包括空气、飞沫等,是呼吸道传染病的主要传播途径。

(1)**空气传播**:是由悬浮于空气中、能在空气中远距离传播(>1m),并长时间保持感染性的飞沫核(≤5μm)导致的传播,如肺结核、水痘等;经空气传播的传染病,传播途径容易实现,蔓延速度快,冬春季多见,儿童发病率高,感染后多可获得较持久的免疫力。

(2)**飞沫传播**:带有病原体的飞沫核(>5μm),在空气中短距离(≤1m)移动到易感人群的口、鼻黏膜或眼结膜等导致的传播,如百日咳、白喉、流行性感冒、病毒性腮腺炎、流行性脑脊髓膜炎。

2. 消化道传播 包括经水传播和经食物传播,常引起消化道传染病。病人因进食被病原体污染的食物或患病动物的肉、乳、蛋等而受到感染,或因饮用被病原体污染的水源及使用被污染的餐具而被感染。经食物传播的传染病流行特征是病人都有食用被污染食物的病史,不吃者不发病。经饮水传播的传染病病人,其分布与供水范围一致。

3. 接触传播 接触传播是指病原体通过手、物体表面等媒介物直接或间接接触导致的传播,包括直接接触传播和间接接触传播。传染源与易感者直接接触而不需要任何外界因素者为直接接触传播,如性病、狂犬病等;间接接触传播又称为日常生活接触传播,是传染源排出的病原体通过污染手或日常生活用具、玩具等传播疾病,其既可引起呼吸道传染病(如白喉、流行性感冒、手足口病等),也可引起消化道传染病(如伤寒、痢疾、霍乱等)。

4. 虫媒传播 虫媒传播是指通过节肢动物为媒介而造成的传播。又分为吸血节肢动物传播和机械携带传播两种,前者是指通过吸血昆虫叮咬、吸吮患病动物和人的血液而传播,如蚊虫传播乙脑、虱传播斑疹伤寒等。由于吸血节肢动物生长繁殖需要适宜的环境和气候条件,故经虫媒传播的疾病具有明显的地区性和季节性。后者经节肢动物机械地携带病原体,然后再传播给易感者,如苍蝇和蟑螂能够通过机械地携带病原体传播痢疾、伤寒等。

5. 血液、体液传播 经输血、使用血液制品或接触被血液、体液污染的医疗器械所引起的传播,如乙型病毒性肝炎、丙型病毒性肝炎、疟疾及艾滋病等。

6. 医源性感染(iatrogenic infection) 指在医疗工作中人为造成的某些传染病传播。一类是易感者在接受治疗、预防、检验措施时,由于所用器械受医护人员或其他工作人员手污染而引起的传播,如乙型病毒性肝炎、丙型病毒性肝炎、艾滋病等;另一类是药品或生物制品受污染而引起的传播,如输注凝血因子Ⅷ引起的艾滋病。

7. 垂直传播 某些传染病的病原体可通过产前(胎盘)、产时(产道)、产后(哺乳)传播,如乙型病毒性肝炎、风疹及艾滋病等。

以上除垂直传播外其他传播途径统称为水平传播。有些传染病只有一种传播途径,如伤寒只经消化道传播;而有些传染病则有多种传播途径,如疟疾可经虫媒传播、血液传播和垂直传播等。

(三)人群易感性

对某种传染病缺乏特异性免疫力的人称为易感者。人群作为一个整体,对某种传染病容易感染的程度,称为人群易感性。

人群易感性取决于该人群中每个人的免疫水平。人群易感性高低受许多因素影响,如新生儿增加,外来人口增多,免疫人口死亡,人群免疫力自然消退,一般抵抗力降低和病原体变异等,均能使人群易感性升高;有计划地进行预防接种或传染病流行之后,可使免疫人口增加,均能降低人群易感性。

二、疫源地

在一定条件下,传染源向周围排出的病原体,通过一定的传播途径所能波及的范围称为疫源地。每个传染源都可单独构成一个疫源地,但在一个疫源地内可同时存在两个以上的传染源。疫源地的范围大小有很大差别,通常把单个或者小范围的疫源地叫疫点,如病人居住地或被感染的邻近若干户;而将包括许多疫点或范围较大的疫源地叫疫区。

疫源地的范围大小受传染源活动范围、传播途径的特点、传染源周围人群的免疫状态等因素的影响。当传染源离开疫源地,或疾病痊愈后传染源不再携带病原体;通过消毒等措施使传染源排到外界环境中的病原体被彻底消灭;以及通过检疫确定,在疫源地范围内所有易感接触者,经过该病最长潜伏期的观察未发现新病人或新感染者时,即可认为疫源地被消灭。人类进入这些地区时,可被传染,称为自然疫源性传染病或人兽共患病。

三、影响流行过程的因素

传染病的发生与流行,除要具备流行过程的 3 个基本条件或环节外,尚需在适宜的外界因素作用下才能实现。自然因素和社会因素直接影响和制约流行过程,使流行过程表现出不同的强度和性质。

(一)自然因素

自然因素主要是指地理环境、气候、生态等因素。自然因素通过对流行过程三个条件或环节的作用而影响传染病的发生及发展。它既可影响人体的防御功能,影响人体与病原体的接触机会,影响病原体的发育、繁殖和致病性,还能影响野生动物和媒介节肢昆虫的地区分布、繁殖季节和活动能力。因而许多传染病的发病呈现明显的季节性和地区性,如呼吸道传染病多见于冬春季节,与气候寒冷干燥、人们喜欢室内活动而空气不流通、呼吸道传染病病原体对寒冷和干燥耐受力强、寒冷和干燥可减弱呼吸道抵抗力等因素有关;消化道传染病多见于夏秋季节,与气候炎热适宜于肠道细菌生长繁殖、炎热可减少机体胃酸的分泌,且天气炎热机体饮水多而使胃酸稀释减弱消化道抵抗力等因素有关;钩端螺旋体病的暴发与暴雨造成的洪水泛滥,人们接触疫水的机会增多有关。夏秋季节气候炎热适宜媒介昆虫生长繁殖,流行性乙型脑炎、疟疾等疾病的发病率高。

(二)社会因素

社会因素包括社会制度、经济生活条件、文化水平、风俗习惯、职业活动、居住条件、营养状况、医疗卫生条件等,对传染病的流行过程有决定性的影响。如通过普及传染病预防知识的教育,培养公民良好的卫生意识、卫生习惯和应对突发传染病的能力,认真落实免疫规划措施,大力进行某些传染病和寄生虫病的普查普治等,均可使许多传染病和寄生虫病迅速被控制或消灭。

（三）个人行为因素

个人不文明、不科学的行为和生活习惯可造成传染病的发生与传播。因此,公共场合的卫生防范、居家卫生措施、自身健康教育均是减少传染病发生与传播重要措施。

（艾春玲）

第五节　传染病的特征

一、传染病的基本特征

传染病具有下列四个基本特征:

（一）特异性病原体

每种传染病都是由特异的病原体感染引起的。病原体包括各种致病微生物和寄生虫,其中病毒和细菌较常见。近年发现一种不同于微生物和寄生虫,缺乏核酸结构的具有感染性的变异蛋白质,称为朊粒。朊粒是人类几种中枢神经退行性疾病(克雅病、库鲁病及变异性克雅病即人类疯牛病等)的病原体。特异性的病原体检出对传染病的确诊及防治具有重要意义。

（二）传染性

病原体由一个宿主排出体外,经一定的途径传给另一个宿主的这种特性称为传染性(infectivity)。传染性是传染病与其他感染性疾病的主要区别,也是传染病病人需要尽早被隔离的原因。传染病病人有传染性的时期称为传染期(communicable period)。传染期在每一种传染病中相对固定,是确定隔离期限的重要依据。

（三）流行病学特征

传染病的流行过程在自然和社会因素的影响下,表现出各种流行病学特征(epidemiologic feature)。

1.流行性　在一定条件下,传染病能在人群中传播蔓延的特性称为流行性。按传染病的流行强度和广度可分为以下四类:

(1)**散发**:是指某种传染病发病率在某地区常年的一般发病水平,传染病在人群中散在发生。

(2)**流行**:是指某种传染病在某地区的发病率显著高于该病常年的一般发病水平。在人群对该病的免疫水平较低或疾病的传播途径容易实现时,常易造成流行。

(3)**大流行**:是指某种传染病在一定时间内迅速蔓延,波及范围广泛,甚至超出国界、洲界,如2003年的传染性非典型肺炎的大流行。

(4)**暴发**:是指某种传染病在一个较小的范围,短时间内(数日内)突然出现大批同类病例,如食物中毒、流行性感冒等。

2.季节性　由于受气温、湿度、雨水和昆虫媒介的有无等因素影响,某些传染病的发病率在每年一定季节出现升高的现象,如呼吸道传染病以冬春季节多见,而肠道传染病以夏秋季节多见。

3.地方性　因地理气候、人们生活习惯等自然因素和社会因素的不同,某些传染病常局限在一定地区发生,称为地方性传染病,如日本血吸虫病易见于适合钉螺繁殖的水网地区,布鲁氏菌病易见于牧区等。主要以野生动物为传染源的自然疫源性疾病也属于地方性传染病。存在这种疾病的地区称为自然疫源地。

4.外来性　指在国内或地区原来不存在,而从国外或外地通过人流、物流传入的传染病。

（四）感染后免疫

感染后免疫(postinfection immunity)是指免疫功能正常的人体经显性或隐性感染某种病原体后,能产生针对该病原体及其产物的特异性免疫。感染后免疫可通过血清特异性抗体检测证实,并且因病原体种类及个体状况不同,有强弱、免疫持续时间长短的不同。有些传染病感染后免疫持续时间较长,甚至可保持终生,如麻疹、流行性乙型脑炎等;有些持续时间较短,如流行性感冒、细菌性痢疾、钩端螺旋体病、疟疾等;蠕虫病一般不产生保护性免疫,故易引起重复感染,如钩虫病、蛔虫病等。由于各种传染病的免疫强度和持续时间不同,因而可出现下列现象:

1. 再感染 传染病痊愈后,经过一段时间免疫力逐渐消失,又感染同一种病原体称为再感染,见于流行性感冒、细菌性痢疾等。

2. 重复感染 传染病尚未痊愈,又受到同一种病原体感染,称为重复感染,多见于寄生虫病,如血吸虫病、钩虫病等。

二、传染病的临床特点

(一)病程发展的规律性和阶段性

急性传染病从发生、发展至转归,其病程具有一定的规律性和阶段性,通常分为四个阶段。

1. 潜伏期 从病原体侵入人体起到开始出现临床症状为止的这段时间称为潜伏期。该阶段相当于病原体在机体内定位、繁殖、转移、引起组织损伤和功能改变、导致临床症状出现之前的感染过程。每种传染病的潜伏期长短不一,但都有一个相对不变的范围(最长、最短)。潜伏期的长短一般与病原体感染量成反比。了解潜伏期有助于传染病的诊断和流行病学调查,是确定医学观察、留验接触者等的重要依据。有些传染病在潜伏期末已具有传染性。

2. 前驱期 从临床有症状至症状明显这一时期称为前驱期,临床表现常是非特异性的,如发热、乏力、头痛、食欲缺乏、肌肉酸痛等,为许多传染病所共有,时间一般为1~3d。起病急骤的传染病可无明显的前驱期。此期已具有传染性。

3. 症状明显期 急性传染病大部分病人经过前驱期后,逐渐表现出某种传染病所特有的症状和体征,如典型的热型、具有特征性的皮疹、黄疸、肝脾大和脑膜刺激征等。此期病情由轻变重达到高峰,然后逐渐缓解。此期容易发生各种并发症,传染性极强。

4. 恢复期 人体免疫力增长至一定程度,体内的病理生理过程基本终止,临床症状及体征基本消失,直至完全康复,临床上称为恢复期。此期体内产生的功能失调和组织损伤等病变逐步调整和修复,血清中抗体效价也逐渐升至最高水平。

有些传染病病人在病程中可出现复发或再燃。

(1)复发:传染病已经进入恢复期或初愈,已稳定退热一段时间,病原体在体内又复活跃,再次出现临床症状称为复发,见于伤寒、细菌性痢疾、疟疾等。

(2)再燃:传染病已进入缓解后期,体温尚未降至正常,由于潜伏在血液或组织中的病原体再度繁殖,使体温再度上升,症状与体征重新出现,称为再燃,见于伤寒、疟疾等。

有些传染病在恢复期结束后,某些器官功能长期未能恢复正常,留下后遗症,多见于以中枢神经系统病变为主的传染病,如流行性乙型脑炎、流行性脑脊髓膜炎等。

(二)常见的症状与体征

1. 发热 发热是机体对感染的一种全身反应,也是许多传染病所共有的最常见症状。热型是传染病的重要特征之一,具有鉴别诊断意义。常见热型包括:

(1)稽留热:多为高热,24h内波动范围在1℃以内,持续数天或数周不退。见于伤寒与流行性斑疹伤寒的极期等。

(2)弛张热:多为高热,24h内波动范围在2℃以上,但最低点仍高于正常水平。见于伤寒缓解期、肾综合征出血热、败血症等。

(3)间歇热:24h内体温波动于高热与正常体温之间。见于疟疾、败血症等。

(4)回归热:高热持续数天后自行消退,但数天后又再度出现高热。见于回归热等。

(5)波状热:体温在病程中逐渐升高至39℃或以上,数日后又逐渐下降至正常,多次重复出现。

见于布鲁氏菌病。

（6）**双峰热**：一昼夜间体温上升、下降、再上升又下降，形成双峰型，每次升降相差 1℃ 左右。见于黑热病。

（7）**不规则热**：体温曲线无一定规律，可见于流行性感冒、败血症、肺结核等。

2. **皮疹** 许多传染病发热同时有皮疹，可分为外疹（皮疹）和内疹（黏膜疹）。出疹形态、时间、部位和先后次序等对诊断和鉴别诊断有重要参考价值。

（1）**皮疹形态**：常见皮疹有以下 6 种。

1）斑丘疹：斑疹为红色不凸出于皮肤的皮疹（文末彩图 1-1），常见于斑疹伤寒、猩红热等。丘疹为红色凸出于皮肤的皮疹（文末彩图 1-2），常见于麻疹、恙虫病和传染性单核细胞增多症等。斑丘疹为斑疹和丘疹同时存在（文末彩图 1-3），常见于麻疹、风疹、猩红热和登革热等。

2）玫瑰疹：胸腹部出现的一种淡红色斑疹，直径 2~3mm，常见于伤寒和副伤寒。

3）出血疹：压之不褪色。直径 <2mm 出血疹即瘀点；2~5mm 为紫癜；>5mm 为瘀斑（文末彩图 1-4）；片状出血，伴皮肤隆起，称为血肿；常见于流行性脑脊髓膜炎、肾综合征出血热、恙虫病、登革热等。

4）黏膜疹：为黏膜上的充血性或出血性斑点，如科氏斑（Koplik spot）（又称麻疹黏膜斑）出现在口腔颊黏膜上的针头大小的灰白色小点，周围有红晕，常见于麻疹前驱期。

5）疱疹或脓疱疹：表面隆起，皮疹内含浆液为疱疹（文末彩图 1-5），内含脓液为脓疱疹，常见于水痘、带状疱疹、单纯疱疹等。

6）荨麻疹：为不规则或片块状的瘙痒性皮疹（文末彩图 1-6），发生快，消失快，多见于寄生虫病、血清病、食物或药物过敏者，如急性血吸虫病、蠕虫蚴移行症、丝虫病等。

（2）**出疹时间**：多数传染病发病后出疹时间有一定规律性。如水痘和风疹多于病程第 1 天、猩红热多于病程第 2 天、麻疹多于病程第 3~4 天、斑疹伤寒多于病程第 5 天、伤寒多于病程第 6 天出疹。

（3）**出疹顺序**：各种传染病出疹的先后顺序不同。如麻疹自耳后、发际开始，渐及前额、面部、颈部，然后自上而下蔓延至胸部、腹部、背部及四肢，最后到达手掌和足底；幼儿急疹常先发生于面颈部及躯干，后蔓延到四肢近端；水痘的皮疹先见于躯干、头部，逐步延及面部，最后达四肢。

（4）**皮疹分布**：皮疹的分布特点对某些传染病的诊断与鉴别诊断有重要价值。如水痘的皮疹多集中于躯干，而四肢较少，呈向心性分布；伤寒的玫瑰疹多见于胸部和上腹部，呈不规则分布。

3. **感染中毒症状** 病原体及其毒素吸收入血后，引起各种中毒症状，可表现为毒血症、菌（病毒）血症、败血症、脓毒血症，严重者可发生意识障碍、脑膜刺激征、中毒性脑病、呼吸衰竭、休克等。还可引起肝、肾损害，表现为肝、肾功能的改变。

4. **单核巨噬细胞系统反应** 在病原体及其代谢产物的作用下，单核巨噬细胞系统可出现充血、增生等反应，临床上表现为肝、脾和淋巴结肿大。

（三）临床类型

按传染病病程经过的长短可分为急性、亚急性和慢性；根据临床特征可分为典型（普通型）、非典型；根据病情严重程度可分为轻型、典型（也称中型或普通型）、重型、暴发型等。临床类型的识别对估计病情、判定预后、确定治疗方案及进行流行病学调查分析有重要意义。

（艾春玲）

第六节　传染病的诊断

早期正确的传染病诊断，有利于早期隔离和防治。传染病的诊断需要综合分析下列三个方面的资料：

一、流行病学史

流行病学史在传染病的诊断中具有重要的价值。有些传染病在发病地区、人群分布(如年龄、职业)及发病时间(如季节性和周期性)有一定规律,如流行性乙型脑炎好发于夏秋季节;还应仔细询问病人既往病史、输血史、密切接触史、不洁饮食史、不良嗜好及预防接种史等,均有助于作出诊断。

二、临床资料

全面而准确地询问病史,系统而细致的体格检查,对确定临床诊断极为重要。发病的诱因和起病方式对传染病的诊断有重要参考价值,体格检查要特别注意有诊断意义的体征,如伤寒的玫瑰疹、麻疹的麻疹黏膜斑等。

三、实验室与其他检查资料

实验室检查对传染病的诊断具有特殊意义,病原体的检出或分离培养阳性可直接确定诊断,而抗原抗体检测亦可提供重要依据。

(一)一般实验室检查

包括血液、尿液、粪便常规和生化检查。①血常规以白细胞计数和分类意义较大,白细胞显著增多时多为化脓性细菌感染,如流行性脑脊髓膜炎、猩红热、败血症等;革兰氏阴性杆菌感染时白细胞总数往往升高不明显甚至减少,例如布鲁氏菌病、伤寒等;病毒性感染时白细胞总数通常减少或正常,如流行性感冒、病毒性肝炎等,但肾综合征出血热、流行性乙型脑炎、狂犬病病人的白细胞数往往增加;分类中嗜酸性粒细胞减少、消失,常见于伤寒、败血症,增多时则多见于寄生虫感染,如钩虫、血吸虫等;异常淋巴细胞增多常为病毒感染,如传染性单核细胞增多症、肾综合征出血热等。②尿及粪便检查,方法简便、易于操作,对确定某些传染病和寄生虫病的诊断有重要价值。③生化检查有助于病毒性肝炎、肾综合征出血热等疾病的诊断和病情判定。

(二)病原学检查

1. 直接检查病原体　许多寄生虫病可通过肉眼观察或显微镜观察检出病原体而确诊,如肉眼发现虫体或绦虫节片,或在骨髓中镜检出疟原虫、利什曼原虫;血液中镜检发现微丝蚴;粪便中检出阿米巴原虫及各种寄生虫虫卵,以及通过孵化法在粪便中检出血吸虫毛蚴;从脑脊液离心沉淀的墨汁染色涂片中检出新型隐球菌;痰液抗酸染色可检出抗酸杆菌,均可迅速准确地确定诊断。

2. 分离培养病原体　分离病原体可用血液、尿液、粪便、脑脊液、痰液、骨髓、皮疹吸出液等。采集标本应注意:①在疾病的早期;②应用抗病原体药物治疗前进行;③同时应注意标本的正确保存和运送。分离病原体可用人工培养基、细胞培养及动物接种等方法。

3. 检测特异性核酸　可用多种方法检测病原体的核酸。①分子生物学检测:如用放射性核素或生物素标记的探针做 DNA 印迹法或 RNA 印迹法。②聚合酶链反应(polymerase chain reaction,PCR)法或逆转录聚合酶链反应(reverse transcription polymerase chain reaction,RT-PCR)法。③基因芯片技术等。

(三)抗原抗体检测

抗原抗体检测是目前最常用于传染病和寄生虫病诊断的检测技术。

1. 特异性抗原抗体检测　①特异性抗原检测:可较快提供病原体存在的证据。其诊断意义往往较抗体检测更为可靠。常用于检测血清或体液中特异性抗原的检查方法包括凝集试验、酶联免疫吸附试验、放射免疫测定、免疫荧光检查、流式细胞检测等。②特异性抗体检测:在传染病早期滴度很低,而在恢复期或病程后期抗体滴度显著升高,故用急性期及恢复期双份血清检测其抗体由阴性转为阳性或滴度升高 4 倍以上时有重要诊断意义。特异性 IgM 抗体的检出有助于现存或近期感染的诊断,特异性 IgG 抗体的检出可以评价个人及群体的免疫状态。

2. 皮肤试验 通过向受试者皮内注射特异性抗原的方法,了解其体内是否含有相应抗体。常用于日本血吸虫病、并殖吸虫病等的流行病学调查,因可引起不良反应,故目前已较少使用。

3. T 细胞亚群和免疫球蛋白测定 可了解机体免疫功能状态,用于部分传染病的诊断和病情判定,如用于艾滋病的诊断和预后判定。

(四) 其他

活体细胞病理检查对确定诊断有重要意义。内镜检查和影像学检查如超声显像、计算机断层摄影(CT)、磁共振成像(MRI)等也对多种传染病、寄生虫病有一定辅助诊断价值。近年来,各种系统生物学技术包括基因组学、蛋白质组学和代谢组学、生物芯片等主要技术已开始应用于传染病的研究工作,并使传染病的病原体检测逐步向高通量、自动化、标准化的方向发展。

(艾春玲)

第七节 传染病的治疗

一、治疗原则

传染病治疗不仅可以促进病人康复,而且还利于控制传染源,防止疾病进一步传播。要坚持治疗、护理与隔离、消毒并重,一般治疗、对症治疗与病原治疗并重的原则。

二、治疗方法

(一) 一般及支持治疗

一般治疗包括隔离、消毒、护理和心理治疗。病人的隔离按其所患传染病的传播途径和病原体的排出方式及时间而异,并做好消毒工作。居室要卫生整洁、阳光充足、空气流通,做好基础护理及心理治疗,消除病人思想负担,安心休养。支持治疗包括给予病人足够热量、维生素丰富的易于消化的饮食。进食困难或昏迷病人可给予鼻饲或静脉补给必需的营养品,适当补充液体和盐类,维持病人的水、电解质和酸碱平衡。

(二) 病原治疗

病原治疗既可以消除病原体,促进身体康复,又有控制与消除传染源的作用,是治疗传染病与寄生虫病的关键措施。常用药物有抗菌药物、化学合成制剂和血清免疫制剂等。

1. 抗菌治疗 针对细菌及真菌的药物主要为抗菌药物及化学制剂。但用药时应严格掌握适应证,切忌滥用,以免增加病人痛苦和经济负担。另外,还应注意药量要适当,疗程要充足,并密切观察药物的不良反应。

2. 抗病毒治疗

(1) **广谱抗病毒药物**:如利巴韦林(ribavirin,RBV),可用于病毒性呼吸道感染、肾综合征出血热及丙型病毒性肝炎的治疗。

(2) **抗 RNA 病毒药物**:如奥司他韦,对甲型 H_5N_1 及 H_1N_1 流感病毒感染均有效;直接抗病毒药物(direct-acting antiviral agents,DAAs)可持续抑制病毒复制,彻底治愈丙型病毒性肝炎。

(3) **抗 DNA 病毒药物**:如阿昔洛韦常用于疱疹病毒感染,更昔洛韦用于巨细胞病毒感染;核苷(酸)类药物是目前常用的抗乙型肝炎病毒药物。

3. 抗寄生虫治疗 原虫及蠕虫感染的病原治疗常用化学制剂,如甲硝唑、吡喹酮和伯氨喹等。氯喹是控制疟疾的传统药物,自从发现抗氯喹恶性疟原虫以来,青蒿素类药物受到广泛关注。吡喹酮是主要的抗吸虫药物,对血吸虫病有特效。乙胺嗪及呋喃嘧酮用于治疗丝虫病。

4. 免疫治疗　抗毒素用于治疗白喉、破伤风、肉毒中毒等外毒素引起的疾病,因可能引起过敏反应,在治疗前应详细询问药物过敏史和做皮肤敏感试验。干扰素等免疫调节剂可调节宿主免疫功能,用于乙型病毒性肝炎、丙型病毒性肝炎的治疗。胸腺素 α_1 作为免疫调节剂也在临床使用。免疫球蛋白作为一种被动免疫制剂,通常用于严重的病毒或细菌感染的治疗。

(三) 对症治疗

对症治疗可以减轻或消除病人的痛苦症状,减少机体消耗,调整各系统功能及保护重要脏器功能,促进康复。高热时采取合理的降温措施,抽搐时给予镇静治疗,昏迷时采取苏醒措施,休克时扩容、纠正酸碱平衡紊乱及改善微循环,心力衰竭时采取强心、利尿等措施,均有利于病人度过危险期,及早恢复健康。

(四) 中医中药及针灸治疗

中医学认为急性传染病多属于温病范畴,一般按"卫气营血"辨证论治。治法常采用清热、解表、宣肺、生津、利湿、泻下、滋阴、息风、开窍等法。在治疗流行性乙型脑炎、病毒性肝炎及晚期血吸虫病等多种传染病与寄生虫病时,都取得较好的效果。针灸在止痉、止痛和治疗瘫痪等后遗症方面也有较好疗效。

(五) 康复治疗

某些传染病,如脊髓灰质炎、流行性乙型脑炎、流行性脑脊髓膜炎等,可引起神经系统后遗症,需要采取手法按摩、针灸治疗、被动活动、理疗、高压氧等康复治疗措施,以促进神经功能恢复。

(艾春玲)

第八节　传染病的预防

传染病的预防是临床工作者必须承担的另一项重要任务。传染病病人总是由临床工作者首先发现,因而及时报告、隔离、治疗病人就成为临床工作者不可推卸的责任。同时应针对构成传染病流行过程的三个基本环节采取综合性措施,并且根据各种传染病的特点,针对传播的主导环节,采取适当的措施,防止传染病的传播。

一、管理传染源

传染病报告制度是早期发现、控制传染病的主要措施,医疗机构及采供血机构执行首诊负责制,依法依规及时报告法定传染病,疾病预防控制机构才能及时掌握疫情,采取必要的流行病学调查和防疫措施。根据《中华人民共和国传染病防治法》《突发公共卫生事件与传染病疫情监测信息报告管理办法》《传染病信息报告管理规范(2015 年版)》,国家卫生健康委及省级卫生健康行政部门依据全国或各省(区、市)疾病预防控制工作的需要,可调整传染病监测报告病种和内容。我国法定传染病分为甲、乙、丙三类。

1. 甲类　鼠疫、霍乱。

2. 乙类　传染性非典型肺炎、艾滋病、病毒性肝炎、脊髓灰质炎、人感染高致病性禽流感、麻疹、流行性出血热、狂犬病、流行性乙型脑炎、登革热、炭疽、细菌性和阿米巴性痢疾、肺结核、伤寒和副伤寒、流行性脑脊髓膜炎、百日咳、白喉、新生儿破伤风、猩红热、布鲁氏菌病、淋病、梅毒、钩端螺旋体病、血吸虫病、疟疾。

3. 丙类　流行性感冒、流行性腮腺炎、风疹、急性出血性结膜炎、麻风病、流行性和地方性斑疹伤寒、黑热病、包虫病、丝虫病,除霍乱、细菌性和阿米巴性痢疾、伤寒和副伤寒以外的感染性腹泻病。

国务院卫生行政部门根据传染病暴发、流行情况和危害程度,可以决定增加、减少或者调整乙类、丙类传染病病种并予以公布。

2008年5月手足口病被纳入丙类传染病；人感染 H_7N_9 禽流感自2013年11月1日起,纳入乙类传染病进行统计汇总；2023年9月15日国家卫生健康委员会发布2023年第7号公告,自2023年9月20日起,将猴痘纳入乙类传染病。

甲类传染病应强制管理。发现甲类传染病和乙类传染病中的肺炭疽、传染性非典型肺炎、人感染高致病性禽流感和脊髓灰质炎等按照甲类管理的传染病病人或疑似病人时,或发现其他传染病和不明原因疾病暴发时,均应于2h内通过网络报告。

乙类传染病应严格管理,丙类传染病应监测管理。发现乙类、丙类传染病病人、疑似病人和规定报告的传染病病原携带者,应于24h内通过网络报告。

对传染病的接触者应按具体情况进行医学检疫、预防接种或药物预防。对病原携带者,应进行治疗、调整工作岗位和随访观察。特别是食品制作人员、炊事员、保育员,应做定期带菌检查,及时发现、及时治疗及调整工作。对动物传染源应加强管理,经济价值高的家畜可给予治疗,必要时宰杀后加以消毒处理；经济价值不大者则予以捕杀或销毁。

二、切断传播途径

对于各种传染病,尤其是消化道传染病、虫媒传染病和寄生虫病,切断传播途径通常是起主导作用的预防措施。除大力开展卫生宣传和群众性卫生运动外,采取严格、有效、规范的消毒、隔离和个人防护措施,能有效地降低传染病的发生和蔓延。

(一) 隔离

1.隔离的定义 隔离是指将传染源在传染期妥善安排在指定的隔离单位,积极治疗和护理,将他们与健康人或非传染病病人隔开,暂时避免接触,以防止病原体向外扩散的医疗措施。隔离病人是防止扩散的有效方法,隔离期限依据各种传染病的最长传染期,并参考检查结果而定,隔离要求因病种而异。

2.隔离的种类 根据传播途径及传染性强弱的不同,分为以下几种隔离:

(1)**严密隔离**:适用于传染性强、病死率高的传染病,如鼠疫、霍乱、肺炭疽、传染性非典型肺炎等,要求住单人病房,严密隔离。

(2)**呼吸道隔离**:适用于经呼吸道传播的疾病,如麻疹、流行性脑脊髓膜炎、肺结核、传染性非典型肺炎、白喉等,应做呼吸道隔离。

(3)**消化道隔离**:适用于消化道传染病,如伤寒、细菌性痢疾、甲型肝炎、戊型肝炎、阿米巴病等。最好一个病房中只收治一个病种,否则应特别注意加强床边隔离。

(4)**接触隔离**:适用于病原体直接或间接地接触皮肤、黏膜破损部位而引起的传染病,如狂犬病、破伤风、炭疽、梅毒、淋病等,应做接触隔离。

(5)**虫媒隔离**:适用于以昆虫为媒介的传染病,如流行性乙型脑炎、疟疾、斑疹伤寒、丝虫病等,应做好昆虫隔离,病室应有纱窗、纱门,做到防蚊、防蝇、防螨、防虱和防蚤等。

(6)**血液-体液隔离**:适用于经血液、体液及血液制品传播的疾病,如乙型病毒性肝炎、丙型病毒性肝炎、艾滋病、梅毒、钩端螺旋体病等,在一个病房中,只能住由同种病原体感染的病人。

(7)**保护性隔离**:对抵抗力特别低的易感者,应做保护性隔离。在诊断、治疗和护理工作中,应注意避免医源性感染。请参阅附录一、附录二。

(二) 消毒

1.消毒的定义 狭义的消毒是指用物理、化学或生物学的方法消灭、清除污染环境的病原微生物。广义的消毒则包括消灭传播媒介在内。

2.消毒的种类

(1)**预防性消毒**:对可能受到病原体污染的物品和场所进行的消毒。

（2）**疫源地消毒**：对有传染源存在或曾经有过传染源的地点所进行的消毒。

1）随时消毒：随时对传染源的排泄物、分泌物及污染的物品进行消毒，以及时杀灭从传染源排出的病原体，防止传播。

2）终末消毒：对传染源已离开疫源地所进行的最后一次彻底的消毒，以杀灭残留在疫源地内各种物品上的病原体。如病人出院、转科、死亡后，对其所住病室、所用物品的消毒。

3. 消毒方法　有物理和化学消毒两种。

三、保护易感人群

提高人群的非特异性和特异性免疫力，加强个人防护、药物预防或紧急接种，可预防传染病的发生和流行。对有职业性感染可能的高危人群应及时采取预防性措施，一旦发生职业暴露，也应立即进行有效的预防接种或药物预防。

（一）提高非特异性免疫力

如锻炼身体，增加营养，改善居住条件等。

（二）提高特异性免疫力

1. 人工主动免疫　将纯化抗原疫苗、减毒活菌、类毒素接种于人体，使人体产生特异性免疫力，称为人工主动免疫。免疫力可保持数月甚至数年。主动免疫是控制传染病，最终消灭传染病的主要措施。请参阅附录三：国家免疫规划疫苗儿童免疫程序表（2021年版）、附录四：非免疫规划疫苗预防接种建议表。

2. 人工被动免疫　人工被动免疫是将特异性抗体或免疫血清注入人体，使人体迅速获得免疫力，称为人工被动免疫。免疫力可维持2~4周。可用于治疗，也可用于易感接触者的紧急预防。常用制剂有白喉抗毒素、破伤风抗毒素、特异性免疫球蛋白、人丙种球蛋白、胎盘球蛋白等。

（三）药物预防

有些传染病可用药物进行预防，如口服磺胺药物预防流行性脑脊髓膜炎，口服乙胺嘧啶预防疟疾。

知识链接

预防为主

1950年9月第一届全国卫生会议确立了我国卫生工作的总方针，即"面向工农兵，团结中西医，预防为主"。

1952年12月第二届全国卫生会议召开，确立了卫生工作"四大方针"，即"面向工农兵，团结中西医，预防为主，卫生工作与群众运动相结合"。

1991年卫生部和国家中医药管理局公布了《中国卫生发展与改革纲要（1991—2000）》，确定新时期卫生工作的基本方针，即"预防为主，依靠科技进步，动员全社会参与，中西医并重，为人民健康服务"。

1997年年初《中共中央、国务院关于卫生改革与发展的决定》中写到"新时期卫生工作的指导方针，是以农村为重点，预防为主，中西医并重，依靠科技教育，动员全社会参与，为人民健康服务，为社会主义现代化建设服务"。

（艾春玲）

第九节　新发感染病

新发感染病（emerging infectious disease，EID）是指由新种或新型病原微生物引起的感染病，以及 20 世纪 70 年代以来导致地区性或国际性公共卫生问题的感染病。新发感染病主要含了两大类疾病，即新发现的感染病和再发感染病，有人将两者合称为新发和再发感染病，但常用新发感染病指代两者。

目前在我国流行的主要新发现的感染病有幽门螺杆菌感染、甲型 H_1N_1 流感、人禽流感（H_5N_1、H_7N_9 等）、获得性免疫缺陷综合征（acquired immunodeficiency syndrome，AIDS）、甲型病毒性肝炎、丙型病毒性肝炎、戊型病毒性肝炎、发热伴血小板减少综合征等。

再发感染病是指被我们所熟知，并已得到良好控制，发病率已降到极低水平，而现在又重新流行，再度威胁人类健康的感染病，如结核病、疟疾、狂犬病、梅毒等。目前在我国流行的主要再发感染病有手足口病、结核病、登革热、梅毒、淋病、布鲁氏菌病、各种真菌病、伊氏肺孢子菌肺炎、抗生素相关性腹泻等。

不同新发感染病的来源不同，影响其发生及出现的原因众多，影响因素复杂多样，且往往是在特定的条件下发生或流行。其主要防治要点包括：①完善全球各级监控网络，形成全球性的新发感染病早期快速反应能力。②加强相关法律法规的制定和落实，以立法的形式保障新发感染病的监测和防控，规范人类相关行为。③加强生态环境保护、搞好环境卫生，禁止乱捕野生动物，控制传播媒介。④加强抗菌药物管理和监督，减少临床和畜牧业不合理使用抗菌药物。⑤严格落实免疫规划，提高人群抵抗力。⑥建立和完善感染病防治队伍，重视专业人才的培养，提升感染病防治水平。⑦加强新发感染病研究，掌握其发生发展规律，加快研发新的诊疗方法。⑧加强新发感染病防控知识的宣传教育和人群普及工作，提倡健康的生活方式。

20 世纪是人类同感染病进行艰苦斗争并取得巨大胜利的世纪，但进入 21 世纪以来感染病仍是人类死亡的重要原因，并且人类正面临着与感染病做斗争的新形势。人类与感染病的斗争不仅是卫生问题，也是社会问题。我们只有加强感染病的研究和监控，掌握其发生、发展规律，全球共同协作，才能彻底有效地预防、控制、诊断和治疗新发感染病。

（艾春玲）

思考题

1. 简述传染病的特征。
2. 简述法定传染病的分类及报告时限。
3. 简述传染病流行过程的基本条件。

ER 1-3

练习题

第二章 | 病毒性传染病

ER 2-1
教学课件

ER 2-2
思维导图

学习目标

1. 掌握:病毒性肝炎、手足口病、艾滋病、麻疹与风疹、水痘与带状疱疹、流行性腮腺炎、流行性感冒病毒感染性疾病、传染性非典型肺炎、流行性乙型脑炎、狂犬病、肾综合征出血热的临床表现、诊断、鉴别诊断、治疗;狂犬病的预防。

2. 熟悉:病毒性肝炎、手足口病、艾滋病、麻疹与风疹、水痘与带状疱疹、流行性腮腺炎、流行性感冒病毒感染性疾病、传染性非典型肺炎、流行性乙型脑炎、肾综合征出血热的流行病学、预防。

3. 了解:病毒性肝炎、手足口病、艾滋病、麻疹与风疹、水痘与带状疱疹、流行性腮腺炎、流行性感冒病毒感染性疾病、传染性非典型肺炎、流行性乙型脑炎、狂犬病、肾综合征出血热的病原学、发病机制、病理解剖、实验室与其他检查;登革热的病原学、流行病学、临床表现、诊断、治疗、预防。

4. 具有传染病诊断的临床思维,能初步诊断常见的病毒性传染病。

5. 具备同情心和同理心,保护传染病病人的隐私,不歧视传染病病人;能进行常见病毒性传染病的健康宣教,树立预防为主的健康理念。

第一节　病毒性肝炎

案例导入

病人,男性,45岁,货车司机。因发热、乏力、食欲缺乏、厌油食8d,黄疸3d,意识障碍1d入院。8d前病人过度劳累后出现畏寒、发热、全身乏力、食欲缺乏,有轻度恶心、厌油食,自以为感冒未进行诊治。3d前畏寒、发热缓解,但恶心、厌油食加重,不思饮食,饭后呕吐,全身乏力加重,尿黄,进行性加深,呈浓茶水样,服用中药及多潘立酮治疗,上述症状无好转。1d前出现鼻出血、牙龈出血,并有表情淡漠、记忆力减退,家人发现其意识模糊后急送医院救治。发病前有经常在外就餐史。既往无肝炎病史,无外伤、手术史,无输血及输血液制品史。预防接种史不详。无烟酒嗜好。查体:T 36.5℃,P 80次/min,R 20次/min,BP 110/80mmHg,嗜睡,全身皮肤黏膜、巩膜重度黄染,未见肝掌、蜘蛛痣。心、肺未见异常,腹平软,未见腹壁静脉曲张,肝脾未触及,移动性浊音阴性,双下肢无水肿。入院后辅助检查:肝功能谷丙转氨酶358U/L,谷草转氨酶362U/L,γ-谷氨酰转移酶36U/L,总胆红素370.7μmol/L,直接胆红素200.9μmol/L,间接胆红素169.8μmol/L,白蛋白38.6g/L,球蛋白34.8g/L;凝血酶原活动度37.2%;戊肝抗体IgM阳性;甲肝、乙肝、丙肝血清病原学检查指标均阴性。

请思考:

1. 该病人最可能的诊断是什么?

2. 该疾病主要的诊断依据有哪些?

3. 该疾病的治疗原则有哪些?

病毒性肝炎（viral hepatitis）是由多种肝炎病毒引起的，以肝脏损害为主的一组全身性传染病。按病原学分类，目前已明确的有甲型、乙型、丙型、丁型、戊型五型肝炎。按临床经过可分为急性肝炎、慢性肝炎、重型肝炎、淤胆型肝炎和肝炎肝硬化等。各型病毒性肝炎临床表现相似，主要表现为乏力、食欲缺乏、厌油、恶心、腹胀、肝脾大及肝功能异常，部分病例可出现黄疸。其中甲型和戊型肝炎主要表现为急性感染，经粪-口途径传播，可引起暴发流行；乙型、丙型、丁型肝炎大多呈慢性感染，主要经血液、体液等胃肠外途径传播，多为散发，部分可进展为肝硬化和肝细胞癌。病毒性肝炎在我国属于法定乙类传染病。

【病原学】

病毒性肝炎的致病因子种类较多，目前已证实甲型、乙型、丙型、丁型、戊型五型肝炎病毒是病毒性肝炎的病原体。庚型肝炎病毒（HGV/GBV-C）、输血传播病毒（TTV）等是否引起肝炎尚未有定论。不排除还有尚未发现的肝炎病毒。一些病毒，如 EB 病毒、巨细胞病毒、埃可病毒（ECHO）、柯萨奇病毒、风疹病毒、单纯疱疹病毒等感染也可引起肝脏炎症，但主要引起肝炎以外的临床表现，故不包括在本病范畴内。

（一）甲型肝炎病毒

甲型肝炎病毒（hepatitis A virus，HAV）呈球形，直径 27~32nm，无包膜，由 32 个亚单位结构组成的 20 面对称体颗粒。电镜下可见实心和空心两种颗粒，实心颗粒为完整的 HAV，有传染性；空心颗粒为未成熟的不含 RNA 的颗粒，具有抗原性，但无传染性。HAV 基因组为单股线状 RNA，全长由 7 478 个核苷酸组成。能感染人的血清型只有 1 个，因此只有 1 个抗原抗体系统，感染后早期出现 IgM 型抗体，是近期感染的标志。一般持续 8~12 周，少数病例可延续 6 个月左右。IgG 型抗体是既往感染或免疫接种后的标志，可保持多年。

实验证实，许多灵长类动物，如狨猴、黑猩猩均对 HAV 易感。体外培养 HAV 在原代狨猴肝细胞、猴胚肾细胞、非洲绿猴肾细胞、恒河猴肾细胞和人胚二倍体成纤维细胞均获成功，并可传代，但复制缓慢，接种后一般需 4 周才可检出抗原。经多次传代后，HAV 致病性大大减弱甚至消失，据此已制备出 HAV 减毒活疫苗。

HAV 对外界的抵抗力较强，耐酸碱、耐乙醚，在 pH 4.0 或 20% 乙醚环境中，24h 病毒仍稳定。加热 100℃ 1min 可完全灭活，临床常用煮沸法进行消毒。对紫外线、甲醛和氯敏感。紫外线照射 1~5min、3% 甲醛溶液 5min 或余氯 25~50mg/L 30min 等均可灭活。

（二）乙型肝炎病毒

乙型肝炎病毒（hepatitis B virus，HBV）属于嗜肝 DNA 病毒科（hepadnavirus），鸭乙型肝炎病毒（DHBV）、土拨鼠肝炎病毒（WHV）和地松鼠肝炎病毒（GSHV）与 HBV 相似，但只感染动物。

> **知识链接**
>
> ### 世界肝炎日
>
> 世界肝炎日为每年的 7 月 28 日。这一天是第一位发现乙肝表面抗原的诺贝尔奖得主的生日，为了纪念他，也为了让更多人认识到肝炎危害，引起重视，故指定每年这一天为世界卫生组织的"世界肝炎日"。
>
> "世界肝炎日"活动开展的目的是提供机会，让更多人了解病毒性肝炎的防治知识，如加强对病毒性肝炎及其相关疾病的预防、筛查和控制；提高乙肝疫苗的覆盖率等。

1. 形态及生物学特性 在电镜下，HBV 感染者血清中存在 3 种形式的颗粒。①大球形颗粒，为完整的 HBV 颗粒（又名 Dane 颗粒），直径为 42nm，由包膜与核心组成。包膜厚 7nm，内含乙型肝炎表面抗原（HBsAg）、糖蛋白与细胞脂质；核心直径为27nm，含乙型肝炎病毒脱氧核糖核酸（HBV DNA）、DNA聚合酶（DNA polymerase，DNAP）、乙型肝炎核心抗原（HBcAg），为病毒复制的主体。②小球形颗粒，直径22nm。③丝状或管状颗粒，直径22nm，长100~1 000nm。后两种颗粒仅由HBsAg组成，为空心包膜，不含核酸，无感染性。一般情况下，血清中小球形颗粒最多，Dane颗粒最少。

HBV对外界的抵抗力很强，对热、低温、干燥、紫外线及一般浓度的消毒剂均能耐受。在37℃可存活7d，在血清中30~32℃可保存6个月。100℃ 10min、65℃ 10h或高压蒸汽灭菌均可被灭活。对0.2%苯扎溴铵及0.5%过氧乙酸敏感。

2. 基因组结构及编码蛋白 乙型肝炎病毒基因组为不完全的环状双股DNA，由正链（短链S）和负链（长链L）构成。L链约含3 200个碱基，S链的长度可变，相当于L链50%~80%。HBV基因组有4个开放读码区均位于L链，分别是S区、C区、X区和P区，其中S区又分为前S$_1$、前S$_2$和S 3个编码区，分别编码包膜上的前S$_1$蛋白、前S$_2$蛋白和HBsAg；C区由前C区基因和C基因组成，编码乙型肝炎e抗原（HBeAg）和HBcAg；X区编码乙型肝炎病毒X抗原（HBxAg）；P区编码DNAP。

3. 抗原抗体系统

（1）HBsAg和HBV表面抗体（HBsAb）：成人感染HBV后最早1~2周，最迟11~12周血中首先出现HBsAg。在急性自限性HBV感染时，血中HBsAg多持续1~6周，最长可达20周。无症状携带者和慢性病人血中HBsAg可持续多年，甚至终身。HBsAg本身只有抗原性，但无传染性。HBsAb在急性自限性HBV感染后期，HBsAg转阴后一段时间开始出现，6~12个月逐步上升达高峰，可持续多年，但滴度会逐渐缓慢下降，一般在10年内转阴。约50%的病人在HBsAg转阴后数月血中才可检出HBsAb；少数病人HBsAg转阴后一直不出现HBsAb。HBsAb是一种保护性抗体，其出现表示对HBV有免疫力，见于乙型肝炎恢复期、过去感染和乙肝疫苗接种有效后。

（2）前S$_1$、S$_2$抗原和前S$_1$、S$_2$抗体：前S$_1$抗原在急性感染早期紧随HBsAg在血中出现，很快转阴提示病毒清除和病情好转，持续阳性预示感染慢性化。前S$_1$抗原和前S$_2$抗原阳性均为判断病毒存在和复制的指标。前S$_1$抗体和前S$_2$抗体均为保护性抗体，前S$_2$抗体还可作为判断乙肝疫苗免疫效果的观察指标。

（3）HBcAg和HBV核心抗体（HBcAb）：肝组织中HBcAg主要存在于受感染的肝细胞核内，血液中HBcAg也主要存在于Dane颗粒核心，故HBcAg是HBV复制的标志。因外周血中游离的HBcAg极少，故较少作为临床常规检测项目。HBcAg有很强的免疫原性，HBV感染者几乎均可检测出HBcAb，除非HBV基因出现极少数的变异或感染者有免疫缺陷。HBcAb IgM是HBV感染后较早出现的抗体，多出现在发病第1周，多数在6个月内消失，阳性提示急性期和慢性肝炎急性发作。在急性自限性HBV感染过程中，HBsAg已消失而HBsAb尚未出现前，在血中只能检出HBcAb IgM和HBeAb的时期，称HBV感染的"窗口期"。血清中HBcAb IgG出现稍迟，但可持续多年甚至终身，为感染过HBV的标志。

（4）HBeAg和HBV e抗体（HBeAb）：HBeAg一般仅见于HBsAg阳性血清。急性HBV感染时HBeAg出现时间略晚于HBsAg。HBeAg是一种可溶性蛋白，在HBV感染过程中作为免疫耐受因子，其存在表示病人处于高感染低应答期，持续存在预示趋向慢性。HBeAg与HBV DNA、DNAP密切相关，是HBV活动性复制和传染性强的标志。HBeAg消失而HBeAb产生称为e抗原血清转换，通常意味着机体从免疫耐受转为免疫激活，此时常有病变活动的激化。HBeAb阳转后，病毒复制多处于静止状态，传染性降低，但部分病人仍有病毒复制、肝炎活动，可能存在HBV前C区基因变异。

4. 分子生物学标志HBV DNA和HBV DNAP 两者均位于HBV的核心部位，是HBV复制和传染性强的直接标志。定量检测HBV DNA对判断病毒复制程度、传染性强弱、抗病毒药物疗效等有重要意义。检测HBV DNAP需要特殊的仪器设备，故不作为临床常规检查项目。

（三）丙型肝炎病毒

丙型肝炎病毒（hepatitis C virus，HCV）属于黄病毒科丙型肝炎病毒属。

1. 形态及生物学特性 HCV 呈球形颗粒,直径 30~60nm。外有脂质外壳、囊膜和棘突结构,内有核心蛋白和核酸组成的核衣壳。

HCV 对热、紫外线、有机溶剂敏感。100℃煮沸 5min 或 60℃煮沸 10h、高压蒸汽灭菌、甲醛熏蒸、紫外线照射或 10% 氯仿等均可使 HCV 灭活。

2. 基因组结构及异质性 HCV 基因组为单股正链 RNA,全长约 9 600 个碱基。两侧分别为 5′ 和 3′ 非编码区。从 5′ 端依次为核心蛋白区(C)、包膜蛋白区(E_1、E_2/NS_1)和非结构区(NS_2、NS_3、NS_4、NS_5),它们参与病毒颗粒的组装。同一基因组不同区段变异程度有显著差异,其中 5′ 非编码区最保守,首选此区核酸片段作为逆转录-聚合酶链反应引物,可提高其检出的特异性;包膜蛋白区内的 E_2/NS_1 区变异程度最大,此区含有两个高变区(HVR_1 及 HVR_2),决定了 HCV 基因组具有显著的异质性,使得丙肝疫苗的制备比较困难。HVR_1 是机体免疫反应的靶位,能诱导机体产生中和抗体。HVR_1 变异可使 HCV 逃避机体的免疫控制而发生 HCV 感染慢性化。非结构区内的 NS_3 基因区编码螺旋酶和蛋白酶,NS_3 蛋白具有强免疫原性,可刺激机体产生抗体,在临床诊断上有重要价值。非结构区内的 NS_5 区编码依赖 RNA 的 RNA 多聚酶,在病毒复制中起重要作用。$NS_{3/4}A$、NS_5A 和 NS_5B 是目前直接抗病毒(DAA)的主要靶位。

丙型肝炎病毒是目前已明确的五型肝炎病毒中最易变异的一种。根据基因序列的差异,以 Simmonds 的分型命名系统,目前可将 HCV 分为 6 个不同的基因型,同一基因型可再分为不同的亚型。基因型以阿拉伯数字表示,亚型则在基因型后加英文字母。1 型是最常见的基因型,呈世界性分布,我国以 1 型为主,1b 型 HCV RNA 载量高。

3. 抗原抗体系统 丙型肝炎抗原(HCVAg)和丙型肝炎抗体(抗-HCV),血清中 HCVAg 含量很低,检测率不高。抗-HCV 不是保护性抗体,是 HCV 感染的标志。抗-HCV 又分为 IgM 和 IgG 型。前者在发病初期即可检出,一般持续 1~3 个月。如抗-HCV IgM 持续阳性,提示病毒持续复制,易转为慢性。

4. 分子生物学标志 HCV RNA 在感染后第 1 周即可从血中或肝组织中用 RT-PCR 方法检出,HCV RNA 阳性是病毒感染和复制的直接标志,定量测定可了解病毒复制程度、抗病毒治疗的疗效评估等。HCV RNA 基因分型在流行病学和抗病毒治疗方面具有很重要的意义,对抗病毒药物的选择、疗程和预后评估等有指导作用。

(四)丁型肝炎病毒

丁型肝炎病毒(hepatitis D virus,HDV)是必须有 HBV 或其他嗜肝 DNA 病毒辅佐才能复制的一种缺陷病毒。临床上多见于在 HBV 感染的基础上重叠 HDV 的感染。当 HBV 感染结束时,HDV 感染亦随之停止。

HDV 定位于肝细胞核内,在血液中由 HBsAg 包被,形成 35~37nm 的球形颗粒,基因组为单股环状闭合负链 RNA,长约 1 679 个碱基。

HDV 只有一个抗原、抗体系统。HDVAg 最早出现,然后分别是抗-HDV IgM 和抗-HDV IgG,三者一般不会同时出现在血清中。抗-HDV 不是保护性抗体。血液及肝组织中 HDV RNA 阳性是诊断丁型肝炎最直接的证据。

(五)戊型肝炎病毒

戊型肝炎病毒(hepatitis E virus,HEV)是 α 病毒亚组成员。为无包膜的圆球形颗粒,直径为 27~34nm。HEV 基因组为单股正链 RNA,全长为 7 200~7 600 个碱基。

HEVAg 主要存在于肝细胞质中,血液中检测不到。抗-HEV IgM 在发病初期产生,多在 3 个月内阴转,是近期感染的标志。抗-HEV IgG 多在发病 6~12 个月阴转,也有持续数年至十多年者。通过 RT-PCR 法,可在 HEV 感染者早期粪便及血液中检出 HEV RNA,但持续时间不长。

HEV 碱性环境下较稳定,高热、氯仿、氯化铯均可使其灭活。

【流行病学】

我国是病毒性肝炎的高发区。甲型肝炎人群流行率(抗-HAV 阳性)约 80%。全世界 HBsAg 携带者约 2.96 亿,其中我国有 8 600 万。全球 HCV 感染率约为 2.8%,感染者约 1.85 亿,我国人群抗-HCV 阳性者占 0.43%,约 1 000 万。丁型肝炎人群流行率约 1%,戊型肝炎流行率约 20%。

(一)甲型肝炎

1. 传染源 传染源为急性期病人和隐性感染者,后者远较前者多,但无病原携带状态。粪便排毒期在发病前 2 周至血清谷丙转氨酶(GPT)高峰后 1 周,少数病人可延长至病后 30d,当血清抗 HAV 出现时传染性基本停止。

2. 传播途径 HAV 以粪-口途径为主,通过日常生活接触、水和食物三种方式传播。日常生活接触多为散在性发病,水源和食物污染可引起不同程度的暴发流行。

3. 人群易感性 抗-HAV 阴性者均为易感人群。6 个月以下的婴儿有来自母亲的抗-HAV 而不易感,超过 6 个月血中的抗 HAV 逐渐消失成为易感者。甲型肝炎以隐性感染为主,在我国幼儿、学龄前儿童和青少年感染 HAV 较普遍,随着年龄增长,在 80% 的成年人血中均可检出抗-HAV,易感性也随之下降。流行率与卫生条件、生活习惯、教育程度有密切关系,农村高于城市,贫困地区高于发达地区。感染后可获得持久免疫力。

(二)乙型肝炎

1. 传染源 主要是急、慢性乙型肝炎病人和 HBV 携带者。急性期传染性不超过 6 个月,慢性乙型肝炎病人和病毒携带者作为传染源的意义最大,其传染性和血液中 HBV DNA 载量成正比。某些单项的 HBcAb 阳性者血中可检测出 HBV DNA,也具有传染性。

2. 传播途径

(1)垂直传播:包括宫内感染、围产期传播、分娩后传播。宫内感染主要经胎盘获得,约占 HBsAg 阳性母亲的 5%,可能与妊娠期胎盘轻微剥离有关。经精子或卵子传播的可能性未被证实。围产期传播或分娩过程是垂直传播的主要方式,婴儿因破损的皮肤或黏膜接触母血、羊水或阴道分泌物而传染。影响围产期传播的主要因素包括:①母亲的 HBV DNA 水平与新生儿感染 HBV 风险密切相关,HBV DNA 载量越高,危险性越大;②行剖宫产分娩者,受感染机会较小。分娩后传播主要由于母婴间密切接触。在我国,垂直传播显得特别重要,人群中 HBsAg 阳性的 HBV 携带者中 30% 以上是由其传播积累而成。

(2)血液、体液及性接触传播:成人主要经血液和性接触传播。血液中 HBV 含量很高,微量污染血进入人体即可引起感染,如输入染有病毒的血液、血液制品,手术、共用剃刀、针刺、器官移植、使用染有病毒的注射器材及医疗器具等均可造成传播。此外,密切接触及性传播也是重要的传播途径,与 HBV 阳性者发生无防护的性接触,特别是有多个性伴侣者,感染 HBV 的危险性增高。

(3)其他传播途径:HBV 不经呼吸道和消化道传播,因此,日常学习、工作或生活(无血液暴露)的接触,不会传染 HBV。未发现 HBV 能经吸血昆虫(蚊、臭虫等)传播。

3. 人群易感性 HBsAb 阴性者,包括未感染乙肝及未接种过乙肝疫苗者。高危人群包括医务人员、经常接触血液的人员、托幼机构工作人员、器官移植病人、反复输血及血液制品(血友病病人)、血液透析病人、免疫功能低下者、HBsAg 阳性者的家庭成员、男男同性行为人群(MSM)、多性伴人群和静脉内注射毒品者等。HBV 感染多见于婴幼儿及青少年,成人除少数易感外,多数人随年龄增长经隐性感染或疫苗接种出现 HBsAb 而获得免疫力。

4. 流行特征 据 2014 年中国疾病预防控制中心调查,我国 1~29 岁的 HBsAg 总阳性率为 2.94%,5 岁以下儿童的 HBsAg 阳性率为 0.32%。目前流行病学特点包括:①有地区差异:南部高于北部,西部高于东部,农村高于城市;②有性别差异:男性高于女性,男女比值约为 1.4∶1;③有家庭聚集现象;④婴幼儿感染多见;⑤以散发为主;⑥无明显的季节性。

(三)丙型肝炎

1. 传染源 主要是急性、慢性病人和病毒携带者。特别是献血的病毒携带者危害性大。

2. 传播途径 和乙型肝炎类似,主要经血液传播。但相对于 HBV,HCV 对外界的抵抗力较弱,而且在血液、体液中的含量较少,故其传播途径较乙型肝炎局限。

(1)**输血和血液制品传播**:近年来随着筛查手段的提高,此途径已得到明显控制,但抗 HCV 阴性的 HCV 携带供血员仍不能排除,输血仍有传播丙型肝炎可能,特别是反复输血和血液制品者。

(2)**经破损的皮肤和黏膜传播**:这是目前最主要的传播方式,包括使用非一次性注射器和针头、未经严格消毒的牙科器械、内镜、侵袭性操作和针刺,特别是静脉注射毒品。共用剃须刀、共用牙刷、文身和穿耳环孔等也是 HCV 潜在的经血传播方式。

(3)**性接触传播**:多性伴人群和男男同性行为人群,同时伴有其他性传播疾病者。

(4)**垂直传播**:抗-HCV 阳性母亲将 HCV 传播给新生儿的危险性约占 2%,若母亲在分娩时 HCV RNA 阳性,则传播的危险性可高达 4%~7%。

(5)**生活密切接触传播**:接吻、拥抱、喷嚏、咳嗽、食物、饮水、共用餐具和水杯、无皮肤破损及其他无血液暴露的接触一般不传播 HCV。

3. 人群易感性 普遍易感。抗-HCV 并非保护性抗体,感染后对不同病毒株无保护性免疫,易感染者仍可感染其他亚型和变异株。

(四)丁型肝炎

传染源和传播途径与乙型肝炎相似。与 HBV 以重叠感染或同时感染的形式存在。人类对 HDV 普遍易感。抗-HDV 不是保护性抗体。

(五)戊型肝炎

传染源和传播途径与甲型肝炎基本相似。但有下列特点:①粪便污染水源可引起暴发流行,不洁食物或饮品多引起散发。②隐性感染多见,以青壮年发病较多,显性感染多发生在成年人。③老年人、妊娠晚期妇女及原有慢性 HBV 感染者患戊型肝炎易发生肝衰竭。④冬春季为发病高峰。⑤抗-HEV 不是保护性抗体,多在短期内消失,少数可持续 1 年以上。

【发病机制与病理解剖】

(一)发病机制

1. 甲型肝炎 HAV 经口进入体内后,先侵入肠道黏膜增殖,随后进入血流,引起短暂的病毒血症,约 1 周后侵入肝细胞内复制并引起病变,两周后由胆汁排出体外。甲型肝炎的发病机制尚未完全明了,目前认为,HAV 对肝细胞的直接作用和免疫反应在致肝细胞损害中起重要作用。

2. 乙型肝炎 乙型肝炎的发病机制非常复杂,目前尚未完全阐明。

(1)**肝细胞损伤机制**:HBV 侵入机体后,未被单核巨噬细胞系统清除的病毒迅速通过血流到达肝脏及肝外的一些组织,如胰腺、肾、脾、淋巴结、睾丸、骨髓、胆管等。HBV 主要在肝细胞内复制。肝外组织对 HBV 的易感性明显低于肝细胞,复制的程度也较低。HBV 的包膜与肝细胞融合,导致 HBV 侵入。HBV 进入肝细胞后即开始其复杂过程,引起肝细胞病变的发生。大量研究表明,HBV 不直接杀伤肝细胞,其引起的免疫应答是肝细胞损伤及炎症发生的主要机制。而炎症反复存在是慢性乙型肝炎病人进展为肝硬化甚至肝癌的重要因素。

(2)**感染 HBV 后的临床表现和转归**:机体免疫反应不同,临床表现和转归亦各异。①当机体处于免疫耐受状态,不发生免疫应答,多成为无症状携带者;②当免疫功能正常时,多表现为急性肝炎,预后良好,大部分病人可彻底清除病毒;③当机体免疫功能低下,不完全免疫耐受时可导致慢性肝炎,其中 2%~10% 慢性 HBV 感染者可发生肝硬化和晚期肝病,而每年又可有 0.5%~1% 的成年病人出现自发 HBsAg 血清清除,感染的年龄越轻,慢性化的可能性越高;④当机体处于超敏反应,可引起补体系统被激活,在大量细胞因子的参与下,导致大片肝细胞坏死,发生重型肝炎(肝衰竭)。

（3）**HBV 导致肝细胞癌（HCC）的发生机制**：首先是 HBV 在肝细胞内与人体染色体进行整合，然后在 HBV 的 X 蛋白、某些原癌基因和抑癌基因的调控下，促进已整合的细胞发生转化，因此有少数肝癌可发生在慢性乙型肝炎基础上，而大部分肝癌发生在 HBV 感染的晚期，尤其以肝硬化基础上发生多见，且与家族遗传背景密切相关。

3. 丙型肝炎

（1）**肝细胞损伤机制**：丙型肝炎肝损害的主要原因是 HCV 感染后引起的免疫学应答，其中细胞毒性 T 淋巴细胞（CTL）起重要作用。体液免疫在保护和清除 HCV 中作用微弱。

（2）**丙型肝炎慢性化的可能机制**：①HCV 有高度的变异性，从而逃脱机体免疫监视。②HCV 在血中水平很低，免疫原性弱，诱生免疫耐受，造成病毒持续感染。③HCV 对肝外细胞具有泛嗜性，特别是存在于外周单核细胞中的 HCV，可能成为反复感染肝细胞的来源。④感染 HCV 的年龄也是判断慢性化的指标，和乙型肝炎相反，感染的年龄越大，慢性化的可能性越高。20 岁以下的丙型肝炎病人慢性化率为 30%，而 40 岁的病人高达 76%。⑤肝组织炎症坏死程度和 GPT 水平是提示慢性化及预后的最好指标，尤其是肝脏病理学检查，是评价丙型肝炎病情及发展的金标准。

（3）**HCV 导致 HCC 的发生机制**：HCV 和 HCC 的关系也很密切，HCV 相关 HCC 发生率在感染 30 年后为 1%~3%，主要见于肝硬化和进展期肝纤维化病人，一旦发展成为肝硬化，HCC 的年发生率为 2%~4%。但与 HBV 不同，HCV 不经过与肝细胞染色体进行整合的过程。HCV 的慢性感染使肝细胞不断地破坏和再生是导致 HCC 重要因素，因此肝癌常发生在 HCV 感染的晚期，尤其以肝硬化基础上多见。

4. 丁型肝炎　发病机制目前尚未明确。HDV 本身及其表达产物对肝细胞有直接的损害，同时机体免疫反应也参与了损伤。

5. 戊型肝炎　目前发病机制尚不清楚，可能与甲型肝炎相似。开始有病毒血症，后细胞免疫是引起肝损伤的主要原因。

（二）病理解剖

1. 基本病变　病毒性肝炎除以肝损伤为主外，胰、肾、脑、关节、皮肤及心血管系统也可有一定损害。各型病毒性肝炎基本病理改变表现以肝细胞弥漫性变性、坏死，同时伴有程度不同的炎症细胞浸润、间质增生和肝细胞再生为特征。

肝细胞变性通常表现为气球样变和嗜酸性变。早期以气球样变为主，表现为肝细胞肿胀，胞核浓缩，胞质颜色变浅、透亮、状如气球，一些肝细胞体积缩小，胞核浓缩甚至消失，由于核酸含量减少，胞质嗜酸性染色增强，成伊红色圆形小体，称为嗜酸性小体，此为嗜酸性变。

肝细胞坏死根据其形态范围可分为单细胞坏死、点状坏死（肝小叶内数个肝细胞坏死）、灶状坏死（肝小叶内小群肝细胞坏死）、碎屑状坏死（PN，肝实质与间质之间肝细胞的坏死）、桥接坏死（BN，小叶中央静脉之间，中央静脉与汇管区之间或汇管区之间形成的条索状肝细胞坏死）、融合坏死（多个小叶范围融合的坏死）。

炎症细胞浸润是判断炎症活动度的一个重要指标。浸润细胞主要为淋巴细胞，以 $CD8^+$ 或 $CD4^+$ T 细胞为主，还有单核细胞、浆细胞、组织细胞等，间质增生包括 Kupffer 细胞增生、间叶细胞和成纤维细胞增生，细胞外基质增多和纤维化形成。

再生的肝细胞体积较大，沿着网状支架生长，当网状支架塌陷时，再生的肝细胞排列成结节状，导致肝小叶结构破坏、紊乱。

2. 各临床类型肝炎的病理特点

（1）**急性肝炎**：常见肝大，肝细胞气球样变和嗜酸性变，肝细胞点状、灶状坏死，伴有汇管区炎症细胞浸润及坏死区肝细胞再生，网状支架和胆小管结构正常。黄疸性肝炎可有明显的肝细胞内胆汁淤积。急性肝炎如出现碎屑状坏死，提示极可能转为慢性。

（2）**慢性肝炎**：肝细胞变性和点状、灶状坏死，常发生肝细胞碎屑状坏死和桥接坏死，汇管区炎症细胞浸润，肝小叶及汇管区内胶原及纤维组织增生，肝细胞再生结节形成。病变进一步发展可导致肝硬化。

（3）**重型肝炎**

1）急性重型肝炎（急性肝衰竭）：肝细胞呈一次性坏死，可呈大块或亚大块坏死或桥接坏死，坏死肝细胞超过 2/3 以上，周围有中性粒细胞浸润，无纤维间隔形成，亦无明显肝细胞再生。肉眼观察肝体积明显缩小，由于坏死区充满大量红细胞而呈红色，残余肝组织淤胆呈黄绿色，故称为红色或黄色肝萎缩。

2）亚急性重型肝炎（亚急性肝衰竭）：肝组织发生新旧不等的亚大块坏死或桥接坏死，坏死面积小于 1/2。肝小叶周边可见残留肝细胞有程度不等的再生，较陈旧的坏死区网状纤维塌陷，增生的胶原纤维包绕，伴有细胆管、小胆管增生和胆汁淤积。肉眼肝脏表面有大小不等的结节。

3）慢加急性（亚急性）重型肝炎：慢加急性（亚急性）肝衰竭在慢性肝病病理损害的基础上，发生新的程度不等的肝细胞大块或亚大块坏死或桥接坏死性病变。

4）慢性重型肝炎（慢性肝衰竭）：主要为弥漫性肝纤维化以及异常增生结节形成，可伴有分布不均的肝细胞坏死。

（4）**肝炎肝硬化**

1）活动性肝硬化：肝硬化伴明显炎症，假小叶边界不清。

2）静止性肝硬化：肝硬化结节内炎症轻，假小叶边界清楚。

（5）**淤胆型肝炎**：除有轻度急性肝炎病变外，常因胆汁代谢、排泄障碍而有肝细胞内胆红素滞留、毛细胆管内胆栓形成及汇管区水肿和小胆管扩张等病变。

（6）**慢性无症状携带者**：仅有 10% 携带者肝组织正常，称为非活动性携带者；其余为活动性携带者，表现为以肝细胞变性为主，伴轻微炎细胞浸润，也可表现为慢性肝炎甚至肝硬化病理改变。

【病理生理】

（一）黄疸

以肝细胞黄疸为主，肝细胞通透性升高及胆红素的摄取、结合、排泄等功能障碍而引起黄疸，当血清胆红素浓度为 $17.1\sim34.2\mu mol/L$ 时，肉眼看不出黄疸者称隐性黄疸。如血清胆红素浓度高于 $34.2\mu mol/L$ 则为显性黄疸。

（二）肝性脑病

1. 血氨及毒性产物蓄积 被认为是引起肝性脑病的主要原因。肝功能减退时，肝脏解毒能力降低；肝硬化时存在门体静脉分流，使血氨及其他有毒物质如短链脂肪酸、硫醇、某些氨基酸（色氨酸、甲硫氨酸、苯丙氨酸）在体内蓄积，导致肝性脑病。

2. 支链氨基酸/芳香族氨基酸比例失调 肝衰竭或肝硬化时胰岛素在肝内活性降低，促使大量支链氨基酸进入肌肉，支链氨基酸减少，芳香族氨基酸增多。

3. 假性神经递质学说 肝衰竭时，某些胺类化合物（β-多巴胺和羟苯乙醇胺等）不能被清除，通过血-脑屏障取代正常神经递质，导致神经传导发生障碍。

（三）出血

重型肝炎肝细胞坏死使多种凝血因子合成减少、肝硬化脾功能亢进致血小板减少、DIC 导致凝血因子和血小板消耗均可引起出血。

（四）急性肾功能不全

又称为肝肾综合征或功能性肾衰竭。重型肝炎和肝硬化时，由于内毒素血症、前列腺素 E_2 减少、有效血容量下降，肾血管收缩等因素可导致肾小球滤过率和肾血浆流量降低，引起功能性肾衰竭。功能性肾衰竭持续存在和发展，也可导致肾脏实质性损害。

（五）肝肺综合征

重型肝炎和肝硬化病人可出现肺水肿、间质性肺炎、盘状肺不张、胸腔积液和低氧血症等病理和功能改变,统称为肝肺综合征。发生肝肺综合征的根本原因包括肺内毛细血管扩张,出现动-静脉分流,严重影响气体交换功能,使肺通气/血流比例失调。同时肝衰竭出现门-体静脉分流,使肠道细菌进入肺循环释放内毒素也是发病的原因。主要表现为低氧血症和高动力循环症状,临床上可出现胸闷、气促、呼吸困难、胸痛、发绀、头晕等症状,严重者可导致晕厥与昏迷。

(六)腹水

重型肝炎和肝硬化时,由于醛固酮分泌过多和利钠激素合成减少而导致钠、水潴留,是早期腹水形成的主要原因。门静脉高压、低蛋白血症、肝淋巴液生成过多是后期腹水形成的主要原因。

【临床表现】

各型病毒性肝炎的潜伏期不同,甲型肝炎一般是 15~45d,平均为 30d;乙型肝炎一般是 28~180d,平均为 60~90d;丙型肝炎一般是 15~180d,平均为 60d;戊型肝炎一般是 10~75d,平均为 40d。

(一)急性肝炎

包括急性黄疸性肝炎和急性无黄疸性肝炎,各型肝炎病毒均可引起,甲型、戊型肝炎不转为慢性,成人急性乙型肝炎仅 10% 转为慢性,丙型肝炎慢性化超过 50%,丁型肝炎约 70% 发展为慢性。

1. 急性黄疸性肝炎　临床经过的阶段性较明显,可分为以下 3 期,总病程 2~4 个月。

(1)**黄疸前期**:甲型、戊型肝炎起病较急,80% 病人有畏寒、发热。乙型、丙型、丁型肝炎多缓慢起病,大多数无发热。临床主要表现为全身乏力、食欲缺乏、厌油食、恶心、呕吐、腹胀、肝区隐痛不适、尿色黄染加深等症状,有时有腹痛、腹泻或便秘。肝功能异常表现为谷丙转氨酶(GPT)、谷草转氨酶(GOT)升高。本期持续 5~7d。

(2)**黄疸期**:自觉乏力及消化道症状稍减轻,发热消退,尿黄加深,巩膜及皮肤出现黄疸,1~3 周内黄疸达高峰。可有一过性粪色变浅、皮肤瘙痒及心动过缓等梗阻性黄疸表现。约 80% 的病人有肝脏肿大,质较软,边缘锐利,有压痛和叩击痛。约 10% 的病人有轻度脾大。肝功能检查 GPT 和总胆红素(total bilirubin,TBil)升高,尿胆红素阳性。本期持续 2~6 周。

(3)**恢复期**:精神食欲好转,乏力缓解,消化道症状减轻或消失。黄疸消退,肝、脾回缩,肝功能逐渐恢复正常。本期持续 1~2 个月。

2. 急性无黄疸性肝炎　除无黄疸外,其他症状和黄疸型相似,但发病率远高于黄疸型。无黄疸型通常缓慢起病,症状较轻,主要表现为全身乏力、食欲缺乏、恶心、腹胀及肝区痛等,少数病人有短暂发热、呕吐及腹泻等症状。肝大,质较软,有轻压痛和叩击痛。脾大较少见。肝功能轻、中度异常。病情恢复较快,病程 2~3 个月。由于此型肝炎症状较轻,易被漏诊。

急性丙型肝炎的临床表现较轻,多无明显症状,GPT 轻中度升高,无黄型占 2/3 以上,即使有黄疸,亦多属于轻度。

急性丁型肝炎可与 HBV 感染同时发生(同时感染)或继发于 HBV 感染(重叠感染),其临床表现取决于原有 HBV 感染状态。同时感染者临床症状与急性乙型肝炎相似,大多表现为黄疸型,在病程中可见双峰型胆红素和 GPT 升高(两次病毒感染所致),预后好,只有极少数会发展为重型;重叠感染者病情常较重,表现为慢性 HBsAg 携带者急性发作或慢性乙型肝炎的恶化,GPT 升高达数月之久,部分可进展为急性重型肝炎,大多数向慢性化发展。

戊型肝炎和甲型肝炎类似,但起病急,黄疸前期症状重,且持续时间长,平均 10d 左右。与甲型肝炎不同的是黄疸前期各种症状尤其是消化道症状持续至黄疸出现后 4~5d 方可缓解,病程较长。目前认为戊型肝炎无慢性化也无慢性携带状态,但 3%~10% 的急性戊肝病人可有病程超过 6 个月的迁延现象。成人感染多表现为临床型,儿童为亚临床型,因而戊肝的发病率常表现为青壮年高、儿童低的流行病学特点。孕妇感染 HEV 病情重,易发生肝衰竭,尤其妊娠晚期病死率高,其原因可能与血清免疫球蛋白水平低下有关。老年病人常有慢性黄疸且持续不退,通常病情重、病程长、病死率高。HBsAg 阳性者重叠感染 HEV 时病情较重,病死率较高。

(二) 慢性肝炎

急性肝炎病程超过半年,或原有乙型、丙型、丁型肝炎病毒感染,本次因同一种肝炎病毒感染再次出现肝炎症状、体征、肝功能异常者,可诊断为慢性肝炎。对发病日期不明确或无肝炎病史,但根据肝组织病理学或根据流行病学史、临床表现及相关辅助检查综合分析符合慢性肝炎表现者也可诊断为慢性肝炎。临床表现有乏力、食欲缺乏、恶心、腹胀、肝区不适等症状;肝大,质地呈中等硬度,有轻触痛,可有脾大。病情较重者可伴有慢性肝病面容、肝掌、蜘蛛痣。肝功能检查异常。

根据病情轻重可分为轻、中、重三度,有助于判断预后和指导治疗。

1. 轻度 临床症状、体征轻微或缺如,肝功能仅 1 项或 2 项轻度异常。

2. 中度 症状、体征、实验室检查居于轻度和重度之间。

3. 重度 有明显或持续的肝炎症状,如乏力、食欲缺乏、腹胀、尿黄、便溏等,伴有肝病面容、肝掌、蜘蛛痣、脾大并排除其他原因。实验室检查血清 GPT 和/或 GOT 反复或持续升高,白蛋白降低或白蛋白/球蛋白(A/G)比值异常,丙种球蛋白明显升高。除前述条件外,凡是白蛋白(ALB)≤32g/L、总胆红素(TBil)大于 5 倍正常值上限、凝血酶原活动度(PTA)为 40%~60%、胆碱酯酶(CHE)<2 500U/L,四项检测中有一项符合上述程度者即可诊断为重度慢性肝炎。

(三) 重型肝炎(肝衰竭)

重型肝炎(肝衰竭)的病因和诱因复杂,且往往是多因素共同参与,包括过度疲劳、营养不良、精神刺激、饮酒、应用损害肝脏的药物、重叠感染(如乙型肝炎重叠其他肝炎病毒感染)、合并细菌感染、妊娠、并发其他急慢性疾病(如甲状腺功能亢进、糖尿病)等。临床上表现为一系列肝衰竭的症状群:可有极度疲乏、严重消化道症状、神经精神症状(嗜睡、性格改变、烦躁不安、昏迷等)、明显出血现象。可出现肝臭、中毒性鼓肠、肝肾综合征等。黄疸迅速加深,肝浊音界迅速缩小。可见扑翼样震颤和病理反射。肝功能异常,多数病人出现胆-酶分离现象(转氨酶轻度增高或正常,而 TBil 明显增高)和凝血酶原时间(PT)显著延长及凝血酶原活动度(PTA)明显降低(<40%)。TBil 每日上升≥17.1μmol/L,或大于正常值 10 倍。血氨升高。

1. 分类 根据病理组织学特征和病情发展速度,重型肝炎(肝衰竭)可分为四类。

(1)**急性重型肝炎(急性肝衰竭,acute hepatic failure,AHF)**:又称暴发型肝炎。起病急骤,发病 2 周内出现以Ⅱ期以上肝性脑病为特征的肝衰竭症状群。发病多有诱因,病死率高,常因肝肾衰竭、大出血及脑水肿、脑疝等死亡。病程一般不超过 3 周。

(2)**亚急性重型肝炎(亚急性肝衰竭,subacute liver failure,SALF)**:又称亚急性肝坏死。起病较急,发病 2~26 周内出现肝衰竭症状群。首先出现Ⅱ期以上肝性脑病者,为脑病型;首先出现腹水以及其他相关症状(包括胸腔积液等),称为腹水型。晚期可出现难治性并发症,如消化道大出血、严重感染、脑水肿、电解质紊乱及酸碱平衡失调等。白细胞升高,血红蛋白下降,低血糖,低胆固醇,低胆碱酯酶。一旦出现肝肾综合征,预后极差。病程较长,常超过 3 周至数个月。容易转为慢性肝炎及肝硬化。

(3)**慢加急性重型肝炎(acute-on-chronic liver failure,ACLF)**:在慢性肝病基础上出现急性或亚急性肝功能失代偿的临床症状群。

(4)**慢性重型肝炎(慢性肝衰竭,chronic liver failure,CLF)**:是在肝硬化的基础上,出现肝功能进行性减退导致的凝血功能障碍、门静脉高压导致的腹水和肝性脑病等主要表现,预后较差,病死率高。

2. 分期 根据临床表现的严重程度,可分为早、中、晚三期。实际上肝炎整个发病过程是连贯发展的,临床上进行重型肝炎(肝衰竭)的临床分型、分期有利于及时判断病情、采取有效治疗、科学判断预后、显著降低病死率。

(1)**早期**:①严重乏力并有明显厌食、呕吐和腹胀等严重消化道症状;②黄疸迅速加深(血清 TBil≥171μmol/L 或每日上升≥17.1μmol/L);③有出血倾向,30%< 凝血酶原活动度(PTA)≤40%,或 1.5< 国际标准化比值(INR)≤1.9;④未发生肝性脑病和/或其他并发症。

（2）**中期**：在肝衰竭早期表现基础上，病情进一步发展，出现以下两项表现之一者：①有Ⅱ期以下肝性脑病或明显腹水、感染；②有出血倾向（出血点及瘀斑），20%< 凝血酶原活动度（PTA）≤30%，或1.9< 国际标准化比值（INR）≤2.6。

（3）**晚期**：在肝衰竭中期表现基础上，病情进一步加重，有严重出血倾向（注射部位瘀斑等），凝血酶原活动度（PTA）≤20%，或国际标准化比值（INR）≥2.6，并出现以下四项表现之一者：肝肾综合征、上消化道大出血、严重感染、Ⅲ期以上肝性脑病。

考虑到一旦发生肝衰竭治疗极其困难，病死率高，故对于出现以下肝衰竭前期临床特征的病人，须引起高度的重视，进行积极处理：①极度乏力，并有明显厌食、呕吐和腹胀等严重消化道症状；②黄疸明显，TBil≥51μmol/L，但≤171μmol/L，且每日上升≥17.1μmol/L；③有出血倾向，40%< 凝血酶原活动度（PTA）≤50% 或 1.5< 国际标准化比值（INR）≤1.6。

（四）淤胆型肝炎

淤胆型肝炎亦称毛细胆管炎型肝炎。是以肝内胆汁淤积为主要表现的一种临床类型。表现为梗阻性黄疸的特点：常有肝大、皮肤瘙痒、粪色变浅，黄疸深，但消化道症状较轻。肝功能检查血清总胆红素增加，以直接胆红素（DBil）为主。γ-谷氨酰转移酶（γ-GT）、碱性磷酸酶（ALP）、总胆汁酸（TBA）及 CHE 等升高。而 GPT、GOT 可无明显升高，凝血酶原时间（PT）无明显延长，凝血酶原活动度（PTA）>60%。诊断须排除其他原因引起的肝内外梗阻性黄疸。

临床上分为两型。急性淤胆型肝炎起病类似急性黄疸性肝炎，大多数病人可恢复。在慢性肝炎、肝硬化基础上发生以上临床表现者可诊断为慢性淤胆型肝炎。

（五）肝炎肝硬化

按肝脏炎症活动情况分为活动性与静止性两型。

1. 活动性肝硬化　有慢性肝炎活动的表现，乏力、消化道症状明显。GPT 升高，黄疸，白蛋白下降。肝缩小、质地变硬，脾进行性增大。伴有腹壁、食管胃底静脉曲张，腹水，门静脉、脾静脉增宽等门静脉高压症表现。

2. 静止性肝硬化　无肝脏炎症活动表现，症状轻或无不适，可有上述体征。根据肝组织病理和临床表现可分为代偿性肝硬化和失代偿性肝硬化。

（1）**代偿性肝硬化**：指早期肝硬化，属于 Child-Pugh A 级。血清白蛋白（ALB）≥35g/L，TBil<35μmol/L，凝血酶原活动度（PTA）>60%，可有门静脉高压，但无食管胃底静脉曲张破裂出血、腹水或肝性脑病等症状或严重并发症。

（2）**失代偿性肝硬化**：指中、晚期肝硬化，属于 Child-Pugh B、C 级。有明显的肝功能异常和失代偿征象，如血清白蛋白（ALB）<35g/L，白蛋白/球蛋白（A/G）<1.0，TBil>35μmol/L，PTA<60%。已发生食管胃底静脉曲张破裂出血、肝性脑病、腹水等症状或严重并发症。

未达到肝硬化标准，但肝组织纤维化表现明显者，称为肝炎纤维化。主要根据组织病理学作出诊断，肝脏影像学检查、肝瞬时弹性波扫描及血清学指标如透明质酸、层粘连蛋白也可供参考。

> **知识链接**
>
> ### 几种特殊人群的肝炎
>
> **1. 小儿病毒性肝炎**　多为黄疸型，以甲型肝炎为主，一般起病较急，黄疸前期较短，消化道和呼吸道症状较明显，肝大和脾大较多见，多数患儿病情较轻，病程较短，易误诊为消化道疾病或上呼吸道感染。婴儿肝炎的病情常较重，发生急性重型肝炎的机会较多。小儿慢性肝炎以乙型肝炎多见，由于小儿免疫系统发育不成熟，感染 HBV 后多无症状而成为隐性感染，临床上表现为 HBV 携带者。

2. 老年病毒性肝炎 老年人甲型肝炎的发病率较低,急性病毒性肝炎以戊型肝炎多见。老年人慢性肝炎多见,临床上常为黄疸型、淤胆型多见,病程较长,合并症也较多,重型肝炎比例较高,预后较差。

3. 妊娠期合并肝炎 病程较重,尤以妊娠后期最为严重,产后大出血多见,易进展为肝衰竭,病死率高,特别是妊娠合并戊型肝炎。

【并发症】

肝内并发症多发生在 HBV 和/或 HCV 感染,主要有肝硬化、肝细胞癌、脂肪肝;肝外并发症包括胆道炎症、胰腺炎、甲状腺功能亢进、糖尿病、心肌炎、再生障碍性贫血、溶血性贫血、肾小球肾炎、肾小管性酸中毒等。

不同病原所致重型肝炎均可发生严重并发症,主要包括:

1. 肝性脑病 是严重肝病引起以代谢紊乱为基础的中枢神经系统功能失调症状群。多发生于重型肝炎和肝硬化。常见诱因有上消化道出血、高蛋白饮食、感染、使用镇静药、大量排钾利尿、大量放腹水等。

2. 上消化道出血 多表现为呕血、黑便等。上消化道出血可诱发肝性脑病、感染、肝肾综合征等。

3. 肝肾综合征 往往是严重肝病的终末期表现。主要表现为少尿或无尿、氮质血症、电解质平衡失调。

4. 感染 重型肝炎易发生难以控制的感染,以腹膜、肺、胆道多见,革兰氏阴性菌为主,细菌主要来自肠道,与肠道微生态失衡和内源性感染有关。由于广谱抗生素的应用,也可由真菌感染。

【实验室与其他检查】

(一)血常规检查

急性肝炎初期白细胞总数正常或增高,黄疸期正常或降低,淋巴细胞相对增多,偶见异型淋巴细胞,重型肝炎白细胞升高,红细胞、血红蛋白下降。肝炎肝硬化合并脾功能亢进者可出现红细胞、白细胞、血小板均减少现象。

(二)尿常规检查

尿胆红素和尿胆原检测有助于黄疸病因的诊断。肝细胞性黄疸时两者均为阳性;溶血性黄疸以尿胆原升高为主;梗阻性黄疸以尿胆红素升高为主。

(三)肝功能检查

1. 血清酶检测

(1)**谷丙转氨酶(GPT)**:是目前临床上判定肝细胞损伤最特异、最灵敏、最常用的重要指标。急性肝炎时 GPT 明显升高,GOT/GPT 常小于 1,黄疸出现后 GPT 开始下降。慢性肝炎和肝硬化时 GPT 轻度或重度升高或反复异常,GOT/GPT 常大于 1。重型肝炎由于大量肝细胞坏死,GPT 在黄疸迅速加深时反而下降,出现胆-酶分离现象,提示肝细胞大量坏死。GPT 可反映肝细胞的炎症活动程度,一般情况下,GPT 在正常值 3 倍以内为轻度,升高 3~10 倍为中度,高于 10 倍为重度异常。

(2)**谷草转氨酶(GOT)**:在肝细胞炎症时亦升高,其诊断特异性稍次于 GPT。在肝脏,GOT 80%存在于肝细胞线粒体中,仅 20% 在胞质。肝病时 GOT 升高提示线粒体受损,病情持久且较严重,通常与肝病严重程度呈正相关。急性肝炎时如果 GOT 持续在高水平,提示转为慢性的可能性较大。

(3)**γ-谷氨酰转移酶(γ-GT)**:γ-GT 在急性肝炎、慢性活动性肝炎及肝硬化失代偿时仅轻中度升高。各种原因导致的肝内外胆汁淤积时可以显著升高。

(4)**碱性磷酸酶(ALP 或 AKP)**:主要用于肝病和骨病的临床诊断。经肝胆系统进行排泄。当肝内外胆汁排泄受阻时,肝组织表达的 ALP 不能排出体外而回流入血,出现 ALP 升高。临床上常借助 ALP 的动态观察来判断病情发展、预后和临床疗效。

（5）**乳酸脱氢酶（LDH）**：广泛存在于机体各组织，肝病时可显著升高，但肌病时也可升高，缺乏特异性，需要结合临床资料。

（6）**胆碱酯酶（CHE）**：由肝细胞合成。随肝损伤加重而降低，提示肝脏合成功能减弱。其值越低，病情越重。对了解肝脏应急功能和储备功能有参考价值。

2. 血清胆红素检测　血清胆红素含量是判定肝损伤严重程度的重要指标之一，直接胆红素（DBil）在总胆红素（TBil）中的比例尚可反映淤胆的程度。肝衰竭病人血清 TBil≥171μmol/L，或每日上升≥17.1μmol/L；也可出现胆-酶分离现象。

3. 血清蛋白检测　血清白蛋白、α_1、α_2、β 球蛋白主要由肝细胞合成，半衰期较长，约21d。γ 球蛋白是由浆细胞分泌合成。急性肝炎时，血清蛋白质的量可在正常范围。慢性肝炎（中度和重度）、肝硬化、亚急性及慢性肝衰竭病人常有血清白蛋白减少和 γ 球蛋白增加，白蛋白/球蛋白（A/G）比值下降甚至倒置。

4. 凝血酶原活动度（PTA）检测　其值越低，肝损伤越重。PTA<40% 是判断重型肝炎（肝衰竭）的重要依据。PTA 也是判断其预后最敏感的指标，PTA<20% 者提示预后不良。

5. 血氨　肝衰竭时清除氨的能力下降，导致血氨升高，常见于重型肝炎和肝性脑病病人。

6. 血糖　超过 40% 的重型肝炎可有血糖降低，临床上注意低血糖昏迷和肝性脑病鉴别。

7. 血浆胆固醇　60%~80% 的血浆胆固醇由肝细胞合成。肝细胞损伤严重时，血浆胆固醇合成减少，故胆固醇明显下降，其值愈低，预后愈差。梗阻性黄疸时胆固醇可升高。

8. 总胆汁酸（TBA）　健康人的周围血液中血清胆汁酸含量极微，当肝细胞损害或肝内、外阻塞时，胆汁酸代谢就会出现异常，总胆汁酸就会升高。

（四）甲胎蛋白（AFP）和维生素 K 缺乏

血清 AFP 及其异质体是诊断原发性肝细胞癌的重要指标。明显升高应监测 HCC 的发生；AFP 轻度升高也可提示大量肝细胞坏死后的肝细胞再生，为预后良好的标志。应注意 AFP 升高的幅度、动态变化及其与 GPT 和 GOT 的消长关系，并结合临床表现和肝脏超声显像等影像学检查结果进行综合分析。

维生素 K 缺乏是诊断 HCC 的一个重要指标，可与甲胎蛋白互为补充。

（五）肝纤维化非侵袭性诊断

1. 瞬时弹性成像（TE）　已成为较成熟的肝纤维化无创伤性检查，其优势为操作简便、可重复性好，能够比较准确地识别出轻度肝纤维化和进展性肝纤维化或早期肝硬化；但其测定成功率受肥胖、肋间隙大小以及操作者的经验等因素影响，其测定值受肝脏炎症坏死、胆汁淤积以及重度肝脂肪变等多种因素影响。TE 结果判读需结合病人 GPT 及 TBil 水平等指标。

2. 透明质酸、层粘连蛋白、Ⅲ型前胶原肽和Ⅳ型胶原等　对肝纤维化的诊断具有一定意义，但缺乏特异性。

（六）病原学检查

1. 甲型肝炎

（1）**抗-HAV IgM**：是现症感染的证据，是早期诊断甲型肝炎最简便和最可靠的指标。发病数日阳性，3~6 个月后转阴。

（2）**抗-HAV IgG**：为保护性抗体，是具有免疫力的标志。出现稍晚，2~3 个月达到高峰，持续多年甚至终身。阳性表示既往 HAV 感染或疫苗接种后反应，现已产生免疫。如果急性期或恢复期双份血清抗-HAV IgG 滴度 4 倍增长，也是诊断甲型肝炎的依据。

（3）**HAV 颗粒**：是现症感染的证据。用放射免疫分析（RIA）法或免疫电镜（IEM）法可从病人粪便中检出 HAV 颗粒，临床少用。

2. 乙型肝炎

（1）**HBsAg 与 HBsAb**：常用酶联免疫吸附分析（ELISA）。HBsAg 阳性表示有现症 HBV 感染，阴性不能排除 HBV 感染，如 HBV 的 S 区基因发生变异或 HBV 表达量太低时，HBsAg 可呈阴性。HBsAb 阳性表示对 HBV 有保护作用，阴性说明对 HBV 易感。HBsAg 和 HBsAb 同时阳性可出现在 HBV 感染恢复期；或 S 区基因发生变异，原型 HBsAb 不能将其清除；或 HBsAb 阳性者感染了免疫逃避株。

（2）**HBeAg 与 HBeAb**：常用 ELISA 法检测。HBeAg 阳性表示 HBV 复制活跃且有较强的传染性，持续阳性易转为慢性肝炎。HBeAg 消失而 HBeAb 产生称为 e 抗原血清转换。HBeAb 阳转后，病毒多处于静止状态，复制减弱、传染性减低。但也有可能是 HBV DNA 与宿主 DNA 整合，并长期潜伏于体内的一种现象。长期 HBeAb 阳性不能说明没有传染性，20%~50% 病人 HBV DNA 检测阳性，部分可能由于前 C 区基因变异，导致不能形成 HBeAg。

（3）**HBcAg 与 HBcAb**：HBcAg 存在于 HBV 的核心，阳性是 HBV 存在且处于复制状态的直接证据，在血清中游离的极少，故用一般方法不易在血液中检出 HBcAg。HBcAb IgM 阳性提示 HBV 现症感染。HBcAb IgG 在血清中可长期存在。高滴度 HBcAb IgG 阳性提示 HBV 现症感染，常与 HBsAg 并存；低滴度 HBcAb IgG 阳性提示既往曾有 HBV 感染，常与 HBsAb 并存；单一 HBcAb IgG 阳性可以是过去感染，而在高滴度时往往是现症低水平感染。HBcAb 常用 ELISA 法检测。

（4）**HBV DNA**：是反映病毒复制和传染性的直接指标。定量检测对判断 HBV 复制程度、传染性强弱、抗病毒疗效有重要意义。实时荧光 PCR 法还可用于检测 HBV 基因型、突变株和基因耐药变异位点等。注意假阳性。

（5）**组织中 HBV 标志物的检测**：对 HBV 标志物阴性病人的诊断具有很大意义。可用免疫组织化学方法检测肝组织中 HBsAg、HBcAg 的存在及分布，如临床需要，可采用核酸原位杂交法或 PCR 法行肝组织内 HBV DNA 或共价闭合环状 DNA（covalently closed circular DNA，cccDNA）检测。

3. 丙型肝炎

（1）**抗-HCV IgM 和抗-HCV IgG**：常用 ELISA 法检测。HCV 抗体是 HCV 感染的标志，不是保护性抗体。抗-HCV IgM 出现于丙型肝炎急性期，一般持续 4~12 周，因此抗-HCV IgM 阳性提示现症 HCV 感染。抗-HCV IgG 阳性提示现症感染或既往感染。抗-HCV 阴转与否不能作为抗病毒疗效的指标。

（2）**HCV RNA**：HCV RNA 阳性是病毒感染和复制的直接标志。常用 RT-PCR 法在血液中检出 HCV RNA。定量检测适用于 HCV 现症感染的确认、抗病毒治疗前基线病毒载量分析，以及抗病毒治疗过程中及治疗结束后的应答评估。

（3）**HCV 基因分型**：有助于判断治疗的难易程度和确定个体化治疗方案。

（4）**组织中 HCV 标志物的检测**：可检测到组织中的 HCV 抗原或 HCV RNA。

4. 丁型肝炎

（1）**HDVAg、抗-HDV IgM 和抗-HDV IgG**：常用 ELISA 法或 RIA 法检测。HDVAg 是 HDV 的颗粒成分，阳性是诊断 HDV 感染的直接证据，但持续时间较短。急性感染时 HDVAg 在血中持续约 20d 后出现抗-HDV IgM，抗-HDV IgM 是现症 HCV 感染的标志。慢性 HDV 感染时抗-HDV IgG 可持续增高。抗-HDV IgG 不是保护性抗体，高滴度提示感染持续存在；低滴度提示感染静止或终止。

（2）**HDV RNA**：血清或肝组织中 HDV RNA 阳性是病毒感染和复制的直接标志。常用 RT-PCR 法检测。

5. 戊型肝炎　常用 ELISA 法检测抗-HEV IgM 或抗-HEV IgG。由于两种抗体持续时间不超过 1 年，故均可作为近期感染的标记。但两种抗体均阴性不能完全排除戊型肝炎，因少数戊型肝炎病人始终不产生抗-HEV IgM 和抗-HEV IgG。

ER 2-3

乙型肝炎病毒
免疫学检查

（七）影像学检查

可对肝脏、胆囊、脾脏进行超声、CT 和磁共振成像（MRI）等检查。用于监测慢性乙型肝炎（chronic hepatitis B，CHB）的临床进展、了解有无肝硬化、发现占位性病变和鉴别其性质，尤其是对监测和诊断 HCC 具有重要意义。

（八）肝组织病理学检查

对明确诊断、评价肝脏病变程度、排除其他肝脏疾病、判断预后和评估疗效具有重要价值。还可在肝组织中原位检测出病毒，判断病毒复制状态。

【诊断】

多数病人依据流行病学史和临床表现，并结合病原学、生物化学检测及影像学检查可明确诊断。疑难病例可行肝活体组织检查。

（一）流行病学史

夏秋、秋冬出现肝炎流行高峰，或出现食物和水型暴发流行资料，有助于甲型和戊型肝炎的诊断。有与乙型、丙型肝炎病人密切接触史，特别是 HBV 感染的母亲所生婴儿或有输血、输入血液制品病史、血液透析、静脉吸毒、男男同性行为人群或多性伴人群，对乙型、丙型肝炎的诊断有参考价值。

（二）临床表现

1. 急性肝炎 发病初常有畏寒、发热、乏力、周身不适、头痛、厌油食、恶心等急性感染症状，并伴腹胀、腹泻、肝区疼痛不适等症状。部分病人出现黄疸、肝大。血清谷丙转氨酶（GPT）显著升高，白蛋白/球蛋白（A/G）比值正常，黄疸性肝炎时 TBil>17.1μmol/L，尿胆红素阳性。病程不超过 6 个月。

2. 慢性肝炎 肝炎病程持续半年以上，或发病日期不明确但有慢性肝病临床表现，符合慢性肝炎的实验室检查和肝组织病理学改变者。常有乏力、食欲缺乏、腹胀及肝区不适等症状，可有慢性肝病面容、蜘蛛痣、肝掌、肝大且质地较硬、脾大体征。有些病人可出现黄疸。血清 GPT 反复或持续升高。

3. 重型肝炎（肝衰竭） 出现肝衰竭症状群表现。急性黄疸性肝炎病情迅速恶化，2 周内出现Ⅱ期以上肝性脑病为急性肝衰竭；起病较急，发病 2~26 周内出现极度乏力、厌食、腹胀或呃逆等消化道症状，肝功能损害严重、黄疸迅速加深，出血倾向明显，发生腹水及肝性脑病为亚急性重型肝炎；在慢性肝病基础上出现急性或亚急性肝功能失代偿为慢加急性（亚急性）肝衰竭；在肝硬化基础上出现的重型肝炎为慢性肝衰竭。

4. 淤胆型肝炎 起病类似急性黄疸性肝炎，症状轻，但黄疸持续时间长，有粪色变浅、皮肤瘙痒及血清 ALP 升高、尿胆红素明显增多、尿胆原减少或缺如等梗阻性黄疸表现。

5. 肝炎肝硬化 多有慢性乙型或丙型肝炎病史，纳差、腹胀等消化道症状明显，肝功能受损引起白蛋白下降（<35g/L）和/或 PT 延长（较对照延长 >3s），有脾大、腹水及食管胃底静脉曲张等门静脉高压表现。

6. 再代偿 部分失代偿期乙型肝炎肝硬化病人经过抗病毒治疗可以逆转为代偿期肝硬化，即肝硬化的再代偿，其定义为在病因消除或控制的基础上，至少 1 年内不再出现腹水（不用利尿药）、肝性脑病（不用乳果糖或利福昔明）、食管胃底静脉曲张出血等严重并发症，伴有稳定的肝功能改善。

（三）病原学检查

1. 甲型肝炎 有急性肝炎临床表现，并具备下列任何一项均可诊断为甲型肝炎：①抗-HAV IgM 阳性；②抗-HAV IgG 急性期阴性，恢复期阳性；③在粪便中检出 HAV 颗粒、HAVAg 或 HAV RNA。

2. 乙型肝炎 急性乙型肝炎现已少见，慢性 HBV 感染可分为三型。

（1）**慢性乙型肝炎（CHB）**：根据 HBeAg 阳性与否可分为两型。

1）HBeAg 阳性慢性乙型肝炎：血清 HBsAg、HBeAg 阳性及 HBV DNA 阳性，HBeAb 阴性，血清 GPT 持续或反复升高，或肝组织学检查有明显炎症坏死，或肝组织学/无创指标提示有明显纤维化。

2）HBeAg 阴性慢性乙型肝炎：血清 HBsAg 及 HBV DNA 阳性，HBeAg 持续阴性，HBeAb 阳性，血清 GPT 持续或反复升高,或肝组织学检查有明显炎症坏死,或肝组织学/无创指标提示有明显纤维化。

分型有助于判断预后和指导抗病毒治疗,根据临床表现及生化检查,可进一步将上述两型慢性乙型肝炎分为轻、中、重三度。

(2)HBV 携带者

1)慢性 HBV 携带者:多为年纪较轻的处于免疫耐受期的 HBsAg、HBeAg 和 HBV DNA 阳性者,1 年内连续随访 3 次,每次至少间隔 3 个月,均显示血清 GPT 和 GOT 在正常范围,肝组织学检查无明显炎症坏死和/或纤维化。

2)非活动性 HBsAg 携带者:血清 HBsAg 阳性、HBeAg 阴性、HBeAb 阴性,HBV DNA 阴性(未检出),1 年内连续随访 3 次以上,每次至少间隔 3 个月,GPT 均在正常范围。肝组织学检查显示无明显炎症或炎症轻微,可有不同程度的纤维化但无肝硬化征象。

(3)隐匿性慢性乙型肝炎(OBI):血清 HBsAg 阴性,但血清和/或肝组织中 HBV DNA 阳性,并有慢性乙型肝炎的临床表现。除 HBV DNA 阳性外,病人可有血清 HBsAb、HBeAb 和/或 HBcAb 阳性,称为血清阳性隐匿性 HBV 感染;但有 1%~20% 隐匿性慢性乙型肝炎病人的血清学标志物均为阴性,称为血清阴性隐匿性 HBV 感染。诊断主要通过 HBV DNA 检测,需要排除其他病毒及非病毒因素引起的肝损伤。

3. 丙型肝炎　抗-HCV IgM 和/或 IgG 阳性,HCV RNA 阳性可诊断为慢性丙型肝炎。无任何症状和体征,肝功能和肝组织学正常者为无症状 HCV 携带者。

4. 丁型肝炎　有现症 HBV 感染,同时血清 HDVAg 或抗-HDV IgM 或高滴度抗-HDV IgG 或 HDV RNA 阳性,或肝内 HDVAg 或 HDV RNA 阳性,可诊断为丁型肝炎。低滴度抗-HDV IgG 阳性可能为既往感染。无任何症状和体征,仅 HBsAg 和 HDV 血清学指标阳性为无症状 HDV 携带者。

5. 戊型肝炎　急性肝炎病人抗-HEV IgG 高滴度,或由阴性转为阳性,或由低滴度到高滴度,或由高滴度到低滴度甚至阴转,或血清 HEV RNA 阳性,或粪便 HEV RNA 阳性或检出 HEV 颗粒,均可诊断为戊型肝炎。抗-HEV IgM 可作为诊断参考,但须排除假阳性。

【鉴别诊断】

1. 感染中毒性肝病　应与各种非肝炎病毒(汉坦病毒、EB 病毒、巨细胞病毒等)及某些细菌(伤寒杆菌、钩端螺旋体等)、原虫(疟原虫、溶组织内阿米巴等)、蠕虫(日本血吸虫、华支睾吸虫等)等感染所引起的感染中毒性肝病进行鉴别诊断。根据原发病不同的流行病学史、临床表现、病原学、血清学、影像学等检查则易于鉴别。

2. 酒精性肝病　一般男性日平均饮酒折合乙醇量≥40g,女性≥20g,连续 5 年;或两周内有≥80g/d 的大量饮酒史。终止酗酒后,经治疗肝损害可减轻。肝炎病毒标志物为阴性。

3. 药物性肝损伤　有使用能引起肝损害药物史,停药后肝功能大多可逐渐恢复。肝炎病毒标志物阴性。

4. 自身免疫性肝病　主要有自身免疫性肝炎和原发性胆汁性胆管炎(PBC)。诊断主要依靠自身抗体的检测和病理组织检查。

5. 肝外梗阻性黄疸　常由胆囊炎、胆结石、寄生虫病变,或肝、胆、胰等器官肿瘤所致。有原发病症状、体征,肝功能损害轻,以直接胆红素升高为主。肝内外胆管扩张。可根据原发病表现和 X 线、超声波、胰胆管逆行造影或 CT、MRI 等检查诊断。

6. 脂肪肝及妊娠急性脂肪肝　脂肪肝多继发于肝炎后或身体肥胖者,血中甘油三酯多升高,B 超有特异性表现。妊娠急性脂肪肝多以急性腹痛起病或并发急性胰腺炎,重度黄疸,肝脏缩小,严重低血糖及低蛋白血症,尿胆红素阴性。

【治疗】

病毒性肝炎的治疗应根据不同的病原、临床类型、病情轻重、发病时期及组织学损害区别对待。

治疗原则以注意身心休息、给予合理营养、保持心理平衡、辅以适当药物,忌酒和避免使用损害肝脏的药物。

(一) 急性肝炎

急性肝炎多为自限性,一般可完全恢复。以一般治疗和对症治疗为主。急性期注意隔离。症状明显及有黄疸者应卧床休息,恢复期再逐渐增加活动,但应避免劳累。饮食宜给予适合病人口味的清淡易消化食物,并保证摄入足够的热量。适当补充维生素,摄入适量蛋白质 1.0~2.0g/(kg·d)。食欲较差者可静脉补充葡萄糖溶液和维生素。辅以药物对症治疗以恢复肝功能。药物不宜太多,以免加重肝脏负担。

一般不需抗病毒治疗,但急性丙型肝炎例外。急性丙型肝炎易转为慢性,为降低发展为慢性丙型肝炎的危险,早期须进行抗病毒治疗。若早期抗病毒治疗疗效佳,则建议持续单用聚乙二醇化干扰素(Peg-IFN)-α 治疗 12 周;若疗效不佳则考虑联合利巴韦林(RBV)抗病毒治疗,疗程持续 48 周。

(二) 慢性肝炎

根据病人具体情况采用以抗病毒治疗为核心的综合性治疗方案,包括合理的休息和营养,心理平衡,改善和恢复肝功能,调节免疫,抗病毒、抗纤维化等综合性治疗措施。

1. 一般治疗

(1) **适当休息**:病情较重或症状明显者必须卧床休息,卧床可增加肝脏血流量,有助于尽快恢复肝功能。病情轻者以活动后不觉疲乏为度。

(2) **合理营养**:适当进食高蛋白、高糖、高维生素易消化食物有利于肝脏修复,但应避免长期高糖和过高热量膳食,以防诱发糖尿病和脂肪肝,严禁饮酒。

(3) **心理平衡**:给予心理治疗,使病人树立正确的疾病观,对肝炎治疗有信心和耐心。

2. 药物治疗

(1) **改善和恢复肝功能**:①非特异性护肝药,如维生素类、葡醛内酯、还原型谷胱甘肽等;②降酶药,如五味子类(联苯双酯等)、甘草提取物、垂盆草等;③退黄类药物,如腺苷甲硫氨酸、熊去氧胆酸、门冬氨酸钾镁、前列腺素 E_1、丹参、茵栀黄、低分子右旋糖酐、苯巴比妥、糖皮质激素等。糖皮质激素须慎用,全身症状较轻,肝内淤胆严重,其他退黄药物无效,无禁忌证时可选用。

(2) **免疫治疗**:目前尚缺乏特异性免疫治疗方法,下列药物可能有一定的免疫调节作用。如胸腺素 $α_1$、转移因子、特异性免疫核糖核酸等。某些中草药提取物如猪苓多糖、香菇多糖、云芝多糖等亦有免疫调节效果。

(3) **抗纤维化**:目前已证实肝纤维化可逆转。临床使用的抗纤维化药物有丹参、冬虫夏草、核仁提取物、γ 干扰素等。

3. 抗病毒治疗

(1) **抗病毒治疗目标**:抑制病毒复制,减少传染性;改善肝功能;减轻肝组织病变;减少和延缓肝脏失代偿、肝硬化、肝衰竭、肝癌及其并发症的发生,从而提高生活质量,延长存活时间。在慢性乙型肝炎和丙型肝炎的治疗方案中,抗病毒治疗是核心和关键,只要有适应证,且条件允许,就应进行规范的抗病毒治疗。

在治疗过程中,对于部分适合的慢性乙型肝炎病人应尽可能达到临床治愈,即停止治疗后持续的病毒学应答,HBsAg 消失,并伴有 GPT 复常和肝脏组织学的改善。

(2) **治疗的适应证**:主要根据血清 HBV DNA 水平、血清 GPT 和肝脏疾病严重程度来决定,同时结合病人年龄、家族史和伴随疾病等因素,综合评估病人疾病进展风险后决定是否需要启动抗病毒治疗。动态的评估比单次的检测更加有临床意义。对 HBeAg 阳性病人,发现 GPT 水平升高后,建议观察 3~6 个月,如未发生自发性 HBeAg 血清学转换,才建议考虑抗病毒治疗。

(3) **推荐接受抗病毒治疗的人群需满足以下条件**:①血清 HBV DNA 阳性,GPT 持续异常 >ULN

（正常上限），且排除其他原因所引起者；②对持续 HBV DNA 阳性，无论 GPT 水平高低，具有以下情形之一者，疾病进展风险较大，可考虑给予抗病毒治疗。有乙型肝炎肝硬化或乙型肝炎肝癌家族史；年龄大于 30 岁；无创指标或肝组织学检查存在明显的肝脏炎症（2 级以上）或纤维化，特别是肝纤维化 2 级以上；HBV 相关肝外表现，如 HBV 相关性肾小球肾炎等；③存在肝硬化的客观依据时，无论 GPT 和 HBeAg 情况，均建议积极抗病毒治疗。

注意排除由药物、酒精、合并其他病原体感染及免疫因素等所致的 GPT 升高，也应排除因应用降酶药物后 GPT 暂时性正常。在一些特殊病例如肝硬化或服用联苯结构衍生物类药物者，其 GOT 水平可高于 GPT，对此种病人可参考 GOT 水平作为主要指标。

（4）抗病毒治疗药物

1）目前慢性乙型肝炎抗病毒治疗药物主要有两类，即干扰素和核苷（酸）类似物。

A. 干扰素-α（IFN-α）：可用于慢性乙型肝炎和丙型肝炎的抗病毒治疗，主要通过诱导宿主产生细胞因子起作用，在多个环节抑制病毒复制。目前已批准使用的干扰素有普通干扰素-α 和聚乙二醇化干扰素（Peg-IFN-α），多数专家认为聚乙二醇化干扰素在 HBeAg 血清学转换率、HBV DNA 抑制等抗病毒效果均优于普通干扰素。

下列为有利于干扰素取得较好疗效的预测因素：①治疗前高 GPT 水平；②HBV DNA$<2 \times 10^8$U/ml，HCV RNA$<2 \times 10^6$U/ml；③病毒基因型：HBV A 或 B 基因型、HCV 非 1b 基因型；④肝组织炎症坏死 G2 以上；⑤病程短；⑥非垂直传播；⑦对治疗的依从性好；⑧无 HCV、HDV 或 HIV 合并感染者；⑨女性。治疗 12 周时的早期病毒学应答对预测疗效也很重要。对干扰素效果较好。

有下列情况为 IFN 治疗的禁忌证：①妊娠或短期内有妊娠计划；②失代偿期肝硬化；③未经控制的自身免疫病；④有重要器官病变，如精神病史（具有精神分裂症或严重抑郁症等病史），严重感染，未能控制的癫痫，视网膜疾病、心力衰竭、慢性阻塞性肺疾病等基础疾病；⑤治疗前中性粒细胞计数$<1.0 \times 10^9$/L 和血小板计数$<50 \times 10^9$/L。甲状腺疾病、既往抑郁症史、未控制的糖尿病、高血压及心脏病为 Peg-IFN-α 使用的相对禁忌证。

IFN-α 治疗慢性乙型肝炎：（成人）普通 IFN-α 3~5MU/次，推荐 5MU，皮下注射，隔日一次，疗程至少 48 周。Peg-IFN-α 皮下注射，每周 1 次，疗程 48 周，剂量应根据病人耐受性等因素决定。

干扰素治疗常见的不良反应及其临床处理包括：①流感样综合征，其表现为寒战、发热、头痛、肌肉酸痛和乏力等，可给予解热镇痛药对症处理，可不停用干扰素。随疗程进展，此类症状可逐渐减轻或消失。②一过性骨髓抑制：主要表现为外周血白细胞（中性粒细胞）和血小板减少。如中性粒细胞绝对计数$\leq 0.75 \times 10^9$/L 和/或血小板计数$<50 \times 10^9$/L，应降低 IFN-α 剂量；1~2 周后复查，若恢复则逐渐增加至原量。如中性粒细胞绝对计数$\leq 0.5 \times 10^9$/L 和/或血小板计数$<25 \times 10^9$/L，则应停药。对中性粒细胞明显降低者，可试用粒细胞集落刺激因子（G-CSF）或粒细胞巨噬细胞集落刺激因子（GM-CSF）治疗。③精神异常：出现抑郁、妄想、重度焦虑等精神症状应停药。④诱导自身免疫病：出现甲状腺功能减退或亢进、糖尿病、特发性血小板减少症、银屑病、白斑、类风湿关节炎和系统性红斑狼疮样综合征时，严重者应停药。

B. 核苷（酸）类似物治疗：仅用于慢性乙型肝炎的抗病毒治疗。主要通过作用于 HBV 的聚合酶区，通过取代病毒复制过程中延长聚合酶链所需的结构相似的核苷，终止链的延长，从而抑制病毒复制。

核苷（酸）类似物（nucleoside analogues/nucleotide analogues，NAs）大致可分为两类，即核苷类似物和核苷酸类似物，前者包括拉米夫定（lamivudine，LAM）、恩替卡韦（entecavir，ETV）、替比夫定（telbivudine，LDT），后者包括阿德福韦酯（adefovir dipivoxil，ADV）、替诺福韦（tenofovir，TFV）。其中恩替卡韦和替诺福韦因具有较高的 HBV DNA 转阴率、HBeAg 血清学转换率、GPT 复常率、肝组织学改善率，和极低的累积耐药发生率，被推荐为优先选用的强效低耐药抗 HBV 药物。

对初治慢性乙型肝炎病人优先推荐选用恩替卡韦、替诺福韦或 Peg-IFN。

C. 疗程:①HBeAg 阳性慢性乙型肝炎病人需使用 NAs 建议,总疗程至少 4 年,在达到 HBV DNA 低于检测下限、GPT 复常、HBeAg 血清学转换后,再巩固治疗至少 3 年(每隔 6 个月复查一次)仍保持不变者,可考虑停药,但延长疗程可减少复发。普通干扰素和聚乙二醇化干扰素:推荐疗程为 1 年,但治疗早期应答可帮助预测疗效。②HBeAg 阴性慢性乙型肝炎病人:HBeAg 阴性病人抗病毒治疗具体疗程不明确,且停药后肝炎复发率高,因此治疗疗程宜长。使用核苷(酸)类似物建议治疗达到 HBsAg 消失,且 HBV DNA 检测不到,再巩固治疗 1 年半(经过至少 3 次复查,每次间隔 6 个月)仍保持不变时,可考虑停药。使用干扰素类推荐疗程 1 年,但治疗早期应答可帮助预测应答。若经过 12 周聚乙二醇化干扰素治疗未发生 HBsAg 定量的下降,且 HBV DNA 较基线下降 <2Log,建议停止治疗。③代偿期和失代偿期乙型肝炎肝硬化病人:对于病情已经进展至肝硬化的病人,需要长期抗病毒治疗。IFN 有导致肝衰竭等的可能,因此禁用于失代偿期肝硬化病人,对于代偿期肝硬化病人也应慎用。

知识链接

优化抗病毒治疗

为提高现有核苷(酸)类似物的长期疗效,预防和减少耐药,达到更高的持久应答率应进行优化抗病毒治疗。尽早实现 HBeAg 血清学转换及采用更长时间的巩固治疗,有助于提高持久应答率,减少复发。根据早期病毒性应答,及时调整治疗方案是优化治疗的核心。24 周 HBV DNA 水平是目前预测某些核苷(酸)类似物远期疗效的最好指标。故治疗期间应动态进行疗效监测,对治疗 24 周时 HBV DNA 仍大于 1×10^4copies/ml 者,应加用无交叉耐用药的其他抗病毒药物。

D. 特殊情况下 HBV 感染者的抗病毒治疗:对于所有因其他疾病而接受化疗、免疫抑制剂治疗的病人,在起始治疗前应常规筛查 HBsAg、HBcAb 和/或 HBV DNA,并评估接受免疫抑制剂的风险程度。应用免疫抑制剂和细胞毒性药物的 HBsAg 携带者:无论 HBV DNA 载量如何,在用药前 1 周均应服用核苷(酸)类似物预防治疗。预防用药建议选用强效低耐药 ETV 或 TDF。因 IFN-α 具有骨髓抑制的作用,故不用于此类病人的预防治疗。在化疗和免疫抑制剂治疗停止后,应当继续治疗 6 个月以上。核苷(酸)类似物停用后可出现复发,甚至病情恶化,应注意随访和监测。

HBV 相关肝移植病人:对 HBV 相关终末期肝病或肝癌等待肝移植的病人建议选用强效低耐药 ETV 或 TDF 治疗,以获得尽可能低的病毒载量,防止移植肝再感染。对于移植肝 HBV 再感染低风险病人,即移植前病人 HBV DNA 不可测,可在移植前直接给予 ETV 或 TDF 治疗,术后无需使用乙型肝炎免疫球蛋白(HBIG)。对于移植肝 HBV 再感染高风险病人,术中无肝期给予 HBIG,移植后主要抗病毒方案为 NAs 联合低剂量 HBIG,其中选择 ETV 或 TDF 联合低剂量 HBIG 能更好地抑制肝移植术后乙型肝炎复发。对于已经使用其他 NAs 药物的病人需密切监测耐药发生,及时调整治疗方案。HBV 相关肝移植病人需要终身应用抗病毒药物以预防乙型肝炎复发。

妊娠病人:处于孕期的慢性乙型肝炎病人应尽可能孕前 6 个月完成抗病毒治疗。对于抗病毒治疗期间意外妊娠的病人,如应用 IFN 治疗,建议向孕妇和家属充分告知风险,由其决定是否继续妊娠,若继续妊娠应换用 TDF 治疗。如应用口服 NAs 药物:应用 LDT、TDF 或 LAM,要在充分沟通、权衡利弊的情况下,治疗可继续;应用 ETV、ADV,也要在充分沟通、权衡利弊的情况下,换用 TDF 或 LDT 继续治疗,不建议终止妊娠。妊娠中后期如果检测 HBV DNA 载量大于 2×10^5U/ml,在与病人充分沟通并权衡利弊后,可于妊娠第 24~28 周开始给予 TDF、LDT 或 LAM。建议 HBeAg 阳性慢性 HBV 感染者于产后即刻或 1~3 个月时停药,停药后应至少每 3 个月检测 HBV DNA 及肝生化指标,直至产后 6 个月。

2）慢性丙型肝炎抗病毒治疗

A. 疗效判断

①快速病毒学应答（RVR）：治疗4周，HCV RNA载量低于检测下限（LLD）。②完全早期病毒学应答（cEVR）：治疗12周，HCV RNA载量低于LLD。③部分早期病毒学应答（pEVR）：治疗12周，HCV RNA下降>2Log$_{10}$IU/ml，但未低于LLD。④治疗结束时病毒学应答（ETVR）：治疗结束时，HCV RNA载量低于LLD。⑤持续病毒学应答（SVR）：达到ETVR，停药随访24周仍维持HCV RNA载量低于LLD。⑥无应答（non-responder）：治疗24周，HCV RNA仍可被检出。

B. 治疗的适应证：一旦确诊为慢性丙型肝炎且血液中检测到HCV RNA，即应进行规范的抗病毒治疗。治疗前应根据病毒载量、基因分型、肝纤维化分期，以及有无抗病毒治疗禁忌证等综合评价。

C. 抗病毒治疗药物：目前主要有两类，即干扰素联合利巴韦林和直接抗病毒药物（DAAs）。

IFN-α联合RBV：我国批准用于慢性丙型肝炎的治疗药物为Peg-IFN-α、普通IFN-α和RBV。目前Peg-IFN-α联合RBV仍然是我国目前慢性丙型肝炎主要的抗病毒治疗方案，其次是普通IFN-α与RBV联合疗法，均优于单用IFN。可应用于所有基因型HCV现症感染，同时无治疗禁忌证的病人。普通IFN 3~5MU/次，每周3次，肌肉或皮下注射；Peg-IFN-α给药剂量为1.5μg/kg，每周1次皮下注射；RBV给药剂量为800~1 000mg/d；基因1型或基因6型基本疗程为48周；基因2型、3型治疗方案基本疗程为24~48周。利巴韦林可致畸胎，甚至流产，故孕妇禁用，用药期间或治疗结束后应至少避孕6个月；少数病例可发生溶血性贫血，用药期间应注意监测。

直接抗病毒药物（DAAs）：是针对HCV生活周期中病毒蛋白靶向特异性治疗的许多小分子化合物，代表药物为索磷布韦（sofosbuvir）、来迪派韦（ledipasvir）、帕利普韦（paritaprevir）。目前部分DAAs已在我国获批上市，应用于临床。以DAAs为基础的抗病毒方案包括1个DAAs联合PR（Peg-IFN联合利巴韦林）、DAAs联合RBV，以及不同DAAs联合或复合制剂。除了部分DAAs将失代偿肝硬化列为禁忌证外，目前的临床研究暂未有关于DAAs药物绝对禁忌证的报道，上述DAAs的三种方案基本可以涵盖所有类型的HCV现症感染者的治疗。这些含DAAs的方案尤其适用于PR治疗后复发或是对PR应答不佳的病人。初治病人也可考虑使用含有DAAs的方案，以缩短疗程，提高耐受性和SVR率。当病人有IFN治疗禁忌证时，可考虑使用无IFN方案；当病人有RBV禁忌证时，可考虑使用不同DAAs联合或复合制剂。不同类型DAAs有不同的联合方案，DAAs与不同药物联合后适用的感染人群受病毒基因型限制，有的适用于所有基因型，有的仅适用于部分基因型。基本疗程为12~24周。

4. 中药治疗 宜结合病情、辨证选用。

（三）重型肝炎

目前肝衰竭的内科治疗尚缺乏特效药物和手段。治疗原则为强调早期诊断、早期治疗，针对不同病因和诱因采取相应的治疗措施和综合治疗措施，并积极防治各种并发症。有条件者早期进行人工肝治疗，视病情进展情况进行肝移植前准备。

1. 一般支持治疗 绝对卧床、情绪稳定是治疗的重要环节。应实施重症监护，加强病情监测和病情评估，注意消毒隔离，加强口腔护理及肠道管理，预防医院感染发生。鼓励摄入清淡易消化饮食，推荐肠道内营养，包括高碳水化合物、低脂、适量蛋白饮食，提供35~40kcal/（kg·d）总热量，肝性脑病病人需减少或暂停膳食中蛋白质含量，控制肠内氨的产生。进食不足者，每日静脉补给足够的热量、液体和维生素。进行血气监测，注意纠正水电解质及酸碱平衡失调，特别要注意纠正低钠、低氯、低镁、低钾血症，保持机体内环境稳定。积极纠正低蛋白血症，输注白蛋白或新鲜血浆，并酌情补充凝血因子。禁用对肝肾有损害的药物。

2. 抗病毒治疗 对乙型肝炎导致的肝衰竭病人应用NAs抗病毒治疗，可改善病人病情、提高生存率、降低肝衰竭相关并发症的发生率和肝移植后乙型肝炎复发的风险。对HBsAg阳性或HBV DNA阳性的急性、亚急性肝衰竭病人应尽早应用NAs抗病毒治疗，建议选择ETV或TDF。抗病毒治疗应持续至发生 HBeAg 血清学转换。对于慢加急/亚急性肝衰竭及慢性肝衰竭病人,只要 HBV DNA 阳性就应抗病毒治疗;一般不主张使用干扰素。抗病毒治疗中应注意监测血浆乳酸水平。

3. 微生态调节治疗 肝衰竭病人存在肠道微生态失衡,肠道益生菌减少,肠道有害菌增加,而应用肠道微生态制剂可改善肝衰竭病人预后。根据这一原理,可应用肠道微生态调节剂、乳果糖或拉克替醇,以减少肠道细菌易位或降低内毒素血症及肝性脑病的发生。

4. 促进肝组织修复治疗 为减少肝细胞坏死,促进肝细胞再生,可酌情使用促肝细胞生长因子 120~200mg/d 和前列腺素 E_1 脂质体 10~20μg/d 静脉滴注,但疗效尚需要进一步确定。

5. 免疫治疗 肝衰竭发生、发展过程中,机体免疫变化明显。早期多以免疫亢进为主,后期则以免疫抑制为主。故肝衰竭前期或早期,若病情发展迅速且无严重感染、出血等并发症者,也可酌情使用肾上腺糖皮质激素,而后期使用免疫增强类药物是有益的。

6. 防治并发症

(1)**肝性脑病**:去除诱因,如严重感染、出血及电解质紊乱等;限制蛋白饮食;应用乳果糖每日 30~60ml,口服或高位灌肠,可酸化肠道,促进氨的排出,调节微生态,减少肠源性毒素吸收;视病人的电解质和酸碱平衡情况酌情选用精氨酸、门冬氨酸和鸟氨酸等降氨药物;对慢性肝衰竭或慢加急性肝衰竭病人可酌情使用支链氨基酸或支链氨基酸与精氨酸混合制剂以纠正氨基酸失衡;有颅内压升高者,应尽早快速静脉滴注甘露醇 0.5~1.0g/kg。

(2)**上消化道出血**:可常规使用 H_2 受体拮抗药(雷尼替丁或法莫替丁)或质子泵抑制剂(奥美拉唑)预防出血。肝衰竭病人常合并维生素 K 缺乏,应常规使用维生素 K 5~10mg。对显著凝血障碍病人,可给予输入新鲜血浆、凝血酶原复合物和纤维蛋白原等补充凝血因子,血小板显著减少者可输注血小板;对门静脉高压性出血病人,为降低门静脉压力,首选生长抑素类似物,也可使用垂体后叶激素(或联合应用硝酸酯类药物);食管胃底静脉曲张所致出血者可用三腔二囊管压迫止血;或行内镜下硬化剂注射或套扎治疗止血;也可行介入治疗,如经颈静脉肝内门腔内支架分流术(TIPS)治疗。对弥散性血管内凝血(DIC)者可酌情给予小剂量低分子量肝素或普通肝素,对有纤溶亢进证据者可应用氨甲环酸或氨甲苯酸等抗纤溶药物。上消化道出血时,除采取以上措施外,可口服凝血酶、去甲肾上腺素、云南白药,静脉滴注巴曲酶、酚磺乙胺等治疗。出血抢救时应消除病人紧张情绪,并给予吸氧。

(3)**肝肾综合征**:目前尚无有效治疗方法。在肝衰竭的治疗过程中,应注意避免使用各种肾损害药物,避免引起血容量降低的各种因素。保持有效循环血容量,低血压初始治疗建议静脉输注生理盐水;保持平均动脉压≥75mmHg;限制液体入量,24h 总入量不超过尿量加 500~700ml;顽固性低血容量性低血压病人可使用系统性血管活性药物,如特利加压素或去甲肾上腺素加白蛋白静脉输注,但在有颅内高压的严重脑病病人中应谨慎使用,以免因脑血流量增加而加重脑水肿;可应用前列腺素 E 和多巴胺静脉滴注并配合使用利尿药,使 24h 尿量不低于 1 000ml。积极行人工肝支持治疗,大多不宜透析。

(4)**继发感染**:必须加强护理、严格消毒隔离、常规进行血液和其他体液的病原学检测;除了慢性肝衰竭时可酌情口服喹诺酮类作为肠道感染的预防以外,一般不需要常规预防性使用抗菌药物;一旦出现感染,应首先根据经验选择抗菌药物,并及时根据培养及药敏试验结果调整用药。胆道、腹膜感染选择头孢菌素、喹诺酮类;肺部感染选择去甲万古霉素;厌氧菌感染选择甲硝唑;真菌感染选择氟康唑;严重感染选择广谱抗生素或联合用药。使用强效或联合抗菌药物、激素等治疗时,应同时注意防治真菌二重感染。

7. 人工肝支持系统 人工肝支持系统是治疗肝衰竭有效的方法之一,通过体外的机械、理化和生物装置,清除各种有害物质,补充必需物质,改善内环境,暂时替代衰竭肝脏的部分功能,为肝细胞再生及肝功能恢复创造条件或等待进行肝移植创造机会。目前非生物型人工肝已在临床广泛应用并被证明确有一定疗效,对肝衰竭早、中期,凝血酶原活动度(PTA)为 20%~40% 和血小板 >50×10^9/L 的病人效果较好;对未达到肝衰竭诊断标准,但有肝衰竭倾向病人,可行早期干预;对晚期肝衰竭病人亦可进行治疗,但并发症多见,治疗风险较大。生物性人工肝是人工肝发展的方向,但进展缓慢。

8. 肝移植 对经积极内科综合治疗和/或人工肝治疗疗效欠佳的中晚期肝衰竭病人,肝移植是最有效的挽救性治疗手段,目前该技术基本成熟。对感染 HBV 所致的肝衰竭病人采用核苷(酸)类似物、高效价抗乙肝免疫球蛋白进行移植前抗病毒治疗,显著提高了肝移植的成功率;对晚期丙型肝炎病人进行肝移植治疗,前 1 个月使用直接抗病毒药物(DAAs)方案,术后生存率也得到显著升高。目前由于肝移植价格昂贵,供肝来源困难,排斥反应、继发感染阻碍其临床广泛使用。

(四)淤胆型肝炎

早期治疗同急性黄疸性肝炎。在保肝治疗的基础上,黄疸持续不退时,可加用泼尼松(每日 40~60mg,分次口服)或地塞米松(每日 10~20mg,静脉滴注),2 周后如血清胆红素显著下降,可逐步减量,并于 1~2 周后停药。如果经 2 周激素治疗胆红素无明显下降则停用。

(五)肝炎肝硬化

可参照慢性肝炎和重型肝炎的治疗。有门静脉高压显著伴脾功能亢进明显时可考虑手术或介入治疗。

【预防】

(一)管理传染源

肝炎病人和病毒携带者是本病的传染源。急性期病人应隔离治疗。慢性肝炎病人和病毒携带者可根据病毒复制指标评估传染性大小。抗病毒治疗是有效控制传染性的重要措施,因此符合抗病毒治疗情况的尽可能给予抗病毒治疗。有现症感染者不能从事食品加工、饮食服务、饮水供应、托幼保育等工作。对献血员进行严格筛选,不合格者不得献血。肝炎病人隔离时间和接触者检疫期及处理请参阅附录一。

(二)切断传播途径

1. 甲型、戊型肝炎 搞好环境卫生和个人卫生,养成良好的卫生习惯,接触病人后、饭前、便后用肥皂和流动水洗手,防止"病从口入"。加强水源管理和粪便管理,做好饮水、餐具消毒和食品卫生工作。

2. 乙、丙、丁型肝炎 加强托幼单位和服务行业的卫生监督管理,严格执行餐饮用具消毒制度。理发、美容、洗浴用具应按规定进行消毒处理。儿童实行"一人一巾一杯"制。使用一次性注射器材,实行"一人一针一管"制。各种医疗器械和病人用具应实行"一人一用一消毒"制。对脓液、血液、分泌物及其污染物品必须严格消毒处理。严防血液透析、介入性诊疗、脏器移植时感染肝炎病毒。加强血液制品管理,每一个献血员和每一个单元血液都要经过最敏感方法检测 HBsAg 和抗-HCV,有条件时应同时检测 HBV DNA 和 HCV RNA。采取主动和被动免疫阻断垂直传播。

(三)保护易感人群

1. 甲型肝炎

(1)主动免疫:血清抗-HAV IgG 阴性者均为易感人群,均可接种甲肝疫苗。婴幼儿、儿童是主要的接种对象。现在国内使用的甲肝疫苗有甲肝纯化灭活疫苗和减毒活疫苗两种类型。灭活疫苗的成分是灭活后纯化的全病毒颗粒,而减毒活疫苗的成分以减毒的活病毒为主。减毒活疫苗水针剂具有价格低廉的特点,保护期限可达 5 年以上,但其存在疫苗稳定性差的弱点。冻干减毒活疫苗近年已经问世。灭活疫苗抗体滴度高,保护期可持续 20 年以上,由于病毒被充分灭活,不存在毒力恢复的危险,安全性有充分保障,国外均使用灭活疫苗。接种对象为抗 HAV IgG 阴性者,在接种程序上,减毒活疫苗接种一针,灭活疫苗接种两针(0、6 个月)。于上臂三角肌处皮下注射,一次 1.0ml。甲肝减毒活疫苗应在冷藏条件下运输,2~8℃保存,有效期为 5 个月。

(2)被动免疫:对近期与甲型肝炎病人有密切接触的易感儿童可用免疫球蛋白肌内注射,注射时间越早越好,不应迟于接触后 7~14d,免疫期 2~3 个月。

2. 乙型肝炎

(1)主动免疫:凡 HBsAg、HBsAb 阴性者均为易感人群,均可接种乙型肝炎疫苗。接种乙型肝炎疫苗是预防和控制乙型肝炎流行的最关键措施和最有效的方法,我国于 1992 年将乙型肝炎疫苗纳入免疫规划,自 2002 年起将乙型肝炎疫苗纳入新生儿免费免疫规划接种内容。婴幼儿、15 岁以下未免疫人群和高危人群(如医务人员、经常接触血液的人员、托幼机构工作人员、器官移植病人、免疫功能低下者、经常接受输血或血液制品者、易发生外伤者、HBsAg 阳性者的家庭成员、男男同性行为人群或多性伴人群及静脉吸毒者等)是主要的接种对象。

普遍采用 0、1、6 个月接种程序,即接种第 1 针疫苗后,间隔 1 个月及 6 个月注射第 2 和第 3 针疫苗。新生儿接种乙型肝炎疫苗要求在出生后 24h 内接种,越早越好。接种部位新生儿为臀前部外侧肌肉内或上臂三角肌,儿童和成人为上臂三角肌中部肌内注射。新生儿接种重组酵母乙型肝炎疫苗每剂次 10μg,无论母亲 HBsAg 是否为阳性。成人建议接种 3 针 20μg 重组酵母乙型肝炎疫苗或 20μg 重组中国仓鼠卵巢细胞乙型肝炎疫苗;HBsAb 阳转率可达 90% 以上。接种乙型肝炎疫苗后有抗体应答者的保护效果一般至少可持续 12 年,因而一般人群不需要进行 HBsAb 监测或加强免疫。但对高危人群可进行 HBsAb 监测,如 HBsAb<10mIU/ml,可给予加强免疫。对免疫功能低下或无应答者,应增加疫苗的接种剂量(60μg)和剂次;对 3 针免疫程序无应答者可再接种 1 针 60μg 或 3 针 20μg 重组酵母乙型肝炎疫苗,并于第 2 次接种乙型肝炎疫苗后 1~2 个月检测血清中 HBsAb,如仍无应答,可再接种 1 针 60μg 重组酵母乙型肝炎疫苗。

(2)**被动免疫**:暴露于 HBV 的易感者应尽早注射 HBIG,保护期约 3 个月。HBV 慢性感染母亲的新生儿可以从母体获得 HBsAb,乙型肝炎单阳家庭(父亲为乙型肝炎病毒携带者)时,新生儿无需额外注射免疫球蛋白。

3. 戊型肝炎 世界上第一个用于预防戊型肝炎的疫苗——重组戊型肝炎疫苗(大肠埃希菌),由我国厦门大学夏宁邵教授带领的研究小组于 2012 年研制成功。适用于 16 岁及以上易感人群,推荐用于戊型肝炎病毒感染的高危人群,采用 0、1、6 个月的接种程序,每次肌内注射 30μg/0.5ml,保护率达到 100%。

4. 丙型、丁型肝炎 目前尚缺乏特异性免疫预防措施。

【预后】

(一)急性肝炎

急性肝炎多在 3 个月内临床康复。甲型肝炎预后良好,病死率约为 0.01%;戊型肝炎病死率一般为 1%~5%,妊娠后期患戊型肝炎的病死率可高达 10%~40%;急性乙型肝炎 60%~90% 可完全恢复,10%~40% 可转为慢性或携带者;急性丙型肝炎 60%~85% 转为慢性肝炎或携带者;急性丁型肝炎重叠 HBV 感染时约 70% 转为慢性。

(二)慢性肝炎

轻度慢性肝炎一般预后较好;重度慢性肝炎预后较差,约 80% 的病人在 5 年内可发展为肝硬化,少数发展为肝癌;中度慢性肝炎在轻度和重度之间。慢性丙型肝炎较慢性乙型肝炎预后稍好。

(三)重型肝炎(肝衰竭)

重型肝炎(肝衰竭)预后差,病死率 50%~70%。年龄较小、治疗及时、无并发症者病死率较低。急性肝衰竭存活者远期预后较好,多不发展为慢性肝炎及肝硬化;亚急性肝衰竭存活者大多发展为慢性肝炎及肝硬化;慢性肝衰竭预后最差,病死率可达 80% 以上,存活者可有病情多次反复。

(四)淤胆型肝炎

急性淤胆型肝炎预后较好,基本都能康复。慢性淤胆型肝炎预后差,容易发展为胆汁性肝硬化。

(五)肝炎肝硬化

静止性肝硬化可长时间维持生命,活动性肝硬化预后不良。部分肝炎肝硬化可演变为 HCC。

(吴惠珍)

第二节 手足口病

案例导入

病人,男孩,2岁。因发热、咳嗽3d,手、足等部位散在疱疹2d入院。查体:T 38.2℃,P 120次/min,R 36次/min,BP 90/60mmHg。手足远端和臀部分布十几个斑丘疹、疱疹。皮疹圆、质硬、边缘充血,中央无凹陷,口腔内有3处溃疡。心率120次/min,律齐,无杂音。双肺呼吸音粗,无干、湿啰音。血常规:Hb 125g/L,WBC 5.0×10⁹/L,N 0.60,L 0.40。

请思考:
1. 该病人最可能的诊断是什么?诊断依据有哪些?
2. 为确诊还需做哪些辅助检查?
3. 该疾病需要与哪些疾病进行鉴别?

手足口病(hand-food-mouth disease,HFMD)是由多种肠道病毒引起的,以发热,手、足、口腔、臀等部位散在斑丘疹、疱疹或疱疹性咽峡炎为主要临床特征的急性传染病。多数病人可自愈,少数患儿可出现心肌炎、肺水肿、脑炎、脑膜炎、脑脊髓炎等并发症,个别重症患儿病情发展快,可导致死亡,其致死原因主要为脑干脑炎及神经源性肺水肿。本病常发生在4~7月份,常见于学龄前儿童,尤以3岁以下年龄组发病率最高。本病属于我国法定丙类传染病。

知识链接

手足口病

手足口病是全球性传染病,世界大部分地区均有此病的报道。1957年新西兰首次报道该病,1958年分离出柯萨奇病毒,1959年提出手足口病的病名。早期发现手足口病的病原体主要为柯萨奇病毒A16型(CV-A16),1969年美国首次确认肠道病毒71型(EV-A71)也是手足口病的致病病原体。自2008年5月起,手足口病被我国列为丙类传染病管理。

【病原学】

引起手足口病的病毒有20多种(型),主要为小RNA病毒科肠道病毒属。主要致病血清型包括柯萨奇病毒(Coxsackie virus,CV)A组的4~7、9、10、16型和B组的1~3、5型,埃可病毒(ECHO virus)的部分血清型和肠道病毒71型(enterovirus A71,EV-A71)等,其中以CV-A16和EV-A71最为常见。肠道病毒颗粒小,呈球形,直径20~30nm,核衣壳呈二十面体对称结构,无包膜。EV-A71型比CV-A16型的神经毒性更强,变异性更强。

手足口病病毒对外界抵抗力强,室温下可存活数日,4℃可存活1年,在-20℃可长期保存。病毒在pH 3~9的环境中稳定,能抵抗胃酸、蛋白酶和胆汁的作用。对乙醚、脱氧胆酸盐不敏感,70%酒精和5%甲酚皂溶液亦不能将其灭活。但病毒对紫外线及干燥敏感,在50℃可被迅速灭活。碘酒、甲醛、1%高锰酸钾、1%过氧化氢和含氯消毒剂也能够迅速杀灭病毒。

【流行病学】

(一)传染源

病人及隐性感染者为本病的主要传染源。流行期间,病人为主要传染源。发病前数日,感染者鼻咽分泌物和粪便中就可检出病毒,此时即有传染性,通常发病后1周内传染性最强。散发期间,隐性感染者为主要传染源。

（二）传播途径

肠道病毒主要经粪-口途径传播,其次是经呼吸道飞沫传播,亦可经接触病人的口鼻分泌物、黏膜疱疹液或接触被粪便、疱疹液和呼吸道分泌物污染的手、日常用具、衣物以及医疗器具等而感染。其中污染的手是传播中的关键媒介。1998 年我国台湾地区报道的 EV-A71 流行中,家庭室内传播和幼儿园内传播是 EV-A71 最主要的传播方式。

（三）人群易感性

人对引起手足口病的肠道病毒普遍易感,以隐性感染为主,隐性感染和显性感染后均可获得特异性免疫力,但持续时间尚不明确。各年龄组均可感染发病,但以 5 岁以下儿童为主。成人多通过隐性感染获得抗体。各型间鲜有交叉免疫,因此,机体可先后感染多种不同血清型或亚组病毒。

（四）流行特征

手足口病流行无明显的地区性。热带与亚热带地区一年四季均可发病,温带地区有明显季节性,3~4 月开始增多,夏秋季 5~7 月达到高峰或易流行。流行期间,幼儿园、托儿所可有集体感染。本病传染性强、隐性感染比例大、传播途径复杂、传播速度快,在短时间内可造成较大范围的流行。

【发病机制与病理解剖】

（一）发病机制

手足口病的发病机制尚未完全明确。一般认为,病毒从上呼吸道或消化道侵入,在局部黏膜上皮细胞或淋巴组织中增殖,此时可出现局部炎症表现。病毒一方面可从口咽部分泌物或粪便中排出,另一方面同时进入血液循环产生病毒血症。病毒主要在扁桃体、咽部和肠道的淋巴结大量增殖后释放入血液,可进一步播散到全身各组织器官,如中枢神经系统、心、肺、肝、脾、肌肉、皮肤黏膜等处,并在这些部位进一步增殖引起相应病变。其中 EV-A71 具有高度的嗜神经性,侵入中枢神经系统后常导致脑损伤,引起无菌性脑膜炎等,其中脑干脑炎临床表现较重。

（二）病理解剖

本病的特征性组织学病变表现为斑丘疹、疱疹或溃疡。光镜下可见水疱内有中性粒细胞和嗜酸性粒细胞碎片,水疱下真皮有多种白细胞浸润,水疱周围有细胞间及细胞内水肿。少数病人可引起心肌炎、肺水肿、脑膜脑炎等严重并发症。

【临床表现】

潜伏期一般为 3~7d。根据疾病的发生发展过程,将手足口病分为 5 期。

（一）第 1 期（出疹期）

急性起病,约半数病人于发病前 1~2d 或发病的同时有低热,皮疹主要侵犯手、足、口、臀等部位（文末彩图 2-1~文末彩图 2-4）,可伴有咳嗽、流涕、食欲缺乏等症状。典型皮疹表现为斑丘疹、丘疹、疱疹。皮疹周围有炎性红晕,疱疹内液体较少,不疼不痒,皮疹恢复时不结痂、不留瘢痕。不典型皮疹通常小、厚、硬、少,有时可见瘀点、瘀斑。部分病例不典型,可仅表现为皮疹或疱疹性咽峡炎。个别病例可无皮疹。

（二）第 2 期（神经系统受累期）

少数病例可出现中枢神经系统损害,多发生在病程 1~5d 内,表现为精神差、嗜睡、头痛、呕吐、惊厥、谵妄甚至昏迷;肢体抖动、肌阵挛、眼球震颤、共济失调等;肢体无力或瘫痪;可见颈强直。

（三）第 3 期（心肺衰竭前期）

多发生在病程 5d 内,表现为心率和呼吸增快、出冷汗、四肢末梢发凉、皮肤发花、血压升高。

（四）第 4 期（心肺衰竭期）

此期病人表现为心动过速（个别患儿心动过缓）、呼吸急促、口唇发绀、咳粉红色泡沫样痰或血性液体、血压降低,甚至休克。亦有病例以严重脑功能衰竭为主要表现,临床可见抽搐、严重意识障碍等。

（五）第5期（恢复期）

体温逐渐恢复正常，神经系统受累症状和心肺功能逐渐恢复，少数可遗留神经系统后遗症。

以上5期中，第1期属于手足口病普通型，绝大多数在此期痊愈，预后良好；第2期属于手足口病重症病例重型，大多数可痊愈；3~4期为手足口病重症病例危重型，病死率较高。

知识链接

手足口病重症病例早期识别

少数手足口病病人病情重、进展快，短期出现神经源性肺水肿、脑干脑炎，死亡率高，故重症病例的早期识别显得尤为重要。具有以下临床特征，年龄3岁以下、病程3d以内和EV-A71感染为重症高危因素。下列指标提示患儿可能发展为重症病例危重型：①持续高热不退，体温>39℃；②精神差、头痛、眼球震颤或上翻、呕吐、惊厥、肢体抖动、吸吮无力、站立或坐立不稳等；③呼吸增快、减慢或节律不整，安静状态下呼吸频率>30~40次/min；④心率>160次/min、出冷汗、四肢末梢发凉、皮肤发花、血压升高；⑤外周血白细胞计数≥15×10^9/L；⑥血糖>8.3mmol/L；⑦血乳酸≥2.0mmol/L。

【实验室与其他检查】

（一）血常规检查

一般轻症病例白细胞计数可正常，部分病例白细胞计数、中性粒细胞比例可升高。

（二）血生化检查

少数病人可有轻度谷草转氨酶（GOT）、谷丙转氨酶（GPT）、肌酸激酶同工酶（CK-MB）升高。多器官功能损害者可出现血氨、血肌酐、尿素氮等升高。病情危重者可有血糖、血乳酸及肌钙蛋白可升高。C反应蛋白（CRP）可升高。

（三）脑脊液检查

中枢神经系统受累时，脑脊液外观清亮，压力升高，白细胞计数增多，以单核细胞为主（早期以多核细胞升高为主），蛋白正常或轻度增高，糖和氯化物正常。

（四）病原学检查

1. 病毒分离　采集病人咽拭子、粪便或肛门拭子、脑脊液、疱疹液及脑、肺、脾、淋巴结等标本中可分离出肠道病毒。

2. 病毒核酸试验　采集病人血清、脑脊液、粪便、疱疹液及肺、脑、脾、淋巴结等标本中可检测出CV-A16和EV-A71等病原体核酸。

（五）抗原抗体检测

急性期血清相关病毒IgM抗体阳性。恢复期比急性期血清CV-A16、EV-A71等肠道病毒中和抗体有4倍以上升高。

（六）其他检查

1. 胸部影像学检查　轻症病人肺部无明显异常。重症患儿胸部X线可表现为双肺纹理增粗模糊。并发神经源性肺水肿时，可表现为两肺野透亮度减低，磨玻璃样改变，斑片状阴影，快速进展为双肺大片阴影。胸部CT检查早期无明显特异性，可见肺纹理明显增强或斑片状阴影。并发神经源性肺水肿时，可见磨砂玻璃样改变、小结节样影、小片状实变等。

2. 颅脑CT/磁共振检查　神经系统受累者可见脑干、脊髓灰质损害。

3. 脑电图检查　部分病例可出现弥漫性慢波，少数可出现棘慢波。

4. 心电图检查　无特异性改变，部分病例可见窦性心动过缓或过速，ST-T改变，QT间期延长。

【诊断与鉴别诊断】

（一）诊断

手足口病的诊断需结合流行病史、临床表现及病原学检查作出诊断。

1.临床诊断 ①夏秋季节发病，常见于学龄前儿童，婴幼儿多见。发病前有直接或间接接触史。②典型病例表现为口痛、厌食、低热或不发热，手、足、口、臀部出现斑丘疹、疱疹等表现。③部分病例仅表现为手、足、臀部皮疹或疱疹性咽峡炎。④极少数重症病例有神经系统损害、呼吸及循环衰竭表现，皮疹不典型者，需要结合病原学或抗原抗体检测作出诊断。

2.确定诊断 在临床诊断的基础上，具有下列之一者可以确诊：①分离出 CV-A16、EV-A71 或其他可引起手足口病的肠道病毒。②肠道病毒（CV-A16、EV-A71）等特异性核酸阳性。③急性期血清相关病毒 IgM 抗体阳性。④恢复期血清 CV-A16、EV-A71 或其他可引起手足口病的肠道病毒中和抗体比急性期有 4 倍以上升高。

（二）鉴别诊断

1.其他儿童出疹型疾病 普通病例应与儿科常见的出疹性疾病，如麻疹、水痘、风疹、幼儿急疹、猩红热、药物疹等鉴别。

2.其他病毒引起的脑炎或脑膜炎 可根据流行病学特点、临床表现特点、病原学及抗原抗体检测进行鉴别。

3.脊髓灰质炎 重症手足口病合并急性弛缓性瘫痪时需要与脊髓灰质炎相鉴别。后者有双峰热、退热前或退热过程中出现弛缓性瘫痪，无皮疹。

4.肺炎 重症手足口病合并神经源性肺水肿时应与重症肺炎相鉴别。肺炎主要表现为发热、咳嗽、呼吸急促等症状，无皮疹，胸片有肺实变、胸腔积液、肺不张等改变。

【治疗】

治疗的基本原则及目的：坚持"四早、三强调"即早发现、早诊断、早隔离、早治疗；强调严密监测病情变化，强调对症治疗、综合治疗的重要性，强调对重症病人监护救治原则，以达到提高治愈率及抢救成功率、降低病死率、阻断疾病传播的目的。目前手足口病无特殊治疗方法，主要采用一般治疗和对症支持治疗。

（一）一般治疗

1.消毒隔离，避免交叉感染 应隔离至体温正常、皮疹消退，一般需 2 周。

2.休息及饮食 注意休息，多饮温开水，给予清淡、富有营养、易消化的食物。

3.口咽部和手足皮肤疱疹的治疗 每日餐后用温水漱口，口腔有糜烂时用金霉素、鱼肝油等涂抹患处。保护病人皮肤，以防疱疹发生破溃感染。可用冰硼散、金黄散等用蒸馏水稀释溶化后用消毒棉签蘸涂患处。疱疹破裂者，可局部涂擦 1% 甲紫溶液或抗生素软膏。

（二）对症治疗

1.发热 可让其多饮水，如体温超过 38.5℃，可用头部冷敷或温水擦浴等降温，必要时可使用解热镇痛药。常用药物有布洛芬或对乙酰氨基酚。

2.咳嗽、咳痰 给予镇咳、祛痰药。

3.呕吐、腹泻 应注意补液，纠正水、电解质、酸碱平衡失调。

4.惊厥 须及时止惊，常用药物有米达唑仑肌内注射或地西泮缓慢静脉注射，也可使用水合氯醛灌肠。

5.保持呼吸道通畅，必要时吸氧。

6.注意保护心、肝、肺、脑等重要脏器功能。

（三）病原治疗

目前还没有针对手足口病的特异、高效的抗病毒药物，可采用广谱抗病毒药物，如利巴韦林、干扰素等进行治疗。如使用利巴韦林应关注其不良反应和生殖毒性。

(四)重症病例治疗

1. 神经系统受累的治疗

(1)**控制颅内压**:限制液体入量,给予 20% 甘露醇 0.5~1.0g/(kg·次),每 4~8h 一次,20~30min 静脉注射,根据病情调整给药间隔时间及剂量。必要时加用呋塞米。

(2)**酌情使用肾上腺糖皮质激素**:甲泼尼龙 1~2mg/(kg·d);或氢化可的松 3~5mg/(kg·d);或地塞米松 0.2~0.5mg/(kg·d),分 1~2 次给予。病情稳定后,尽早减量或停用。

(3)**静脉注射免疫球蛋白**:1.0g/(kg·d),连用 2d。但第 2 期不建议常规使用,有脑脊髓炎和持续高热表现者以及危重症病例可酌情使用。

(4)**其他**:如镇静、降温、止惊,必要时用促进脑细胞恢复的药物。严密观察病情变化,加强监护,注意严重并发症。

2. 呼吸、循环衰竭的治疗

(1)保持呼吸道通畅、吸氧。呼吸功能障碍时,及时气管插管使用呼吸机正压机械通气。

(2)在维持血压稳定的情况下,限制液体入量。

(3)根据血压、循环的变化选用米力农、多巴胺等血管活性药物。

(4)保护重要脏器的功能,纠正水、电解质、酸碱平衡失调,维持内环境稳定。

(5)监测血糖变化,必要时可注射胰岛素。

(6)**抑制胃酸分泌**:可静脉应用西咪替丁、奥美拉唑等。

(7)继发肺部细菌感染时给予有效抗生素。

(五)恢复期治疗

针对病人恢复期症状进行康复治疗和护理,促进各脏器功能尤其是神经系统功能的早日恢复。

【预防】

手足口病传播途径多,婴幼儿和儿童普遍易感。因此,做好儿童个人、家庭、托幼场所的卫生是预防本病的关键。

(一)管理传染源

1. 医疗机构发现手足口病病人增多或肠道病毒感染相关死亡病例时,要立即向当地卫生行政部门和疾控机构报告。

2. 儿童出现相关症状要及时到医疗机构就诊。轻症者可居家治疗、休息,重症病人应进行隔离治疗。病人隔离时间不少于 10d。接触者医学观察 7d。

(二)切断传播途径

1. 儿童玩具和常接触到的物品应当定期进行清洁消毒。

2. 避免儿童与患手足口病儿童密切接触。

3. 本病流行期间不宜带儿童到人群聚集、空气流通差的公共场所,注意保持家庭环境卫生,居室要经常通风,勤晒衣服。

4. 医务人员在诊断、治疗、护理每位病人前后,均应认真洗手或对双手消毒。

(三)保护易感人群

1. 注意个人卫生 保持良好的个人卫生习惯是预防手足口病的关键。要勤洗手,不要喝生水、吃生冷食物。

2. 预防接种 目前 EV71 灭活疫苗已应用于临床,可用于 6 月龄~5 岁儿童预防 EV-A71 感染所致的手足口病,基础免疫程序为 2 剂次,间隔 1 个月,鼓励在 12 月龄前完成接种。

【预后】

大多数患儿预后良好,一般在 1 周内痊愈,无后遗症。少数重症病例累及神经系统出现脑炎等表现,发展为循环衰竭、神经源性肺水肿者,病死率高。

(李丽丽)

第三节 艾 滋 病

案例导入

病人,男性,30岁。因发热伴咳嗽、进行性消瘦1个月入院。该病人1个月前无明显诱因出现发热,最高达39.5℃,无畏寒、寒战及盗汗,伴有咳嗽,进行性加重,少许白痰,自感气促。在当地社区医院就诊,给予头孢哌酮舒巴坦、左氧氟沙星治疗7d,上述症状无缓解,为进一步诊治来院。发病以来精神欠佳,睡眠稍差,体重下降8kg。既往有短暂同性性行为史。查体:T 39℃,P 90次/min,R 30次/min,BP 126/78mmHg。神志清,精神欠佳。颈部、腋窝、腹股沟触及数枚肿大淋巴结,质地韧,无粘连,移动性好,无触痛,口唇轻度发绀,双肺呼吸音粗,可闻及干啰音。余阴性。血常规示WBC 2.3×10^9/L,Hb 121g/L。淋巴细胞分类计数:CD4$^+$T淋巴细胞计数60/mm^3,HIV抗体初筛试验阳性。胸部CT提示"双肺弥漫性间质性病变,呈磨玻璃样"。

请思考:

1. 该病人最可能的诊断是什么? 诊断依据有哪些?

2. 为明确诊断还需要完善的主要检查有哪些?

3. 本病需要与哪些疾病相鉴别?

4. 该病人的治疗原则有哪些?

艾滋病即获得性免疫缺陷综合征(AIDS),是由人类免疫缺陷病毒(human immunodeficiency virus,HIV)引起的慢性、进行性、致死性传染病,主要侵犯、破坏CD4$^+$T淋巴细胞(CD4$^+$T lymphocytes),导致人体细胞免疫系统功能受损乃至缺陷,疾病后期可继发各种严重机会性感染和艾滋病相关肿瘤等。本病主要通过性接触、血液接触及垂直传播;特点是传播迅速、发病缓慢、病死率高,属于我国法定乙类传染病。

【病原学】

HIV为单链RNA病毒,逆转录病毒科慢病毒属中的人类慢病毒组,直径为100~120nm的球形颗粒,由核心和包膜两部分组成(文末彩图2-5)。核心包括两条单股RNA链、病毒复制所需的酶类(主要有逆转录酶、整合酶、蛋白酶等),还有核心蛋白(P24、P6及P9等)将上述成分包裹其中;包膜嵌有外膜糖蛋白(gp120)、跨膜糖蛋白(gp41)、宿主蛋白等。

HIV基因分为HIV-1和HIV-2两型。全球流行的主要毒株是HIV-1;HIV-2主要局限于西非和西欧,北美也有少量报告,传染性和致病性均较低。

HIV是一种变异性很强的病毒,其主要原因包括逆转录酶没有校正功能而导致的随机变异、宿主的免疫选择压力、不同病毒之间及病毒与宿主之间的基因重组、药物选择的压力,其中不规范的抗病毒治疗是导致耐药变异的重要原因。

HIV对外界抵抗力低。对热敏感,56℃ 30min能使HIV在体外对人的T淋巴细胞失去感染性,100℃ 20min可将HIV完全灭活。75%酒精、0.2%次氯酸钠及漂白粉可将HIV灭活。0.1%甲醛、紫外线或γ射线不能灭活HIV。

HIV侵入人体可刺激机体产生抗体,非中和抗体,故血清存在抗体的HIV感染者仍有传染性。

【流行病学】

（一）传染源

HIV感染者和艾滋病病人是本病唯一的传染源。特别是无症状而血清HIV抗体阳性的HIV感染者是传染源的意义更大。窗口期感染者亦是重要传染源，在窗口期内的血液已有感染性；现有诊断技术检测HIV抗体、抗原和核酸的窗口期分别为感染后的3周、2周和1周。

（二）传播途径

主要是性接触、血液接触和垂直传播。

1. 性接触传播 HIV存在于感染者的血液、精液和阴道分泌物中。性接触传播是主要的传播途径，包括同性、异性和双性性接触传播。性伴的数量、性伴的感染阶段、性交方式和性交保护措施等与发病率有关。

2. 血液接触传播 共用针具静脉吸毒，输入已被HIV污染的血液或血液制品以及介入性医疗操作等，均可感染。

3. 垂直传播 感染HIV的孕妇可经胎盘将病毒传给胎儿，也可经产道及产后血性分泌物等传给婴儿。

4. 其他 接受HIV感染者的器官移植、人工授精或污染的器械等，医务人员被HIV污染的针头刺伤或破损皮肤受污染也可感染。目前无证据表明可经食物、水、昆虫或生活接触传播。

（三）易感人群

人群普遍易感，15~49岁发病者占80%。高危人群主要包括男男同性性行为人群（MSM）、多性伴人群、静脉药物依赖者。

（四）流行特征

据联合国艾滋病规划署（UNAIDS）2023年7月报告显示，2022年全球有3 900万艾滋病感染者；2 980万人正接受抗病毒治疗；130万新艾滋病感染者；63万人死于艾滋病相关疾病。2010年至2022年新发艾滋病感染儿童人数减少了58%，是自20世纪80年代以来的最低数字。近四分之一（23%）的新增艾滋病感染发生在亚洲和太平洋地区，一些国家的新感染人数正在快速上升。东欧和中亚自2010年以来增长了49%，中东和北非自2010年以来增长了61%。

艾滋病于1985年传入我国，流行范围已覆盖全国所有省市。随着对艾滋病综合防治的加强，我国艾滋病流行态势为HIV总体感染率维持在低水平，但艾滋病疫情仍然严峻，流行的模式具有多样化，疫情正在从高危人群向一般人群扩散。

知识链接

世界艾滋病日

为提高人们对艾滋病的认识，世界卫生组织于1988年将每年的12月1日定为世界艾滋病日，号召世界各国和国际组织在这一天举办相关活动，宣传和普及预防艾滋病的知识。

世界艾滋病日的标志是红丝带。红丝带像一条纽带，将世界人民紧紧联系在一起，共同抗击艾滋病；它象征着我们对人类免疫缺陷病毒感染者和艾滋病病人的关心与支持；象征着我们对生命的热爱和对和平的渴望；象征着我们要用"心"来参与预防艾滋病的工作。

中国疾病预防控制中心下设艾滋病预防控制中心，我国还有不同层级的组织，为人类免疫缺陷病毒感染者和艾滋病病人提供服务，共同促进艾滋病防治工作的推进和艾滋病反歧视事业的发展。

世界艾滋病日自设立以来，每年都有一个明确的宣传主题。围绕主题，开展各种形式的宣传教育活动，唤起人们对人类免疫缺陷病毒感染者和艾滋病病人的同情和理解，支持艾滋病防治及反歧视方面的工作。

【发病机制与病理解剖】

（一）发病机制

HIV 侵入人体后，主要侵犯人体免疫系统，损伤和破坏以 CD4$^+$T 淋巴细胞为主的多种免疫细胞，引起 CD4$^+$T 淋巴细胞数量不断减少，导致免疫功能缺陷；引起各种机会性感染和肿瘤的发生。

1. HIV 感染与复制　①HIV 感染：HIV 侵入人体后，24~48h 内到达局部淋巴结，约 5d 外周血可测到病毒成分。病毒血症后，导致 CD4$^+$T 淋巴细胞数量短期内一过性迅速减少为有特征性的急性感染。大多数可自行恢复或接近正常。之后为无症状和有症状的慢性感染期。无症状感染期平均可达 8 年，表现为 CD4$^+$T 淋巴细胞数量持续缓慢减少（850~350/μl）；有症状期后 CD4$^+$T 淋巴细胞再次较快地减少（<350/μl）。②HIV 复制：借助易感细胞表面的受体进入细胞，HIV 表面 gp120 与 CD4$^+$T 淋巴细胞表面的特殊受体结合，gp120 构象改变与 gp41 分离，与宿主细胞膜融合进入细胞。在逆转录酶作用下 HIV RNA 链逆转录成负链 DNA。在胞核内 DNAP 作用下复制成双链 DNA，部分存留于胞质，部分作为前病毒。新形成的双链 DNA 整合于宿主染色体。潜伏 2~10 年后，前病毒可被激活，转录和翻译成新 HIV RNA 和病毒蛋白质，在细胞膜装配成新 HIV 后芽生释出。芽生释出后可再感染并破坏其他细胞。

2. CD4$^+$T 淋巴细胞数量减少和功能障碍　①直接损伤：HIV 病毒对受感染细胞溶解破坏和诱导细胞凋亡；②间接损伤：gp120 与未感染 HIV 的 CD4$^+$T 淋巴细胞结合成为靶细胞，被 CD8$^+$ 细胞毒性 T 细胞介导的细胞毒作用及抗体依赖性细胞毒作用攻击而造成免疫损伤破坏，致 CD4$^+$T 淋巴细胞减少；③骨髓干细胞受损：HIV 可感染骨髓干细胞，使 CD4$^+$T 淋巴细胞产生减少。

3. HIV 对其他细胞的影响　HIV 可致单核巨噬细胞（MP）、B 细胞、自然杀伤细胞（NK 细胞）功能异常，使 HIV/AIDS 易发生各种感染等情况。

（二）病理解剖

AIDS 病理特点是机会性感染病原体多，且反复重叠感染；而组织炎症反应少，主要为淋巴结和胸腺病变等。淋巴结内细胞完全消失，可出现滤泡增生性淋巴结肿，也可以是肿瘤性病变，如卡波西肉瘤及非霍奇金淋巴瘤、伯基特淋巴瘤等。胸腺可萎缩、退行性或炎性病变。中枢神经系统有神经胶质细胞灶性坏死、血管周围炎及脱髓鞘等。

【临床表现】

潜伏期一般是 9d~10 年以上，平均为 15~60d。从初始感染 HIV 到终末期，临床表现具有多样性，根据中华人民共和国国家卫生健康委员会 2019 年 7 月发布的《中华人民共和国卫生行业标准 WS 293-2019》，将 HIV/AIDS 分为 HIV 感染早期、HIV 感染中期和艾滋病期。

（一）HIV 感染早期（Ⅰ期）

1. ≥15 岁青年和成人表现　①3~6 个月内有流行病学史；②初次感染 HIV 的 2~4 周，以急性 HIV 感染综合征为主，发热最为常见，可伴有咽痛、肌痛、关节痛、头痛、腹泻、恶心、呕吐等症状；体征有皮疹、淋巴结肿大等；③出现持续性全身性淋巴腺病（persistent generalized lymphadenopathy，PGL），即无其他原因的腹股沟以外两处或两处以上淋巴结肿大（文末彩图 2-6），直径 >1cm，持续 3 个月以上。

2. <15 岁儿童表现　有 PGL 或无症状。此期 ≥15 岁抗体筛查试验无反应，两次核酸检测均阳性；1 年内出现 HIV 血清抗体阳转。<15 岁（>5 岁）CD4$^+$T 淋巴细胞计数 ≥500/mm^3 为无免疫缺陷阶段。

（二）HIV 感染中期（Ⅱ期）

持续时间一般为 6~8 年，其时间长短与感染病毒的数量、病毒型别、感染途径、机体免疫状况的个体差异、营养、卫生条件及生活习惯等因素有关。

1. ≥15 岁青年和成人表现　①不明原因体重减轻，不超过原体重 10%；②反复发作的上呼吸道感染，近 6 个月内 >2 次；③带状疱疹；④口角炎、唇炎；⑤反复发作的口腔溃疡，近 6 个月内 ≥2 次；⑥结节性痒疹；⑦脂溢性皮炎；⑧甲癣。

2. <15 岁儿童表现　有不明原因的肝脾大、结节性痒疹、反复发作或持续性上呼吸道感染、带

状疱疹、广泛的疣病毒感染、广泛的传染性软疣感染、线形齿龈红斑、口角炎、唇炎、反复发作的口腔溃疡、不明原因的持续性腮腺肿大、甲癣等。

此期血中检测 CD4$^+$T 淋巴细胞计数和百分比逐渐下降,属于轻、中度免疫缺陷阶段。

(三)艾滋病期(Ⅲ期)

此期进入免疫系统重度缺陷,表现为 AIDS 的指征性疾病,包括各种机会性感染、肿瘤和 HIV 相关神经系统症状等。

1. HIV 消耗综合征 是指 HIV 感染者或 AIDS 病人在半年内出现体重减轻 10% 以上,伴有持续发热超过 1 个月,或者腹泻持续超过 1 个月、食欲差、体虚无力等症状和体征。<15 岁儿童可有不明原因的严重消瘦,发育或营养不良。

2. 各种机会性感染及肿瘤 ①机会性感染:是艾滋病病人死亡的主要原因。常见的是肺孢子菌肺炎(pneumocystis carinii pneumonia,PCP)、反复发生的细菌性肺炎(近 6 个月内≥2 次)、播散性非结核分枝杆菌病、慢性单纯疱疹病毒感染、肺外结核、食管白念珠菌病、巨细胞病毒感染、肺外隐球菌病、慢性隐孢子虫病、慢性等孢子虫病、播散性真菌病、复发性败血症、中枢神经系统弓形体病、非典型播散性利什曼原虫病等。人肺孢子菌引起的肺炎,是艾滋病的主要致死原因之一,表现为慢性咳嗽、发热、发绀,少有肺部啰音;胸部 X 线摄影检查显示间质性肺炎;血氧分压降低,通过痰液或气管灌洗液染色可快速检出肺孢子菌。②肿瘤:可有淋巴瘤、卡波西肉瘤等。卡波西肉瘤侵犯下肢皮肤、口腔黏膜和眼部(文末彩图 2-7),也可侵犯淋巴结和内脏。表现为出现单个或多个紫红色或深蓝色浸润斑或结节,可融合成片,表面溃疡并向四周扩散。③神经系统表现:可发生 HIV 脑病、进行性多灶性脑白质病、HIV 相关神经认知障碍等。表现为头晕、头痛、幻觉、癫痫、进行性痴呆、共济失调及肢体瘫痪等。④其他:有症状的 HIV 相关性心肌病或肾病等。

此期是感染 HIV 后的最终阶段,病人 CD4$^+$T 淋巴细胞计数 <200/mm^3 和 5 岁以下儿童的 CD4$^+$淋巴细胞百分比 <15%~25% 为重度免疫缺陷。

【实验室与其他检查】

(一)HIV 相关检测

因存在检测的窗口期,HIV 检测需根据情况综合应用抗体检测、核酸检测和 HIV 病毒分离试验等。

1. 抗体检测 主要用于 HIV/AIDS 的诊断、血液筛查、监测,包括 HIV 抗体筛查试验和 HIV 抗体确证试验两步。筛查试验可初筛测定 HIV 抗体或抗原有反应或无反应。结果有反应,需要进行复检;为了准确判断,还需进行 HIV 补充试验,包括确证试验和核酸检测。HIV 筛查试验常用的有 ELISA、化学发光试验等,HIV 抗体确证试验包括蛋白质印迹法等。HIV-1/HIV-2 抗体阳性,提示感染了 HIV,应做好检测后咨询和疫情报告。

2. 抗原检测 主要用于窗口期和新生儿早期感染的诊断,包括 HIV-1p24 抗原定性和定量试验。HIV-1p24 抗原阳性仅作为 HIV 感染的辅助诊断依据,阴性结果不能排除 HIV 感染。

3. 病原学检测

(1)**病毒分离**:血液、精液及其他体液结果阳性为 HIV 感染,阴性不能排除。

(2)**核酸检测**:可用于 HIV 感染诊断、血液筛查、病程评估及抗病毒治疗效果监测。HIV-1 核酸定性和定量检测包括 RNA 检测和 DNA 检测。定量试验测定 HIV RNA 的数量(病毒载量,viral load),>5 000copies/ml 可作为诊断依据;结果≤5 000copies/ml,则需结合流行病学史、临床病史、CD4$^+$T 淋巴细胞计数和 HIV-1 抗体随访检测结果等进行综合判断。病毒载量检测可帮助医生了解 HIV 感染者疾病进展的快慢,病毒载量高提示免疫系统功能的破坏会更为迅速。

4. 耐药检测 一般在抗病毒治疗病毒载量下降不理想或抗病毒治疗失败需要改变治疗方案时进行耐药检测;也可以在抗病毒治疗开始前进行耐药检测,有助于选用合适的抗病毒药物。

(二)免疫学检测

免疫学检测是进行 HIV 感染和 AIDS 的分期和判断疗效的主要检测指标。临床主要检测 CD4$^+$T 淋巴细胞,以确定免疫损害的程度。

1.CD4$^+$T 淋巴细胞计数 适用于成人及 5 岁以上儿童和青少年。可评估 HIV 感染者机会性感染的风险,辅助判断是否进行预防性治疗。≥500/mm³ 提示无免疫缺陷;350~499/mm³ 提示轻度免疫缺陷;200~349/mm³ 提示中度免疫缺陷;<200/mm³ 提示重度免疫缺陷,应给予抗肺孢子菌肺炎等的预防性治疗。

2.CD4$^+$T 淋巴细胞百分比 适用于 5 岁及以下儿童。>35%(<12 月龄),或 >30%(12~36 月龄),或 >25%(37~60 月龄),提示无免疫缺陷;30%~35%(<12 月龄),或 25%~30%(12~36 月龄),或 20%~25%(37~60 月龄),提示轻度免疫缺陷;25%~29%(<12 月龄),或 20%~24%(12~36 月龄),或 15%~19%(37~60 月龄),提示中度免疫缺陷;<25%(<12 月龄),或 <20%(12~36 月龄),或 <15%(37~60 月龄),提示重度免疫缺陷。

(三)其他检查

1.血常规检查 红细胞、血红蛋白、白细胞、血小板均可有不同程度减少。

2.尿常规检查 尿蛋白常阳性。

3.粪常规检查 涂片可见隐孢子虫。

4.血生化检查 可有血清转氨酶升高及肾功能异常等。

5.分泌物检查 支气管分泌物或肺活检可找到肺孢子菌包囊、滋养体或真菌孢子。隐球菌脑膜炎者脑脊液可见隐球菌。弓形体、肝炎病毒及 CMV 感染 ELISA 法可测出相应的抗原或抗体。血或分泌物培养可确诊继发细菌感染。组织活检可确诊卡波西肉瘤或淋巴瘤等。

6.X 线摄影检查 有助于了解肺部并发肺孢子菌、真菌、结核分枝杆菌感染及卡波西肉瘤等情况。

【诊断与鉴别诊断】

(一)诊断

1.诊断原则 诊断 HIV/AIDS 以实验室检测为依据,同时必须结合临床表现和参考流行病学史(包括患有性病或有性病史、有同性和异性性接触的不安全性行为、有共用注射器吸毒史、有医源性暴露史、有职业暴露史、HIV/AIDS 病人的配偶或性伴侣、HIV/AIDS 母亲所生子女)。HIV 抗体和病原学检测是确诊 HIV 感染的依据;流行病学史是诊断急性期和婴幼儿 HIV 感染的重要参考;CD4$^+$T 淋巴细胞检测和临床表现是 HIV 感染分期诊断的主要依据;AIDS 的指征性疾病是 AIDS 诊断的重要依据。

2.HIV 感染与 AIDS 的诊断标准

(1)HIV 感染:①成人、青少年及 18 月龄以上儿童(符合以下一项即可诊断):HIV 抗体筛查试验有反应和 HIV 抗体确证试验阳性,或/和核酸定性试验阳性,或/和核酸定量试验 >5 000copies/ml;有流行病学史或艾滋病相关临床表现,两次 HIV 核酸检测均为阳性;HIV 分离试验阳性。②18 月龄及以下儿童(符合以下一项即可诊断):HIV 感染母亲所生和两次 HIV 核酸检测均为阳性(第二次检测需在出生 4 周后采样进行);有医源性暴露史,HIV 分离试验结果阳性或两次 HIV 核酸检测均为阳性;为 HIV 感染母亲所生和 HIV 分离试验阳性。

(2)AIDS:①成人、青少年及 18 月龄以上儿童(符合以下一项即可诊断):HIV 感染和 CD4$^+$T 淋巴细胞计数 <200/mm³;HIV 感染和伴有至少一种成人 AIDS 指征性疾病。②15 岁以下儿童(符合以下一项即可诊断):HIV 感染、CD4$^+$T 淋巴细胞计数和百分比属于重度免疫缺陷;HIV 感染和伴有至少一种儿童 AIDS 指征性疾病。

3.HIV/AIDS 临床分期、分期标准与 WHO 临床分期对应表 见表 2-1、表 2-2 及表 2-3。

(二)鉴别诊断

1.原发性 CD4$^+$T 淋巴细胞减少症 可有类似 AIDS 的临床表现,但无 HIV 感染证据。

表 2-1　成人及≥15 岁以上青少年 HIV/AIDS 的临床分期及分期标准

临床分期	CD4⁺T 淋巴细胞计数	HIV 抗体检测	HIV 核酸检测	主要临床表现
I 期（HIV 感染早期）	>500 个/mm³	−/±/血清阳转	+	参见I期表现
II 期（HIV 感染中期）	200~500 个/mm³	+	+	参见II期表现
III 期（AIDS 期）	<200 个/mm³	+	+	参见III期表现

注：本表仅作为判断 HIV/AIDS 临床分期依据，进行诊断 HIV 和 AIDS 时应参考诊断标准。

表 2-2　15 岁以下儿童 HIV/AIDS 的临床分期及分期标准

临床分期	年龄相关 CD4⁺T 淋巴细胞计数百分比/计数值				HIV 抗体检测	HIV 核酸检测	主要临床表现
	<12 月龄	12~36 月龄	37~60 月龄	≥5 岁			
I 期（HIV 感染早期）	>35%	>30%	>25%	>500/mm³	血清阳转或 +	+	参见I期表现
II 期（HIV 感染中期）	25%~35%	20%~30%	15%~25%	（200~499）/mm³	+	+	参见II期表现
III 期（AIDS 期）	<25%	<20%	<15%	<200/mm³ 或 <15%	+	+	参见III期表现

注：本表仅作为判断 HIV/AIDS 临床分期依据，进行诊断 HIV 和 AIDS 时应参考诊断标准。

表 2-3　HIV/AIDS 临床分期与 WHO 临床分期对应表

HIV/AIDS 临床分期	WHO 临床分期	HIV/AIDS 临床分期	WHO 临床分期
I 期（HIV 感染早期）	I 期	III 期（AIDS 期）	IV 期
II 期（HIV 感染中期）	II~III 期		

2. 继发 CD4⁺T 淋巴细胞减少　多见于肿瘤及自身免疫病经化学或免疫抑制治疗后，根据病史及必要性检查常可区别。

3. 其他　应与各种原发的感染性疾病以及引起淋巴结肿大的其他疾病鉴别。

【治疗】

目前尚无治愈方法，强调综合治疗，包括抗病毒、控制机会性感染、抗肿瘤和对症支持治疗等。

（一）抗病毒治疗

总目标是降低 HIV 感染者的发病率和病死率，并通过有效抗病毒治疗减少 HIV 传播。所有 HIV 感染者，无论 CD4 水平多少，均应接受抗病毒治疗。

1. 抗逆转录病毒（anti-retroviral，ARV）药物　目前共有 6 类 30 余种（包括复合制剂），分别是核苷逆转录酶抑制剂（nucleoside reverse transcriptase inhibitor，NRTI）、非核苷逆转录酶抑制剂（non-nucleoside reverse transcriptase inhibitor，NNRTI）、蛋白酶抑制剂（protease inhibitor，PI）、融合抑制剂（infusion inhibitor，FI）、整合酶抑制剂（integrase inhibitor，INSTI）和 CCR5 抑制剂。因用一种抗病毒药物易诱发 HIV 变异，产生耐药性，因而目前主张联合用药，称为高效抗逆转录病毒治疗（highly active antiretroviral therapy，HAART）。

国家免费的 ARV 药物目前有 NRTI、NNRTI、PI 和 INSTI 四类。

（1）NRTI：选择性抑制 HIV 逆转录酶，抑制 HIV 复制。①叠氮胸苷（azidothymidine，AZT）：又名齐多夫定（zidovudine，ZDV），成人每次 300mg，2 次/d。不良反应有骨髓抑制、服药过程中可出现疲乏、头痛、恶心、肌病等。②拉米夫定（LAM）：又名 3TC，成人 150mg，2 次/d。③替诺福韦（TDF）：成人每次 300mg，1 次/d。④阿巴卡韦（abacavir，ABC）：成人 300mg，2 次/d。⑤恩曲他滨（emtricitabine，FTC）：成人 200mg，1 次/d。

（2）NNRTI：主要作用于 HIV 逆转录酶某位点使其失去活性，从而抑制 HIV 复制。①依非韦伦（efavirenz，EFV）：成人 400mg，1 次/d。②奈韦拉平（nevirapine，NVP）：成人 200mg，1 次/d；14d 后

100mg,1 次/d。③利匹韦林（rilpivirine，RPV）:25mg,1 次/d。

（3）PI:抑制蛋白酶即阻断 HIV 复制和成熟过程中必需的蛋白质合成。洛匹那韦/利托那韦（lopinavir/ritonavir，LPV/RTV），LPV400mg+RTV100mg,2 次/d。

（4）INSTI:多替拉韦（dolutegravir，DTG），仅用于二线治疗方案,成人 50mg,1 次/d。

2. 治疗方案　成人和青少年 HIV 感染者抗病毒治疗的一线首选方案是 TDF+3TC+EFV;替代方案是 TDF+3TC+RPV。治疗失败换二线治疗方案,首选方案改为 TDF+3TC+DTG 或 LPV/RTV,或者 AZT+3TC+DTG 或 LPV/RTV,或者 AZT+TDF+3TC+DTG 或 LPV/RTV（HIV、HBV 合并感染）。

3. 治疗监测与评估　对抗病毒治疗的 HIV 需定期随访、复诊、监测并记录,定期检测 HIV 病毒载量和 CD4$^+$T 淋巴细胞计数,评估治疗效果。

（二）并发症的治疗

1.肺孢子菌肺炎　可选用复方磺胺甲噁唑（复方新诺明,SMZ-TMP）3 片,每天 3~4 次,疗程 2~3 周,也可用 SMZ-TMP 预防肺孢子菌肺炎的发生。

2. 真菌感染　口腔及食管真菌感染用克霉唑 1.5g 或酮康唑 0.1g,2 次/d;制霉菌素 2.5 万 U 涂抹黏膜病变处,4 次/d;肺部白念珠菌病等可用氟康唑或伊曲康唑治疗;新型隐球菌脑膜炎用两性霉素 B、氟胞嘧啶或氟康唑治疗等。

3. 结核分枝杆菌感染　全身抗结核治疗通常使用异烟肼（INH）+利福平（RIF）+吡嗪酰胺（PZA）+乙胺丁醇（EMB）强化治疗 2 个月(强化期),使用 INH+RIF 维持治疗 4 个月(维持期)。推荐强化期每日服药并使用现代结核病的控制策略（DOT 策略）。

4. 病毒感染　全身性 CMV、HSV、EBV 感染及水痘-带状疱疹感染,可选用阿昔洛韦 7.5~10mg/kg,或更昔洛韦 5mg/次,静脉滴注,2 次/d,疗程 2~4 周。

5. 弓形体感染　螺旋霉素或克林霉素 0.6~1.2g/d,这两种药物常与乙胺嘧啶合用或交替应用,也可用 SMZ-TMP,或磺胺嘧啶 1g/次,4 次/d,疗程 4 周。

6. 卡波西肉瘤　在加强抗病毒治疗的同时使用 α 干扰素,也可用博来霉素 10mg/m^2、长春新碱 2mg/m^2 和表柔比星 20mg/m^2 联合化疗等。

（三）对症支持治疗

加强营养,对症、支持、免疫治疗和中医中药治疗。

【预防】

全民防控艾滋病,重在预防。

（一）管理传染源

健全艾滋病的监测网络,及时发现并治疗 HIV 感染者。密切接触者应医学观察 3 周。对高危人群重点检测和 HIV 感染筛查有助于发现传染源。

（二）切断传播途径

加强艾滋病防治宣传。HIV 感染者和艾滋病病人隔离种类是血液-体液隔离。高危人群用安全套,规范治疗性病。严格筛查血液及血液制品,使用一次性注射器。严格消毒病人用过的医疗器械,对职业暴露后应采取局部处理、危险评估、预防用药、随访监测。HIV 感染的孕妇采用抗病毒药物治疗、监测。注意个人卫生,不共用牙具、剃须刀等。

（三）保护易感人群

HIV 疫苗目前仍在研制试验阶段。HIV 感染儿童有免疫缺陷时,卡介苗、麻腮风疫苗、水痘疫苗不宜接种;HIV 感染儿童无免疫缺陷时,只有卡介苗不宜接种。

【预后】

AIDS 病死率很高。无症状感染者存活可长达 10 年以上,一旦进展至艾滋病期,平均存活期 12~18 个月。同时合并卡波西肉瘤及肺孢子菌肺炎者病死率最高;病程 1 年病死率为 50%,3 年为

80%,5 年几乎全部死亡。

随着新的治疗 HIV 药物的研究应用,并早期发现 HIV 感染者和艾滋病病人,尽早进行干预与治疗,艾滋病会功能性治愈和临床治愈。

(艾春玲)

第四节　麻疹与风疹

一、麻疹

案例导入

　　病人,女孩,4 岁。因发热、咳嗽 4d,皮疹 1d 入院。4d 前无明显诱因出现发热、咳嗽,体温最高达 39℃,持续不退。同时出现咳嗽,咳白痰,流涕、流泪、眼结膜充血,咽痛、食欲缺乏,恶心,无呕吐,稀便 3~6 次/d,无脓血,无腹痛,无头痛及抽搐。在当地医院以"上呼吸道感染"治疗 2d,具体用药不详,无明显好转。1d 前发现耳后、发际出现皮疹,逐渐增多,渐及颜面躯干,为进一步诊治来院。足月顺产,生后无窒息,人工喂养,生长发育正常。因自幼经常感冒而未按规定接种疫苗。查体:T 39℃,P 126 次/min,R 30 次/min,体重 15kg。神志清,精神不振。皮肤可见散在斑丘疹,以头颈部和躯干多见,疹间皮肤正常。口唇不发绀,口颊黏膜充血,双侧颊黏膜可见针尖大小有红晕的小白点,咽部充血,双扁桃体 I 度肿大,未见脓性分泌物。颈软,颈部可触及黄豆粒大小淋巴结 1 个,活动度好,无波动感。余检查均正常。

请思考:

1. 该病人最可能的诊断是什么?

2. 主要的诊断依据有哪些?

3. 应与哪几种疾病相鉴别?

　　麻疹(measles)是麻疹病毒(measles virus)引起的急性呼吸道传染病。临床表现以发热、咳嗽、流涕、眼结膜充血为主要症状,特征性表现为麻疹黏膜斑及皮肤斑丘疹,病程多为 10~14d,可引起肺炎、喉炎、脑炎等并发症。本病传染性强,大多发生在儿童,易造成流行,病后有持久免疫力。麻疹属于我国法定乙类传染病。

【病原学】

　　麻疹病毒属于副黏病毒,只有一个血清型,与其他副黏病毒不同之处是没有特殊的神经氨酸酶,电镜下病毒呈球状或丝状,直径 90~150nm,核心由单链 RNA 和核壳体组成,外层有脂蛋白包膜,包膜上有 3 种结构蛋白;其中血凝素(hemagglutinin,H 或 HA)是主要蛋白,可凝集猴红细胞,能够识别靶细胞受体,促进病毒黏附于宿主细胞;融合蛋白(fusion protein,F)在病毒扩散时使病毒细胞与宿主细胞融合;基质蛋白(matrix protein,M)与组合病毒成分及病毒增殖有关;这三种结构蛋白能够刺激机体产生相应的抗体,可用于临床诊断。麻疹病毒可在人、猴、犬、鸡的组织细胞中生长增殖,经细胞培养连续传代后,病毒已无致病性,但仍保持免疫性,故常用人羊膜或鸡胚细胞培养传代而制备减毒活疫苗。

　　麻疹病毒在体外抵抗力较弱,对日光、紫外线及一般消毒剂很敏感,在空气飞沫中保持传染性不超过 2h。不耐热,在 56℃ 30min 即可灭活。但耐寒、耐干燥,室温下可存活数天,−70~−15℃可保存数月至数年。

　　感染麻疹病毒后可产生补体结合抗体、血凝抑制抗体及中和抗体,前者主要为 IgM,出现早、持续时间短,提示新近感染,后两者主要为 IgG,持续时间长,提示人体对麻疹有免疫力。

【流行病学】

（一）传染源

人为麻疹病毒唯一宿主，因此麻疹病人是唯一的传染源。从潜伏期最后 2d（即发病前 2d）至出疹后 5d 内均有传染性，前驱期传染性最强，出疹后逐渐减低，疹退时已无传染性。传染期病人口、鼻、咽、眼结膜分泌物及痰、尿、血液中（特别是在白细胞内）都有麻疹病毒。恢复期不带病毒，亦无传染性。此外，无症状病毒携带者和隐性感染者较少，传染性低，作为传染源意义不大。

（二）传播途径

经呼吸道传播是主要的传播途径。病人咳嗽、打喷嚏时，病毒随排出的飞沫经口、咽、鼻部或眼结膜侵入易感者。密切接触者亦可经污染病毒的手传播，间接传播甚少见。

（三）人群易感性

人类对麻疹病毒普遍易感。易感者接触病人后 90% 以上发病，病后有持久免疫力。该病主要在 6 个月至 5 岁小儿间流行。6 个月内婴儿因从母体获得抗体很少患病。目前成人麻疹病例的报道越来越多，其主要原因为婴幼儿时未接种过麻疹疫苗或未再复种，使体内抗体的水平降低而成为易感者。

（四）流行特征

麻疹是一种传染性很强的传染病，全年均可发生，以冬春季为高峰。世界各地均有流行，无性别和种族差异，与营养和卫生状况关系较大。我国自麻疹疫苗普遍接种以来，发病率已显著下降，近年来麻疹的发病年龄向大年龄组推移，青少年及成人发病率相对上升。

【发病机制与病理解剖】

麻疹病毒经空气飞沫到达上呼吸道或眼结膜，在局部上皮细胞内复制增殖引起局部感染，1~2d 内病毒从原发感染灶处侵入局部淋巴组织，迅速大量复制后进入血液，于感染后第 2~3 天引起第一次病毒血症。随后病毒进入全身单核巨噬细胞系统并在其中大量增殖，如扁桃体、胸腺、淋巴结、呼吸道和消化道黏膜下淋巴组织、肝、脾等。感染后第 5~7 天，大量复制后的病毒再次侵入血液，引起第二次病毒血症，病毒由血液中白细胞携带随血流播散至全身各组织器官，主要部位有呼吸道、眼结膜、口咽部、皮肤、胃肠道等，此时出现一系列临床表现。病毒血症持续到出疹后 2d。少数病人可出现麻疹病毒性肺炎。病程第 15 天以后，由于机体特异性免疫应答清除病毒，临床进入恢复期。

麻疹的病理特征是感染部位由多个单核巨噬细胞融合形成多核巨细胞，可见于皮肤、眼结膜、呼吸道和胃肠道黏膜、全身淋巴组织、肝、脾等处。皮疹为病毒或免疫损伤致真皮内毛细血管内皮细胞肿胀、增生、渗出，淋巴细胞浸润、充血肿胀所致。由于崩解的红细胞和血浆渗出，使皮疹消退后遗留色素沉着，表皮细胞坏死及退行性变形成脱屑。口腔黏膜斑的病变与皮疹相似，是口腔黏膜内血管内皮肿胀、坏死及淋巴细胞浸润的结果。麻疹的病理改变以呼吸道病变最显著，肠道黏膜病变相对较轻。麻疹病毒肺炎有透明膜形成和多核巨细胞浸润，重症者称为麻疹性巨细胞肺炎，见于免疫功能低下者，常伴有细菌性支气管肺炎。并发脑炎时脑组织可出现充血、水肿、点状出血及脱髓鞘病变。

【临床表现】

潜伏期一般是 6~21d，平均为 8~12d。曾接受主动或被动免疫者可延长至 3~4 周。

（一）典型麻疹

典型麻疹临床过程可分为以下三期：

1. 前驱期　从发热到出疹为前驱期，一般持续 3~4d。此期主要表现为上呼吸道和眼结膜炎症所致的卡他症状，表现为急性起病，发热、咳嗽、流涕、流泪、眼结膜充血、畏光、咽痛、全身乏力等，部分病人可诉头痛，并可出现食欲缺乏、呕吐、腹泻，婴幼儿偶有惊厥。在发热 2~3d，约 90% 病人口腔可出现科氏斑（Koplik spot），又称为麻疹黏膜斑（文末彩图 2-8），是麻疹前驱期的特征性体征。此黏膜斑是在病人口腔两侧颊黏膜近第二磨牙处，可见 0.5~1mm 大小细砂样灰白色小点，绕以红晕。初起时仅数个，1~2d 内迅速增多融合，扩散至整个颊黏膜，形成表浅的糜烂。该黏膜斑亦可见于唇内、牙龈等处，偶见于结膜，很少见于软硬腭。黏膜斑出现 2~3d 即可消失，具有早期诊断价值。

前驱期有时可见颈、胸、腹部一过性风疹样皮疹，数小时即消退，称为麻疹前驱疹。

2. 出疹期 从病程 3~4d 开始，持续 1 周左右。此期病人体温持续上升，呼吸道感染中毒症状更加明显。特征性表现是开始出现皮疹，首先见于耳后发际，渐及前额、面、颈，自上而下至胸、腹、背及四肢，最后达手掌与足底，2~3d 遍及全身。皮疹初为淡红色斑丘疹，直径 2~5mm，压之褪色，疹间皮肤正常（文末彩图 2-9）。出疹高峰时部分皮疹可融合，呈暗红色。部分病例可有出血性皮疹，压之不褪色。皮疹高峰时，全身中毒症状加重，体温达 40℃左右，精神萎靡、嗜睡或烦躁不安，甚至谵妄、抽搐，婴幼儿常出现惊厥。咳嗽加重，咽红、舌干，结膜充血、畏光，面部水肿，全身表浅淋巴结及肝脾大，肺部可闻干、湿啰音，胸部影像可见弥漫性肺部浸润病变，部分病人可出现心肌损害，甚至心力衰竭。

3. 恢复期 皮疹达高峰后，病情开始缓解，体温 12~24h 内降至正常，全身症状减轻，皮疹按出疹顺序消退，可留浅褐色色素沉着斑，1~2 周后消失，伴有糠麸样脱屑，2~3 周内退尽。无并发症者病程 10~14d。

成人麻疹中毒症状常较小儿重，上呼吸道症状轻，体温高，皮疹密集、多粗大成片，出疹顺序与小儿不同，从四肢向躯干蔓延，退疹较缓，并发症少。孕妇患麻疹早期可发生死胎，稍晚则可发生流产或死产，如在分娩前不久得麻疹，病毒可经胎盘传给胎儿，出生时新生儿可患麻疹，新生儿患麻疹往往无明显前驱症状而发疹较多。近几年发生的成人麻疹临床症状多不典型。

麻疹过程中，呼吸道病变最显著，可表现为鼻炎、咽炎、支气管炎及肺炎，还可并发脑炎。肠道黏膜也可有呼吸道黏膜同样的病变。麻疹病毒感染过程中机体免疫反应明显降低，可使原有的变态反应性疾病如湿疹、哮喘、肾病综合征得到暂时缓解。但病人易继发细菌感染，结核病灶可复发或恶化。

（二）非典型麻疹

由于病毒毒性强弱不一，侵入人体数量不同，感染者的年龄差异，免疫力高低不等，以及是否接种过疫苗等因素，临床上可出现非典型表现。

1. 轻型麻疹 潜伏期长，呼吸道症状轻，发热低，多在 39℃ 以下，无麻疹黏膜斑或不典型，皮疹少而色淡，病程 1 周左右，并发症少。多见于接受过疫苗免疫者或婴儿体内保留母体免疫力者。

2. 重型麻疹 多见于全身状况差、免疫力低或继发严重细菌感染者，死亡率高。

（1）**中毒性麻疹**：全身感染中毒症状重，起病即高热，体温高达 40℃ 以上，早期出现大量紫蓝色融合性皮疹，伴有气促、发绀、心率快，甚至谵妄、抽搐及昏迷。

（2）**休克性麻疹**：除中毒症状外，出现心力衰竭，表现为面色苍白、发绀、四肢厥冷、脉细弱、心率快、第一心音低钝、血压下降等。皮疹稀少、色淡而迟迟不能诱发或皮疹刚出现又突然隐退。

（3）**出血性麻疹**：皮疹为出血性，形成紫斑，压之不褪色，常伴有黏膜、内脏出血和严重中毒症状。

（4）**疱疹性麻疹**：疱疹位于真皮内，内含澄清液，周围有红晕，疱疹有时融合成大疱。发热高，中毒症状严重。

3. 异型麻疹 在接种麻疹灭活疫苗后 4~6 年，再接触麻疹病人时，可致异型麻疹发生。主要表现为突起高热、头痛、肌痛、腹痛，无麻疹黏膜斑，病后 2~3d 出现皮疹，从四肢远端开始，逐渐扩散到躯干。皮疹为多形性，常伴四肢水肿，上呼吸道卡他症状不明显，但肺部可闻到啰音。肝、脾均可增大。异型麻疹病情较重，但为自限性。其最重要的诊断依据是恢复期检测麻疹血凝抑制抗体呈现高滴度，但病毒分离阴性。一般认为异型麻疹无传染性。

【实验室与其他检查】

（一）血常规

白细胞总数初期正常或减少，淋巴细胞增多。若白细胞数增加，尤其是中性粒细胞增加，提示继发细菌感染；若淋巴细胞严重减少，常提示预后不良。

（二）抗原抗体检测

酶联免疫吸附试验（ELISA）法检测血中特异性 IgM 和 IgG 抗体,灵敏度和特异度好。其中,IgM 病后 3d 阳性,2 周达高峰。IgG 恢复期较早期增高 4 倍以上为阳性。成人麻疹约 7.9%IgM 阴性。

（三）病原学检查

1. 病毒分离 采集前驱期或出疹早期病人的鼻咽部及眼结膜分泌物或血、粪便标本接种于原代人胚肾细胞,分离麻疹病毒,但阳性率较低,不作为常规检查。

2. 病毒抗原检测 取早期病人鼻咽分泌物、血细胞及尿沉渣细胞,用免疫荧光或免疫酶法查病毒抗原,可早期诊断,也可用此标本检查多核巨细胞,亦可早期诊断。

3. 核酸检测 采用逆转录聚合酶链反应（RT-PCR）从临床标本中扩增麻疹病毒 RNA,是一种非常敏感和特异的诊断方法,对免疫力低下而不能产生特异抗体的麻疹病人,尤为有价值。

【并发症】

（一）肺炎

肺炎是最常见的并发症,发生率为 12%~15%,以出疹 1 周内最常见,多见于 5 岁以下病人,占麻疹患儿死亡的 90% 以上。麻疹病毒本身引起的肺炎多不严重,而继发的肺部感染较为严重,病原体可为病毒或细菌。表现为病情突然加重,高热、咳嗽、脓痰、气急、鼻翼扇动、口唇发绀、肺部啰音等表现。白细胞增多,痰培养有病原菌生长。

（二）喉炎

喉炎多见于 2~3 岁以下小儿,发生率为 1%~4%。麻疹过程中有轻度喉炎,但继发细菌感染可导致喉部组织水肿,分泌物增多,极易引起喉梗阻。表现为声音嘶哑、犬吠样咳嗽、呼吸困难、缺氧发绀等呼吸道梗阻表现,严重时须及早进行气管切开。

（三）心肌炎

心肌炎多见于婴幼儿。主要表现为气促、烦躁不安、面色苍白、发绀、四肢厥冷、脉细速而弱、心率快、心音低钝、肝脾大等心力衰竭症状,皮疹不能出全或突然隐退。心电图提示 T 波和 ST 段改变。

（四）脑炎

脑炎主要见于儿童,发生率为 0.01%~0.5%,多发生在出疹后 2~6d,也可发生在出疹后 3 周内。主要为麻疹病毒直接侵犯脑组织所致,晚期发生有脑组织脱髓鞘病变,可能与免疫反应有关。临床表现与其他病毒性脑炎相似,常有高热、头痛、呕吐、嗜睡、神志不清、惊厥及强直性瘫痪等,多在 1~5 周后恢复,病死率为 12%~15%。多数可恢复正常,少部分留有智力障碍、瘫痪、失明及耳聋等后遗症。

（五）亚急性硬化性全脑炎

亚急性硬化性全脑炎是麻疹罕见的远期并发症,发病率为（1~4)/100 万。其机制是病毒变异后机体不能产生对基质蛋白的抗体,导致病毒在脑细胞中长期潜伏而引起。病理变化是脑组织退行性变。潜伏期 2~17 年,起病缓慢,病人逐渐出现智力障碍、性格改变、运动不协调、语言和视听障碍、癫痫发作等症状,最后出现昏迷、强直性瘫痪。脑中可查出麻疹抗原,分离出麻疹病毒。血清与脑脊液中麻疹抗体持续强阳性。多数病人于起病 6~9d 后死亡。

【诊断与鉴别诊断】

（一）诊断

典型麻疹根据流行病学及临床表现诊断不难。在麻疹流行期间,无麻疹疫苗接种史者且在 3~4 周内有麻疹病人接触史,出现发热和上呼吸道感染及眼结膜炎症所致的卡他症状,口腔黏膜见到典型的麻疹黏膜斑以及典型的皮疹即可诊断。前驱期病人鼻咽分泌物、痰液和尿沉渣可找到多核巨细胞,用免疫荧光法可检测到剥脱细胞中麻疹病毒抗原,为早期诊断依据。血清血凝抑制抗体、中和抗体和补体结合抗体检测,恢复期效价上升 4 倍以上或早期特异 IgM 增高均有诊断价值。非典型麻疹临床难以诊断,需要通过血清抗体检测或病毒分离来确诊。这就要求医生具有良好医学素质,不仅询问病史和查体完整、准确,尤其注重流行病学史,还要熟悉当地传染病流行情况,当地社区疫苗预防接种政策和规定以及当地的流动人口情况。

ER 2-4

麻疹早期
诊断指标

(二)鉴别诊断

1. 风疹 多见于幼儿及学龄前儿童,前驱期短,全身症状和上呼吸道症状轻,无麻疹黏膜斑,发热 1~2d 后出疹,迅速布及全身,为稀疏斑丘疹,1~2d 内消退,无色素沉着和脱屑,常伴耳后、枕后、颈部淋巴结肿大。一般无并发症,预后好。

2. 幼儿急疹 多见于 1 岁左右婴幼儿,急起高热,持续 3~4d,无明显其他症状,热退后出现淡红色斑丘疹,皮疹稀疏,呈玫瑰色,以躯干为多,1~3d 内疹退尽,不脱屑,亦无色素沉着。

3. 猩红热 前驱期发热和咽痛明显,1~2d 后全身出现针尖大小密集红色皮疹,压之褪色,疹间皮肤发红,皮疹持续 4~5d 后随热降而退,出现片状脱皮,尚有口周苍白圈、草莓舌或杨梅舌等特征。白细胞总数及中性粒细胞数明显升高,咽拭子可获 A 群乙型溶血性链球菌。

4. 药物疹 近期有用药史,皮疹呈多样性,瘙痒,低热或无热,无口腔黏膜斑,停药后皮疹不发展而逐渐消退。血细胞分析嗜酸性粒细胞可增多。

5. 肠道病毒感染 柯萨奇病毒、埃可病毒感染时常有皮疹,皮疹多样,大多为斑丘疹、疱疹、瘀点、荨麻疹或猩红热样皮疹,疹退不脱屑,不留痕,常伴咽痛、肌痛、腹泻及无菌性脑膜炎,血象无异常。

几种常见出疹性疾病临床鉴别要点见表 2-4。

表 2-4 常见出疹性疾病临床鉴别要点

病名	病原体	潜伏期	全身症状	口腔黏膜	淋巴结	皮疹与发热的关系及特点	病程
麻疹	麻疹病毒	6~21d	重,高热,呼吸道症状明显	麻疹黏膜斑	全身表浅淋巴结肿大	发热 3~4d 出红色斑丘疹	10~14d
风疹	风疹病毒	14~21d	轻,低热,呼吸道症状轻	软腭、咽部可有黏膜疹	耳后、枕后淋巴结肿大	发热当日出淡红色斑丘疹,2~3d 消退,无色素沉着	2~3d
猩红热	A 群乙型溶血性链球菌	2~5d	明显,高热,咽痛	杨梅舌	颌下、颈部淋巴结肿大	发热 1~2d 出疹,普遍充血,皮肤上弥漫密集大头针帽大小丘疹	1~2 周
幼儿急疹	人疱疹病毒 6 型	1~2 周	轻,高热	软腭可见红色小点疹	颈、枕部淋巴结肿大	退热时出疹,为不规则红色斑丘疹,无色素沉着	4~6d

【治疗】

对麻疹病毒尚无特效抗病毒药物,单纯麻疹重点在加强护理、对症治疗和预防并发症的发生。并发症中亚急性硬化性全脑炎尚无特殊治疗,其他并发症可根据实际情况施治。祖国传统医学对治疗麻疹有丰富经验,应大力发扬并创新,临床中西医结合治疗麻疹病人为宜。

(一)一般治疗

病人应单间呼吸道隔离,卧床休息直至体温正常或至少出疹后 5d,如并发肺炎应再延长 5~10d。注意室内清洁、温暖、通风,保持空气新鲜,室温适中,不宜直接吹风或过分闷热。眼、鼻、口腔及皮肤保持清洁,可用生理盐水每日清洗口、鼻、眼。给予富有营养易消化饮食,鼓励多饮水。恢复期可每日增加一餐以促进康复。对住院麻疹病人应补充维生素 A,来降低并发症和病死率。

(二)对症治疗

高热者输液,可酌用小剂量解热药物或头部冷敷;咳嗽可用祛痰镇咳药;剧咳和烦躁不安可用少量镇静药;体弱病重病人可早期注射丙种球蛋白;必要时给氧;保证水、电解质及酸碱平衡等。

(三)中医中药治疗

根据不同病期进行辨证施治,中医认为麻疹是由热毒蕴于肺脾二经所致,前驱期应驱邪外出,以透疹解表为主,宜用宣毒发表汤或葛根升麻汤加减,外用生麻黄、芫荽、西河柳、紫浮萍各 15g,置锅内煮沸熏蒸,稍冷后擦洗面部、四肢以助透疹,须注意保暖;出疹期宜清热解毒透疹,除继续外用透疹药外,可用银翘散加减;若疹出不透重用三黄石膏汤或犀角地黄汤;若皮疹色白不红、虚弱肢冷者,用人参败毒饮。恢复期宜养阴清肺,用沙参麦冬汤或竹叶石膏汤。

【预后】

单纯麻疹预后好,有并发症及重型麻疹预后较差。

【预防】

采用预防接种为主的综合性预防措施。

(一)管理传染源

对麻疹病人应做到早诊断、早报告、早隔离、早治疗。一般病人应隔离至出疹后 5d,伴呼吸道并发症者延长至出疹后 10d。对接触者中的易感儿童应隔离检疫 3 周,已做被动免疫者应隔离 4 周。

(二)切断传播途径

流行期间避免易感儿童到公共场所或人多拥挤处;集体托幼机构的儿童应暂停接送,并加强晨间检查,及时发现病人;无并发症的麻疹病人可在家中隔离,病人的病室每日应开窗通风 1~2h。医护人员接触病人,应穿隔离衣、戴口罩和洗手。

(三)保护易感人群

1.**主动免疫** 是保护易感人群预防麻疹的最好办法。接种主要对象为婴幼儿,但未患过麻疹的儿童和成人均可接种麻疹活病毒疫苗。目前发达国家初种麻疹疫苗的年龄大多定在 15 个月,发展中国家因麻疹常有流行,故初种年龄为 8 个月。我国将麻疹腮腺炎风疹联合减毒活疫苗(MMR)作为 8 月龄和 18 月龄免疫规划疫苗接种,禁用非免疫规划疫苗替代。易感者在接触病人 2d 内若接种疫苗,仍有可能预防发病或减轻病情。接种后 12d 左右,血中出现 IgM 抗体,1 个月达高峰,阳性率可达 95%~98%,2~6 个月逐渐下降,4~6 年后部分儿童抗体消失,故需复种。接种后反应较轻微,少数接种者可出现短时低热。接种禁忌为妊娠、过敏体质、免疫功能低下者(如肿瘤、白血病、使用免疫抑制剂及放射治疗者等);活动性结核应治疗后再考虑接种;发热及一般急、慢性疾病者应暂缓接种;凡 6 周内接受过被动免疫制剂者,应推迟 3 个月接种。近年来,麻疹病人中大龄儿童和成年人增多,疫苗防疫工作人员和社区医务工作者本着对人民群众健康高度负责的精神,坚决贯彻执行党和政府关于传染病以预防为主的工作方针,对本辖区未接种疫苗或推迟接种疫苗的儿童以及流动人群予以关注、追踪并随访,加强宣教,保证接种率。

2.**被动免疫** 年幼体弱者接触麻疹病人后,可采用被动免疫以预防发病。目前常用人血丙种球蛋白 3ml(或 0.25ml/kg)肌内注射或胎盘丙种球蛋白 3~6ml 肌内注射。接触病人后 5d 内注射,可有保护作用;6d 后注射可减轻症状。免疫有效期 3~8 周。

二、风疹

风疹(rubella,German measles)是风疹病毒引起的急性呼吸道传染病。临床特征为低热,轻度上呼吸道炎症表现,皮疹和耳后、枕后及颈淋巴结肿大为特征。一般病情轻,病程短,预后良好。孕妇在妊娠早期感染风疹病毒,可引起先天性风疹综合征。风疹属于我国法定丙类传染病。

【病原学】

风疹病毒为 RNA 病毒,电镜下呈球形,直径 50~70nm,核心为单股正链 RNA,外有包膜,由脂蛋白等组成,只有一种血清型。它只对人和猴有致病力,能在兔肾、乳田鼠肾、绿猴肾、兔角膜等细胞培养中生长并致细胞病变,风疹病毒在体外生活力弱,紫外线、乙醚、氯仿、甲醛、酸性(pH<3)能灭活,耐寒不耐热,在 -70℃可保持活力 3 个月,干燥、冰冻下可保存 9 个月,但加热 56℃ 30min、37℃ 90min 可杀死。

【流行病学】

(一)传染源

风疹病人、无症状带病毒者均是传染源,传染期为出疹前 7d 至出疹后 5d,起病当天和前一天传染性最强,病人口、鼻、咽部分泌物以及血液、尿液、粪便中均含有病毒。

(二) 传播途径

主要由空气飞沫经呼吸道传播,亦可经胎盘传给胎儿,人与人之间密切接触也可传染。胎内被感染的新生儿,咽部可排病毒数周、数月甚至1年以上,因此通过污染的奶瓶、奶头、衣被尿布及直接接触等感染缺乏抗体的医务人员、家庭成员,也可引起婴儿室中传播。

(三) 人群易感性

多见于5~9岁儿童,成人多数有抗体,偶尔有发病,育龄妇女对风疹较易感,病后有较持久的免疫力。

(四) 流行特征

由于本病临床症状轻微,多数病人呈现隐性感染,无皮疹等临床症状,故常低估本病的实际流行情况。血清流行病学调查显示,人群感染率很高,我国曾对20个省育龄妇女进行调查,风疹抗体阳性率高达90%以上。该病呈世界性流行,四季均可发生,以冬春季发病较高,常6~10年出现一次周期流行。自广泛使用风疹疫苗后,流行已很少见。

【 发病机制与病理解剖 】

(一) 发病机制

感染后风疹病毒首先在上呼吸道黏膜和颈部淋巴结生长增殖,引起呼吸道炎症及耳后、枕部、颈部等浅表淋巴结肿大。风疹病毒在局部增殖复制后入血,引起病毒血症,播散引起全身淋巴结肿大。抗原抗体复合物引起毛细血管炎症发生皮疹。当孕妇在妊娠早期感染风疹病毒时,病毒可经胎盘感染胎儿,在胎儿各器官均可发现较大数量的病毒,直接影响胎儿的生长发育,引起宫内发育迟缓和先天畸形。生后亦可在婴儿体内有较多的病毒继续复制排出。

(二) 病理解剖

风疹病情轻,病变少,真皮上层毛细血管充血及有少量渗出液。淋巴结呈非特异性炎症。风疹病毒脑炎时脑组织水肿、血管周围炎性细胞浸润、神经细胞变性等。

【 临床表现 】

潜伏期一般是14~21d,平均为18d。根据临床表现有以下几种:

(一) 典型风疹

前驱期为1~2d,症状常较轻微。发热1~2d后出皮疹,开始于面颈部,1d内布满躯干及四肢,手掌和足底无皮疹。皮疹初为淡红色斑疹,继以丘疹或斑丘疹,直径2~3mm,面部、四肢远端皮疹较稀疏,部分可融合,与麻疹皮疹类似。躯干背部皮疹较密,融合成片,类似猩红热样皮疹。出疹时有低热与轻度上呼吸道感染症状及耳后、枕后及颈部淋巴结肿大明显,脾轻度肿大。皮疹一般持续2~3d消退,退后不留色素沉着,其他症状随之消失,肿大的淋巴结亦逐渐缩小。

(二) 无皮疹性风疹

部分病人只有发热、上呼吸道炎症、淋巴结肿大而无皮疹,称为无皮疹风疹。

(三) 先天性风疹综合征

孕妇患风疹,特别是发生在妊娠的前3~4个月内,风疹病毒可经胎盘传染给胎儿,引起先天性风疹。除可发生死胎、流产和早产外,婴儿出生时即有各种畸形或多脏器损害表现,表现为心血管畸形、白内障、小头畸形、智力障碍、骨发育障碍、视网膜病变、听力损害,亦可表现为出现活动性肝炎、贫血、紫癜、脑膜炎及进展性脑炎等。

【 并发症 】

风疹一般症状较轻,仅少数病人可并发脑炎、心肌炎、关节炎、中耳炎、咽炎、支气管炎、胰腺炎、肝炎、消化道出血、血小板减少性紫癜、溶血性贫血、肾病综合征、急性肾小球肾炎、慢性肾小球肾炎等。

【实验室与其他检查】

（一）血常规检查

白细胞总数减少,淋巴细胞比例增多,并可出现异型淋巴细胞及浆细胞。

（二）血凝抑制试验

采用初期及恢复期血清做血凝抑制试验检查血清抗体。

（三）酶联免疫吸附试验

采用酶联免疫吸附试验（ELISA）检测风疹 IgM 抗体,该抗体以出疹后 5~14d 阳性率最高。若新生儿血清特异性 IgM 阳性,可诊断为先天性风疹。

（四）病原学检查

间接免疫荧光法可直接检测病毒抗原,应用斑点杂交法检测 RNA,尚可早期做风疹病毒分离。

【诊断与鉴别诊断】

对典型病人可依据流行病学史与临床表现进行诊断。对不典型病人可采用初期及恢复期血清做血凝抑制试验检查血清抗体,有条件者需进行病毒分离,方能诊断。采用 ELISA 检测风疹 IgM 抗体,该抗体以出疹后 5~14d 阳性率最高,对风疹早期诊断以及提示患风疹的孕妇妊娠风险非常重要。对疑似风疹孕妇所产的婴儿,均应做风疹病毒分离和血清抗体检测来确诊。

该病应与轻型麻疹、猩红热、肠道病毒感染、药物疹、传染性单核细胞增多症等相鉴别。

【治疗】

（一）一般疗法

风疹病人一般症状轻微,不需要特殊治疗。症状较显著者,应卧床休息,流质或半流质饮食。对高热、头痛、咳嗽、结膜炎者可给予对症治疗。

（二）先天性风疹的治疗

对病人应做好照护,密切观察病人生长发育情况,矫正畸形,培养劳动能力,以便使其克服先天缺陷。

（三）药物治疗

应用干扰素、利巴韦林等有助于减轻病情。

【预防】

预防工作的重点是预防先天性风疹。风疹病人应隔离至出疹后 5d,孕妇在孕期的前 3 个月应尽量避免与风疹病人接触,如已接触病人,应于 5d 内用肌内注射的丙种球蛋白,可有一定保护作用。对确有风疹病毒感染的早期孕妇,应积极治疗,提前告知,胎儿也有患病风险。各地妇保科、儿科、社区疫苗工作者以及疾控工作人员应联起手来,确实掌握风疹流行情况,加强宣教,使重点人群关注此事,加强防范意识。对儿童及易感育龄妇女,可接种风疹活病毒疫苗。

【预后】

风疹预后良好。并发脑膜脑炎、血小板减少所致颅内出血可引起死亡。妊娠初 3 个月内的妇女患风疹,胎儿有发生先天性风疹的风险,一旦发生,预后差。

（冯海军）

第五节　水痘与带状疱疹

案例导入

病人,男孩,1 岁。因发热、皮疹 2d 入院。病人 2d 前无明显诱因出现发热,最高体温 38.2℃,伴有轻咳症状,1d 前下午面部及胸背部出现疱疹样皮疹,在当地抗病毒、对症治疗后,感觉效果不佳,于今日来我院求治。查体:T 37.5℃,P 88 次/min,R 20 次/min,BP 105/75mmHg。

神志清,精神好,发育正常,营养中等,主动体位,查体合作,全身皮肤均有散在水痘样皮疹,有红色刚出的斑丘疹,有周边红而中心液化的疱疹,表浅淋巴结未触及,心、肺、腹未见异常。

请思考:

1. 该病人最可能的诊断是什么?

2. 主要的诊断依据有哪些?

3. 如何进一步明确诊断?

水痘(varicella,chickenpox)及带状疱疹(herpes zoster)是由同一病毒,即水痘-带状疱疹病毒(varicella-zoster virus,VZV)感染所引起的两种不同表现的急性传染病。原发感染为水痘,是小儿常见急性传染病,临床特征是分批出现的皮肤黏膜的斑丘疹、疱疹及结痂,全身症状轻微。带状疱疹多见于成人,是潜伏在感觉神经节的水痘-带状疱疹病毒再激活后引起的皮肤感染;其特征为沿身体单侧感觉神经支配相应皮肤节段出现成簇的疱疹,常伴局部神经痛。

一、水痘

【病原学】

水痘-带状疱疹病毒属于疱疹病毒科,只有一个血清型,呈圆形或椭圆形,直径为150~200nm,核心为线形双链DNA,衣壳是由162个壳粒排成的对称二十面体,外层为脂蛋白膜。含有DNA聚合酶(DNAP)和胸腺嘧啶激酶(thymidine kinase),前者为合成DNA所必需,是疱疹病毒共有,后者仅存在于单纯疱疹病毒和水痘-带状疱疹病毒。一般认为,不能产生胸腺嘧啶激酶的病毒不能造成潜伏感染而引起带状疱疹。人是已知的自然界唯一宿主。该病毒体外抵抗力弱,不耐酸,不耐热,不能在痂皮中存活,能被乙醚灭活,但在疱疹液中 $-65℃$ 可存活8年。

【流行病学】

(一)传染源

水痘和带状疱疹病人是传染源,病毒存在于病变皮肤黏膜组织、疱液及血液中,可由鼻咽分泌物排出体外,发病前1d至疱疹完全结痂时均具有传染性。带状疱疹病人的传染源作用不如水痘病人重要,易感者接触带状疱疹病人可引起水痘而不会发生带状疱疹。

(二)传播途径

主要经空气飞沫和直接接触疱液传播,也可通过接触污染的用具传播,潜伏期的供血者可通过供血传播,孕妇分娩前6d患水痘,可感染胎儿,出生后10~13d发病。

(三)人群易感性

普遍易感,多见于儿童,6个月以下婴儿及大于20岁者较少发病。传染性很强,易感儿童接触后90%发病。病后免疫力持久,一般不再发生水痘,但体内高效价抗体不能清除潜伏的病毒,故以后可发生带状疱疹。

(四)流行特征

呈全球性分布。四季均可发生,以冬春季发病多见。多为散发,偏僻地区偶有暴发,城市每2~3年可发生周期性流行。

【发病机制与病理解剖】

(一)发病机制

病毒经直接接触或经上呼吸道侵入人体后,在皮肤、黏膜细胞及淋巴结内增殖,然后进入血流,形成第一次病毒血症,在单核巨噬细胞系统内再次增殖后入血,形成第二次病毒血症,病毒散布全身各组织器官,引起病变,主要损害皮肤,偶可累及内脏。皮疹分批出现与间歇性病毒播散有关。皮疹出现1~4d后,特异性抗体产生,病毒血症消失,症状随之好转。

（二）病理解剖

水痘的病变主要在表皮棘细胞,细胞水肿变性,形成单房性透明水疱,内含大量病毒。病灶周边及基底部有充血、单核细胞及多核细胞浸润形成红晕,浸润的多核巨细胞内含有嗜酸性包涵体。随后疱液中出现炎性细胞和脱落上皮细胞,疱液变混浊并减少,病毒含量下降,下层的上皮细胞再生,最后结痂,因病变表浅,痂脱落后一般不留痕迹。免疫缺陷者可发生播散型水痘,病理检查发现食管、肺、肝、心、肠、胰、肾、肾上腺等有局灶性坏死、出血和含嗜酸性包涵体的多核巨细胞。水痘肺炎时可见间质性肺炎伴结节性实变出血区。水痘脑炎主要为白质区血管周围脱髓鞘病变。

【临床表现】

潜伏期一般是 10~21d,平均为 14d。典型水痘分两期。

1. 前驱期 婴幼儿常无前驱症状或症状轻微,年长儿及成人有发热、头痛、乏力、咽痛、食欲缺乏、咳嗽等表现,持续 1~2d。

2. 出疹期 起病后数小时或 1~2d 出现皮疹。皮疹首先见于躯干和头部,后延及全身,四肢末端少,呈向心性分布,为水痘皮疹的特征之一。初为红斑疹,数小时后变为丘疹,再经数小时发展为疱疹。水疱表浅,壁薄易破,疱液透明,形如露水珠,直径 3~5mm,周围有红晕,数小时后变混浊,疱疹处常伴有瘙痒。1~2d 后疱疹中心干枯,然后结痂(文末彩图 2-10),脱痂后不留痕迹。皮疹分批出现,同一部位可同时存在斑疹、丘疹、疱疹和结痂(文末彩图 2-11),这是水痘皮疹的又一重要特征。部分病人可在鼻、口腔、咽喉、结膜及外阴等处出现疱疹,破裂形成浅溃疡,疼痛,愈后不结痂。水痘为自限性疾病,10d 左右自愈。

儿童病人全身症状及皮疹均较轻,免疫缺陷者及婴儿病人症状较重,易形成播散性水痘和水痘肺炎。其表现为皮疹融合,迅速扩大形成大疱,或呈出血性水痘。继发细菌感染可导致坏疽型水痘,病人有高热、严重毒血症症状,甚至发生败血症而死亡。妊娠期感染水痘,可引起胎儿畸形、早产或死胎。产前数日内母亲患水痘,可发生新生儿水痘,病情常较危重。

【并发症】

（一）皮肤继发细菌感染

如丹毒、蜂窝织炎、败血症等。

（二）肺炎

儿童多为继发细菌感染,成人为原发性水痘肺炎,常发生于出疹后 1~6d,有高热、咳嗽、咯血、胸痛、呼吸困难、发绀等,但肺部体征少,X 线显示肺部弥散性结节浸润,以肺门和肺底为重。可持续 1~2 周,严重者于 24~48h 因急性呼吸衰竭而死亡。

（三）脑炎

发生极少,儿童多于成人。临床表现与其他病毒性脑炎相似,可出现惊厥、躁动、昏迷,部分小儿可有小脑功能障碍等。病死率为 5%~25%,少数可留有偏瘫、精神异常等后遗症。

（四）其他

可有心肌炎、血小板减少、肝功能异常、肾炎等。

【实验室与其他检查】

（一）血常规检查

白细胞总数正常或稍高,淋巴细胞相对增多。

（二）疱疹刮片

刮取新鲜疱疹基底组织涂片,瑞氏染色见多核巨细胞,苏木精伊红染色常可见细胞核内包涵体。

（三）病毒分离

将疱疹液直接接种于人胚成纤维细胞,分离出病毒再作鉴定,仅用于非典型病例。

（四）免疫学检测

补体结合抗体高滴度或双份血清抗体滴度升高 4 倍以上有诊断价值。取疱疹基底刮片或疱疹

ER 2-5

水痘皮疹的发生和特点

液,直接荧光抗体染色查病毒抗原快速、灵敏。

(五)病毒 DNA 检测

用聚合酶链反应检测病人呼吸道上皮细胞和外周血白细胞中水痘-带状疱疹病毒 DNA,比病毒分离简便。

【诊断与鉴别诊断】

(一)诊断

典型病例根据临床表现及流行病学史即可诊断,非典型病例须依据实验室检测明确诊断。

(二)鉴别诊断

1. 单纯疱疹病毒(HSV)感染　由 HSV-1 型或 HSV-2 型感染所致,皮疹形态为疱疹。免疫功能低下者和湿疹病人可发生全身性疱疹。通过特异性抗体、核酸等病原学检查可鉴别。

2. 丘疹样荨麻疹　多发生于虫咬后或与食物过敏有关。皮疹成批出现,多见于四肢伸面,为红色丘疹或丘疱疹,皮疹质坚,疱壁厚而不易破,瘙痒常较明显,可迁延数周至数月。

3. 脓疱病　为化脓性链球菌引起的脓疱疹,疱液涂片或培养可检出细菌。

4. 手足口病　皮疹多见于手、足、口腔和臀部。初为斑丘疹,后转为疱疹,不结痂;口腔黏膜可见疱疹和溃疡。肠道病毒 71 型、柯萨奇病毒 A 组 6 型和 16 型等肠道病毒特异性抗体或核酸检测阳性有助于诊断。

5. 猴痘　发病后 1~3d 出现皮疹,皮疹首先见于面部,逐渐蔓延至四肢和其他部位,皮疹多呈离心性分布,面部和四肢皮疹较躯干更为多见,手心和脚掌均可出现皮疹;也可累及口腔黏膜、消化道、生殖器、结膜和角膜等处。从发病至结痂脱落 2~4 周。疱液、血液、咽拭子等检测猴痘病毒核酸阳性有助于诊断。

【治疗】

(一)一般处理和对症治疗

急性期应注意休息,补充足够水分和营养,加强皮肤护理,避免抓伤以免继发感染。皮肤瘙痒者可用 0.25% 苯酚炉甘石洗剂涂擦或口服抗组胺药。疱疹破裂后可涂甲紫、杆菌肽或新霉素软膏等。维生素 B_{12} 500~1 000μg 肌内注射,1 次/d,连用 3d 可促进皮疹干燥结痂。

(二)抗病毒治疗

对免疫缺陷及免疫抑制的病人,应尽早使用抗病毒药物治疗。阿昔洛韦为首选药物,连用 5d;也可用阿糖腺苷、泛昔洛韦等。早期使用 α 干扰素能较快抑制皮疹发展,加速病情恢复。

知识链接

水痘的家庭护理

①水痘病人在家隔离直至全部结痂,避免与健康儿童接触;②休息,吃有营养易消化食物,多喝水;③防止用手抓破痘疹,剪短指甲,保持手的清洁,病人戴布手套。如疱疹破溃,可涂 1% 的甲紫溶液,若有化脓可涂抗生素软膏;④被褥整洁勤晒,衣服宽大柔软;⑤发现病人高热不退、咳喘,或呕吐、头痛、烦躁不安或嗜睡,应及时找医生诊治。

(三)中医中药

水痘之核心病机为湿热疫邪侵袭肌腠,疫邪炽盛入血,动血易发重症,临床可分为轻、重二型论治。

1. 轻型

(1)临床表现:全身性皮疹,向心性分布,躯干为多点粒稀疏,疱疹形小,疹色红润,根盘红晕不显,疱浆清亮,此起彼伏,瘙痒感;伴发热,多为低热,恶风或恶寒,头痛、鼻塞、流涕、喷嚏、咳嗽、纳差;舌质红,苔薄白或薄黄,脉浮数。

（2）**推荐方剂**：银翘散合六一散。

1）常用药物与参考剂量：金银花 30g、连翘 30g、牛蒡子 15g、淡竹叶 10g、薄荷 6g（后下）、蝉蜕 6g、桔梗 6g、车前子 9g、滑石 15g（包煎）、甘草 3g。

2）服法：每日 1 剂，水煎服，100~200ml/次，2~4 次/d 口服（如有特殊，请遵医嘱）。

2. 重型

（1）**临床表现**：全身性皮疹，分布范围较广，疹点密布，根盘红晕较著，疱疹形大，疹色红赤或紫暗，疱浆混浊，出血性皮疹，口腔、睑结膜、阴部可见疱疹；壮热、烦躁，口渴欲饮，面赤唇红，目赤，口舌生疮，牙龈肿痛，纳差，大便干结，小便短赤；舌质红绛、苔黄糙而干或苔黄腻，脉滑数。

（2）**推荐方剂**：清瘟败毒饮加减。常用药物及参考剂量：黄连 5g、黄芩 9g、地黄 12g、连翘 9g、升麻 6g、牡丹皮 6g、赤芍 9g、生石膏 30g（先煎）、栀子 9g、薏苡仁 20g、碧玉散 20g（包煎）。

（3）**推荐中成药**：热毒宁注射液。

（四）防治并发症

继发细菌感染时可选用抗生素，因脑炎出现脑水肿时应脱水治疗。一般禁用肾上腺皮质激素，若患水痘前，因其他所患疾病长期使用激素治疗者，应尽快减为生理剂量或停止使用。在病程后期，水痘已结痂，合并重症肺炎或脑炎时，可在采取相应措施的同时酌情使用激素，以减轻症状，促进早期痊愈。

【预防】

（一）管理传染源

病人应隔离至疱疹全部干燥结痂或出疹后 7d。

（二）切断传播途径

避免与急性期病人接触，病人呼吸道分泌物、污染物应消毒。

（三）保护易感人群

接触者医学观察 24d；早期应用肌内注射的丙种球蛋白，0.4~0.6ml/kg 可减轻症状，也可用带状疱疹免疫球蛋白 5ml 肌内注射，降低发病率或减轻症状。未患过水痘且未全程接种水痘疫苗者，存在暴露风险时，可接种水痘疫苗。暴露后可在 3d 内紧急接种疫苗。

【预后】

一般预后良好。成人较儿童病情为重，如无并发症，预后良好。

二、带状疱疹

【流行病学】

（一）传染源

水痘和带状疱疹病人是本病的传染源，带状疱疹病人不如水痘病人的传染性强，易感者接触带状疱疹病人可引起水痘而不会发生带状疱疹。

（二）传播途径

易感者感染水痘和带状疱疹病毒后，一般先发生水痘，继后才可能出现带状疱疹，罕有初次感染病毒后就直接发生本病，在水痘流行期间，并未发现带状疱疹的发病率随之上升。因此，一般认为带状疱疹病毒主要不是通过外源性感染，而是患水痘后潜伏性感染的病毒再激活所致。

（三）易感人群

普遍易感，感染后可获得持久性免疫力，愈后很少复发。

（四）流行特征

常年散发，无季节、种族、性别及职业倾向。发病率随年龄增长而增加，10 岁以下的人群发病率为 0.74%；20~50 岁之间的人群发病率 2.5‰；50~60 岁之间的人群发病则成倍增加；免疫功能低下者，如恶性肿瘤，特别是淋巴瘤，接受免疫抑制剂、放射治疗及艾滋病等病人易发生带状疱疹。

【发病机制与病理解剖】

水痘-带状疱疹病毒侵入易感者体内后,先引起原发感染水痘,病毒沿神经纤维进入感觉神经节,呈潜伏性感染。当免疫功能下降时,如患恶性肿瘤、使用免疫抑制剂、创伤、HIV 感染等,潜伏病毒被激活而复制,并沿感觉神经离心传播至该神经支配的皮肤细胞内增殖,引起相应皮肤节段发生疱疹,同时可引起神经节炎,使神经分布区域发生疼痛。

主要病变部位在神经和皮肤,病理变化主要是受累神经节炎症。局部可见单核细胞浸润、神经细胞变性,核内可发现包涵体。

【临床表现】

带状疱疹潜伏期长短不一,且难以确定。

发疹前数日,沿着病变神经节段,病人的局部皮肤常有灼痒、疼痛、感觉异常或过敏等,部分病人有低热和全身不适,局部淋巴结可有肿痛。1~3d 后沿周围神经分布区域皮肤出现成簇的红色斑丘疹,很快发展为水疱,数个水疱集成簇状,数簇水疱连接成片,沿神经支配的皮肤成带状排列,故名"带状疱疹"。疱疹多限于身体一侧,皮损很少超过躯干中线,伴有显著的神经痛为本病的突出特征。水疱成批发生,簇间皮肤正常。疱液 2~3d 后呈现混浊或变成脓性,1 周左右干涸,10~12d 结痂,2~3 周脱痂,疼痛消失,不留瘢痕。病程为 2~4 周。

带状疱疹可发生于任何感觉神经分布区,但以脊神经胸段最常见,因此,皮疹部位常见于胸部,约占 50%。其次为腰部、面部。亦可侵犯三叉神经眼支,发生眼带状疱疹,病后常发展成角膜炎与虹膜睫状体炎,若发生角膜溃疡可致失明。

本病轻者可不出现皮肤损害,仅有节段性神经痛,须依据实验室检测诊断。重型常见于免疫功能缺陷者或恶性肿瘤病人,可发生播散性带状疱疹,除皮肤损害外,常伴有高热和毒血症,甚至发生带状疱疹肺炎和脑膜脑炎,病死率高。50 岁以上病人 15%~75% 可见带状疱疹后神经痛,可持续 1 年以上。

【实验室与其他检查】

与水痘相同。

【诊断与鉴别诊断】

典型病例根据单侧性、沿周围神经分布、排列呈带状的疱疹和伴有神经痛的症状,诊断多不困难,非典型病例须依据实验室检查作出病原学诊断。

带状疱疹出疹前应与胸膜炎、肋软骨炎相鉴别,出疹后应与单纯疱疹、脓疱疮、丘疹样荨麻疹进行鉴别。

【治疗】

该病为自限性,治疗原则为止痛、抗病毒和预防继发感染。

(一) 抗病毒治疗

免疫功能正常者,多不需要抗病毒治疗。有免疫缺陷或应用免疫抑制剂的带状疱疹病人,侵犯三叉神经第一支有可能播散至眼球者以及播散性带状疱疹病人应尽早使用抗病毒药。首选阿昔洛韦 600~800mg,口服,每 4h 一次,疗程为 7~10d;或阿糖腺苷 15mg/(kg·d),静脉滴注,疗程 10d。

(二) 对症治疗

带状疱疹病人应休息,患处给予保护,避免摩擦。应用炉甘石洗剂或 5% 碳酸氢钠局部涂擦止痒,疱疹破裂可涂抗生素软膏,防止继发细菌感染。疱疹局部可用阿昔洛韦溶液涂抹,可缩短疗程。神经疼痛剧烈者,可给予镇痛药。

(三) 防治并发症

眼部带状疱疹除应用抗病毒治疗外,亦可用阿昔洛韦眼药水滴眼,并用阿托品扩瞳,以防虹膜粘连。

【预防】

带状疱疹病人不必隔离,但应避免与易感儿及孕妇接触,主要是预防水痘,现尚无有效方法直接预防带状疱疹。

（冯海军）

第六节　流行性腮腺炎

案例导入

病人，男孩，6 岁，学生。因发热，左侧耳垂周围肿胀、疼痛 2d 来院就诊。病人 2d 前发热，头痛，无呕吐，全身乏力，次日晨起左侧耳垂周围肿胀、疼痛，伴有畏寒、发热、食欲缺乏等。查体：T 38.2℃，P 102 次/min。发育正常，营养中等。心肺未见异常，肝脾无肿大。左侧耳垂周围肿胀伴触痛，舌质红。

请思考：

1. 该病人最可能的诊断是什么？
2. 明确诊断需做哪些检查？
3. 应采取哪些治疗措施？

流行性腮腺炎（epidemic parotitis）俗称痄腮，是腮腺炎病毒引起的急性呼吸道传染病。临床上主要表现为发热和腮腺非化脓性肿痛。除侵犯腮腺外，可累及全身多个腺体和器官，引起脑膜炎、脑膜脑炎、睾丸炎、卵巢炎和胰腺炎等。好发于冬春季，儿童和青少年多见。流行性腮腺炎属于我国法定丙类传染病。

【病原学】

腮腺炎病毒属于副黏病毒科，是单股 RNA 病毒。呈球形，大小悬殊，直径 100~200nm。病毒有脂蛋白包膜。病毒的核衣壳蛋白和血凝糖蛋白具有抗原性，分别称为可溶性抗原（s 抗原）和血凝素抗原（v 抗原），并可产生相应的抗体，v 抗体具有保护作用，s 抗体无保护作用，可用于诊断。仅有一个血清型，人是唯一的宿主，存在于早期病人的唾液、血液、尿液或脑膜炎病人的脑脊液中。腮腺炎病毒在外界抵抗力弱，对物理和化学因素敏感。甲醛、75% 酒精均能在 2~5min 将其灭活，紫外线照射可迅速灭活，加热至 55~60℃ 20min 即可灭活，但在 4℃时能存活数天。

【流行病学】

（一）传染源

早期病人和隐性感染者为传染源。病人腮腺肿大前 7d 至肿大后 9d，其间均能从唾液中分离出病毒，此时，病人具有高度传染性。

（二）传播途径

主要经空气飞沫传播。孕妇感染后可通过胎盘传染胎儿，导致胎儿畸形或者死亡。

（三）人群易感性

人群普遍易感。1~15 岁儿童是主要的易感者，尤其是 5~9 岁的儿童，1 岁以下少见，无免疫力的成人亦可发病。患病后可获得持久免疫力。

（四）流行特征

呈全球性分布，一年四季均可发病，以冬、春季为主。幼儿园、小学等机构易引起流行。

【发病机制与病理解剖】

（一）发病机制

腮腺炎病毒经鼻黏膜或口腔黏膜侵入，在局部上皮细胞内和淋巴结中大量复制，引起局部炎症，并进入血液形成第一次病毒血症。腮腺炎病毒经血流播散侵入腮腺组织，引起腮腺病变，亦可进入中枢神经系统而发生脑膜脑炎。腮腺炎病毒在腮腺及中枢神经系统进一步复制增殖后,再次进入血液循环,形成第二次病毒血症,侵犯第一次未受波及的器官,如睾丸、卵巢、胰腺等,引起多器官损害。

(二)病理解剖

腮腺炎的病理特征是腮腺的非化脓性炎症。腮腺导管壁细胞肿胀,导管周围及腺体壁有淋巴细胞浸润,间质组织水肿,造成腺导管阻塞、扩张,淀粉酶潴留。淀粉酶经淋巴管进入血流,使血及尿中淀粉酶升高。睾丸、卵巢、胰腺受累时也可出现相似的病理变化。脑组织受累时神经细胞出现变性、坏死、炎性浸润、星状细胞增生,亦可见急性血管周围脱髓鞘改变。

【临床表现】

ER 2-6

流行性腮腺炎
腮腺肿大特点

潜伏期一般是 8~30d,平均为 14~21d。

大部分病人无前驱症状,少部分病例有发热、头痛、乏力、纳差等。典型病例常以腮腺肿大为首发症状。通常先一侧腮腺肿大,1~4d 后对侧肿大。腮腺肿大以耳垂为中心(文末彩图 2-12)、后、下发展,上缘可达颧骨弓,后缘达胸锁乳突肌,下缘延至颌骨下而达颈部,同时伴有周围组织水肿。局部皮肤紧张发亮但一般不发红,呈梨形,边缘不清,触之有弹性、疼痛,表面发热但不化脓。可影响张口、咀嚼、吞咽等,腮腺因其导管发炎阻塞,故进食酸性食物时因腺体分泌增加而疼痛加重。腮腺管口(位于上颌第二臼齿旁颊黏膜上)早期红肿,挤压无脓性分泌物(文末彩图 2-13)。腮腺肿大 2~3d 达高峰,持续 4~5d 后逐渐消退,整个病程有 10~14d。

【并发症】

流行性腮腺炎实际上是全身感染,病毒经常累及中枢神经系统或其他腺体或器官而产生相应的症状。常见的并发症有脑膜炎、脑膜脑炎、睾丸炎、卵巢炎、胰腺炎、肾炎、心肌炎等。

1. 脑膜炎、脑膜脑炎、脑炎 为儿童腮腺炎中最常见的并发症,系因病毒直接侵入中枢神经系统所引起。一般发生在腮腺发病后 4~5d,临床表现和脑脊液变化与其他病毒性脑炎相同,头痛、呕吐等急性脑水肿表现较明显。脑电图可有改变但不似其他病毒性脑炎明显。预后一般良好,多在 10d 内恢复,个别脑炎病例也可导致死亡。

2. 睾丸炎、卵巢炎 病毒多侵犯成熟生殖腺,故多见于青春期后成人,小儿少见。一般不影响生育。睾丸炎表现为睾丸肿痛,可伴附睾炎、鞘膜积液、阴囊水肿,常为单侧。卵巢炎表现为下腹痛,有时可触及肿大卵巢。右侧卵巢炎需要与阑尾炎鉴别。

3. 胰腺炎 多在腮腺肿大后 3~7d 发生,发生率低于 10%。主要症状为体温骤升、恶心、呕吐、中上腹部剧痛和触痛。由于单纯腮腺炎可引起血、尿淀粉酶升高,因此需作脂肪酶检查,若升高则有助于胰腺炎的诊断。一般在 1 周左右恢复。

【实验室检查】

(一)血常规检查

白细胞总数大多正常,淋巴细胞相对增加,有睾丸炎者白细胞可增加。

(二)血清和尿淀粉酶测定

90% 病人发病早期血清和尿淀粉酶升高,可用于诊断。而且,其增高幅度往往与腮腺肿胀程度成正比,但也有可能与胰腺受累有关。血脂肪酶升高,有助于胰腺炎的诊断。

(三)抗原抗体检测

1. 抗体检测 一般用补体结合试验,分别检测 s 抗体及 v 抗体。s 抗体出现早而消失快,s/v 比例高者提示急性感染,其效价一般高于 1:200 或双份血清效价上升 4 倍可诊断为腮腺炎。近年来采用 ELISA 或间接免疫荧光法检测血清中 s 抗原的 IgM 抗体,可作为近期感染的诊断。

2. 抗原检测 用特异性抗体检测病毒抗原,可作早期诊断。

（四）病原学检查

1. **病毒分离** 从早期病人的唾液、血液、尿液、脑脊液中分离腮腺炎病毒。

2. **病毒 RNA 检测** 应用 PCR 技术检测腮腺炎病毒 RNA，可大大提高可疑病人的诊断。

【诊断与鉴别诊断】

（一）诊断

一般根据流行情况、接触史及非化脓腮腺肿大的特征可作出诊断。对于不典型病例或可疑病例，需要依赖实验室检查，结合流行病学史进一步明确诊断。

（二）鉴别诊断

1. **化脓性腮腺炎** 腮腺肿大常为单侧，局部红、肿、热、痛明显，挤压腮腺时自腮腺管口有脓液流出，引流物培养，可培养出致病菌，常见病原菌有链球菌、金黄色葡萄球菌等。外周血白细胞总数及中性粒细胞均明显增高。

2. **颈部和耳前淋巴结炎** 肿大不以耳垂为中心，局限于颈部或耳前区，为核状体，质较硬，边缘清楚，压痛明显，表浅者可活动。部分病例能发现颈部或耳前区淋巴结相关组织有炎症，如咽喉炎等。外周血白细胞总数及中性粒细胞明显升高。

3. **其他病毒性腮腺炎** 副流感病毒 3 型、甲型流感病毒、柯萨奇 A 型和 B 型、单纯疱疹病毒、巨细胞病毒均可引起腮腺肿大和中枢神经系统症状，需要进一步做抗原抗体检测和病毒分离来鉴别。

4. **症状性腮腺肿大** 在很多慢性病如糖尿病、营养不良、慢性肝病、慢性肾病或应用某些药物如碘化物、羟布宗、异丙肾上腺素等可引起腮腺肿大，为对称性，触之较软，无痛，不伴感染症状，组织检查主要为脂肪变性。

【治疗】

目前缺乏特异性治疗手段，以对症、支持治疗为主，采取中西医结合方法促进疾病痊愈。

（一）一般治疗

病人应隔离休息至腮腺肿大消退，注意口腔清洁经常用温盐水漱口，减轻腮腺肿胀。饮食以流质或软食为宜，并忌酸性食物。保证液体摄入量。

（二）抗病毒治疗

早期应用利巴韦林有一定疗效，成人 1g/d、儿童 15mg/（kg·d），静脉滴注，共 3~5d。成人腮腺炎合并睾丸炎，可使用干扰素治疗。

（三）中医药治疗

散风解表，清热解毒。用板蓝根 60~90g 水煎服；腮腺局部选用紫金锭、青黛散或如意金黄散用醋调外敷；或用蒲公英、鸭跖草、马齿苋、水仙花根、仙人掌等捣烂外敷，可减轻局部胀痛。

知识链接

腮腺肿痛局部外敷验方

1. 鲜仙人掌去除表面绒毛芒刺，洗净捣烂外敷，1d 两次。

2. 鲜鱼腥草连根洗净捣烂外敷，2 次/d，共 2~3d。

3. 用柳、榆、桑、桃树在春天发芽嫩枝各 30g，加水一起煎煮 2 次，在把两次煎汁一起浓缩成膏外敷，1 次/d，共 3~4 次。

（四）对症治疗

对于腮腺肿胀较重的病人，可适当应用镇痛药。体温过高者给予药物治疗、物理降温。

（五）并发症治疗

1. 睾丸炎　用丁字带托起阴囊,局部冷湿敷。口服泼尼松 15~30mg/d,分 3 次口服,用 2~3d。男性成年病人,为预防睾丸炎的发生,早期可应用己烯雌酚 1mg,3 次/d,口服。

2. 脑膜脑炎　若剧烈头痛、呕吐,可静脉滴注 20% 甘露醇 1~2g/kg,1 次/4~6h,直至症状好转。对于重症病人可应用地塞米松,5~10mg/d,静脉滴注,疗程 5~7d。

3. 胰腺炎　禁食、输液,反复注射阿托品或山莨菪碱,早期应用糖皮质激素。

【预防】

（一）管理传染源

由于主要是通过飞沫传播,应尽早隔离病人,采取呼吸道隔离,隔离时间是从发病之日起至 21d。对可疑病人应立即隔离。有接触史的一般不检疫,幼儿园及部队密切接触者应医学观察 30d。

（二）切断传播途径

流行期间易感者避免去公共场所或人员聚集的地方,出入应戴口罩。居室空气应定期通风,注意个人卫生,对病人口鼻分泌物及污染用品都应进行消毒处理。

（三）保护易感人群

1. 主动免疫　应用腮腺炎活病毒疫苗进行皮内、皮下注射,还可采用喷鼻或气雾法(在气雾室内进行),90% 以上可产生抗体,免疫期 1 年。由于腮腺炎活病毒疫苗有致畸作用,故孕妇禁用。

2. 被动免疫　可应用恢复期血清或高价免疫球蛋白,其免疫力可保持 2~3 周。

【预后】

本病为自限性疾病,大多预后良好,病死率为 0.5%~2.3%,主要死于重症腮腺炎病毒性脑炎。

（冯海军）

第七节　流行性感冒病毒感染性疾病

一、流行性感冒

> **案例导入**
>
> 病人,男性,16 岁,学生。因畏寒、发热 2d 伴头痛、全身乏力及肌肉酸痛入院。病人曾在外院应用抗生素治疗 2d 无效,具体用药不详。查体:T 39.5℃,P 118 次/min,R 32 次/min。意识清楚,精神差,呼吸急促,无发绀,皮肤无皮疹及出血点,表浅淋巴结未触及。双肺呼吸音略粗,有少许干啰音。腹部无压痛及反跳痛,肝浊音界正常。
>
> **请思考:**
>
> 1. 该病人最可能的诊断是什么?
>
> 2. 主要的诊断依据有哪些? 确诊需做什么检查?
>
> 3. 应如何治疗?

流行性感冒(influenza)简称流感,是由流感病毒引起的急性呼吸道传染病。临床主要表现为急起高热、头痛、全身酸痛、乏力等全身中毒症状明显,而呼吸道症状相对较轻。大多为自限性,但部分病人因出现肺炎等并发症或基础疾病加重发展成重症病例,少数危重症病例病情进展快,可因急性呼吸窘迫综合征(acute respiratory distress syndrome,ARDS)等并发症而死亡。属于我国法定丙类传染病。

世界卫生组织报道,每年流感流行可导致大量的病例,多数为轻症,全球每年有 5%~10% 的成人和 20%~30% 的儿童罹患流感,导致 300 万~500 万重症病例和 29 万~65 万人死亡。

【病原学】

流感病毒属于正黏病毒科的 RNA 病毒,呈球形或丝状,直径 80~120nm。病毒自内向外由核衣壳、基质蛋白(MP)和包膜构成,核衣壳由病毒 RNA、RNA 多聚酶和核蛋白(NP)组成,包膜上镶嵌有 2 种重要的膜蛋白,血凝素(hemagglutinin,H 或 HA)和神经氨酸酶(neuraminidase,NA),均具有亚型和株的特异性,是亚型划分的主要依据之一。根据 NP 和 MP 的抗原性不同,流感病毒可分为甲、乙、丙、丁四型。易发生抗原变异是流感病毒独特和显著的特征,其中甲型流感病毒抗原极易发生变异,多次引起世界性大流行,乙型流感病毒抗原变异较慢,可引起局部流行,丙型流感病毒抗原性非常稳定,多为散发病例。丁型流感病毒主要感染牛,目前尚不知道是否会感染人或导致人患病。

流感病毒对酒精、碘伏、碘酊等常用消毒剂敏感,对紫外线和热敏感,在 100℃ 1min 或 56℃ 30min 即可灭活。但对干燥和低温有相当强的耐受力,能在真空干燥下或 -20℃ 以下长期存活。

【流行病学】

(一)传染源

流感病人和隐性感染者是流感的主要传染源。自潜伏期末到急性期均有传染性,病毒在人呼吸道分泌物中一般持续 3~7d,婴幼儿、儿童、免疫功能缺陷及危重病人病毒存活排毒时间可超过 1 周。

(二)传播途径

主要通过打喷嚏、咳嗽等飞沫传播,经口腔、鼻腔、眼睛等处黏膜直接或间接接触感染。接触被病毒污染的物品也可通过上述途径感染。在特定场所,如人群密集且密闭或通风不良的房间内,可通过气溶胶的形式传播。

(三)人群易感性

人群普遍易感,感染后对同一抗原可获不同程度的免疫力,但持续时间不长,流感病毒各型及各亚型之间无交叉免疫,由于流感病毒不断变异,故可再次受染而反复发病。

(四)流行特征

易引起流行和大流行是流感的主要流行特征,特别是甲型流感。甲型和乙型流感病毒每年呈季节性流行,流行高峰多发生在冬、春季,一般流行 3~4 周,发病率高但病死率低。流感在人群传播的速度与广度与人口密度有关。

知识链接

2009 年 H_1N_1 流感全球大流行

2009 年 3 月,墨西哥暴发"人感染猪流感"疫情,并迅速在全球范围内蔓延。世界卫生组织(WHO)初始将此型流感称为"人感染猪流感",后将其更名为"甲型 H_1N_1 流感"。同年 6 月 11 日,WHO 将警戒级别提升至 6 级最高级别,并宣布甲型 H_1N_1 流感全球大流行。此次大流行在全球范围内共造成 1 万 8 千多名病人死亡,出现疫情的国家和地区达 214 个。2009 年我国 31 个省(自治区、直辖市)报告甲型 H_1N_1 流感发病 121 843 例,死亡 654 例。2010 年 8 月 10 日,WHO 宣布此次历时 14 个月的流感大流行结束。

【发病机制与病理解剖】

(一)发病机制

流感病毒经呼吸道吸入后,病毒表面的血凝素与呼吸道上皮细胞表面的唾液酸受体结合启动感染。流感病毒通过细胞内吞作用进入宿主细胞,病毒基因组在细胞核内进行转录和复制,复制出大量新的子代病毒并感染其他细胞。流感病毒感染人体后,严重者可诱发细胞因子风暴,导致脓毒症(sepsis),从而引起 ARDS、休克、脑病及多器官功能障碍综合征等多种并发症。

（二）病理解剖

主要表现为呼吸道纤毛上皮细胞呈簇状脱落、上皮细胞化生、固有层黏膜细胞充血、水肿伴单核细胞浸润等病理变化。重症病例可出现肺炎的改变；危重症者可合并弥漫性肺泡损害；合并脑病时出现脑组织弥漫性充血、水肿、坏死，急性坏死性脑病表现为丘脑为主的对称性坏死性病变；合并心脏损害时出现间质出血、淋巴细胞浸润、心肌细胞肿胀和坏死等心肌炎的表现。

【临床表现】

潜伏期一般为数小时至 4d，多为 1~3d。

主要以发热、头痛、肌痛、全身不适起病，体温可达 39~40℃，可有畏寒、寒战，多伴乏力、食欲缺乏等全身症状，常有咽喉痛、干咳，可有鼻塞、流涕、胸骨后不适、颜面潮红、眼结膜充血等。部分病人症状轻微或无症状。

儿童的发热程度常高于成人，患乙型流感时，恶心、呕吐、腹泻等消化道症状也较成人多见。新生儿可仅表现为嗜睡、拒乳、呼吸暂停等。

无并发症病人病程呈自限性，多于发病 3~5d 后发热逐渐消退，全身症状好转，但咳嗽、体力恢复常需较长时间。

【并发症】

1.呼吸系统并发症　流感病毒可侵犯下呼吸道，引起原发性病毒性肺炎，是最常见的并发症。部分重症流感病人可合并细菌、真菌等其他病原体感染，严重者可出现 ARDS。

2.肺外并发症　神经系统损伤、心脏损伤、肌炎和横纹肌溶解、休克等。

【实验室与其他检查】

（一）血常规检查

白细胞总数正常或减少，淋巴细胞相对增多。若合并细菌感染，白细胞总数及中性粒细胞上升。

（二）血生化检查

可有谷草转氨酶、谷丙转氨酶、乳酸脱氢酶、肌酐等升高。少数病例肌酸激酶升高。部分病例出现低钾血症等电解质紊乱。休克病例血乳酸可升高。

（三）病原学检查

1.病毒分离培养　在疾病的第 2~3 天，可从鼻咽部、气管分泌物中可分离培养流感病毒。上呼吸道标本应在发病 3d 内留取，下呼吸道标本可随时留取。

2.抗原抗体检测　可采用胶体金法和免疫荧光法。抗原检测速度快，但敏感性低于核酸检测。病毒抗原检测阳性支持诊断，但阴性不能排除流感。IgG 抗体水平恢复期比急性期有 4 倍或以上升高有回顾性诊断意义。IgM 抗体检测敏感性和特异性较低。

3.核酸检测　灵敏度和特异度很高，且能区分病毒类型和亚型。目前主要包括实时荧光定量 PCR 和快速多重 PCR。荧光定量 PCR 法可检测呼吸道标本（鼻咽拭子、咽拭子、气管抽取物、痰液）中的流感病毒核酸，且可区分流感病毒亚型。对重症病人，检测下呼吸道（痰液或气管抽取物）标本更加准确。

（四）影像学检查

原发性病毒性肺炎者影像学表现为肺内斑片状、磨玻璃影，多个肺叶、段有渗出性病灶；进展迅速者可发展为双肺弥漫的渗出性病变或实变，个别病例可见胸腔积液。

【诊断与鉴别诊断】

（一）诊断

流感流行期间诊断较易，当地有流感流行，有接触史，出现典型症状，基本上可以诊断。但在非流行期间，由于缺乏特异性，易与普通感冒和其他上呼吸道感染相混淆，确诊有赖于病原学或抗原抗体检测。

(二) 鉴别诊断

1. 普通感冒 流感的全身症状比普通感冒重,追踪流行病学史有助于鉴别,普通感冒的流感病原学检测阴性,或可找到相应的病原学证据。

2. 其他上呼吸道感染 包括急性咽炎、扁桃体炎、鼻炎和鼻窦炎。感染与症状主要限于相应部位。流感病原学检查阴性。

3. 其他下呼吸道感染 流感有咳嗽症状或合并气管-支气管炎时需要与急性气管-支气管炎相鉴别;合并肺炎时需要与其他病原体(其他病毒、支原体、衣原体、细菌、真菌、结核分枝杆菌等)导致的肺炎相鉴别。根据临床特征可作出初步判断,病原学检查可确诊。

【治疗要点】

目前缺乏特异性治疗手段,以对症、支持治疗为主,采取中西医结合方法。

(一) 一般治疗

临床诊断病例和确定诊断病例应当尽早隔离治疗。病人应充分休息,多饮水,饮食应当易于消化和富有营养。进食后用温盐水漱口,保持鼻、咽、口腔清洁卫生。高热与中毒症状重者应给予吸氧和补充液体。

(二) 抗病毒治疗

重症或有重症流感高危因素的流感样病例,应当尽早给予经验性抗流感病毒治疗。发病 48h 内进行抗病毒治疗可减少并发症、降低病死率、缩短住院时间;发病时间超过 48h 的重症病人依然可从抗病毒治疗中获益。

非重症且无重症流感高危因素的病人,应当充分评价风险,考虑是否给予抗病毒治疗。

推荐使用神经氨酸酶抑制剂,作用机制是特异性抑制甲、乙型流感病毒的 NA,从而抑制病毒的释放,减少病毒传播,包括以下几种药物:

1. 奥司他韦 成人推荐胶囊制剂,口服剂量为 75mg,每天 2 次。儿童推荐颗粒制剂,1 岁以下儿童推荐剂量:0~8 月龄,每次 3.0mg/kg,每天 2 次;9~11 月龄,每次 3.5mg/kg,每天 2 次。1 岁及以上年龄儿童推荐剂量:体重不足 15kg 者,每次 30mg,每天 2 次;体重 15~23kg 者,每次 45mg,每天 2 次;体重 23~40kg 者,每次 60mg,每天 2 次;体重大于 40kg 者,每次 75mg,每天 2 次。疗程 5d,重症病人疗程可适当延长。

2. 扎那米韦(吸入喷雾剂) 适用于成人及 7 岁以上青少年,用法:每次 10mg,每天 2 次(间隔 12h),疗程 5d。不推荐原有哮喘或慢性呼吸道疾病病人使用;不推荐用雾化器或机械通气装置给药。

3. 帕拉米韦 成人用量为 300~600mg;出生小于 30d 新生儿给予 6mg/kg,31~90d 婴儿 8mg/kg,91d 至 17 岁儿童 10mg/kg;静脉滴注,1 次/d,1~5d;重症病人疗程可适当延长。

(三) 对症治疗

高热者可予解热药,酌情选用巴比妥等,儿童应避免应用阿司匹林以及其他水杨酸制剂,以免诱发致命的瑞氏综合征;呕吐剧烈者应予适当补液;咳嗽、咳痰严重者给予止咳祛痰药;根据缺氧程度采用适当的方式进行氧疗;如无继发细菌感染依据,无需使用抗生素。

【预防】

(一) 管理传染源

对流感病人应早发现、早诊断、早隔离、早报告、早治疗。采取呼吸道隔离,可在病后 1 周或热退后 2d 解除隔离。有接触史的易感者应医学观察 7d。

(二) 切断传播途径

流行期在公共场所及室内应加强通风与环境消毒,可选用漂白粉或其他消毒液喷洒消毒。

(三) 保护易感人群

接近病人时应当戴口罩,避免密切接触,注意个人卫生。对易感人群及尚未发病者,可给予疫苗及药物预防。

1. 疫苗预防　接种流感疫苗是预防流感最有效的措施。疫苗需每年在流感流行季来临前进行接种,通常在接种疫苗 2~4 周后,即可产生有保护水平的抗体,1 个月后抗体达到高峰。最佳接种时间推荐为每年 9~11 月份,若错过最佳接种时间,在整个流行季仍可接种。目前我国批准上市的流感疫苗有减毒活疫苗和灭活疫苗,针对甲、乙型流感。推荐 60 岁及以上老年人、6 月龄至 5 岁儿童、孕妇、6 月龄以下婴儿的家庭成员和看护人员、医务人员、慢性病病人(心血管疾病、慢性呼吸系统疾病、肝功能不全、肾功能不全、血液病、神经系统疾病、神经肌肉功能障碍、代谢性疾病、免疫抑制疾病或免疫功能低下等)、人口密集场所感染流感风险较高者接种。过敏者、急性传染病病人、精神病者、妊娠早期、6 个月以下婴儿禁用流感疫苗。

2. 药物预防　药物预防不能代替疫苗接种,建议对有重症流感高危因素的密切接触者(且未接种疫苗或接种疫苗后尚未获得免疫能力),及时(48h 内)服用抗流感病毒药物。可使用奥司他韦或者扎那米韦等(剂量同治疗量,每天 1 次,使用 7d)。

二、人感染高致病性禽流感

> **案例导入**
>
> 病人,男性,35 岁,厨师。因高热不退、咳嗽加重 2d 入院。病人 2d 前出现畏寒、发热,体温大多持续在 39℃以上,伴有流涕、鼻塞、咳嗽、咽痛、头痛、肌肉酸痛和全身不适,发病前曾在农贸市场购买过家禽。查体:T 39.5℃,P 118 次/min,R 32 次/min,BP 120/80mmHg。意识清楚,精神差。双肺呼吸运动减弱,可闻及支气管呼吸音和响亮的湿啰音。
>
> **请思考:**
>
> 1. 该病人最可能的诊断是什么?
>
> 2. 主要的诊断依据有哪些? 确诊需做什么检查?
>
> 3. 下一步如何处理?

人感染高致病性禽流感简称人禽流感,是由禽甲型流感病毒某些亚型中的一些毒株引起的急性呼吸道传染病。病情随感染亚型不同而异,轻者似普通感冒,严重者可引起败血症、感染性休克、多脏器功能衰竭、瑞氏综合征及肺出血等并发症而致人死亡。属于我国法定乙类传染病,但实行甲类管理,即一旦发生疫情,采取甲类传染病的预防、控制措施。

【病原学】

禽流感病毒属于正黏病毒科甲型流感病毒属,系有包膜的 RNA 病毒。依据其外膜血凝素和神经氨酸酶蛋白抗原性的不同,目前可分为 16 个 H 亚型(H_1~H_{16})和 9 个 N 亚型(N_1~N_9)。禽甲型流感病毒除感染禽外,还可感染人、猪、马、水貂和海洋哺乳动物。感染人的禽流感病毒亚型为 H_5N_1、H_9N_2、H_7N_7 等,其中感染 H_5N_1 的病人病情重,病死率高。因此,禽流感病毒具有启动人类新的流感大流行的潜在威胁。

禽流感病毒不耐热,65℃加热 30min 或煮沸(100℃)2min 以上可灭活。病毒对低温抵抗力较强,在较低温度粪便中可存活 1 周。常用消毒剂容易将其灭活,如氧化剂、卤素化合物(漂白粉和碘剂)等都能迅速破坏其活性。裸露的病毒在直射阳光下 40~48h 即可灭活,如果用紫外线直接照射,可迅速破坏其活性。

【流行病学】

(一)传染源

禽流感病人或携带禽流感病毒的鸡、鸭、鹅等禽类为主要传染源,特别是鸡;野禽在禽流感的自然传播中扮演了重要角色。

（二）传播途径

经呼吸道传播，也可通过直接或间接接触病禽的分泌物和排泄物、受病毒污染的物品或水等而被感染，直接接触病毒毒株也可被感染。目前尚无人与人之间传播的确切证据。

（三）人群易感性

人群对禽流感病毒普遍缺乏免疫力。儿童病例居多，病情较重，无明显性别差异。与不明原因病死家禽或感染、疑似感染禽流感家禽密切接触人员为高危人群。

【发病机制与病理解剖】

（一）发病机制

禽流感病毒的受体特异性是限制禽流感病毒直接感染人类的首要因素，禽流感病毒主要识别唾液酸 α-2,3 型受体，而人流感主要识别唾液酸 α-2,6 型受体。禽流感病毒可以经过不断的抗原漂移、抗原转换突破种间屏障，逐渐获得感染人的能力。宿主细胞中有枯草杆菌蛋白酶类，该酶只能裂解高致病性毒株的 HA 蛋白，并且在体内广泛存在，使得高致病性毒株能在大部分组织和细胞内复制，从而引起广泛的组织和器官损伤。禽流感病毒介导呼吸道黏膜上皮细胞和免疫细胞迅速产生各种细胞因子（如 IL-6、IL-8、IL-10、TNF-α、IFN-α、IFN-β、IFN-γ、CXCL10、CXCL9 和 CCL-2 等），造成"细胞因子风暴"，这在禽流感的发病机制中占有重要地位。

（二）病理解剖

禽流感病人被感染的靶细胞主要是 II 型肺泡上皮细胞，病理解剖显示，支气管黏膜严重坏死；肺泡内大量淋巴细胞浸润，可见散在的出血灶和肺不张；肺透明膜形成。

【临床表现】

潜伏期一般是 1~7d，平均为 2~4d。

1. 症状 不同亚型的禽流感病毒感染人类后可引起不同的临床症状。感染 H_9N_2 亚型的病人通常仅有轻微的上呼吸道感染症状，部分病人甚至没有任何症状；感染 H_7N_7 亚型的病人主要表现为结膜炎；重症病人一般均为 H_5N_1 亚型病毒感染，病人呈急性起病，早期表现类似普通型流感，主要为持续高热，热程 1~7d，可伴有流涕、鼻塞、咳嗽、咽痛、头痛、肌肉酸痛和全身不适。部分病人可有恶心、腹痛、腹泻、稀水样便等消化道症状。

2. 体征 重症病人可有肺部实变体征等。

重症病人病情发展迅速，可出现肺炎、急性呼吸窘迫综合征、肺出血、胸腔积液、全血细胞减少、肾衰竭、败血症、休克及瑞氏综合征等多种并发症。

【实验室与其他检查】

（一）血常规检查

白细胞总数一般不高或降低。重症病人多有白细胞总数及淋巴细胞减少，血小板轻至中度减少。

（二）病毒抗原及基因检测

取病人呼吸道标本，采用免疫荧光法（或酶联免疫法）检测甲型流感病毒核蛋白抗原（NP）、M_1 蛋白抗原及禽流感病毒 H 亚型抗原。还可用 RT-PCR 法检测禽流感病毒亚型特异性 H 抗原基因。

（三）病毒分离

从病人呼吸道标本中（如鼻咽分泌物、口腔含漱液、气管吸出物或呼吸道上皮细胞）分离禽流感病毒。

（四）抗原抗体检测

发病初期和恢复期双份血清抗禽流感病毒抗体滴度 4 倍或以上升高，有助于回顾性诊断。

（五）影像学检查

H_5N_1 亚型病毒感染者可出现肺部浸润。胸部影像学检查可表现为肺内片状影。重症病人肺内病变进展迅速,呈大片状毛玻璃样及肺实变影像,病变后期为双肺弥漫性实变影,可合并胸腔积液。

【诊断与鉴别诊断】

(一)诊断

根据流行病学史、临床表现及实验室检查,可作出人禽流感的诊断。流行病学接触史在诊断中具有重要意义。

1. 流行病学史 应包括:①发病前1周内曾到过疫点;②有病死禽接触史;③与被感染的禽或其分泌物、排泄物等有密切接触;④与禽流感病人有密切接触;⑤实验室从事有关禽流感病毒研究。

2. 诊断标准

(1)**医学观察病例**:有流行病学接触史,1周内出现流感样临床表现者。对其进行7d医学观察。

(2)**疑似病例**:有流行病学接触史和临床表现,呼吸道分泌物或相关组织标本甲型流感病毒 M_1 或 NP 抗原检测阳性或编码它们的核酸检测阳性者。

(3)**临床诊断病例**:被诊断为疑似病例,但无法进一步取得临床检验标本或实验室检查证据,而与其有共同接触史的人被诊断为确诊病例,并能够排除其他诊断者。

(4)**确诊病例**:有流行病学接触史和临床表现,从病人呼吸道分泌物标本或相关组织标本中分离特定病毒,或采用其他方法,禽流感病毒亚型特异抗原或核酸检查阳性,或发病初期和恢复期双份血清禽流感病毒亚型毒株抗体滴度4倍或以上升高者。

流行病学史不详的情况下,根据临床表现、实验室与其他检查结果,特别是从病人呼吸道分泌物或相关组织标本中分离出特定病毒,或采用其他方法,禽流感病毒亚型特异抗原或核酸检测阳性,或发病初期和恢复期双份血清禽流感病毒亚型毒株抗体滴度4倍或以上升高,可以诊断确诊病例。

(二)鉴别诊断

临床上应注意与流感、普通感冒、细菌性肺炎、传染性非典型肺炎(SARS)、传染性单核细胞增多症、巨细胞病毒感染、衣原体肺炎、支原体肺炎、军团病、肺炎型流行性出血热等疾病进行鉴别诊断。鉴别诊断主要依靠病原学检查。

【治疗要点】

目前缺乏特异性治疗手段,以对症、支持治疗为主,预防并发症。

(一)对症治疗

可应用解热药、缓解鼻黏膜充血药、止咳祛痰药等。儿童忌用阿司匹林或含阿司匹林以及其他水杨酸制剂的药物,避免引起儿童瑞氏综合征。

(二)抗流感病毒治疗

应在发病48h内使用抗流感病毒药物。与流行性感冒基本相同。

(三)加强支持治疗和预防并发症

注意休息、多饮水、增加营养,给予易于消化的饮食。密切观察、监测并预防并发症。抗菌药物应在明确或有充分证据提示继发细菌感染时使用。

(四)重症病人的治疗

重症病人应当送入ICU病房进行救治。对于低氧血症的病人应积极进行氧疗,保证病人血氧分压 >60mmHg。如经常规氧疗病人低氧血症不能纠正,应及时进行机械通气治疗,治疗应按照ARDS的治疗原则,可采取低潮气量(6ml/kg)并加用适当呼气末正压(PEEP)的保护性肺通气策略。同时加强呼吸道管理,防止机械通气的相关合并症。出现多脏器功能衰竭时,应当采取相应的治疗措施。机械通气过程中应注意室内通风、空气流向和医护人员防护,防止交叉感染(cross-infection)。

【预防】

(一)管理传染源

加强禽类疾病的检测,受感染动物立即销毁,将高致病性禽流感疫点周围半径3km范围划为疫区,捕杀疫区内的全部家禽,对疫源地进行封锁消毒,并对疫区 5km 范围内的易感禽类进行强制性疫苗紧急免疫接种。加强对密切接触禽类人员的检疫,加强对来自动物疫情流行国家或地区的运输工具的防疫消毒。病人隔离到体温正常、临床症状消失,胸部 X 线影像检查显示病灶明显吸收 7d 以上。接触者医学观察至最后一次暴露后 7d。

(二)切断传播途径

一旦发生人禽流感疫情,对病鸡群进行严格隔离、封锁、扑杀、销毁并对场地进行全面清扫、清洗、彻底消毒。医院收治病人的门诊和病房要做好隔离消毒;避免接触禽类,接触时应戴手套和口罩,医护人员要做好个人防护。同时,加强检测标本和实验室禽流感病毒毒株的管理,进行禽流感病毒(H_5N_1)分离的实验室应达到生物安全三级标准。

(三)保护易感人群

平时应养成良好的个人习惯,勤洗手,注意卫生。目前,尚无人用 H_5N_1 疫苗,对于密切接触者或高危人群,可以试用口服抗流感病毒药物进行预防。

三、人感染 H_7N_9 禽流感

案例导入

病人,男性,60 岁。因发热、剧烈咳嗽 3d 入院。病人 3d 前出现发热,体温持续在 39℃以上,伴全身肌肉酸痛、乏力、气促、腹泻。发病前 10d 曾到活禽市场。查体:T 39.5℃,P 114 次/min,R 26 次/min,BP 114/75mmHg。意识清楚,急性病容,皮肤未见皮疹及出血点,咽不红,右肺呼吸音低,可闻及湿啰音,心律齐。腹部无压痛及反跳痛,肝浊音界正常。血常规:WBC 2.05×10^9/L,N 65%,L 0.66×10^9/L,PLT 62×10^9/L;超敏 C 反应蛋白 68.2mg/L;胸部 X 线检查示两肺纹理稍模糊。

请思考:

1. 该病人最可能的诊断是什么?

2. 主要的诊断依据有哪些? 确诊需做什么检查?

3. 下一步如何处理?

人感染 H_7N_9 禽流感是由甲型 H_7N_9 禽流感病毒感染引起的急性呼吸道传染病。其中重症肺炎病例常并发急性呼吸窘迫综合征(ARDS)、脓毒症休克、多器官功能障碍综合征(MODS),甚至导致死亡。属于我国法定乙类传染病。

【病原学】

H_7N_9 禽流感病毒为新型重配病毒,编码 HA 的基因来源于 H_7N_3,编码 NA 的基因来源于 H_7N_9,其 6 个内部基因来自于两个不同源的 H_9N_2 禽流感病毒。H_7N_9 禽流感病毒对禽类的致病力很弱,在禽类间易于传播且难以发现,增加了人感染的机会。

禽流感病毒普遍对热敏感,65℃加热 30min 或煮沸(100℃)2min 以上可灭活。病毒对低温抵抗力较强,在 4℃水中或有甘油存在的情况下可保持活力 1 年以上。对金刚烷类抗病毒药物耐药,对奥司他韦和扎那米韦敏感。

【流行病学】

(一)传染源

携带 H_7N_9 禽流感病毒的禽类。目前,大部分为散发病例,有数起家庭聚集性发病,尚无持续人与人之间传播的证据,应警惕医院感染的发生。

（二）传播途径

呼吸道传播或密切接触感染禽类的分泌物或排泄物而获得感染;或通过接触病毒污染的环境感染。

（三）人群易感性

人群对禽流感病毒普遍缺乏免疫力。在发病前 10d 内接触过禽类或者到过活禽市场者,特别是中老年人为高危人群。

【发病机制与病理解剖】

（一）发病机制

H_7N_9 禽流感病毒可以同时结合唾液酸 α-2,3 型受体和唾液酸 α-2,6 型受体,但 H_7 血凝素与唾液酸 α-2,3 型受体亲和力更高,较季节性流感病毒更容易感染人的下呼吸道上皮细胞,病毒可持续复制,重症病例病毒核酸阳性可持续 3 周以上。

H_7N_9 禽流感病毒感染人体后,可以诱发细胞因子风暴,如干扰素诱导蛋白 10（IP-10）、单核细胞趋化蛋白-1、白细胞介素 6 和 8（IL-6、IL-8）等,导致全身炎症反应,可出现 ARDS、休克及 MODS。

（二）病理解剖

病理检查显示肺急性渗出性炎症改变,肺出血、弥漫性肺泡损伤和透明膜形成等。

【临床表现】

潜伏期多为 7d 以内,也可长达 10d。

病人常出现发热、咳嗽、咳痰、肌肉酸痛、乏力、腹泻或呕吐等症状。重症病人病情发展迅速,多在发病 3~7d 出现重症肺炎,体温大多持续在 39℃ 以上,出现呼吸困难,可伴有咳血痰。常快速进展为 ARDS、脓毒症休克和 MODS。

少数病人为轻症,仅表现为发热伴上呼吸道感染症状。

【实验室与其他检查】

（一）血常规检查

早期白细胞总数一般不高或降低。重症病人淋巴细胞、血小板减少。

（二）血生化检查

多有 C 反应蛋白、乳酸脱氢酶、肌酸激酶、谷草转氨酶、谷丙转氨酶升高,肌红蛋白可升高。

（三）病原学检查

采集呼吸道标本（如鼻咽分泌物、痰、气道吸出物、支气管肺泡灌洗液）送检,下呼吸道标本检测阳性率高于上呼吸道标本。标本留取后应及时送检。

1. 病毒分离培养　从病人呼吸道标本中分离 H_7N_9 禽流感病毒。

2. 甲型流感病毒通用型抗原检测　呼吸道标本甲型流感病毒通用型抗原快速检测 H_7N_9 禽流感病毒阳性率低。对高度怀疑人感染 H_7N_9 禽流感病例,应尽快送检呼吸道标本检测核酸。

3. 核酸检测　对可疑人感染 H_7N_9 禽流感病例宜首选核酸检测。对重症病例应定期检测呼吸道分泌物核酸,直至阴性。

（四）抗原抗体检测

动态检测急性期和恢复期双份血清 H_7N_9 禽流感病毒特异性抗体水平呈 4 倍或以上升高。

（五）影像学检查

发生肺炎的病人肺内出现片状阴影。重症病人病变进展迅速,常呈双肺多发磨玻璃影及肺实变影像,可合并少量胸腔积液。发生 ARDS 时,病变分布广泛。

【诊断与鉴别诊断】

（一）诊断

根据流行病学史、临床表现及实验室检查,可作出诊断。

1. **流行病学史** 发病前 10d 内,有接触禽类及其分泌物、排泄物,或者到过活禽市场,或者与人感染 H_7N_9 禽流感病例有密切接触史。

2. **诊断标准**

(1) **疑似病例**:符合上述流行病学史和临床表现,尚无病原学检测结果。

(2) **确诊病例**:有上述临床表现和病原学检测阳性。

(3) **重症病例**:符合下列 1 项主要标准或≥3 项次要标准者可诊断为重症病例。

主要标准:①需要气管插管行机械通气治疗;②脓毒症休克经积极液体复苏后仍需要血管活性药物治疗。

次要标准:①呼吸频率≥30 次/min;②氧合指数≤250mmHg(1mmHg=0.133kPa);③多肺叶浸润;④意识障碍和/或定向障碍;⑤血尿素氮≥7.14mmol/L;⑥收缩压 <90mmHg 需要积极的液体复苏。

(二) 鉴别诊断

鉴别诊断主要依靠病原学检测。

【 **治疗要点** 】

目前缺乏特异性治疗手段,以对症、支持治疗为主,预防并发症。

(一) 隔离治疗

对疑似病例和确诊病例应尽早隔离治疗。

(二) 一般治疗

加强支持治疗,维持内环境稳定。注意休息、多饮水、增加营养,给予易于消化的饮食。密切观察、监测并预防并发症。一旦出现继发感染征象或存在感染的高危因素,应合理选择抗菌药物治疗。

(三) 对症治疗

根据病人缺氧程度可采用鼻导管、经鼻高流量氧疗、开放面罩及储氧面罩进行氧疗。高热者可进行物理降温,或应用解热药物。咳嗽咳痰严重者可给予止咳祛痰药物。

(四) 抗流感病毒治疗

在使用抗流感病毒药物之前宜留取呼吸道标本,对怀疑人感染 H_7N_9 禽流感的病人应尽早(48h 内)应用抗流感病毒药物,无需等待病原学检测结果。

1. **奥司他韦** 成人推荐胶囊制剂,口服剂量为 75mg,每天 2 次,疗程 5~7d。重症病例剂量可加倍,疗程可适当延长。儿童推荐颗粒制剂,1 岁以下儿童推荐剂量:0~8 月龄,每次 3.0mg/kg,每天 2 次;9~11 月龄,每次 3.5mg/kg,每天 2 次。1 岁及以上年龄儿童推荐剂量:体重不足 15kg 者,每次 30mg,每天 2 次;体重 15~23kg 者,每次 45mg,每天 2 次;体重 23~40kg 者,每次 60mg,每天 2 次;体重大于 40kg 者,每次 75mg,每天 2 次,疗程 5~7d。

2. **扎那米韦(吸入喷雾剂)** 适用于 7 岁以上人群。每天 2 次,间隔 12h;每次 10mg(分两次吸入)。不建议用于重症或有并发症的病人。

3. **帕拉米韦** 重症病例或无法口服者可用帕拉米韦氯化钠注射液,成人用量为 300~600mg,静脉滴注,每天 1 次,常规疗程 5~7d,可根据临床需要调整。

(五) 重症病人的治疗

采取抗病毒、抗休克、纠正低氧血症、防治 MODS 和继发感染、维持水电解质平衡等综合措施。对出现呼吸功能障碍者给予吸氧及其他相应呼吸支持,发生其他并发症的病人应积极采取相应治疗。

1. **氧疗** 病人病情出现下列情况之一,应进行氧疗:①吸空气时 SpO_2<92%;②呼吸频率增快,呼吸困难或窘迫。

2. **呼吸功能支持**

(1) **机械通气**:病人经氧疗 2h,SpO_2 仍 <92%,或呼吸困难、呼吸窘迫改善不明显时,宜进行机械通气治疗。可参照 ARDS 机械通气的原则进行治疗。ARDS 治疗中可发生纵隔气肿、呼吸机相关性

肺炎等并发症,应当引起注意。

（2）**无创正压通气**:出现呼吸窘迫和/或低氧血症、氧疗效果不佳的病人,可早期尝试使用无创通气,推荐使用口鼻面罩。无创通气治疗 1~2h 无改善,需要及早考虑实施有创通气。

（3）**有创正压通气**:运用 ARDS 保护性通气策略,采用小潮气量,合适的 PEEP,积极的肺复张,严重时采取俯卧位通气。有条件的可根据病情选择体外膜氧合（ECMO）。

【预防】

（一）管理传染源

除非病人病情危重无法安全转运,所有确诊病例均转入定点诊治医院。确诊病例的密切接触者接受医学观察,医学观察期限为自最后一次暴露或与病例发生无有效防护的接触后 7d。所有疑似病例的标本在 6~8h 内由当地疾病预防控制中心（CDC）完成聚合酶链反应（PCR）检测。

（二）切断传播途径

重点加强农贸市场的卫生管理,着力解决活禽销售、宰杀方面存在的突出卫生问题。在未发生疫情的地市,建议采取活禽市场"一日一清洗,一周一消毒,一月一休市"措施;在发生疫情地市,建议采取休市和彻底消毒措施。

（三）保护易感人群

平时应养成良好的个人习惯,勤洗手,注意卫生。目前,尚无人用 H_7N_9 疫苗,对于密切接触者或高危人群,可以试用口服抗流感病毒药物进行预防。

（汪 曼）

第八节　传染性非典型肺炎

> **案例导入**
>
> 病人,女性,32 岁,护士。因发热、咳嗽、咳痰 2d 入院。病人 2d 前开始出现发热,头痛,关节、肌肉酸痛,乏力,胸闷,咳嗽,咳出少许血丝痰。查体:T 40.1℃,P 90 次/min,R 18 次/min,BP 120/80mmHg。无淋巴结肿大,右肺可闻及少许湿啰音,肝脾肋下未触及。入院时 WBC 3.2×10^9/L,RBC 4.6×10^{12}/L,PLT 72×10^9/L,GPT 75U/L,GOT 104U/L。胸片示右肺中叶局灶性炎症。
>
> **请思考:**
> 1. 简述本例的诊断及诊断依据。
> 2. 为明确诊断需要进一步做哪些检查? 应与哪些疾病进行鉴别?

传染性非典型肺炎（infectious atypical pneumonia）又称严重急性呼吸综合征（severe acute respiratory syndrome,SARS）,简称非典,由 SARS 冠状病毒（SARS coronavirus,SARS-CoV）引起的急性呼吸道传染病。经飞沫传播和接触传播。临床特征为急起发热、乏力、头痛、肌肉酸痛、干咳、少痰等,重者出现呼吸窘迫。

传染性非典型肺炎是一种新型传染病,属于我国法定乙类传染病,因传播迅速、传染性强,故按甲类传染病管理。

【病原学】

SARS-CoV 属于冠状病毒科冠状病毒属,为单股正链 RNA 病毒,是一种新型冠状病毒,含有 4 种结构蛋白,分别是 3 种膜蛋白（M 蛋白、E 蛋白、S 蛋白）和 1 种核衣壳蛋白（N 蛋白）。对外界抵抗力和稳定性强于其他人类冠状病毒,在干燥塑料表面可存活 4d,尿液中至少 1d,粪便中至少 4d,4℃可存活 21d,75℃ 30min 灭活。对一般消毒剂、紫外线和高温敏感。

【流行病学】

（一）传染源

病人是主要传染源。急性期病人体内病毒含量高,症状明显,传染性很强,个别病人可致数十甚至上百人感染。

（二）传播途径

1. 呼吸道传播　短距离飞沫传播是主要传播途径。SARS 冠状病毒存在于呼吸道分泌物中,病人咳嗽、打喷嚏或大声说话时,带病毒飞沫飘在空气中,飞沫移动距离约 2m,为近距离传播。另外,易感者也可吸入空气中含 SRAS 冠状病毒的气溶胶而感染。

2. 接触传播　接触病人呼吸道、消化道排泄物,或接触被病人污染物品而感染。

3. 消化道传播　病人粪便中检测出 SARS 冠状病毒,经消化道传播可能是另一个传播途径。

（三）人群易感性

人群普遍易感,多为青壮年。与病人密切接触的家人、医务人员为高危人群。

（四）流行特征

多发于冬末春初,有明显表现为家庭和医院聚集现象。以人口密集的大都市多发,农村地区发病较少。

【发病机制与病理解剖】

（一）发病机制

尚不清楚。电子显微镜发现,SARS 病毒主要对肺组织细胞和淋巴细胞有直接损害。病人发病期间淋巴细胞减少,$CD4^+$、$CD8^+T$ 淋巴细胞计数均明显减少,另外,临床上应用糖皮质激素,可改善肺部炎症、减轻临床症状,由此认为免疫损伤可能是 SARS 发病的主要原因。

（二）病理解剖

主要病变在肺和免疫器官。肺部病变最突出,双肺明显肿胀,镜下可见弥漫性肺泡病变、肺水肿、透明膜形成,3 周后肺间质纤维化,造成肺泡纤维闭塞。肺门淋巴结多充血、出血,淋巴细胞减少。

【临床表现】

潜伏期一般是 2~21d,平均是 4~7d。

（一）症状

急性起病,自发病之日起,2~3 周内病情都可处于进展状态。主要有以下三类症状:

1. 发热及相关症状　常以发热为首发和主要症状,体温一般高于 38℃,常呈持续性高热,可伴有畏寒、肌肉酸痛、关节酸痛、头痛、乏力。在早期,使用退热药可有效;进入进展期,通常难以用退热药控制高热。使用糖皮质激素可对热型造成干扰。

2. 呼吸系统症状　咳嗽不多见,表现为干咳,少痰,少数病人出现咽痛。可有胸闷,严重者渐出现呼吸加速、气促,甚至呼吸窘迫。常无上呼吸道卡他症状。呼吸困难和低氧血症多见于发病 6~12d 以后。

3. 其他方面症状　部分病人出现腹泻、恶心、呕吐等消化道症状。

（二）体征

SARS 病人的肺部体征常不明显,部分病人可闻及少许湿啰音,或有肺实变体征。偶有局部叩诊呈浊音、呼吸音减低等少量胸腔积液的体征。

（三）临床分期

1. 早期　一般为病初的 1~7d。起病急,以发热为首发症状,体温一般高于 38℃,半数以上的病人伴有头痛、关节肌肉酸痛、乏力等症状,部分病人可有干咳、胸痛、腹泻等症状,但少有上呼吸道卡他症状,肺部体征多不明显,部分病人可闻及少许湿啰音。X 线胸片示肺部阴影在发病第 2 天即可出现,平均在第 4 天出现,95% 以上的病人在病程 7d 内出现肺部影像改变。

2. 进展期　多发生在病程的 8~14d,个别病人可更长。在此期,发热及感染中毒症状持续存在,肺部病变进行性加重,表现为胸闷、气促、呼吸困难,尤其在活动后明显。胸部 X 线摄影检查肺部阴影发展迅速,且常为多叶病变。少数病人(10%~15%)出现 ARDS 而危及生命。

3. 恢复期　进展期过后,体温逐渐下降,临床症状缓解,肺部病变开始吸收,多数病人经治疗 2 周左右恢复,可达到出院标准,肺部阴影的吸收则需要较长的时间。少数重症病人可能在相当长的时间内遗留限制性通气功能障碍和肺弥散功能下降,但大多可在出院后 2~3 个月内逐渐恢复。

【实验室与其他检查】

(一)血常规检查

初到中期白细胞计数正常或降低,淋巴细胞计数绝对值减少,部分病人血小板减少。T 淋巴细胞亚群 CD3$^+$、CD4$^+$、CD8$^+$ 计数均降低,尤其 CD4$^+$T 淋巴细胞计数明显降低。疾病后期能恢复正常。晚期合并细菌感染时,白细胞计数可增高。

(二)血液生化检查

肝功能检查酶类有不同程度升高。部分病人血气分析检查血氧饱和度下降。

(三)抗原抗体检测

1. SARS-CoV 特异性抗原 N 蛋白检测　采用 ELISA 检测血清或血浆标本中 SARS-CoV 核衣壳蛋白(N 蛋白)抗原,用于 SARS-CoV 感染的早期辅助诊断。SARS 病人病程早期(3~10d)的标本,SARS-CoV N 蛋白有相对较高的阳性检出率;发病 10d 以上病人标本的阳性率逐渐下降,此时应当同时进行抗体检测。

2. SARS-CoV 特异性抗体检测　急性期血清标本是指发病后 7d 内采集的标本,应尽可能早地采集;恢复期血清标本是指发病后 3~4 周采集的标本。采用 ELISA 和 IFA 法检测血清中 SARS 抗体,平行检测急性期血清抗体和恢复期血清抗体发现抗体阳转或者平行检测急性期血清抗体和恢复期血清抗体发现抗体滴度升高≥4 倍即可诊断为 SARS。

(四)分子生物学检测

采用 RT-PCR 法从病人呼吸道分泌物、血液或粪便等标本中检出 SARS-CoV RNA。此法有早期、简单、快速的特点,灵敏度和特异度超过 90%。

(五)细胞培养分离病毒

从病人呼吸道分泌物、血液等采集标本,接种到 Vero 细胞中进行培养,分离到病毒后采用 RT-PCR 或 IFA 法进行鉴定。

(六)影像学检查

肺部 X 线呈片状、斑片状浸润性阴影或网状改变。初期单灶病变,短期迅速增多,常累及双肺或单肺多叶,部分迅速呈大片状阴影。对临床可疑者若检查结果阴性需 1~2d 后复查胸部 X 线或 CT,有助于发现早期轻微病变。肺部阴影吸收、消散较慢,肺部阴影改变程度及范围,与临床症状和体征可不一致。

【诊断与鉴别诊断】

(一)诊断

结合流行病学史、临床症状和体征、一般实验室检查、肺部 X 线影像变化,配合 SARS 病原学检测阳性,排除其他表现类似的疾病,可以作出 SARS 的诊断。其中,具有临床症状和出现肺部 X 线影像改变,是诊断 SARS 的基本条件。诊断标准如下:

1. 医学隔离观察者　无 SARS 临床表现但近 2 周内曾与 SARS 病人或 SARS 疑似病人接触者,列为医学隔离观察者。应接受医学隔离观察。

2. 疑似病例　对于缺乏明确流行病学依据,但具备其他 SARS 支持证据者,可以作为疑似病例,需要进一步进行流行病学追访,并安排病原学检测以求印证。对于有流行病学依据,有临床症状,但尚无肺部 X 线影像改变者,也应作为疑似病例。对此类病例,需要动态复查 X 线胸片或胸部 CT,一旦肺部病变出现,在排除其他疾病的前提下,可以作出临床诊断。

3. 临床诊断和确定诊断 对于有 SARS 流行病学依据、相应临床表现和肺部 X 线影像改变,并能排除其他疾病诊断者,可以作出 SARS 临床诊断。在临床诊断的基础上,若分泌物 SARS-CoV RNA 检测阳性,或血清(或血浆)SARS-CoV 特异性抗原 N 蛋白检测阳性,或血清 SARS-CoV 抗体阳转,或抗体滴度升高≥4 倍,均可作出确定诊断。

(二)鉴别诊断

注意排除上呼吸道感染、流行性感冒、细菌性或真菌性肺炎、艾滋病合并肺部感染、非感染性肺间质性疾病、肺结核、肺不张等表现类似的疾病。

【治疗】

目前尚缺少针对病因的治疗。临床上以对症支持治疗和针对并发症的治疗为主。

(一)监测病情变化

发病后的 2~3 周内都可能属于进展期,密切观察病情变化,监测临床症状、体温、呼吸、动脉血气分析、血常规、胸部 X 线摄影检查等。

(二)一般治疗

卧床休息,注意维持水、电解质平衡,避免用力和剧烈咳嗽。一般早期给予持续鼻导管吸氧(吸氧浓度一般为 1~3L/min)。

(三)对症治疗

1. 降温 体温高于 38.5℃,或全身酸痛明显者,可使用解热镇痛药。高热者给予冰敷、酒精擦浴、降温毯等物理降温措施。儿童禁用水杨酸类解热镇痛药。

2. 祛痰止咳 咳嗽剧烈者给予镇咳药,咳痰给予祛痰药。

3. 维护重要生命器官功能 心、肝、肾等器官功能损害者,给予相应治疗。

(四)糖皮质激素的使用

目的在于抑制异常的免疫病理反应,减轻严重的全身炎症反应状态,防止或减轻后期的肺纤维化。

具备以下指征之一时可考虑应用糖皮质激素:①有严重的中毒症状,持续高热不退,经对症治疗 5d 以上最高体温仍超过 39℃;②X 线胸片显示多发或大片阴影,进展迅速,48h 之内病灶面积增大 >50% 且在正位胸片上占双肺总面积的 1/4 以上;③达到急性肺损伤或 ARDS 的诊断标准。

成人推荐剂量相当于甲泼尼龙 24mg/(kg·d),具体剂量可根据病情及个体差异进行调整。开始使用糖皮质激素时宜静脉给药,当临床表现改善或 X 线胸片显示肺内阴影有所吸收时,应及时减量、停用。一般每 35d 减量 1/3,通常静脉给药 12 周后可改为口服泼尼松或泼尼松龙,一般不超过 4 周,不宜过大剂量或过长疗程。应同时应用制酸剂和胃黏膜保护剂,还应警惕骨缺血性改变和继发感染,包括细菌或/和真菌感染,以及原有已稳定的结核病灶的复发和扩散。

(五)抗病毒治疗

目前尚未发现针对 SARS-CoV 的特异性药物。临床回顾性分析资料显示,利巴韦林等常用抗病毒药对 SARS 无效。蛋白酶抑制剂(洛匹那韦及利托那韦)的疗效尚待验证。

(六)免疫治疗

非特异性免疫增强剂(胸腺肽、干扰素、静脉用丙种球蛋白等)对 SARS 的疗效尚未肯定,不推荐常规使用。SARS 恢复期血清的临床疗效尚未被证实,对诊断明确的高危病人,可在严密观察下试用。

(七)重型病例的治疗

1. 监护与一般治疗 与非重症病人基本相同,但重症病人还应加强对生命体征、出入液量、心电图及血糖的监测。当血糖高于正常水平时,可应用胰岛素将其控制在正常范围,有助于减少合并症。

2. 呼吸支持治疗 应经常监测 SpO_2 的变化。活动后 SpO_2 下降是呼吸衰竭的早期表现,应该给予及时的处理。

(1) 氧疗:即使在休息状态下无缺氧的表现,也应给予持续鼻导管吸氧。有低氧血症者,通常需要较高的吸入氧流量,应使 SpO_2 维持在 93% 或以上,必要时可选用面罩吸氧。应尽量避免脱离氧疗的活动(如上洗手间、医疗检查)。若吸氧流量 ≥5L/min(或吸入氧浓度 ≥40%)条件下,$SpO_2<93\%$,或经充分氧疗后,SpO_2 虽能维持在 93% 或以上,但呼吸频率仍在 30 次/min 或以上,呼吸负荷仍保持在较高的水平,均应及时考虑无创人工通气。

(2) 无创正压人工通气(NIPPV):NIPPV 可以改善呼吸困难的症状,改善肺的氧合功能,有利于病人度过危险期,有可能减少有创通气的应用。应用指征为:①呼吸频率 >30 次/min;②吸氧 5L/min 条件下,$SpO_2<93\%$。禁忌证为:①有危及生命的情况,需要紧急气管插管;②意识障碍;③呕吐、上消化道出血;④气道分泌物多和排痰能力障碍;⑤不能配合 NIPPV 治疗;⑥血流动力学不稳定和有多器官功能损害。

若应用 NIPPV 2h 仍没达到预期效果($SpO_2≥93\%$,气促改善),可考虑改为有创通气。

(3) 有创正压人工通气:对 SARS 病人实施有创正压人工通气的指征为使用 NIPPV 治疗不耐受,或呼吸困难无改善,氧合功能改善不满意,$PaO_2<70mmHg$,并显示病情恶化趋势;有危及生命的临床表现或多器官功能衰竭,需要紧急进行气管插管抢救。

3. 糖皮质激素的应用 对于重症且达到急性肺损伤标准的病例,应该及时规律地使用糖皮质激素,以减轻肺的渗出、损伤和后期的肺纤维化,并改善肺的氧合功能。目前多数医院使用的成人剂量相当于甲泼尼龙 80~320mg/d,具体可根据病情及个体差异来调整。少数危重病人可考虑短期(35d)甲泼尼龙冲击疗法(500mg/d)。待病情缓解或 X 线胸片显示病变有吸收后逐渐减量、停用,一般可选择每 35d 减量 1/3。

4. 临床营养支持治疗 由于大部分重症病人存在营养不良,因此早期应鼓励进食易消化的食物。当病情恶化不能正常进食时,应及时给予临床营养支持,采用肠内营养与肠外营养相结合的方法,非蛋白热量 105~126kJ,即 25~30kcal/(kg·d),适当增加脂肪的比例,以减轻肺的负荷。中/长链混合脂肪乳剂对肝功能及免疫功能的影响小。蛋白质的入量为 1.0~1.5g/(kg·d),过多对肝功能、肾功能可能有不利影响。要补充水溶性和脂溶性维生素。尽量保持血浆白蛋白在正常水平。

5. 预防和治疗继发感染 重症病人通常免疫功能低下,需要密切监测和及时处理继发感染,必要时可慎重地进行预防性抗感染治疗。

【预防】

2004 年修订的《中华人民共和国传染病防治法》已将 SARS 列为乙类传染病并参照甲类传染病进行管理。针对传染源、传播途径、易感人群三个环节,采取以管理和控制传染源、预防控制医院内传播为主的综合性防治措施,努力做到"早发现、早报告、早隔离、早治疗"。

(一) 管理传染源

1. 隔离治疗病人 SARS 的疑似病人、临床诊断病人和确诊病人均应立即住院隔离 3~4 周,但应收治在不同区域,其中临床诊断病人、疑似病人均应住单人病房,避免交叉感染。应就地治疗,尽量避免远距离转送病人。

2. 隔离观察密切接触者 给予密切接触者隔离 3 周。

(二) 切断传播途径

1. 社区综合预防 加强科普知识宣教,流行期间减少大型集会和活动,保持公共场所的通风换气、空气流通;加强空气、水源、下水道系统的处理和消毒。

2. 保持良好卫生习惯 树立个人防护意识,养成良好卫生习惯。保持手清洁,不随地吐痰。流行期间减少外出,少去人口密集场所;必要外出时戴口罩,避免与人近距离接触。

3. 严格隔离病人 医院建立 SARS 专用通道。收治 SARS 的病区,设有无交叉的清洁区、污染区和半污染区,病房、办公室等场所应通风良好。疑似病例或临床诊断病例要分开收治。住院病人要戴口罩,不得随意离开病房、不设陪护、不得探视。病区中病房和办公室等场所的空间、地面、物体表面、病人用过的诊疗物品和生活物品、病人的分泌物和排泄物等按要求严格、有效地消毒。医护人员进入病区时须做好个人防护,穿隔离衣,戴 N95 口罩、手套、鞋套、帽子,抢救病人时戴护目镜,接触病人和被污染物品后洗手。加强医务人员有关 SARS 相关知识的培训。

(三)保护易感人群

保持乐观心态,均衡膳食,保证充足睡眠、适量运动等有助于提高机体抗病能力。预防非典的灭活疫苗正在研制当中,已进入临床试验阶段。医护人员和进入非典病区的其他人员,应做好自身防护工作。

(汪 曼)

第九节　流行性乙型脑炎

> **案例导入**
>
> 患儿,男孩,6 岁。因发热、头痛、恶心 5d,伴抽搐、意识障碍 2d 入院。半个月前曾被蚊子叮咬。查体:T 40.5℃,P 120 次/min,R 30 次/min。意识呈浅昏迷状态,面部潮红,双侧瞳孔等圆等大,对光反射存在,心、肺、腹部检查未见异常体征,脑膜刺激征阳性,病理反射阳性。血常规:WBC 14×10^9/L,N 0.86,PLT 180×10^9/L。尿常规未见异常。脑脊液无色透明,白细胞计数 350×10^6/L,蛋白质、葡萄糖和氯化物均正常。免疫学检测乙脑病毒 IgM 抗体(+)。
>
> **请思考:**
>
> 1. 正处夏季,本病例应首先考虑什么疾病? 有哪些诊断依据?
>
> 2. 应与哪些疾病进行鉴别?
>
> 3. 应如何进行治疗?

流行性乙型脑炎(epidemic encephalitis B)简称乙脑,是由乙脑病毒引起的以脑实质炎症为主要病变的中枢神经系统急性传染病。蚊虫为其主要传播媒介,常流行于夏秋季节,好发于儿童。临床上以起病急、高热、意识障碍、抽搐、呼吸衰竭、病理反射阳性及有脑膜刺激征为特征。重者病死率高达 20%~50%,部分病人可留有不同程度的神经系统后遗症。近年来采用综合防治措施,其发病率和病死率均有明显下降。本病属于我国法定乙类传染病。

【病原学】

乙脑病毒属于虫媒病毒乙组的黄病毒科,呈球形,为单股正链 RNA,外层为脂蛋白包膜,其表面含有血凝素刺突,能凝集雏鸡、鸽、鹅红细胞。乙脑病毒为嗜神经病毒,其抗原性稳定,较少变异。人与动物感染乙脑病毒后,可产生补体结合抗体、中和抗体及血凝抑制抗体,这些特异性抗体检测有助于临床诊断及流行病学调查。

乙脑病毒抵抗力不强,易被常用消毒剂杀灭,不耐热,100℃ 2min 或 56℃ 30min 即可灭活,但耐低温和干燥,用冰冻干燥法在 4℃ 冰箱中可保存数年。

【流行病学】

(一)传染源

乙脑是人兽共患的自然疫源性传染病,人和动物均可成为传染源。在流行区,家畜(如猪、牛、羊、马、狗)、家禽(如鸭、鸡)等动物的感染率很高,其中猪,尤其是幼猪感染率可高达 100%,且血中病毒数量多,病毒血症期长,是本病最主要的传染源。人感染后因血中病毒数量少,病毒血症期短,故病人和隐性感染者不是主要的传染源。

（二）传播途径

主要通过蚊虫(库蚊、伊蚊和按蚊)叮咬而传播。在温带地区以三带喙库蚊为主要传播媒介。蚊虫感染后并不发病，但可携带病毒越冬或经卵传代，成为乙脑病毒的长期储存宿主。此外，被感染的候鸟、蠛蠓及蝙蝠等也是乙脑病毒的长期储存宿主。

（三）人群易感性

人对乙脑病毒普遍易感，以轻型或隐性感染为主，感染后可获得较持久的免疫力。病人多为10岁以下儿童，尤以2~6岁儿童发病率最高，但近年来由于儿童和青少年广泛接种乙脑疫苗，成人和老年人的发病率相对增高。

（四）流行特征

本病流行于亚洲东部的热带、亚热带及温带地区。我国除东北北部、青海、新疆及西藏外均有本病流行，农村发病率高于城市，且有严格的季节性，以7、8、9三个月多见(占80%~90%病例)，这主要与气温、雨量和蚊虫滋生密度高峰有关。本病集中发病少，呈高度散发性，家庭成员中很少有多人同时发病。

【发病机制与病理解剖】

（一）发病机制

感染的蚊虫叮咬人和动物后，病毒即侵入机体，在单核巨噬细胞内繁殖，继而进入血液循环引起病毒血症，若不侵入中枢神经系统则呈隐性或轻型感染，仅在少数情况下，如机体免疫力降低，或病毒量多、毒力强时，则病毒通过血-脑屏障进入中枢神经系统，引起脑炎。发病机制与病毒对神经组织的直接侵袭导致神经细胞变性、坏死和胶质细胞增生及炎性细胞浸润有关，亦与免疫性损伤有关。

（二）病理解剖

乙脑的病变范围较广，脑及脊髓均可受累，尤以大脑皮质、丘脑和中脑最为严重。肉眼检查可见脑实质和脑膜充血、水肿和出血，严重者脑实质可出现大小不等的坏死软化灶。镜下检查可见：①小血管内皮细胞肿胀、坏死、脱落及血管周围坏死、脱落、出血；②神经细胞变性、肿胀与坏死；③胶质细胞增生，血管周围淋巴细胞和单核细胞浸润，形成"血管套"；④小胶质细胞及中性粒细胞侵入神经细胞内，形成"噬神经细胞现象"。

【临床表现】

潜伏期一般是4~21d，平均为10~14d。

（一）典型的临床经过

可分为以下4期：

1. **初期**　为病初的1~3d。起病急，体温在1~2d内升至39~40℃，伴有头痛、精神倦怠、食欲缺乏、恶心、呕吐和嗜睡，小儿可有上呼吸道或胃肠道症状，易误诊为上呼吸道感染。少数病人可有颈强直、神志淡漠及抽搐。

2. **极期**　病程第4~10天，初期症状加重，主要表现为脑实质受损症状。

(1) **持续高热**：体温常高达39~40℃，多呈稽留热，一般持续7~10d，轻者3~4d，重者可达3周以上。发热越高，热程越长，病情越重。

(2) **意识障碍**：为本病主要表现，多发生于病程第3~8天，可表现为嗜睡、谵妄、定向障碍、昏睡或昏迷等各种意识障碍。通常持续1周，重者可长达4周以上。嗜睡具有早期诊断意义，是大脑皮层、丘脑及脑干网状结构功能障碍所致。昏迷为意识障碍最严重阶段，昏迷越早越深，时间越长，则病情越重、预后越差。

(3) **惊厥**：发生率为40%~60%，是病情严重的表现，主要系高热、脑实质炎症、脑水肿及呼吸道分泌物堵塞所致。表现为先出现面部、眼肌、口唇的局部小抽搐，随后出现肢体抽搐及强直性痉挛，可发生于单侧、双侧或四肢，重型者可发生全身强直性抽搐，持续数分钟至数十分钟，均伴有意识障碍。长时间或频繁抽搐可加重脑缺氧和脑实质损伤导致发绀、呼吸暂停。

（4）**呼吸衰竭**：多发生在重症病例，主要表现为中枢性呼吸衰竭，由脑实质炎症、脑水肿、脑疝、颅内高压和低钠血症性脑病等所致，其中以脑实质病变尤其是延髓呼吸中枢病变为主要原因。表现为呼吸节律不规则及幅度不均匀，如呼吸表浅、节律不齐、双吸气、叹息样呼吸、潮式呼吸、抽泣样呼吸及下颌呼吸等，最后呼吸暂停，甚至呼吸停止。

（5）**颅内高压症**：主要表现为剧烈头痛、频繁呕吐、血压升高、脉搏变慢、四肢肌张力增加、瞳孔忽大忽小及视神经盘水肿等。婴儿常有前囟隆起，但脑膜刺激征则大多缺如。

高热、惊厥及呼吸衰竭是乙脑极期的严重症状，三者相互影响，互为因果。

3. 恢复期　少数病人于极期因呼吸衰竭或严重并发症死亡，多数病人于病程的 8~11d 后体温逐渐下降，上述精神神经症状和体征逐渐好转，一般于 2 周左右可完全恢复。但重症病人需 1~6 个月才能逐渐恢复。

4. 后遗症期　少数重症病人半年后仍有精神神经症状，称为后遗症。主要有意识障碍、痴呆、失语、精神失常、扭转痉挛及肢体强直性瘫痪等。

（二）临床分型

临床上根据发热、意识障碍、抽搐程度、病程长短、有无呼吸衰竭及后遗症等病情轻重不同，把乙脑分为轻型、普通型、重型及极重型（又称为暴发型）四种类型（表 2-5），但病情可由轻型向重型转化，故应密切观察，及时处理。

表 2-5　乙脑的临床类型及各型临床特点

型别	体温/℃	神志	抽搐	呼吸衰竭	瘫痪	病程	后遗症
轻型	38~39	清楚	无	无	无	5~7d	无
普通型	39~40	嗜睡	可有	无	无	7~14d	无
重型	40~41	浅昏迷或昏迷	反复	可有	可有	14d 以上	部分有
极重型	>41	深昏迷	频发	迅速出现	常有	不定	常有

（三）老年人乙脑

临床表现以重型及极重型为多，并发症较多，尤以慢性呼吸道感染、心血管疾病、败血症及消化道出血等为常见，死因以周围性呼吸衰竭为多。

【并发症】

并发症以支气管肺炎最常见，多因昏迷病人呼吸道分泌物不易咳出、应用人工呼吸器或延髓的第Ⅸ、Ⅹ对脑神经受损时吞咽困难所致。其次为肺不张、败血症、尿路感染、压疮、皮肤疖肿、口腔炎以及水电解质平衡失调等，重型病人应警惕应激性溃疡所致的上消化道大出血。

ER 2-7

流行性乙型脑炎的流行病学和临床表现

【实验室检查】

（一）血常规检查

白细胞总数增多，常在（10~20）×10⁹/L 以上。白细胞分类可见中性粒细胞达 80% 以上，部分病人血象始终正常。

（二）脑脊液检查

脑脊液压力升高，外观无色透明或微混浊，白细胞多在（50~500）×10⁶/L 之间，少数可高达 1 000×10⁶/L 以上。分类早期以中性粒细胞为主，随后则是淋巴细胞增多。白细胞计数的高低与病情轻重及预后无关。蛋白轻度增高，糖正常或偏高，氯化物正常。少数病例早期脑脊液检查正常。

（三）抗原抗体检测

1. 特异性 IgM 抗体检测　此抗体多在病后 3~4d 即可出现，脑脊液中最早在病程第 2 天即可检测出来，2 周时达到高峰，可用于早期诊断。

2. 血凝抑制试验　血凝抑制抗体出现较早,一般在病后 4~5d 出现,2 周时达到高峰,抗体水平可维持 1 年以上。该试验阳性率高于补体结合试验,操作简便,可用于临床诊断及流行病学调查,但可出现假阳性。

(四) 病原学检查

1. 病毒分离　在发病早期(病程第 1 周内)从死亡者的脑组织中可分离出乙脑病毒。由于乙脑病毒主要存在于脑组织中,脑脊液和血中不易分离出病毒。

2. 病毒抗原或核酸检测　在组织、血液或其他体液中通过直接免疫荧光法(IFA)或聚合酶链反应(PCR)可检测到乙脑病毒抗原或特异性核酸。

【诊断与鉴别诊断】

(一) 诊断

根据流行病学史、临床特点、实验室检查作出诊断。

(二) 鉴别诊断

1. 中毒性菌痢　多发生在夏秋季,多见于儿童。起病更急骤,多在发病 24h 内即出现高热、抽搐与昏迷,并有感染中毒性休克表现。一般无脑膜刺激征,脑脊液大多正常。作肛拭子或生理盐水灌肠镜检可见大量脓细胞及白细胞。

2. 化脓性脑膜炎　由脑膜炎奈瑟菌(*Neisseria meningitis*)所致,冬春季多见,病情发展较迅速,皮肤、黏膜常出现瘀点,脑膜刺激征显著,脑脊液呈化脓性改变,涂片和培养可发现病原菌。对早期病例或已经过不彻底治疗的化脓性脑膜炎病人,脑脊液改变可不典型,除根据病史全面分析外,血液及脑脊液的病菌特异抗原及抗体检测,也可助鉴别。其他化脓性脑膜炎可根据好发年龄、原发病灶、起病情况、症状体征、脑脊液涂片和培养发现病原菌予以鉴别。

【治疗】

目前尚无特效抗病毒治疗药物。应积极采取对症和支持治疗,维持体内水和电解质平衡,密切观察病情变化,重点处理好高热、抽搐和呼吸衰竭等危重症状。

(一) 一般治疗

病人应隔离于有防蚊和降温设施的病房,室温控制在 30℃ 以下。护理应注意病人的体温、脉搏、呼吸、血压、意识、瞳孔及肌张力变化。注意口腔和皮肤清洁,昏迷时应定时翻身、侧卧、拍背、吸痰,以防发生肺部感染和压疮。昏迷、抽搐病人应设护栏以防坠床。重型病人应静脉输液,但不宜过多,以免加重脑水肿。一般成人每日补液 1 500~2 000ml,儿童每日 50~80ml/kg,并酌情补充钾盐,纠正酸中毒。昏迷者可采用鼻饲。

(二) 对症治疗

1. 高热　以物理降温为主,药物降温为辅,同时降低室温,使肛温保持在 38℃ 左右。

2. 惊厥(抽搐)　应去除病因及镇静止痉:①脑水肿所致者以脱水治疗为主,可用 20% 甘露醇 1~2g/kg,静脉滴注 20~30min,每 4~6h 一次;②高热所致者以降温为主;③脑实质炎症所致者应及时给予镇静药。首选地西泮,成人每次 10~20mg,小儿每次 0.1~0.3mg/kg(每次不超过 10mg),肌内注射或缓慢静脉滴注。

3. 呼吸衰竭　应根据其病因进行相应治疗:①氧疗,可通过增加吸入氧浓度来纠正病人缺氧,选用鼻导管或面罩吸氧;②呼吸道分泌物阻塞者应定时吸痰、翻身拍背、体位引流等,必要时可用化痰药物(α-糜蛋白酶、盐酸氨溴索等)和糖皮质激素雾化吸入,并适当加入抗生素防治细菌感染;③中枢性呼吸衰竭时可使用呼吸中枢兴奋剂。首选洛贝林,成人每次 3~6mg,儿童每次 0.15~0.20mg/kg,肌内注射或静脉滴注。

4. 循环衰竭　可根据情况补充血容量,应用升压药物、强心剂、利尿药等,并注意维持水及电解质的平衡。

(三)中医中药治疗

乙脑相当于"暑温""伏温"病范畴。轻型多属于病有卫气,其他各型则多属于病在气营。可据此进行辨证施治。常用白虎汤加减、清瘟败毒饮等。中成药如安宫牛黄丸等。

(四)其他治疗

1. 糖皮质激素 有抗炎、退热、降低毛细血管通透性和渗出、保护血-脑屏障、降温、降低颅内高压等作用,但亦可抑制防御功能,增加继发感染机会,故近年来不作常规应用,仅对重症病人早期应用氢化可的松每次 5~10mg/kg,稀释于 10% 葡萄糖溶液 100~200ml 静脉滴注,每天 1 次,用 5~7d。

2. 免疫治疗 可试用免疫调节药如转移因子、免疫核糖核酸及胸腺素 α_1 等。

3. 抗病毒治疗 早期应用抗病毒药如利巴韦林、干扰素等有一定疗效。

(五)恢复期及后遗症处理

应注意加强营养及精心护理,防止压疮和继发感染发生;要注意进行功能训练(包括吞咽、语言、智力和肢体功能),还可结合理疗、针灸、推拿按摩、高压氧、中药等治疗。有震颤、多汗、肢体强直者用盐酸苯海索片或多巴丝肼片。

【预防】

乙脑的预防应采取以防蚊、灭蚊及预防接种为主的综合措施。

(一)管理传染源

早期发现病人,及时隔离病人至体温正常为止。管理的重点为加强对易感家畜、家禽的管理,尤其是幼猪。搞好牲畜饲养场所的环境卫生,人畜居住地分开。流行季节前给猪进行疫苗接种,减少猪群的病毒血症,能有效控制人群乙脑流行。

(二)切断传播途径

灭蚊与防蚊是预防本病的重要措施。搞好环境卫生,翻缸倒罐,清除积水,填平洼地等,及时消灭蚊虫滋生地,早期彻底消灭幼蚊,夏秋季以灭成蚊为主,冬春季以消灭越冬蚊为主。流行季节宜用蚊帐、蚊香、纱窗等驱蚊、防蚊措施。

(三)保护易感人群

预防接种是保护易感人群的根本措施。目前我国有乙脑减毒活疫苗和乙脑灭活疫苗两种疫苗。①选择乙脑减毒活疫苗接种时,采用两剂次接种程序,分别在 8 月龄(接种第 1 剂)及 2 岁(接种第 2 剂)时接种;②选择乙脑灭活疫苗接种时,采用四剂次接种程序,分别在 8 月龄(接种第 1、2 剂,两剂间隔 7~10d)、2 岁(接种第 3 剂)及 6 岁(接种第 4 剂)时接种。接种时应注意不能与伤寒三联菌苗同时注射,以免引起过敏等不良反应。凡有过敏体质、严重心肾疾病、中枢神经系统疾病及发热病人禁用。

【预后】

轻型和普通型大多可顺利恢复,重型和极重型病人病死率可高达 20% 以上。持续时间长、反复惊厥、昏迷时间较长及有吞咽困难、呼吸衰竭者预后差,存活的部分病人可留有不同程度后遗症。主要死亡原因为中枢性呼吸衰竭。

知识链接

中国创造,造福世界

2012 年以 SA14-14-2 毒株为核心的乙脑减毒活疫苗通过了世界卫生组织(WHO)预认证,成为我国首支通过 WHO 预认证的疫苗。而世界标准也参照我国标准而制定,我国疫苗研发水平跃上了新的高度。

(王永新)

第十节 狂 犬 病

狂犬病(rabies)又名恐水症(hydrophobia),是由狂犬病毒引起的一种侵犯中枢神经系统为主的急性人兽共患病。人通过被病犬、病猫等动物咬伤或抓伤而感染发病。临床表现为特有的恐水、怕风、恐惧不安、咽肌痉挛、进行性瘫痪等症状。目前是可防不可治的疾病,一旦发病,病死率几乎达100%,是目前世界上病死率最高的疾病。本病属于我国乙类法定传染病。

【病原学】

狂犬病毒属于弹状病毒科、拉沙病毒属,外形似子弹,中心为单股负链RNA,外面为核衣壳和含脂蛋白及糖蛋白的包膜。狂犬病毒包含5种蛋白质,即糖蛋白、核蛋白、多聚酶、磷蛋白和膜蛋白。其中,外膜糖蛋白与乙酰胆碱受体结合,使狂犬病毒具有神经毒性作用,刺激机体产生有保护作用的抗体;核蛋白刺激机体可产生补体结合抗体,有助于临床诊断。

自狂犬病病人或患病动物体内直接分离出的病毒称为"野毒株"或"街毒株",其致病力强,可在唾液腺中复制增殖,多种途径感染后均可导致发病。"固定毒株"是野毒株经多次兔脑组织传代而获得的毒株,其毒力减弱,对人和动物失去致病力,但仍保留其抗原性,可制备狂犬病疫苗。

病毒存在病兽及病人唾液和神经组织中,对外界抵抗力不强,对苯扎溴铵、肥皂水、碘酒、高锰酸钾、过氧化氢、高温、紫外线等敏感,100℃ 2min即可灭活病毒。

【流行病学】

(一)传染源

带狂犬病毒动物是主要传染源。我国主要为病犬,其次为猫、猪、牛、马等家畜。发达国家地区对流浪狗控制严格,对家养狗实行强制免疫,故狼、狐狸、蝙蝠及浣熊等野生动物为主要传染源。

(二)传播途径

主要通过病兽咬伤或抓伤而感染病毒;也可由含病毒的唾液经伤口而感染;或可在宰杀病兽、剥皮等过程中接触病毒被感染。偶尔因进食含病毒肉类或吸入含有病毒的气溶胶感染发病。

(三)人群易感性

人群普遍易感,兽医、动物饲养员及野外工作人员受感染机会较多。被病兽咬伤后是否发病与下列因素有关:咬伤部位是否神经末梢丰富、咬伤程度、伤口局部是否及时清洗消毒、是否及时全程足量注射狂犬病疫苗和免疫球蛋白等。

(四)流行特征

狂犬病呈全球性分布,多发生于发展中国家,农村高于城市。明显的季节性高峰,夏季多发。

【发病机制与病理解剖】

(一)发病机制

狂犬病毒自皮肤和黏膜破损处进入人体后,对神经组织有强大亲和力,嗜神经性是狂犬病毒自然感染的主要特征,致病过程分为 3 个阶段。

1. 局部组织内病毒繁殖期 病毒侵入人体后,先在伤口附近的肌细胞内小量增殖,在局部停留 3d 或更久后侵入附近的末梢神经。

2. 病毒侵入中枢神经期 病毒沿周围神经的轴索向中枢神经系统做向心性扩散,至脊髓的背根神经节大量增殖,入侵脊髓并很快到达脑部,主要侵犯脑干和小脑等处的神经细胞。

3. 病毒向各器官扩散期 病毒从中枢神经系统向周围神经作离心性扩散,侵入各器官组织,尤以唾液腺、舌部味蕾、嗅神经上皮等处病毒含量较多。由于迷走、舌咽和舌下神经核受损,导致吞咽肌和呼吸肌痉挛,病人出现恐水、吞咽困难和呼吸困难等症状;交感神经受损时,出现唾液分泌增加和多汗;迷走神经节、交感神经节和心脏神经节受损时,出现心血管功能紊乱或猝死。

(二)病理解剖

病理变化主要为急性弥漫性脑脊髓膜炎,尤以大脑基底面海马回、脑干部位(中脑、脑桥和延髓)、小脑等处病变严重。具有特征性病变的是多数病人神经细胞质中可见嗜酸性包涵体,即内氏小体。内氏小体为狂犬病毒的集落,最常见于海马及小脑浦肯野细胞的细胞质中,呈圆形或卵圆形,直径 3~10μm,染色后呈樱桃红色,对本病具有确诊意义。

【临床表现】

潜伏期一般是 4d 至 10 年,平均为 1~3 个月。潜伏期的长短与病毒毒力、侵入部位的神经分布等因素相关。病毒数量越多,毒力越强,侵入部位神经越丰富,越靠近神经系统,潜伏期就越短。典型临床经过分为 3 期。

(一)前驱期

前驱期多表现为低热、头痛、乏力、全身不适、食欲缺乏、恶心,继而烦躁失眠、恐惧不安,对声、光、风等刺激敏感,并有咽喉紧缩感。50%~80% 的病人会在伤口及其神经支配区域出现特异性神经性疼痛或感觉异常(如麻、痒感及蚁行感)。通常持续 2~4d。

(二)兴奋期

兴奋期表现为高度兴奋、极度恐惧、恐水、怕风。体温升高达 38~40℃,部分可超过 40℃。恐水为本病特征,不一定每例都有。典型病人在饮水、见水、听到流水声甚至听到"水"字时出现咽喉肌严重痉挛,虽极口渴而不敢饮,导致声音嘶哑和脱水,重者可全身肌肉阵发性抽搐,呼吸肌痉挛导致呼吸困难、发绀;交感神经功能亢进出现多汗、流涎、心率加快、血压升高等。病人多神志清楚,但部分有定向障碍、幻觉、幻听等。本期持续 1~3d。

(三)麻痹期

病人肌肉痉挛逐渐减轻或停止,进入弛缓性瘫痪,尤以肢体弛缓性瘫痪最常见。由安静进入昏迷状态,死因通常为咽肌痉挛而窒息或呼吸、循环衰竭而死亡。本期持续 6~18h。

病程一般不超过 6d。除上述表现外,也可表现为无兴奋期或无明显恐水,即"瘫痪型"或"麻痹型"。病人常以高热、头痛和咬伤部位痛痒起病,继而肢体软弱无力、共济失调、腱反射消失、大小便失禁等,因全身弛缓性瘫痪而死亡。

【实验室检查】

（一）血常规及脑脊液检测

外周血白细胞总数轻度至中度增多，中性粒细胞增多为主，常占 80% 以上。脑脊液压力稍增高，蛋白和细胞数稍增多，糖及氯化物正常。

（二）病原学检查

1. **病毒分离**　取病人唾液、脑脊液、皮肤或脑组织，用细胞培养或用乳小白鼠接种法分离病毒。

2. **内氏小体检查**　将死者或动物脑组织作切片染色，镜检找内氏小体，阳性率为 70%~80%。

3. **核酸检测**　取病人唾液、皮肤活检组织，采用 RT-PCR 检测狂犬病毒 RNA。

（三）抗原抗体检测

1. **抗原检测**　取病人脑脊液或唾液涂片、角膜印片、咬伤部位皮肤或脑组织，通过 IFA 或 ELISA 法检测狂犬病抗原，阳性率可达 98%。

2. **抗体检测**　用中和试验、补体结合试验或 ELISA 检测血清中特异性抗体。用于流行病学调查和回顾性诊断。

【诊断与鉴别诊断】

（一）诊断

有被病犬或病兽咬伤、抓伤史。以恐水、怕风、咽肌痉挛，或怕光、怕声、多汗、流涎，咬伤部位出现麻、痒、痛、感觉异常等为典型表现。狂犬病病毒抗原检测、核酸检测，内氏小体镜检阳性有助于诊断。

（二）鉴别诊断

应与破伤风、脊髓灰质炎、其他病毒性脑膜炎、类狂犬病性癔症、狂犬病疫苗接种后神经系统并发症等相鉴别。

【治疗要点】

目前缺乏特异性治疗手段，发病后以对症治疗和综合治疗为主。

（一）隔离病人

单室严格隔离病人，防止唾液污染。让其安静卧床，避免声、光、风等刺激。医护人员须穿隔离服、戴口罩及手套。病人分泌物、排泄物及污染物品须严格隔离消毒。需要加床旁护栏，防止病人痉挛发作时坠床受伤。

（二）支持及对症治疗

加强监护，镇静解痉，及时给氧，必要时气管切开。补液，纠正酸中毒，维持水电解质平衡。纠正心律失常，稳定血压，快速降低颅内压等。

【预防】

（一）管理传染源

以犬的管理为主。扑杀野犬，管理和免疫家犬。患病动物立即击毙，焚烧或深埋。加强进出口动物检疫。狂犬病病人应住单间，采取严密隔离，病人的唾液、用过的医疗器械应严格消毒，病人用过的敷料应焚烧。

（二）切断传播途径

及时有效的伤口处理是预防本病关键措施之一。被动物咬伤、抓伤后，立即用 20% 肥皂水或清水或 0.1% 苯扎溴铵彻底清洗伤口，冲洗伤口 30min 以上，去除狗涎、挤出污血。注意冲洗时苯扎溴铵不得与肥皂水合用。冲洗后用 75% 酒精或 2% 碘酒消毒伤口。伤口一般不予缝合或包扎，以便排血引流。如有抗狂犬病免疫球蛋白或免疫血清，则在伤口底部和周围进行局部浸润注射。此外，还应注意预防破伤风和细菌感染。

(三) 保护易感人群

目前我国有地鼠细胞、Vero 细胞、鸡胚细胞、人二倍体细胞培养的 4 种人用狂犬病疫苗,可用于暴露后、再次暴露和暴露前接种。

1. 暴露后接种

(1) **人用浓缩的狂犬病疫苗(地鼠肾疫苗):** 该疫苗免疫效果好,副作用少。轻度咬伤者接种 5 次,于咬伤后当天、第 3 天、第 7 天、第 14 天、第 28 天完成肌内注射 2ml;也可采用 4 次接种法,咬伤当天接种 2 次,第 7 天、第 21 天各接种 1 次;严重咬伤者全程接种 10 次,于咬伤后当天至第 6 天每日接种 1 次,随后于第 10 天、第 14 天、第 30 天、第 90 天各接种 1 次。

(2) **人二倍体细胞疫苗:** 该疫苗免疫效果好,副作用少,但价格较贵。

2. 再次暴露接种 全程免疫后半年内再次暴露者一般不需要再次免疫;全程免疫后半年到 1 年内再次暴露者,应当于咬伤当天、第 3 天各接种 1 次疫苗;在 1~3 年内再次暴露者,应于咬伤当天、第 3 天、第 7 天各接种 1 次疫苗;超 3 年者应当全程接种疫苗。

3. 暴露前接种 主要用于高危人群预防接种,如兽医、动物饲养员、林业从业人员、屠宰厂工人、狂犬病实验人员、山洞探险者等。可用人二倍体细胞疫苗 0.1ml 皮内或 1ml 肌内注射,于咬伤当天、第 7 天、第 28 天进行;或用冻干人用狂犬病疫苗(Vero 细胞疫苗)1.0ml 肌内注射,于咬伤当天、第 7 天、第 21 天或第 28 天进行。此后 1~3 年加强一次。

4. 被动免疫制剂应用 常用制剂有人抗狂犬病免疫球蛋白、抗狂犬病马血清 2 种。抗狂犬病马血清用前须做皮肤过敏试验(皮试)。被严重咬伤者(头面部、颈部、手指 3 处以上部位的咬伤、咬穿皮肤或舔伤黏膜),尽快注射抗狂犬病免疫血清(40U/kg)或人抗狂犬病免疫球蛋白(20U/kg)。使用抗狂犬病免疫血清皮试阴性者立即注射免疫血清,以一半剂量行伤口周围浸润注射,一半剂量行臀部肌内注射。皮试阳性者行脱敏注射,成功后再使用。

免疫血清与疫苗联合应用时,免疫血清干扰宿主免疫影响抗体产生,应在完成末次疫苗接种后第 15 天、第 75 天,或第 10 天、第 20 天、第 90 天时加强注射疫苗 1 次。

(林丽萍)

第十一节 肾综合征出血热

> **案例导入**
>
> 病人,男性,34 岁,农民。因发热伴全身酸痛、头痛、腰痛、眼眶痛、食欲缺乏 3d 入院。查体:体温 40℃,颜面潮红,球结膜水肿,咽部充血,软腭及腋下可见数个出血点,心肺检查无异常,肝脾肋下未触及,双肾区叩击痛明显,余无异常。尿常规检查:尿蛋白(++)。血常规检查:WBC 20×10⁹/L,N 87%,可见异型淋巴细胞,PLT 60×10⁹/L。
>
> **请思考:**
>
> 1. 病人目前的诊断是什么? 有哪些诊断依据?
>
> 2. 为明确诊断需做哪些检查?
>
> 3. 应与哪些疾病进行鉴别?

肾综合征出血热(hemorrhagic fever with renal syndrome,HFRS)旧称流行性出血热,是由汉坦病毒(Hantavirus)感染所致的自然疫源性疾病,鼠类为主要传染源。本病主要病理变化是全身小血管广泛性损害,临床上以急性起病、发热、充血、出血、低血压休克和急性肾损伤等为主要表现。本病属于我国法定乙类传染病。

肾综合征出血热的由来

　　人类病毒性出血热是由多种病毒引起的临床上以发热和出血为突出表现的一组疾病。世界各地冠以"出血热"的疾病已达十余种。按传播途径不同,出血热可分为三大类,即虫媒性出血热(以蚊、蜱为媒介)、动物源性出血热(啮齿类动物传播)和传播途径尚不清楚的出血热。按肾脏有无损害,出血热可分为有肾损害及无肾损害两大类。过去在病原体未解决之前,在我国称为流行性出血热,在朝鲜称为朝鲜出血热,在俄罗斯称为出血性肾病肾炎。由于特异性血清学诊断的确立及病原学的解决,1982年世界卫生组织将有肾损害的出血热统一命名为肾综合征出血热(HFRS),我国于20世纪90年代末与国际接轨统称为肾综合征出血热。

【病原学】

　　肾综合征出血热病毒属于汉坦病毒,为布尼亚病毒科,是一种有包膜分节段的负性单链RNA病毒,呈圆形或卵圆形,平均直径约120nm。基因RNA可分为L、M和S三个片段,分别编码病毒的RNA聚合酶、包膜糖蛋白和核衣壳蛋白。根据血清学检查,目前发现汉坦病毒至少20个以上血清型,其中Ⅰ型汉滩病毒、Ⅱ型汉城病毒、Ⅲ型普马拉病毒、Ⅳ型希望山病毒是经WHO认定的,在我国流行的主要是Ⅰ型和Ⅱ型病毒,近年来我国还发现了Ⅲ型病毒。由于病毒型别不同,引起人类疾病的临床症状轻重有所不同,其中Ⅰ型较重,Ⅱ型次之,Ⅲ型多为轻型。

　　汉坦病毒对乙醚、氯仿、去氧胆酸盐敏感,对酸、热的抵抗力弱,高于37℃及pH 5.0以下易被灭活,60℃ 10min或100℃ 1min可被灭活。对紫外线及酒精、碘酒等消毒剂均敏感。

【流行病学】

(一)传染源

　　病毒呈多宿主性,据国内外不完全统计,有170多种脊椎动物自然感染汉坦病毒,我国发现有53种动物携带本病毒,主要宿主是啮齿类动物,其他动物包括猫、猪、犬和兔等。在我国以黑线姬鼠和褐家鼠为主要宿主和传染源,其中黑线姬鼠为姬鼠型出血热的主要宿主动物和传染源;褐家鼠为家鼠型出血热的主要宿主动物和传染源。由于肾综合征出血热病人早期的血液和尿液中携带病毒,虽然有接触后发病的个别病例报告,但人不是主要传染源。

(二)传播途径

　　1. 接触传播　接触宿主动物的血液、排泄物、分泌物,病毒由损伤的皮肤和黏膜侵入人体。

　　2. 呼吸道传播　鼠类携带病毒的排泄物,如尿、粪、唾液等污染尘埃形成气溶胶,可经呼吸道侵入感染人体。

　　3. 消化道传播　进食被鼠类排泄物污染的食物,病毒由口、咽、食管黏膜侵入人体。

　　4. 垂直传播　孕妇感染本病毒后,病毒可经过胎盘感染胎儿。

　　5. 虫媒传播　寄生鼠类的革螨或恙螨可能有传播汉坦病毒的作用。

(三)人群易感性

　　人群普遍易感,发病以男性青壮年为主。病后有较稳固免疫力,少有第2次发病。

(四)流行特征

　　1. 地区性　本病在世界上30多个国家存在流行,主要为分布在欧亚大陆的中国、俄罗斯、朝鲜、芬兰、瑞典、挪威、波兰等国家。我国主要分布于丰水带、多水带和过渡带的农业区(如山东、陕西、湖北、湖南、浙江、江苏、江西及安徽等)及东北林区(如黑龙江)。

　　2. 季节性和周期性　①季节性:本病四季均能发病,但有明显的季节性。其中姬鼠传播者以11~1月为高峰,5~7月为小高峰。家鼠传播者以3~5月为高峰。林区姬鼠传播者以夏季为流行高峰。季节性的特点与鼠类的繁殖及人类的活动有关。②周期性:本病的发病率有一定的周期性波动,以姬鼠为主要传染源的疫区,一般数年出现一次大流行,以家鼠、黄鼠为传染源的疫区周期性尚不明确。实验用老鼠感染实验人员的疫情无季节和周期性特点。

3. 人群分布 以青壮年为主,一般男性农民占多数,在田间劳作及野外活动时易感染。近年来HFRS 的发病率在年龄 <15 岁和年龄 >60 岁的人群中有增加趋势。

【发病机制与病理解剖】

(一)发病机制

目前尚未清楚,多数研究认为主要包括以下两个方面:

1. 病毒的直接作用 汉坦病毒进入人体后随血液到达全身组织细胞导致感染细胞功能和结构的损害。病毒主要作用于血管内皮细胞,引起血管壁通透性及脆性增加,血浆外渗,出现组织水肿、出血。

2. 免疫损伤作用 汉坦病毒侵入人体后,可引起机体一系列免疫应答,其一方面能清除感染的病原体,另一方面能引起机体组织损伤。其中各型变态反应、细胞免疫反应及各种细胞因子和炎症介质,如白细胞介素 1(IL-1)和肿瘤坏死因子(TNF)、γ 干扰素等,均可在发病中起作用,但免疫复合物引起的损伤(Ⅲ型变态反应)认为是引起本病血管和肾脏损害的主要原因。

(二)病理解剖

基本病理变化是全身小血管和毛细血管广泛受损,血管内皮细胞肿胀变性,严重者管壁可发生纤维蛋白样坏死和破裂崩解。内脏毛细血管扩张和充血,管腔内有微血栓形成,可引起各组织器官充血、出血、变性,甚至发生坏死。上述病变可发生在肾脏、心、肝、脑等脏器,尤其以肾脏最为明显。各脏器和体腔还可有不同程度的水肿和积液。

【病理生理】

1. 休克 于病程 3~7d 出现的低血压休克称为原发性休克,少尿期以后发生的休克称为继发性休克。原发性休克的原因包括血管通透性升高、血浆外渗血容量下降;血浆外渗血液浓缩而黏稠度升高,促进 DIC 发生,导致循环淤滞血流受阻,使有效血容量进一步下降。继发性休克的原因是大出血、继发感染、有效血容量不足。

2. 出血 其原因包括血管壁损伤、血小板减少和功能异常、肝素类物质增加、DIC 导致的凝血机制异常。

3. 急性肾损伤 与肾血流障碍、肾小球和肾小管基底膜免疫损伤、肾间质水肿和出血、肾小球微血栓形成和缺血性坏死、肾素和血管紧张素Ⅱ的激活、肾小管管腔被肾脏脱落细胞和蛋白凝块等阻塞有关。

【临床表现】

潜伏期一般是 4~60d,平均为 14~21d。早期主要表现为发热等中毒症状、毛细血管损害征和肾脏损害三大症状。典型病例病程中有发热期、低血压休克期、少尿期、多尿期、恢复期的五期经过,非典型和轻型病例可出现越期现象,而重症者可出现发热期、休克期和少尿期之间的互相重叠。

(一)发热期

主要表现为发热、全身中毒症状、毛细血管损伤和肾损害。

1. 发热 起病急骤,畏寒发热,体温 38~40℃,以稽留热或弛张热多见,多数持续 3~7d,少数持续 10d 以上。一般体温越高,持续时间越长,病情越重。

2. 全身中毒症状 表现为乏力、全身酸痛、头痛、腰痛、眼眶痛。头痛、腰痛、眼眶痛一般称为"三痛",是由于相应部位充血和水肿所致。多数病人出现食欲缺乏、恶心、呕吐、腹痛、腹泻等消化道中毒症状。腹痛剧烈时腹部有压痛、反跳痛,易误诊为急腹症而手术。部分病人出现嗜睡、兴奋不安、谵妄、神志恍惚、抽搐等神经系统症状,此类病人多数发展为重型。

3. 毛细血管损害征 主要表现为充血、出血及外渗水肿。①皮肤充血潮红主要见于颜面、颈部、胸部等部位，称为皮肤"三红"，重者呈醉酒貌；黏膜充血见于眼结膜、软腭与咽部，为黏膜"三红"。②皮肤出血多在腋下和胸背部，如呈搔抓样、条痕样则更具有特征性；黏膜出血常见于软腭，呈针尖样出血点，眼结膜呈片状出血；少数病人内脏出血如呕血、黑便、咯血、血尿。如皮肤出现大片瘀斑或腔道大出血，属于重症表现，可能存在DIC。③渗出性水肿主要表现为球结膜水肿，部分病人出现眼睑和面部水肿，亦可出现腹水、胸腔积液和心包积液。

4. 肾损害 表现为蛋白尿、血尿、管型尿等。有时尿中排出膜状物。肾区有叩击痛。

（二）低血压休克期

主要表现为低血压及休克。常发生于病程第4~6天，多数在发热末期或热退同时出现血压下降，也可在热退后出现，一般持续1~3d。表现为心慌气短、头昏无力、面色苍白、四肢发凉、脉搏细速、尿量减少，甚至意识障碍。重型病人可出现顽固性休克，由于长期组织血流灌注不良，而出现发绀，并促使DIC、出血、急性肾损伤、脑水肿、ARDS等发生。低血压休克期多不超过24h。一般认为休克出现越早，持续时间越长，病情越重。

（三）少尿期

少尿或无尿是此期最突出的表现。多发生于病程第5~8天，持续2~5d，长者有10多天。一般认为尿量少于400ml/d为少尿，少于100ml/d为无尿。少数病人无明显少尿而存在氮质血症，称为无少尿型肾功能不全。

此期的临床表现主要为尿毒症、水、电解质和酸碱平衡失调，严重者可出现高血容量综合征和肺水肿。精神神经系统症状表现为如头昏、头痛、嗜睡、烦躁、谵妄、昏迷和抽搐；可有不同程度的内脏出血如咯血、呕血、便血、血尿、阴道出血、颅内出血等；出现消化道症状如厌食、恶心、呕吐、腹胀、腹泻、顽固性呃逆等；出现呼吸增快或Kussmaul呼吸（深大呼吸），提示代谢性酸中毒；电解质紊乱常见高血钾、低血钠和低血钙，少数可发生低血钾和高血镁；高血容量综合征，表现为水肿、体表静脉充盈、脉搏洪大、血压升高、脉压增大、心率加快等。

（四）多尿期

一般认为尿量增至2 000ml/d以上即进入多尿期。多数病人少尿期后进入此期，少数病人可由发热期或低血压期转入此期。多尿期一般出现在病程的第9~14天，持续时间平均为7~14d。根据尿量和氮质血症情况可分为以下3期：

1. 移行期 尿量400~2 000ml/d为移行期，此期虽然尿量增加，但血尿素氮（BUN）、血肌酐（Scr）仍可升高，不少病人因并发症而死于此期，应特别注意观察病情。

2. 多尿早期 尿量超过2 000ml/d为多尿早期，此期氮质血症未见改善，症状仍重。

3. 多尿后期 尿量超过3 000ml/d，并逐日增加，氮质血症逐步下降，精神食欲逐日好转，此期尿量可达4 000~8 000ml/d。此期应注意继发性休克、急性肾损伤、电解质紊乱（如低血钠、低血钾）及继发感染等发生。

（五）恢复期

于多尿期后发生，尿量减少，尿量为2 000ml/d或以下，一般情况逐渐好转。体力完全恢复需要1~3个月。少数重症病人恢复时间长，但很少超过6个月。个别病人可遗留高血压、肾功能障碍、心肌劳损和垂体功能减退等。

【临床类型】

根据发热高低、中毒症状轻重和出血、休克、肾功能损害程度的不同，临床上可分为5型（表2-6）。

【并发症】

（一）内脏出血

以呕血、便血最为常见，鼻出血、咯血、腹腔出血、阴道出血、颅内出血等较常见。大咯血可引起窒息，腹腔内出血或肾破裂出血，易引起休克和急性肾损伤，颅内出血引起抽搐昏迷甚至死亡。

表 2-6　肾综合征出血热不同临床类型比较

临床类型	体温	中毒症状	出血	休克	肾功能损害	尿蛋白
轻型	39℃以下	轻	有出血点	无	无	+~++
中型	39~40℃	较重	有出血点	有	有少尿	++~+++
重型	40℃以上	重	瘀斑、腔道出血	严重	少尿达 5d 或无尿 2d	++++
危重型	40℃以上	重	脏器出血	顽固性	少尿达 5d 或无尿 2d	++++
非典型	38℃以下	轻	散在出血点	无	无	±

(二)肺水肿

为常见并发症,有两种类型。①急性呼吸窘迫综合征(ARDS):常见于低血压休克期和少尿期。由肺毛细血管损伤,通透性升高使肺间质大量渗液;肺内微小血管血栓形成和肺表面活性物质生成减少所致。临床表现为呼吸急促、发绀,肺部可闻及支气管呼吸音和干湿啰音。血气分析 PaO_2 60mmHg 以下,X 线表现为双侧斑点状或片状阴影,呈毛玻璃样。②心源性肺水肿:表现为急性左心衰竭。由肺毛细血管受损、肺泡内大量渗液、高血容量、输液过多过快或心肌受损所引起。

(三)中枢神经系统损害

包括由汉坦病毒侵犯中枢神经引起的脑炎和脑膜炎;因休克、凝血机制异常、电解质紊乱和高血容量综合征等引起的脑水肿、高血压脑病和颅内出血等,CT 检查有助于诊断。

(四)其他

包括继发感染、自发性肾破裂、心肌损害和肝脏损害等。

【实验室与其他检查】

(一)血常规检查

病程 1~2d 白细胞计数多正常,第 3 天后逐渐升高,一般为(15~30)× 10^9/L。早期以中性粒细胞增多为主,核左移,有中毒颗粒,重型病人可见幼稚细胞呈类白血病反应。第 4~5 天后,淋巴细胞增多,并出现较多的异型淋巴细胞。血红蛋白和红细胞因血浆外渗、血液浓缩而明显升高。血小板从第 2 天起开始减少,可见异型血小板。

(二)尿常规检查

病程第 2 天即可出现尿蛋白,第 4~6 天尿蛋白常达(+++~++++),突然出现大量尿蛋白对诊断很有帮助。尿蛋白一般随病情加重而增加,至少尿期达高峰。重症病人镜检可见红细胞、白细胞、透明或颗粒管型。有时尿中出现膜状物,是凝血块、大量尿蛋白和脱落上皮细胞的混合凝聚物。

(三)血液生化检查

血 BUN、Scr 多在低血压休克期开始上升,少数在发热后期开始升高,移行期末达高峰,多尿后期开始下降。发热期血气分析以呼吸性碱中毒多见,休克期及少尿期以代谢性酸中毒为主。血钾在发热期、休克期处于低水平,少尿期升高,多尿期又降低,血钠、氯、钙在本病各期中多数降低,而磷、镁等则升高。肝功能检查可见转氨酶、胆红素升高,血清白蛋白降低。

(四)凝血功能检查

发热期开始血小板减少,其黏附、凝聚和释放功能减退。出现 DIC 时,血小板进一步减少至 $50×10^9$/L 以下,开始为高凝阶段,凝血时间及凝血酶时间均缩短;其后为消耗性低凝血期,纤维蛋白原下降,凝血酶时间延长和凝血酶原时间延长;进入纤溶亢进期则出现纤维蛋白降解物(FDP)升高。

(五)抗原抗体检测

常用 ELISA、免疫荧光法(IFA)、胶体金免疫层析法进行抗体检测。汉坦病毒特异性 IgM 抗体阳性可确诊为现症或近期感染。特异性 IgG 抗体恢复期血清抗体滴度比急性期抗体滴度有 4 倍或 4 倍以上升高,有诊断价值。

（六）分子生物学检测

应用荧光实时定量逆转录-聚合酶链反应（RT-PCR）方法可以检出汉坦病毒RNA，敏感性较高，具有诊断价值。

（七）病毒分离

将发热期病人的血清、血细胞和尿液等接种于Vero-E6细胞或A549细胞中可分离出汉坦病毒。

（八）其他检查

心电图检查可有心律失常和心肌损害，高血钾出现T波高尖，低血钾出现异常u波。脑水肿可见视神经盘水肿。胸部X线摄影检查部分病人可出现肺水肿、胸腔积液等表现。

【诊断与鉴别诊断】

（一）诊断

根据流行病学史、临床表现及实验室检查进行诊断。

1. 流行病学史 在流行季节，病前2个月有疫区野外作业及留宿者，或有与鼠类或其他宿主动物接触史。

2. 临床表现 临床出现发热及全身中毒症状、"三红征""三痛征"、皮肤搔抓样或条痕样出血、肾脏损害。病人热退后症状反而加重。典型病人出现发热期、低血压休克期、少尿期、多尿期和恢复期五期经过。

3. 实验室检查 血常规血液浓缩、血红蛋白和红细胞计数升高，白细胞计数升高，血小板减少，出现异型淋巴细胞；尿常规显著蛋白尿出现和尿中带膜状物有助于诊断；血清、血细胞和尿中检出病毒抗原和血清中检出特异性IgM抗体阳性可以明确诊断。特异性IgG抗体需双份血清效价升高4倍以上才有诊断意义。RT-PCR检测汉坦病毒的RNA有助于早期和非典型病人的诊断。

（二）鉴别诊断

应根据各期病情表现与下列疾病相鉴别：

1. 流行性感冒 流行性感冒无出血倾向，无低血压，尿常规检查正常，血白细胞偏低，病程短。

2. 流行性脑脊髓膜炎 以15岁以下儿童多见。发病早期全身散在瘀点、瘀斑，有脑膜刺激征。脑脊液呈化脓性改变，皮肤瘀点及脑脊液涂片可见脑膜炎球菌。无皮肤黏膜充血、外渗现象、无明显肾损害。

3. 败血症 可有原发病灶，寒战高热，全身中毒症状严重，而无结膜水肿等外渗体征，出血倾向和肾损害不明显。病情无阶段性经过，白细胞数升高以中性粒细胞为主，无异型淋巴细胞，血培养阳性可确诊。

4. 急性肾小球肾炎 多见于儿童。尿液检查有异常改变，常伴有水肿、高血压、但无发热等中毒症状及出血倾向。

5. 血小板减少性紫癜 除皮肤有瘀点、瘀斑外，无其他发热等症状，骨髓涂片检查有特征性改变。

6. 急性中毒性菌痢 好发于夏秋季，儿童多发，多有不洁饮食史。不同于出血热的病程进展缓慢，急性中毒性菌痢起病急骤，以高热、畏寒、精神差或惊厥为主，进展较为迅速，出现中毒性休克、呼吸衰竭或昏迷。肛拭或诊断性灌肠采集粪便标本检测有助于诊断。

【治疗】

"三早一就"为本病治疗原则，即早发现、早休息、早治疗和就近治疗。治疗应针对各期病理生理变化采取综合性、预防性治疗。早期宜尽早应用抗病毒治疗，中晚期则针对病理生理异常对症治疗。应注意把好休克、出血和肾衰竭与感染"四关"。

（一）发热期治疗

治疗原则为抗病毒治疗，减轻外渗，改善中毒症状，补充耗损的体液，预防休克和DIC。

1. 一般治疗 卧床休息，鼓励病人进食清淡易消化的食物。高热者给予物理降温，慎用退热药物。每日输液 1 000~2 000ml 平衡盐溶液和葡萄糖等液体,并根据体温、血压、尿量及血液浓缩情况,及时对补液量进行调整。

2. 抗病毒治疗 汉坦病毒感染尚无特效抗病毒药物,发热早期可用利巴韦林,每日 10~15mg/(kg·d)分 2 次加入 10% 葡萄糖 250ml 中静脉滴注,疗程一般不超过 7d,能抑制病毒,减轻病情和缩短病程;也可用 α 干扰素肌内注射。必要时可用高效价免疫球蛋白肌内注射或用高效价恢复期血浆静脉滴注。

3. 减轻外渗 应尽早卧床休息,为降低血管通透性可给予芦丁、维生素 C 等,每日输注平衡盐液或葡萄糖盐水 1 000ml 左右。高热、大汗或呕吐、腹泻者可适当增加。

4. 改善中毒症状 高热时应以物理降温为主,忌用强烈发汗退热药,以防大汗进一步丧失血容量。中毒症状严重时,可用地塞米松 5~10mg 静脉滴注,热退即停。呕吐频繁者可给予甲氧氯普胺 10mg 肌内注射。

5. 预防 DIC 可适当给予丹参注射液或低分子右旋糖酐静脉滴注。DIC 高凝阶段多发生于发热晚期至休克、少尿初期。如果发热晚期凝血时间(试管法)在 3min 以内,可给予小量肝素有助于阻止 DIC 发展,减轻此后的少尿和出血。但高凝状态为时短暂,应抓住时机,谨慎治疗。

(二)低血压休克期治疗

治疗原则为积极补充血容量,纠正酸中毒,改善微循环,减轻肾功能损害,预防多脏器功能衰竭。

1. 补充血容量 以早期、快速、适量为原则。补液时应检测病人血压、血红蛋白量、末梢循环、组织灌注和尿量,动态调整输液量和输液速度。据观察和计算,血浆渗出 600~800ml 时出现低血压,渗出 800~1 200ml 即可发生休克。在休克抢救过程中血浆仍继续渗出,因此抢救休克时的快速扩容量应为休克时血浆渗出量的 1.5~2 倍。先以每小时 800~1 200ml 的速度加压快速输液,一般在 30min 内血压可回升至 100/70mmHg。继续扩容,输入余量,同时复查血红蛋白和血细胞比容,根据血液浓缩情况,调节输液速度,掌握输入液量。血压稳定 12~24h 后,改为常规速度补液。扩容液体以"晶胶结合"为原则,晶体液以平衡盐溶液为主,切忌单纯输入葡萄糖溶液;胶体液可用低分子右旋糖酐、20% 甘露醇、血浆或白蛋白等,10% 低分子右旋糖酐每日输入量不宜超过 1 000ml,否则易引起出血。因休克期血液浓缩不宜输入全血。年老或原有心肺疾患者输液时应密切观察心肺体征;掌握输注速度和液量。

2. 纠正酸中毒 以动态血气分析结果作为纠正酸中毒的依据,主要用 5% 碳酸氢钠 5ml/kg 静脉滴注。

3. 血管活性药与肾上腺糖皮质激素的应用 经以上处理血压仍不稳定时,可选用血管活性药,如去甲肾上腺素、多巴胺等。山莨菪碱具有扩张微血管、解除血管痉挛作用,可酌情应用,也可同时应用氢化可的松。

(三)少尿期治疗

治疗原则为"稳、促、导、透",即稳定机体内环境,促进利尿,导泻和透析治疗。

1. 稳定机体内环境 ①控制氮质血症:给予高糖、高维生素、低蛋白饮食。不能进食者,每日静脉滴注葡萄糖不少于 200g,必要时加入适量胰岛素;②维持水、电解质和酸碱平衡:少尿早期需要与休克所致的肾前性少尿(尿比重 >1.020,尿钠 <40mmol/L,尿渗透压 >500mmol/L,尿 BUN/血 BUN 之比 >10:1)相鉴别。可快速输注电解质溶液 500~1 000ml,同时用 20% 甘露醇 100~125ml 静脉注射,观察 3h 后,检查利尿效果(但有高血容量综合征,不宜作此利尿试验)。若尿量不超过 100ml,则为肾实质损害所致少尿,应严格控制输入量,可按前一日尿量和吐泻量加 500~700ml 作为给液量。一般应限制钠盐摄入。可根据血钾及心电图变化,限制或适量补充钾盐。纠正酸中毒应根据 CO_2CP 检测结果,给予 5% 碳酸氢钠静脉滴注,以稳定酸碱平衡。

2. 促进利尿 少尿初期可应用 20% 甘露醇 125ml 静脉注射,以减轻肾间质水肿,利尿效果明显者可重复应用 1 次,若效果不明显,应停止应用。常用利尿药为呋塞米,宜从小剂量开始,

20~40mg/次,静脉注射,如尿量不增可加大剂量至 100~200mg/次,每日 2~4 次。亦可用血管扩张药酚妥拉明 10mg 或山莨菪碱 10~20mg 静脉滴注,每日 2~3 次。

3. 导泻 为预防高血容量综合征和高血钾,可以进行导泻,但必须是无消化道出血者。可选用甘露醇 25g、50% 硫酸镁 40ml、大黄 10~30g 煎水等口服导泻。

4. 透析疗法 可行间歇性血液透析、连续性肾脏替代治疗(continuous renal replacement therapy, CRRT)或腹膜透析。HFRS 病人透析适应证为:①无尿 24h 以上或持续少尿 3d 以上,经利尿治疗无效;②显著氮质血症,血 BUN>30mmol/L,有严重尿毒症表现;③严重电解质紊乱:高血钾 >6.5mmol/L、血钠离子 >160mmol/L 或血钠离子 <125mmol/L;④高血容量综合征伴肺水肿、脑水肿、尿毒症脑病等。对于血压或血流动力学不稳定、心力衰竭或呼吸衰竭等不宜搬动的重危病人,CRRT 应为首选。

(四)多尿期治疗

移行期和多尿早期的治疗与少尿期相同,多尿后期主要是维持水和电解质平衡,防治继发感染。

1. 维持水和电解质平衡 给予半流质饮食和含钾食物,补液要适量,过多可使多尿期延长,过少可导致水、电解质紊乱,引起二次肾衰竭。补液应以口服为主,适当补充钠、钾。不能口服补液者可以静脉注射。

2. 防治继发感染 由于机体抵抗力极低,应注意防治继发呼吸道和尿路感染。发生感染时忌用对肾脏有毒性作用的抗菌药物。

(五)恢复期治疗

治疗原则为补充营养,逐渐恢复工作。出院后应休息 1~3 个月,定期复查肾功能、血压和垂体功能,如有异常应及时治疗。

(六)并发症治疗

1. 消化道或内脏大出血 注意病因治疗,输新鲜血;有血小板明显减少应输新鲜血小板。可用云南白药、去甲肾上腺素 4~5mg 加水 100ml 或凝血酶 4 000U 加生理盐水 100ml 口服。DIC 消耗性低凝血期,宜补充凝血因子和血小板,继发性纤溶亢进时,可用 6-氨基己酸或氨甲苯酸静脉滴注,肝素类物质增高者可用鱼精蛋白静脉注射。肾破裂出血应手术治疗。

2. 中枢神经系统并发症 出现抽搐、痉挛时可用地西泮(安定)、苯巴比妥钠等镇静药;脑水肿或颅内出血所致颅内高压可用 20% 甘露醇静脉滴注,或通过导泻、透析等方法脱水。

3. 急性呼吸窘迫综合征(ARDS) 可应用大剂量肾上腺糖皮质激素如地塞米松 20~30mg 每 8h 一次静脉注射,还应限制入水量和进行高频通气,或及时应用呼吸机进行呼气末正压通气,并积极治疗肺水肿。

4. 心力衰竭、肺水肿 应停止或控制输液,吸氧,半坐卧位,以扩血管药物酚妥拉明 10mg 加入液体内缓慢静脉滴注。应用毛花苷 C、氨茶碱、呋塞米以强心利尿。根据具体情况应用降压、导泻、透析等疗法。

5. 防止继发感染 注意皮肤黏膜的清洁卫生,室内空气应流通及消毒。并发细菌感染时,应选用对肾脏无损害的抗菌药物。

【预防】

(一)管理传染源

病人应隔离至热退。接触者不需要检疫。做好鼠密度、鼠带病率、易感人群的监测工作。灭鼠防鼠最为关键。可用器械和药物灭鼠;野外住宿应选择地势较高处,睡铺离地 0.6m 以上,周围挖沟防鼠。

(二)切断传播途径

1. 搞好环境卫生 避免被鼠的排泄物污染环境。食品加盖,防止鼠类排泄物污染食品,不用手接触鼠类及其排泄物,不吃被鼠类排泄物污染的食物。疫区野外工作时衣裤口要扎紧。清扫储粮仓库时宜戴多层口罩。动物实验时要防止被实验鼠咬伤。

2. 皮肤伤口处理 及时包扎,避免被鼠类排泄物污染。

(三) 保护易感人群

接种疫苗是预防 HFRS 的有效措施。目前我国研制的汉坦病毒灭活疫苗有沙鼠肾细胞灭活疫苗(Ⅰ型)、金地鼠肾细胞灭活疫苗(Ⅱ型)、乳鼠脑纯化汉坦病毒灭活疫苗(Ⅰ型),以上疫苗已在流行地区使用,有 88%~94% 接种者能产生中和抗体,但持续 3~6 个月后明显下降,1 年后需加强注射。有发热、严重疾病和过敏者禁用。近年来研制的由沙鼠肾原代细胞、金地鼠肾细胞和 Vero-E6 细胞制备的纯化精制双价疫苗,也在应用中。HFRS 双价疫苗具有较好的免疫原性,接种部位和方式为上臂外侧三角肌肌内接种,每次 1.0ml,0、14d 各接种 1 次,1 年后应再加强免疫 1 次。

知识链接

预防为主的卫生方针

《黄帝内经》中提出"圣人不治已病治未病,不治已乱治未乱。"我国吸取传统"治未病"的思想,并确立"预防为主"的卫生方针。在新医改的大背景下,推进医防结合,提升我国健康治理体系现代化。

(李丽丽)

第十二节　登革热

案例导入

病人,男性,24 岁,海南果农。因突然发热伴头痛、全身肌肉关节疼痛 5d 入院。查体:T 39.6℃,皮肤有散在分布的麻疹样皮疹和皮下出血点,以躯干四肢为多,腹股沟可触及多个黄豆大小的淋巴结。心肺检查未见异常,肝脾肋下未触及。血常规:WBC 3.2×10^9/L,N 1.4×10^9/L,RBC 5.2×10^{12}/L,Hb 150g/L,PLT 38×10^9/L。血清补体结合试验效价为 1 : 32。

请思考:

1. 病人目前的诊断是什么? 有哪些诊断依据?
2. 应与哪些疾病进行鉴别?

登革热(dengue fever,DF)是由登革病毒(dengue virus,DENV)引起的由伊蚊传播的急性传染病。临床上以突起高热,剧烈头痛,全身肌肉、骨骼、关节酸痛,极度疲乏,皮疹,淋巴结肿大及白细胞减少为特征。重症登革热是登革热的一种严重类型,临床特征为发热 2~5d 后病情突然加重,出现多器官出血和/或休克,血液浓缩,血小板减少,白细胞增加,肝大。多发生于儿童,病死率高。本病属于我国法定乙类传染病。

【病原学】

登革病毒属于黄病毒科中的黄病毒属。病毒颗粒呈哑铃状、棒状或球状,核心为单股正链RNA,外层包膜由脂蛋白组成,含有型和群特异性抗原。根据抗原特性的不同,将登革病毒分为 4 个血清型(分别为 DENV-1、DENV-2、DENV-3、DENV-4),在我国均已发现。各型之间及与乙型脑炎病毒之间有部分交叉免疫反应。4 个血清型登革病毒都能引起重症登革热,以 2 型最多见。可用中和试验、补体结合试验、血凝抑制试验鉴定其血清型。

登革病毒耐低温及干燥,但不耐热,56℃ 30min 或 100℃ 2min 即可灭活。登革病毒对酸、乙醚、紫外线、甲醛、高锰酸钾等均敏感。但在4℃条件下其感染性可保持数周之久,在–70℃或冷冻干燥状态下可长期存活。

【流行病学】

(一) 传染源

病人和隐性感染者是主要传染源。病人自发病前1d至发病后5d传染性最强。在流行期间,轻型和隐性感染者占大多数,可能是更重要的传染源。本病尚未发现慢性病人和慢性病毒携带者。

(二) 传播途径

埃及伊蚊和白纹伊蚊是本病的主要传播媒介。在东南亚和我国海南省,以埃及伊蚊为主;在太平洋岛屿和我国广东、广西,则以白纹伊蚊为主。伊蚊叮人吸血是主要传播途径。伊蚊吸血后,病毒在其唾液腺和神经细胞内复制,8~12d后即有传染性,传染期可长达174d。在非流行期间,伊蚊可能是病毒的储存宿主。

(三) 人群易感性

在新流行区,人群普遍易感,但成人发病率高。在地方性流行区,在当地成年居民血清中几乎都可检出抗登革病毒的中和抗体,故发病以儿童为主。感染恢复后对同型病毒有巩固的免疫力,并可维持多年,但对异型病毒的免疫力只维持数月。对乙型脑炎病毒等其他黄病毒属成员也有一定的交叉免疫力。若初次感染恢复后又感染其他血清型病毒,则会增加罹患重症登革热或登革休克综合征的风险。

(四) 流行特征

登革热是一种古老的地方性传染病。在20世纪,全球曾发生过多次登革热大流行。近年来,由于受全球气候变暖、城市化进程加速及交通便捷等因素的影响,登革热已迅速波及全世界100多个国家和地区,且发病率呈逐年上升的趋势。

1. 地方性 流行地区主要为热带和亚热带,特别是东南亚、太平洋岛屿和加勒比海等国家和地区。近年来,我国登革热疫情以境外输入引发的本地传播疫情为主要特征,广东、云南、海南、福建、广西、浙江等南方省份可发生本地登革热暴发或流行。登革病毒常先流行于市镇,然后向农村播散。重症登革热多发生于登革热地方性流行区的当地居民,新入疫区者很少发病,可能与当地居民血液中存在促进性抗体有关。在东南亚,本病多发生于1~4岁的儿童,我国海南省则以15~30岁发病占多数。

2. 季节性 登革病毒感染及登革热发病与伊蚊密度有关,主要发生在夏秋雨季。在热带地区,蚊媒常年繁殖,故全年均可发病。在我国广东省发病的高峰期为5~11月,海南省为3~12月。

3. 周期性 在地方性流行区有隔年发病率升高的趋势,但近年来流行的周期性常表现为不规则性。

【发病机制与病理解剖】

(一) 登革热

登革病毒经伊蚊叮咬进入人体,在毛细血管内皮细胞和单核巨噬细胞系统增殖后进入血液循环,形成第一次病毒血症。然后,再定位于单核巨噬细胞系统和淋巴细胞中复制,再次释放入血流形成第二次病毒血症,引起临床症状。机体产生的抗登革病毒抗体与登革病毒形成免疫复合物,激活补体系统,导致血管壁通透性升高,同时抑制骨髓中白细胞和血小板系统,导致白细胞、血小板减少和出血倾向。

病理改变表现为肝、肾、心、脑的退行性变;心内膜、心包、胸膜、腹膜、胃肠黏膜、肌肉、皮肤及中枢神经系统不同程度的出血;皮疹活检见小血管内皮肿胀,血管周围水肿及单核细胞浸润;瘀斑中有广泛血管外溢血。重症病人可见肝小叶中央灶性坏死及淤胆,小叶性肺炎,肺小脓肿形成等;脑型病人可见蛛网膜下腔和脑实质灶性出血、脑水肿及脑实质软化。

(二)重症登革热

发病机制尚未完全阐明。登革病毒感染机体后可产生特异性促进性抗体,这种抗体能促进登革病毒与单核细胞或吞噬细胞结合,使这些细胞释放炎症活性因子,导致血管壁通透性升高,血浆外渗、血液浓缩和休克;炎症活性因子还能使凝血系统被激活而产生弥散性血管内凝血(DIC),加重休克与出血。

病理变化主要是全身毛细血管内皮损伤,引起出血和血浆外渗。微血管周围出血、水肿及淋巴细胞浸润,单核巨噬细胞系统增生。

【临床表现】

潜伏期一般是 1~14d,多数为 5~9d。登革热是一种全身性疾病,临床表现复杂多样。根据病情严重程度,可将登革热分为普通登革热和重症登革热两种临床类型。典型的登革热分为急性发热期、极期、恢复期三期。重症登革热是一种严重类型,在我国少见。

(一)登革热

1. 急性发热期 所有病人均有发热。起病急骤,先有寒战,随之体温迅速升高,24h 内可达40℃。发热持续 5~7d,然后骤降至正常,热型多不规则;少数病例于第 3~5 天体温降至正常,1~3d后又再升高,称为双峰热。发热时伴头痛、腰痛、眼眶痛,尤其骨、关节疼痛剧烈。消化道症状可有食欲下降、恶心、呕吐、腹泻或便秘等。严重者极度乏力呈衰竭状态。体征可有颜面、颈部、胸部潮红,眼结膜充血及浅表淋巴结肿大。脉搏早期加快,后期相对缓脉多见。儿童病例起病较慢,体温较低,毒血症症状较轻,恢复较快。

病程第 3~6 天在颜面四肢出现充血性皮疹或点状出血疹。典型皮疹为见于四肢的针尖样出血点及"皮岛"样表现等。皮疹可遍及全身,四肢、躯干或头面部可有痒感,持续 3~4d 后消失。皮疹消退后一般无脱屑及色素沉着。

2. 极期 极期通常出现在病程的第 3~8 天,出现剧烈腹痛、持续呕吐等重症表现往往提示极期的开始。

由于毛细血管通透性升高导致血浆渗漏,从而造成血浆容量缺乏,发生休克及其他重要脏器损伤。不同病人血浆渗漏的差异大,如球结膜水肿、浆膜腔积液等,严重者发生休克、代谢性酸中毒、多器官功能障碍和DIC。少数病人没有明显的血浆渗漏,仍可出现严重出血,如皮下出血、消化道出血、咯血、阴道出血及血尿,甚至颅内出血等。部分病人还可出现脑炎、急性呼吸窘迫综合征(ARDS)、急性肾损伤、急性肝衰竭等。

3. 恢复期 极期后的 2~3d,病人病情好转,胃肠道症状逐渐减轻。部分病人出现以下肢多见的针尖样出血点,同时伴有皮肤瘙痒。此期白细胞计数开始上升,血小板计数逐渐恢复正常水平。

(二)重症登革热

临床上分为较轻的无休克的重症登革热及病情较重的登革休克综合征两型。早期临床表现类似典型登革热,发病 2~5d 后病情突然加重,表现为皮肤变冷、脉速、昏睡或烦躁,出汗,瘀斑,消化道或其他器官出血,肝脏变大,束臂试验阳性。部分病例脉压进行性下降,若不及时治疗,很快进入休克,可于 4~6h 内死亡。此型病情凶险,进展迅速。重症登革热病死率可达 1%~5%,同时有休克者为登革休克综合征,其预后不良。

【并发症】

以急性血管内溶血最常见,发生率约 1%,多发生于葡萄糖-6-磷酸脱氢酶(G-6-PD)缺乏的病人。其他并发症包括精神异常、心肌炎、尿毒症、肝肾综合征和急性脊髓炎等。

【实验室与其他检查】

1. 血常规检查 血白细胞总数多从早期开始减少,以中性粒细胞下降为主;多数病例血小板减少,最低可降至 10×10^9/L 以下。

2. **尿常规检查** 可见少量蛋白、红细胞等,可出现管型尿。

3. **血生化检查** 约 50% 病例谷丙转氨酶(GPT)和谷草转氨酶(GOT)轻、中度升高;部分病人心肌酶、尿素氮和肌酐升高等。

4. **抗原抗体检测** 应用间接 ELISA 检测 DENV IgM 抗体。其阳性结果表示病人新近感染 DENV,适用于登革热早期诊断。用免疫荧光法(FA/IFA)检测 DENV IgG 抗体,如血清抗体效价达 1:80 或以上者有诊断参考意义,若恢复期血清抗体效价比急性期有 4 倍或以上增长或转阳可确诊。此外,ELISA 法检测 NS1 抗原(登革病毒非结构蛋白中的一种糖蛋白),阳性结果表示病人新近存在登革病毒感染,有助于登革热的早期诊断。

5. **病原学检测**

(1)**病毒分离**:将急性期病人的血清接种于乳鼠脑内或 C6/36 细胞系可分离病毒。其阳性率 20%~65%。

(2)**逆转录-聚合酶链反应**:用于检测急性期血清中登革病毒核酸,其敏感性高于病毒分离,可用于早期快速诊断及血清型的鉴定。

6. **影像学检查** CT 或胸片可发现一侧或双侧胸腔积液,部分病人有间质性肺炎表现。B 超可见肝脾大,重症病人还可表现为胆囊壁一过性增厚,并出现心包、腹腔和盆腔积液表现。CT 和磁共振可发现脑水肿、颅内出血、皮下组织渗出等。

【诊断与鉴别诊断】

(一)诊断

1. **登革热诊断依据**

(1)**流行病学史**:在登革热流行区的旅居史,尤其是夏秋雨季。在流行季节病人发生高热时,应想到本病的可能性。

(2)**临床特征**:急性起病,高热、骨关节和肌肉剧痛、明显乏力、皮疹、出血、淋巴结肿大、束臂试验阳性等。

(3)**实验室检查**:DENV IgM 抗体、NS1 抗原阳性,或恢复期血清特异性 IgG 抗体滴度比急性期有 4 倍及以上增高或转阳者;从急性期病人血液、脑脊液或组织中分离到登革病毒;应用 RT-PCR 或实时荧光定量 RT-PCR 检出登革病毒核酸。

依据流行病学史、临床表现,同时具备上述实验室检查中任何一项可诊断为确诊病例。

2. **重症登革热诊断标准** 在登革热诊断标准基础上出现下列严重表现之一者:①严重出血;②休克;③严重器官损伤包括 ARDS 或呼吸衰竭,急性心肌炎或急性心力衰竭,急性肝损伤(GPT 和/或 GOT>1 000IU/L),急性肾功能不全,脑病或脑炎等。

(二)鉴别诊断

1. **登革热需要与以下疾病进行鉴别** ①流行性感冒:无皮疹,无浅表淋巴结肿大,束臂试验阴性,血小板正常。②麻疹:有前驱期卡他症状,有麻疹黏膜斑,皮疹从面部开始且数量较多,浅表淋巴结和肝大少见。③猩红热:有明显扁桃体炎的表现,起病第 2 天出疹,血白细胞增多。

2. 重症登革热应与黄疸出血型钩端螺旋体病、败血症等疾病鉴别。

【治疗】

目前无特殊治疗药物,主要采取支持及对症治疗。治疗原则是早发现、早诊断、早治疗、早防蚊隔离。

(一)登革热治疗

1. **一般治疗** 急性期应卧床休息,恢复期不应过早活动。给予流质或半流质饮食,防蚊隔离至完全退热。重型病例应加强护理,注意口腔和皮肤清洁,保持大便通畅。

2.对症治疗

（1）**降温**：高热时物理降温，慎用阿司匹林等解热镇痛药，以防在 G-6-PD 缺乏的病人中诱发急性血管内溶血。高热不退及毒血症症状明显者，可短期使用小剂量肾上腺糖皮质激素，如口服泼尼松 5mg，每天 3 次。

（2）**补液**：出汗多，呕吐或腹泻者，应及时口服补液，非必要时不滥用静脉补液，以免诱发脑水肿。

（3）**镇静止痛**：可给予地西泮等对症处理。

（二）重症登革热治疗

1. **补液**　重症登革热补液原则是维持良好的组织器官灌注。给予平衡盐溶液，渗出严重者应及时补充白蛋白提高血浆胶体渗透压。根据病人的血细胞比容、血小板及电解质情况随时调整补液的种类和量。

2. **抗休克治疗**　休克发生时应尽快进行液体复苏治疗。遵循补液原则选择输液种类及输液量，同时积极纠正酸碱平衡。血管活性药物可在液体复苏治疗后无法维持血压时使用；严重出血引起的休克，应及时输注红细胞或全血等。

3. **出血的治疗**　严重鼻出血，可局部止血；胃肠道出血可给予制酸药；严重出血伴血红蛋白减少者可根据病情输注红细胞；严重出血伴血小板 $<30 \times 10^9/L$ 者，可输注新鲜血小板。

4. **其他治疗**　密切监测其他器官功能状态，预防并及时治疗各种并发症。有脑水肿者，应尽早使用地塞米松及甘露醇静脉滴注以脱水。呼吸中枢受抑制者及时使用人工呼吸器。

【预防】

（一）管理传染源

地方性流行区或可能流行地区要做好登革热疫情监测及预报工作，早发现，早诊断，及时隔离治疗。尽快进行特异性实验室检查，以识别轻型病人。加强国境卫生检疫。

（二）切断传播途径

防蚊灭蚊是预防本病最根本的措施。应改善环境卫生，铲除伊蚊滋生地，喷洒灭蚊剂杀灭成蚊。

（三）保护易感人群

登革热疫苗 CYD-TDV 已登记注册并于 2015 年 12 月首先在墨西哥推广使用，可供登革热广泛流行地区的 9~45 岁人群使用。

（李丽丽）

思考题

1. 简述病毒性肝炎的分型、传播途径及预防措施。
2. 医护人员如果不慎被艾滋病病人用过的针头、刀片损伤手指，应如何处理？
3. 人如果被狗或猫咬伤、抓伤，应怎样处理？

ER 2-8

练习题

第三章 | 细菌性传染病

教学课件

思维导图

ER 3-1　　ER 3-2

学习目标

1. 掌握：霍乱、伤寒与副伤寒、细菌性痢疾、流行性脑脊髓膜炎、猩红热的临床表现、诊断、治疗。

2. 熟悉：霍乱、伤寒与副伤寒、细菌性痢疾、流行性脑脊髓膜炎、猩红热的流行病学、预防。

3. 了解：霍乱、伤寒与副伤寒、细菌性痢疾、流行性脑脊髓膜炎、猩红热的病原学、发病机制与病理解剖、实验室检查、预后；百日咳、鼠疫、炭疽、布鲁氏菌病的病原学、临床表现、诊断、治疗与预防。

4. 能对常见细菌性传染病进行诊治；能对细菌性传染病进行预防宣教。

5. 具备良好的关爱生命的价值观，弘扬"医者仁心"精神，树立预防为主的健康理念。

第一节　霍　乱

案例导入

病人，男性，38 岁，渔民。因突起无痛性腹泻 1d 入院。病人于 1d 前无任何先兆突发腹泻，每小时排便 10 余次，排泄物开始为黄色水样，后为灰白色水样，无里急后重，伴有呕吐，为喷射性呕吐，无明显恶心，无发热。发病后 8h 未排小便，口干，明显乏力，无腹痛。查体：T 36℃，P 104 次/min，R 34 次/min，BP 76/56mmHg。精神萎靡，口唇干燥，两颊深凹，皮肤干皱，湿冷无弹性，指纹皱瘪，全身表浅淋巴结未触及，巩膜无黄染，咽部检查无异常。心率 104 次/min，心音低钝，双肺检查无异常，腹部平软，肝脾肋下未触及，肠鸣音减弱，全身肌张力降低，腱反射消失。血常规：RBC 6.1 × 10^{12}/L，Hb 170g/L，WBC 15.6 × 10^9/L，N 0.81，L 0.19，粪便镜检 WBC 0~1/HP。

请思考：

1. 该病人最可能的诊断是什么？

2. 为确诊应做哪些检查？

3. 该病的治疗方法有哪些？

霍乱（cholera）是由霍乱弧菌（*Vibrio cholerae*）所致的一种急性肠道传染病，主要通过霍乱弧菌产生的霍乱毒素（cholera toxin，CT）引起腹泻，以发病急、传播快、波及范围广、能引起大范围乃至世界性的大流行为特征。典型病例以急性水样腹泻为主要症状，严重者可在短时间内引起脱水、电解质平衡失调、代谢性酸中毒，可迅速发展为循环衰竭，并导致死亡。

据世界卫生组织估计，每年有 100 万~400 万人感染霍乱，并夺走高达 14.3 万人的生命。霍乱被列为国际检疫的传染病，属于我国法定甲类传染病。

【病原学】

(一)形态

霍乱弧菌属弧菌科弧菌属,为革兰氏染色阴性,有单端鞭毛的短小稍弯曲杆状菌。鞭毛常可达菌体长度的4~5倍,运动极为活泼,在暗视野显微镜下观察,呈快速穿梭状运动。

(二)抗原结构

霍乱弧菌有耐热的菌体(O)抗原和不耐热的鞭毛(H)抗原。H抗原为霍乱弧菌所共有;O抗原特异性高,有群特异性和型特异性两种,是霍乱弧菌分型和分群的基础。

(三)分类

WHO腹泻控制中心根据霍乱弧菌的生化性状,菌体(O)抗原的特异性、致病性等不同将霍乱弧菌分为以下三群:

1. **O_1群霍乱弧菌** 本群是霍乱的主要致病菌,包括古典生物型(classical biotype)和埃尔托生物型(el-tor biotype)。O_1群有3种特异性抗原,即A抗原为O_1群所共有,而B和C抗原为型特异性抗原。根据3种抗原不同的结合,将O_1群霍乱弧菌又分为3个血清型:小川型(ogawa)含A和B抗原;稻叶型(inaba)含A和C抗原;彦岛型(hikojima)含A、B和C 3种抗原。B、C抗原可因弧菌的变异而相互转化,如小川型和稻叶型之间可以互相转化。

2. **非O_1群霍乱弧菌** 本群霍乱弧菌菌体(O)抗原与O_1群不相同,但鞭毛抗原却相同。不能被O_1群霍乱弧菌多价血清所凝集,故又统称为不凝集弧菌(non-agglutinating vibrio,NAG Vibrio)。本群根据(O)抗原的不同,可分为137个血清型,即O_2~O_{138}。以往认为非O_1群霍乱弧菌仅引起散发的胃肠炎性腹泻,而不引起暴发流行,故对此类弧菌感染不作霍乱处理。但在1992年孟加拉地区霍乱流行时发现了一种新的血清型,不被O_1群和137个非O_1群霍乱弧菌诊断血清所凝集,后经证实这是一种新型的非O_1群霍乱弧菌,命名为O_{139}血清型,并含有与O_1群霍乱弧菌相同的毒素基因,能引起流行性腹泻,故WHO确定O_{139}群所引起的腹泻与O_1群霍乱弧菌引起的腹泻同样对待。

3. **不典型O_1群霍乱弧菌** 可被多价O_1群血清所凝集,但在菌体内外均不产生肠毒素,因此无致病性。

知识链接

霍乱流行

霍乱是全球关注和重点防控的传染病,至现在已发生7次霍乱全球大流行,且目前仍处在全球第7次大流行之中。第1~6次(1816—1923年)为O_1群霍乱弧菌古典生物型引起,第7次(1961年至今)为O_1群霍乱弧菌埃尔托生物型引起。在7次世界霍乱大流行中,霍乱的传播均源于东南亚。印度恒河三角洲是霍乱的地方性流行区。

1992年10月,印度出现O_{139}群霍乱弧菌引起的霍乱暴发。以前将古典生物型引起的疾病称为霍乱,把埃尔托生物型引起的疾病称为副霍乱。1962年世界卫生大会决定将副霍乱列入《国际卫生条例》检疫传染病"霍乱"项内,并与霍乱同样处理。

(四)抵抗力

霍乱弧菌对低温和碱耐受力较强;对热、干燥、直射日光、酸和强氧化剂敏感;100℃ 1min及常用消毒剂可使其灭活。

【流行病学】

(一)传染源

病人和带菌者是霍乱的主要传染源,多数病人于恢复期2周内停止排菌,个别带菌可超过3个月。

（二）传播途径

主要经消化道传播，与病人密切接触也可引起感染。

（三）人群易感性

人群对霍乱弧菌普遍易感。感染后可获得良好的免疫保护，持续时间在半年至 2 年以上，但仍然存在再次感染的可能性。

（四）流行特征

霍乱在热带地区全年均可暴发，在我国仍以夏秋季为流行季节，高峰在 7~9 月间，分布以沿海地区为主，港湾工人、渔民及船民发病较多。近年来，发现的 O_{139} 血清型霍乱弧菌引起的霍乱，疫情来势凶猛、传播快，无家庭聚集现象，病例散发，与 O_1 群及非 O_1 群其他霍乱弧菌感染无交叉免疫力。

【发病机制与病理解剖】

（一）发病机制

霍乱弧菌经口摄入，穿过胃酸屏障后、定植于小肠并大量繁殖，黏附于肠黏膜上皮细胞表面。霍乱弧菌产生的霍乱毒素由 1 个 A 亚单位和 5 个 B 亚单位组成，霍乱毒素（CT）与肠黏膜接触后，B 亚基与小肠黏膜上皮细胞中的神经节苷脂（GM）受体结合，促使 A 亚单位通过内吞作用进入细胞内。A 亚单位激活腺苷酸环化酶，导致细胞内环磷酸腺苷（cAMP）水平显著升高，刺激肠黏膜细胞过度分泌水、氯化物和碳酸盐，同时抑制绒毛膜细胞对钠、氯离子重吸收，使水和氯化钠等在肠腔内聚集，引起特征性的水样腹泻。

霍乱毒素（CT）还能促使杯状细胞分泌黏液，使水样便中含有大量黏液。

霍乱弧菌的直接转录激活因子如 ToxR，能够促进疾病进展。霍乱毒素还可通过调节宿主肠道代谢来促进霍乱弧菌的生长。

（二）病理解剖

小肠病理改变较轻微，主要表现为杯状细胞中黏液减少、肠腺和微绒毛轻度扩张、黏膜固有层轻度水肿。重度脱水和死亡病人心、肝、脾等可见缩小。肾小球及间质可见毛细血管扩张，肾小管上皮肿胀、变性等。

【临床表现】

潜伏期一般是 1~5d，平均为 1~2d。大多起病急，少数有前期症状，如乏力、头昏、腹胀等。古典生物型与 O_{139} 血清型霍乱弧菌引起的霍乱，症状较重；埃尔托生物型霍乱弧菌所引起的症状较轻，无症状的病原携带者较多。

（一）临床分期

典型霍乱的临床表现可分为 3 期。

1. 泻吐期 以腹泻、腹部不适起病，初始为水样，带粪质，有鱼腥味，含有斑片状黏液的水样便，迅速变为米泔水样或无色透明水样，少数重症病人偶有出血，大便呈洗肉水样。呕吐多在腹泻后出现，常为喷射性和连续性，呕吐物先为胃内容物，后为清水样。多无发热、里急后重，少数可因腹直肌痉挛导致腹痛。

2. 脱水期 频繁的腹泻和呕吐导致大量水和电解质丢失，病人迅速出现脱水和微循环衰竭。重型患儿排便速度可达到 10~20ml/（kg·h）。严重脱水的典型表现为脉搏微弱，呼吸窘迫、窒息，甚至神志不清。此期一般为数小时至 2~3d。

3. 恢复期 脱水纠正后，大多数病人症状消失，体温、脉搏、血压恢复正常，尿量增多，体力逐渐恢复，病程平均 3~7d。部分病人可出现反应性发热，极少数病人尤其是儿童可有高热，一般持续 1~3d 后自行消退。其原因可能是循环改善后残存的肠毒素继续吸收所致。

（二）临床分型

临床上根据失水程度、血压、脉搏及尿量等情况，将霍乱分为轻、中、重三型，见表 3-1。部分重型霍乱以休克为首发症状，又称"中毒型"或"干性霍乱"，而腹泻和呕吐症状不明显或缺如，可因严重中毒性循环衰竭危及生命。

表 3-1　霍乱临床类型比较

临床表现	轻型	中型	重型
腹泻次数及性状	<10 次/d，有粪质	10~20 次/d	无粪质，米泔水样，>20 次/d
体重减轻占体重百分比	成人 2%~3%，儿童 5% 以下	成人 4%~8%，儿童 5%~10%	成人 >8%，儿童 >10%
意识状态	正常	淡漠、不安	烦躁或昏迷
眼窝	稍凹陷	明显下陷	深陷，目闭不紧
指纹	正常	皱瘪	干瘪
肌痉挛	无	有	严重
脉搏	正常	细而速	微弱而速或无脉
收缩压	正常	70~90mmHg	成人 <70mmHg，儿童 <60mmHg
尿量	正常或略少	<500ml	<200ml 或无尿

【并发症】
（一）电解质紊乱
钠、钾的大量丢失导致低钾血症、低钠血症、低钙血症，可出现心律失常、神志淡漠、四肢抽搐等。少数病人脱水较电解质丢失更显著，可表现为高钠血症。儿童霍乱粪便中含有更高浓度的钠、钾、碳酸氢盐等电解质，更容易出现电解质紊乱。

（二）代谢性酸中毒
碳酸氢盐的大量丢失，以及低血容量、组织灌注不足均可导致代谢性酸中毒，病人常表现为 Kussmaul 呼吸（深大呼吸、过度通气）。代谢性酸中毒可加重休克并可诱发心律失常。

（三）急性肾衰竭
低血容量性休克未纠正可导致急性肾衰竭，低钾血症也可加重肾功能损害。临床上表现为少尿及氮质血症，严重者出现无尿，可因尿毒症而死亡。

【实验室检查】
（一）血常规检查
严重失水导致血液浓缩，红细胞及血红蛋白升高，白细胞数可达（10~30）×10^9/L 甚至更高，中性粒细胞亦可增高。

（二）尿液检查
可见少量蛋白，镜检有少量红细胞、白细胞及管型，脱水严重者有尿比重增高。

（三）粪便检查
部分病人可见黏液，镜检可见少许红、白细胞。

（四）病原学检查
1. 动力-制动试验　粪便悬滴标本在暗视野显微镜下，可见穿梭样运动的亮点，即为动力试验阳性。当加入相应抗血清时，立即或数分钟内细菌运动停止，细菌凝集成颗粒，为制动试验阳性。常作为快速筛查手段。

2. 霍乱弧菌快速抗原检测　粪便、呕吐物或肛拭子标本霍乱弧菌抗原检测阳性，可作为快速筛查的辅助手段。

3. 核酸检测　粪便、呕吐物或肛拭子标本中霍乱弧菌的霍乱毒素（CT）基因、种特异性基因、O_1 群或 O_{139} 群脂多糖特异性基因核酸检测阳性。

4. 细菌培养　粪便、呕吐物或肛拭子标本中培养到 O_1 群或 O_{139} 群霍乱弧菌。

【诊断与鉴别诊断】

（一）诊断

根据病人的流行病学史、临床表现及实验室检查结果进行综合判断。

1. 疑似病例　具有上述霍乱临床表现,符合以下任意一项者:

（1）发病 5d 内有霍乱流行地区旅居史、不洁饮水或饮食史、与疑似霍乱病人或带菌者有共同暴露史或密切接触史。

（2）粪便、呕吐物或肛拭子标本霍乱弧菌抗原检测或动力-制动试验阳性。

（3）粪便、呕吐物或肛拭子标本培养出 O_1 群或 O_{139} 群霍乱弧菌但未进行霍乱毒素（CT）基因检测。

2. 临床诊断病例　疑似病例日常生活用品或家居环境中培养出 O_1 群或 O_{139} 群霍乱弧菌产毒株。

3. 确诊病例　疑似或临床诊断病例符合以下任意一项者:

（1）粪便、呕吐物或肛拭子培养出 O_1 群或 O_{139} 群霍乱弧菌产毒株。

（2）粪便、呕吐物或肛拭子霍乱弧菌的霍乱毒素（CT）基因、种特异性基因、O_1 群或 O_{139} 群脂多糖特异性基因核酸检测阳性。

4. 带菌者　无霍乱临床表现,但细菌培养到 O_1 群或 O_{139} 群霍乱弧菌产毒株。

（二）鉴别诊断

1. 急性细菌性痢疾　以发热、腹痛、腹泻、里急后重、黏液脓血便为主要临床特征。血白细胞计数轻、中度升高,粪便镜检白细胞常 ≥15 个,粪便或肛拭子培养志贺菌阳性或志贺菌核酸检测阳性。

2. 大肠埃希氏菌性肠炎　肠致病性大肠埃希氏菌性肠炎:多见于儿童,黄色或黄绿色蛋花样便,量较多,腥臭;肠产毒素大肠埃希氏菌性肠炎:发热、呕吐及腹部绞痛,黄水或清水样便。粪便培养大肠埃希氏菌阳性。

3. 沙门菌属感染性腹泻　主要为副伤寒、鼠伤寒等其他非伤寒沙门菌,6 个月以内婴儿易罹患,常有发热、呕吐、腹部绞痛、稀水便,引起不同程度脱水。粪便培养沙门菌阳性。

4. 其他致病性弧菌感染性腹泻

（1）嗜水气单胞菌肠炎:腹痛、水样稀便,粪便镜检见少量白细胞和红细胞,粪便培养嗜水气单胞菌阳性。

（2）副溶血弧菌性肠炎:沿海地区常见,脐部阵发性绞痛明显,水样便或脓血便,粪便培养副溶血弧菌阳性。

【治疗】

治疗原则:严格隔离、及时补液、辅以抗菌治疗及对症治疗。

（一）严格隔离

病人应按甲类传染病严格隔离,且及时上报疫情。确诊病人与疑似病例应分别隔离,病人的排泄物应彻底消毒。病人隔离至症状消失后,隔日粪便培养 1 次,连续 2 次粪便培养阴性,方可解除隔离。慢性带菌者粪便培养连续 7d 阴性,胆汁培养每周 1 次,连续 2 次阴性者可解除隔离。

（二）补液治疗

及时正确补液是治疗霍乱的关键。根据病人脱水程度,计算补充液体量,包括累计损失量、继续损失量和生理需要量。

轻度、中度和重度脱水 24h 补液量分别为 3 000~4 000ml、4 000~8 000ml 和 8 000~12 000ml 或更多（儿童分别为 120~150ml/kg、150~200ml/kg 和 200~250ml/kg）。轻、中度及不伴有休克的重度脱水病人口服补液为主,无法接受口服补液和重度脱水伴有休克病人应采用静脉补液,静脉补液遵循"早期、快速、足量,先盐后糖、先快后慢、纠酸补钙和见尿补钾"原则。对老人、婴幼儿及心肺功能不全的病人补液不宜过快,边补液边观察治疗反应。

1. **口服补液**　治疗最初 6h,口服补液盐(ORS)成人 750ml/h,20kg 以下儿童 250ml/h。以后每 6h 的口服补液量为前 6h 泻吐量的 1.5 倍。每 1~2h 评估一次病情,根据补液效果进行调整。

2. **静脉补液**　首选 541 液(生理盐水 550ml+5% 碳酸氢钠 80ml+10% 葡萄糖 360ml+10% 氯化钾 10ml),也可选林格液。初始(3h,婴儿 6h)补液量 100ml/kg,其中最初半小时(婴儿 1h)为 30ml/kg。

补液过程中每 1~2h 进行评估,如未改善,可加快补液。3h 后(婴儿 6h 后)再次评估,根据情况选择后续的补液方案,直至休克纠正。8~12h 内补液量是入院前累计损失量及入院后的继续损失量和每日生理需要量。如脱水改善且能饮水,应由静脉补液转为口服补液。

(三) 抗菌药物治疗

抗菌药物治疗能缩短腹泻及排菌时间,减少液体损失。抗菌药物包括氟喹诺酮类、四环素类和大环内酯类,首选口服给药,呕吐严重或无法口服的静脉给药。常用药物及用法如下:

1. **氟喹诺酮类**

(1) **环丙沙星**:成人 1g,单次口服;8 岁以上儿童:15mg/(kg·次)(最大剂量不超过 500mg),口服,2 次/d,疗程 3d。

(2) **左氧氟沙星**:成人 500~750mg/次,口服或静脉滴注,1 次/d,疗程 3d。

2. **四环素类**　多西环素:成人 100mg/次,口服,2 次/d;8 岁以上儿童 2~3mg/(kg·次)(最大剂量不超过 100mg),口服,2 次/d。疗程 3d。

3. **大环内酯类**

(1) **阿奇霉素**:成人 1g,儿童 20mg/kg,单次口服。成人 500mg,静脉滴注,1 次/d,疗程 3d,或第 1 天 500mg,第 2~5 天 250mg,静脉滴注,1 次/d。儿童 10mg/kg,静脉滴注,1 次/d,疗程 3d,或第 1 天 10mg/kg,第 2~5 天 5mg/kg,静脉滴注,1 次/d。

(2) **红霉素**:成人 250~500mg/次,口服,4 次/d;儿童 10mg/(kg·次)(最大剂量不超过 500mg),口服,4 次/d。疗程 3d。

(四) 对症治疗

1. 肌痉挛者补液后可消失,亦可予以针刺治疗。

2. 腹泻剧烈者对补液 12h 后仍腹泻严重且中毒症状加重者,可酌情给予地塞米松 20~40mg(小儿 10~20mg)加入液体内静脉滴注。

3. 剧烈呕吐时,可给予甲氧氯普胺或阿托品等。

4. 腹痛如系肠痉挛所致,可用颠茄、阿托品或针刺治疗。

5. **高热者可采用以下措施**

(1) 采用物理降温,35% 酒精或冷水擦浴,头部放冷水毛巾或冰袋。

(2) 可服用对乙酰氨基酚等退热药物。

(3) 高热不安或有抽搐,如疑有继发性脑水肿,宜先考虑用脱水剂,可同时给予氯丙嗪(每次 1mg/kg)、10% 水合氯醛灌肠或地西泮肌内注射,必要时 1~2h 后按半量重复注射一次。

【预防】

(一) 管理传染源

按《中华人民共和国传染病防治法》有关甲类传染病的规定,加强疫情监测,建立、健全腹泻病门诊,对腹泻病人进行登记和粪便培养是发现霍乱病人的重要方法。对霍乱病人应隔离治疗。接触者应严密检疫留院 6d,留取粪便培养,连续 3 次阴性;并服药预防,如多西环素 200mg 顿服,次日 100mg,连服 2d。

医疗机构内感染预防与控制:医务人员应戴口罩、帽子、穿隔离衣、防水鞋套、戴手套,严格执行手卫生。病人的呕吐物、排泄物、污染物品、敷料等严格消毒,厕所、便器或盛装容器每次使用后应及时消毒。对污染的房间、厕所、走廊等环境表面,应先消毒再清除明显的排泄物。病人的生活垃垃圾按感染性废物进行处理。病人出院后应对收治病区进行终末消毒。

(二）切断传播途径

定期对水体、水产品、饮水及外环境做好监测工作。改善环境卫生,加强饮用水消毒和食品的管理,不饮生水,不吃生冷变质食品。积极杀蛆灭蝇,对病人或带菌者的粪便与排泄物均应严格消毒。

(三）保护易感人群

疫苗接种是有效防控霍乱疫情的特异性措施,目前已有口服霍乱疫苗两类,一类是将灭活霍乱弧菌菌体加表达纯化的霍乱毒素 B 亚单位(rBS-WC),另一类是简化的仅含灭活菌体的口服疫苗。rBS-WC 类疫苗是基于针对霍乱抗菌与抗毒素免疫的协同,因而除可预防霍乱外,对产毒性大肠埃希氏菌感染引起的腹泻(旅行者腹泻常见病因)也有较好的交叉保护作用。疫苗需接种三剂,建议卫生条件较差地区、受霍乱流行威胁地区的易感者及旅行者、旅游服务人员、水上居民、水下作业和污水、粪便、垃圾处理人员、餐饮从业人员、食品加工人员、医务防疫人员、军人及野外作业人员、遭受自然灾害地区等重点人员接种。

【预后】

预后与治疗及临床类型密切相关。目前流行的埃尔托生物型霍乱的病死率在 1% 以下,但老年人、孕妇及幼儿或伴有并发症者预后较差,病死率在 3%~6%。死亡原因主要为周围循环衰竭和急性肾衰竭。

(汪 曼)

第二节　伤寒与副伤寒

一、伤寒

> **案例导入**
>
> 病人,男性,32 岁。因发热 9d,伴皮疹、腹泻 3d 入院。入院前 2 周从外地出差返回本地。入院前 9d 开始出现发热,体温 37.8℃,之后逐渐升至 39.5℃。曾到社区医院就诊,血常规:WBC $3.2 × 10^9$/L,N 60%,L 40%,诊断为"病毒感染",给予"利巴韦林"等治疗,效果欠佳。入院前 3d 病情加重,腹胀、腹泻,4~6 次/d,为水样便。皮肤出现少量红色皮疹。门诊查粪便常规:WBC 2~8/HP,RBC 0~2/HP;肥达试验:"O"抗体 >1:80,"H"抗体 >1:160。查体:T 39℃,P 89 次/min,R 23 次/min,BP 130/85mmHg。前胸皮肤可见数个浅红色小斑丘疹。腹平软,无压痛。血常规:WBC $3.0 × 10^9$/L,N 0.58,L 0.42,嗜酸性粒细胞消失。粪便常规:WBC 1~6/HP,RBC 0~1/HP。肥达试验:"O"抗体 >1:320,"H"抗体 >1:640。
>
> **请思考:**
>
> 1. 初步诊断为什么病? 诊断依据有哪些?
> 2. 下一步还需做哪些检查?
> 3. 本病需要与哪些疾病相鉴别?
> 4. 主要治疗措施有哪些?

伤寒(typhoid fever)是由伤寒杆菌引起的急性肠道传染病。基本病理改变为单核巨噬细胞系统的增生性反应,以回肠下段淋巴组织病变最明显。典型的临床表现为持续发热、相对缓脉、神经系统中毒症状、消化道症状、玫瑰疹、肝脾大及白细胞减少等。肠出血和肠穿孔为主要的严重并发症。属于我国法定乙类传染病。

【病原学】

伤寒杆菌属沙门菌属 D 群,革兰氏染色阴性,呈短杆状,有鞭毛,能运动,不形成芽孢,无荚膜。该菌只感染人类,自然条件下不感染动物。不产生外毒素,菌体裂解释放出内毒素,对伤寒的发生、发展起着重要作用。伤寒杆菌具有菌体"O"抗原、鞭毛"H"抗原和表面"Vi"抗原,三种抗原均可刺激机体产生相应的抗体。用凝集反应检测血清标本中的"O"及"H"抗体,即肥达试验,有助于伤寒的临床诊断。

伤寒杆菌在自然环境中生存力较强,在地面水中可生存 2~3 周,在粪便中可生存 1~2 个月,在牛奶、肉类及蛋类中可存活数月,故可引起水源性和食源性暴发流行。能耐低温,-20℃可长期存活。对阳光、干燥、热及消毒剂敏感,阳光直射数小时即死亡,60℃15min 或煮沸均可杀死,消毒饮水余氯达 0.2~0.4mg/L 时迅速死亡。

【流行病学】

(一)传染源

病人及带菌者是本病的传染源。病人在潜伏期即由粪便排菌,病程第 1 周末开始从尿排菌,起病后 2~4 周排菌量最多,进入恢复期排菌量减少,故整个病程均有传染性,但以 2~4 周传染性最强。2%~5% 的病人可持续排菌 3 个月以上,成为慢性带菌者,是引起伤寒流行和传播的主要传染源。

(二)传播途径

通过粪-口途径感染人体。该菌随病人或带菌者的粪、尿排出后,通过污染的水、食物、日常生活接触、苍蝇或蟑螂媒介,最终经口进入人体而引起感染。水源污染常是暴发流行的主要原因,食物污染也可引起流行。散发流行一般以日常生活接触传播为多见。

(三)人群易感性

人群普遍易感,病后可获得持久免疫力,再次发病少见。

> **知识链接**
>
> ### 伤寒玛丽
>
> 1906 年夏,纽约银行家华伦带全家去长岛消夏,雇佣玛丽做厨师。8 月底,华伦的一个女儿最先感染伤寒。接着,华伦夫人、两个女佣、园丁和另一个女儿相继感染,有 6 人患病。医学专家索柏将目标锁定在玛丽身上,他发现 7 年中玛丽更换过 7 个工作地点,而每个工作地点都曾暴发伤寒,累计共有 22 个病例,其中 1 例死亡。医院检验结果证实了索柏的怀疑。玛丽被送入纽约附近一个小岛上的传染病房。但玛丽始终不相信医院的结论。
>
> 两年后,她向美国卫生部门提起申诉。1910 年,当地卫生部门与玛丽达成和解,解除对她的隔离,条件是玛丽同意不再做厨师。这一段公案就此了结。1915 年,纽约一家妇产医院暴发伤寒疫情,25 人被感染,2 人死亡。卫生部门很快在这家医院的厨房里找到了玛丽,她已经改名为"布朗夫人"。玛丽自觉理亏,老老实实地回到了小岛上。医生对隔离中的玛丽使用了可以治疗伤寒病的所有药物,但伤寒病菌仍一直顽强地存在于她的体内。玛丽渐渐了解了一些传染病的知识,积极配合医院的工作,甚至成了医院实验室的义工。1932 年,玛丽患脑卒中后半身不遂,6 年后去世。

(四)流行特征

在世界各地均有伤寒的发生,以温带和热带地区及发展中国家多见。本病终年可见,但流行多在夏秋季。发病高峰北方地区较南方迟 1~2 个月。发达国家以国际旅游感染为主,发展中国家主要因水源污染而暴发流行。发病以儿童和青壮年多见,40 岁以上者较少见。

【发病机制与病理解剖】

(一)发病机制

人体摄入伤寒杆菌污染的水或食物后,是否发病主要取决于伤寒杆菌的数量、毒力及人体的防御能力。伤寒杆菌内毒素是重要的致病因素。该菌随污染的水、食物进入消化道后,未被胃酸杀灭者进入小肠,侵入肠黏膜,部分细菌被巨噬细胞吞噬并在其胞质内繁殖,部分则经淋巴管进入回肠淋巴组织及肠系膜淋巴结中生长繁殖,然后经胸导管进入血流,经过两次菌血症,释放内毒素,引起发热、全身不适、毒血症症状、皮肤玫瑰疹和肝脾大等临床表现。

(二)病理解剖

伤寒的主要病理特征是全身单核巨噬细胞系统的增生性反应,以回肠末段的集合淋巴结和孤立淋巴结的病变最为显著。肠道的病变范围与临床症状的严重程度不一定成正比,有的病人有严重中毒症状,但肠道病变可能不明显;而有的病人病情较轻,却可突然发生肠出血或肠穿孔。

【临床表现】

潜伏期长短与感染菌量及机体免疫力有关,一般是 3~60d,平均为 8~14d。

(一)典型伤寒

自然病程约 4 周,临床经过可分为 4 期。

1. 初期　相当于病程第 1 周,多数起病缓慢,发热是最早出现的症状,常伴有全身不适、食欲缺乏等。病情逐渐加重,体温呈阶梯形上升,于 5~7d 内升至 40℃左右。发热前可有畏寒,少有寒战,退热时出汗不多。

2. 极期　病程第 2~3 周。出现伤寒特征性的临床表现。

(1)**高热**:高热持续不退,多呈稽留热,少数呈弛张热或不规则热,持续 10~14d。

(2)**消化系统症状**:食欲缺乏加重,腹部不适,腹胀,多有便秘,少数以腹泻为主。由于肠道病变以回肠末段为主,故腹痛以右下腹较明显,可有轻压痛。

(3)**神经系统中毒症状**:由伤寒杆菌的内毒素作用于中枢神经系统所致。病人表现为表情淡漠、反应迟钝、听力减退、耳鸣,重者可有谵妄、昏迷、病理反射等中毒性脑病的表现。这些症状多随病情好转、体温下降而逐渐恢复。

(4)**循环系统症状**:在稽留热期间,常有相对缓脉,偶见重脉。相对缓脉由副交感神经兴奋性增强所致,体温升高 1℃,每分钟脉搏增加少于 15~20 次。但并发中毒性心肌炎时,相对缓脉不明显。重脉即触诊桡动脉时,每一次脉搏感觉有两次搏动,是因末梢血管受内毒素影响而扩张所致。重症病人脉细速,甚至血压下降,出现循环衰竭。

(5)**肝脾大**:病程第 1 周末起,多数病人可在肋缘下触及肿大的脾脏及肝脏,通常为肋缘下 1~2cm,质软,轻度压痛。并发中毒性肝炎时,肝功能异常,少数病人可出现黄疸。

(6)**玫瑰疹**:于病程 7~14d,部分病人胸、腹、背部及四肢的皮肤可出现淡红色斑丘疹,直径 2~4mm,压之褪色,多在 10 个以下,分批出现,2~3d 内隐退。

3. 缓解期　相当于病程第 4 周,体温出现波动,并逐渐下降,食欲逐渐好转,腹胀减轻,肿大的肝脾开始回缩。本期仍有可能出现肠出血、肠穿孔等并发症,需要警惕。

4. 恢复期　相当于病程第 5 周,体温降至正常,症状体征消失,食欲恢复,通常在 1 个月左右痊愈(图 3-1)。

(二)再燃与复发

再燃是指部分病人进入恢复期前,体温尚未降至正常时再次升高,持续 5~7d 后才回到正常,血培养常为阳性。再燃时症状加剧,可能与菌血症未被完全控制有关。病人进入恢复期,在体温正常 1~3 周后,发热等症状再现,血培养再度阳性称为复发。其原因与病灶内细菌未被完全清除,当机体免疫力降低时,伤寒杆菌再度繁殖,重新侵入血流有关。复发时症状与初次发作相似,但病情较轻,

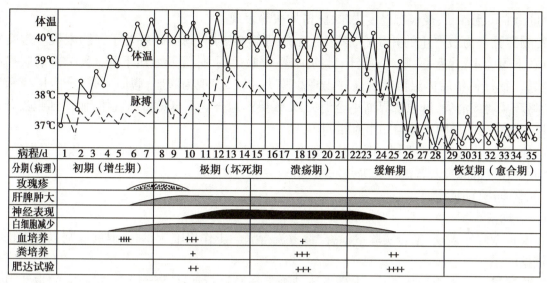

图 3-1　典型伤寒病程示意图

病程/d	1 2 3 4 5 6 7	8 9 10 11 12 13 14 15	16 17 18 19 20 21	22 23 24 25 26 27 28	29 30 31 32 33 34 35
分期(病理)	初期(增生期)	极期(坏死期)	溃疡期)	缓解期	恢复期(愈合期)
玫瑰疹					
肝脾肿大					
神经表现					
白细胞减少					
血培养	+++	+++	+		
粪培养		+	+++	++	
肥达试验		++	+++	++++	

病程较短,并发症少,复发多为 1 次,偶见多次复发者。

伤寒的临床表现

【实验室检查】

(一)常规检查

血白细胞计数可减低,一般在 (3~5) × 10^9/L 之间,中性粒细胞减少,嗜酸性粒细胞减少或消失,后者对伤寒的诊断与病情的评估有参考价值。因其随病情好转而逐渐恢复正常,复发时再度减少或消失。血小板计数一般正常或稍低,如突然下降应警惕并发 DIC 或溶血性尿毒综合征的可能。骨髓涂片可见伤寒细胞。高热病人可有轻度蛋白尿。并发肠出血时有血便或隐血试验阳性。

(二)细菌学检查

1. 血培养　为最常用的确诊依据。病程第 1~2 周的阳性率最高,可达 80%~90%,以后逐渐下降,第 3 周降为 30%~40%,第 4 周常呈阴性,复发时血培养可再度阳性。在使用抗菌药物之前以及体温上升阶段采集标本,可提高血培养的阳性率。

2. 骨髓培养　由于骨髓中巨噬细胞丰富,含伤寒杆菌多,培养阳性率较血培养高。尤其适用于已用抗菌药物治疗或血培养阴性者。

3. 粪便培养　伤寒病人自潜伏期开始便可获得阳性,以病程第 3~4 周阳性率最高,可达 80%。

4. 尿培养　初期常为阴性,于病程第 3~4 周时阳性率约为 25%,但须排除粪便污染尿液的可能。

5. 玫瑰疹的刮取液培养　有时也可获得阳性结果,但不作为常规检查。

(三)抗原抗体检测

1. 肥达试验(伤寒血清凝集试验)　应用已知的伤寒杆菌菌体 "O"、鞭毛 "H" 抗原,副伤寒杆菌甲、乙、丙的鞭毛 ("A""B""C") 抗原 5 种,通过血清凝集反应检测病人血清中相应抗体的凝集效价。本试验于病程第 1 周为阴性,从第 2 周开始出现阳性,第 3 周阳性率约为 50%,第 4 周可达 90%,病愈后阳性反应可持续数月之久。

2. 其他免疫学检测　脂多糖-被动血凝试验(LSP-PHA)、对流免疫电泳(CIE)、酶联免疫吸附试验(ELISA)和免疫荧光试验(IFT)等技术均可用于血清中伤寒特异性抗体或抗原的检测。

【并发症】

1. 肠出血　为较常见的并发症,多发生于病程第 2~3 周。腹泻、饮食成分粗糙或过量进食、用力排便及不适当的治疗性灌肠等常为其诱发因素。出血量从粪便隐血至大量血便。大量出血时,常有体温突然下降,继而回升,头晕、口渴、烦躁、脉搏细速、面色苍白、出冷汗、血压下降等休克表现;少量出血可无症状,或仅有轻度头晕、脉搏加快等表现。

2. 肠穿孔 为最严重的并发症,多发生于病程第 2~3 周,肠穿孔好发于回肠末段。常突发腹痛,以右下腹为主,伴恶心、呕吐、冷汗、脉搏细速、呼吸急促、体温及血压下降,经 1~2h 后腹痛及其他症状暂时缓解,稍后体温再度升高并出现腹膜炎体征,表现为腹胀,腹肌紧张,全腹压痛和反跳痛,肠鸣音减弱或消失,肝浊音界缩小至消失,X 线摄影检查膈下可见游离气体,血白细胞数升高伴核左移。肠穿孔的诱因大致与肠出血相同。

此外,还可出现中毒性肝炎、中毒性心肌炎、支气管肺炎、溶血性尿毒综合征、急性胆囊炎、中毒性脑病、血栓性静脉炎及肾盂肾炎等并发症。

【诊断与鉴别诊断】

(一)诊断

主要根据临床表现、结合实验室检查、参考流行病学史作出临床诊断,但确诊则以检出伤寒杆菌为依据。

1. 临床诊断 ①流行病学史:注意当地是否是伤寒流行地区或流行季节,病人的生活卫生习惯,有无预防接种史、既往病史以及与伤寒病人密切接触史。②临床表现:持续发热 1~2 周以上,有全身中毒症状、表情淡漠、反应迟钝、听力减退、腹胀、腹痛、腹泻或便秘、相对缓脉、皮肤玫瑰疹及肝脾大等。如伴肠穿孔或肠出血对诊断更有帮助。③实验室检查:血白细胞总数减少,嗜酸性粒细胞减少或消失,淋巴细胞相对增多,骨髓象中有伤寒细胞。

2. 确诊标准 对疑似病例,符合下列两项之一者可确诊:①从血、骨髓、粪便、尿或玫瑰疹刮取物任意一标本中能够分离到伤寒杆菌,早期以血培养为主,后期可考虑骨髓培养。血培养阴性者,进行骨髓培养有助于提高阳性率。粪便培养对确定排菌状态有帮助。②肥达试验 "O" 抗体凝集效价≥1:80,"H" 抗体凝集效价≥1:160,恢复期效价增高 4 倍以上。

(二)鉴别诊断

1. 病毒感染 上呼吸道和肠道病毒感染均可表现为发热、头痛及白细胞减少,易与早期伤寒混淆,但病毒感染起病较急,多伴有上呼吸道或肠道症状,而无缓脉、脾大及玫瑰疹等征象,伤寒的病原与抗原抗体检测均为阴性,病程一般在 1~2 周内自愈。

2. 流行性斑疹伤寒 多见于冬春季,有人虱叮咬史,起病较急,脉率加快、寒战、高热,多有结膜充血,神经系统症状出现早,皮疹于病程 5~6d 出现,量多,分布广,鲜红色,压之不褪色。白细胞计数正常或增多,外斐反应阳性。病程 2 周左右。

另外,伤寒还应与急性血行播散型肺结核、革兰氏阴性杆菌败血症、恶性组织细胞病、钩端螺旋体病、病毒性肝炎及恶性疟等疾病相鉴别。

【治疗】

(一)一般治疗

1. 隔离与休息 应按消化道传染病进行隔离,排泄物应彻底消毒。发热期应严格卧床休息,退热后 1 周可适度增加活动量。

2. 护理与饮食 应注意观察体温、脉搏、血压、腹部情况和大便等变化,经常注意维护皮肤及口腔清洁,经常变换体位,以防发生压疮与肺部感染。给予易消化、少纤维的营养饮食。发热期应给予流质或半流质饮食,少量多餐,必要时给予静脉输液以维持足够的热量及水电解质平衡。恢复期病人食欲明显好转,可开始进食稀饭或软饭,逐渐恢复正常饮食,切忌坚硬多渣食物及暴饮暴食,以免诱发肠出血、肠穿孔。一般退热后 2 周才恢复正常饮食。

3. 对症处理 高热者可用冰敷或酒精擦浴等物理降温方法,不宜用大量退热药,以免出现体温骤降、大汗、虚脱等。烦躁不安者可用地西泮等镇静药。便秘者禁用泻药,可用生理盐水低压灌肠或开塞露润肛。腹痛、腹泻者不宜用阿片制剂,以免减低肠蠕动引起肠麻痹。腹胀时应给予低脂饮食,必要时肛管排气,禁用新斯的明等促进肠蠕动的药物。

(二)病原治疗

1. 喹诺酮类 为目前治疗伤寒的首选药物。此类药物抗菌谱广,耐药性低,副作用轻,对伤寒杆菌有强大的抗菌作用。而且大多数药物口服吸收良好,在血液、胆汁、肠道和尿路的药物浓度高。但因其可能影响骨骼发育,故孕妇、哺乳期妇女及儿童不宜使用。目前常用的药物包括:①左氧氟沙星,每次 200mg,口服或静脉滴注,每天 2 次;②氧氟沙星,成人每日 600~800mg,分 2~3 次口服,或每日 400~600mg,分 2~3 次静脉滴注;③环丙沙星,成人每日 1.0~1.5g,分 2~3 次口服,或每日 400mg,分 2 次静脉滴注。疗程一般为 14d。

2. 头孢菌素类 第二、三代头孢菌素在体外对伤寒杆菌有强大的抗菌活性,毒副作用低,尤其适用于孕妇、哺乳期妇女、儿童及耐氯霉素伤寒的治疗。对多重耐药伤寒杆菌感染或重症病例,可用喹诺酮类与第三代头孢菌素类联合应用。常用头孢曲松,成人每次 1~2g,静脉滴注,每天 2 次;儿童,每次 50mg/kg,静脉滴注,每天 2 次,疗程 14d。头孢噻肟成人每次 1~2g,静脉滴注,每天 2 次;儿童,每次 50mg/kg,静脉滴注,每天 2 次,疗程 14d。

3. 氯霉素 用于氯霉素敏感菌的治疗。成人每日 1.5~2g,分 3~4 次口服;体温正常后,剂量减半,疗程 10~14d。新生儿、孕妇和肝功能明显异常的病人忌用;该药副作用较大,可发生粒细胞减少,严重者可发生再生障碍性贫血,因此在治疗过程中应经常检查血象,若外周血白细胞少于 2.5×10^9/L 时应停药,更换其他抗菌药物。

4. 其他抗菌药物 氨苄西林,用于敏感菌株的治疗,成人每日 2~6g,分 3~4 次口服或静脉滴注,疗程 14d;阿莫西林成人每日 2~4g,分 3~4 次口服,疗程 14d。使用之前需做皮肤过敏试验。复方磺胺甲噁唑(SMZ-TMP):每片含 SMZ 400mg 和 TMP 80mg,成人每次 2 片,口服,每天 2 次;儿童,每日 40~50mg/kg,口服,每天 2 次,疗程 14d。对磺胺类药物过敏者、孕妇及严重肝、肾功能不全者慎用。用药期间应注意观察血象。

(三)并发症的治疗

1. 肠出血 绝对卧床休息,禁食,严密观察血压、脉搏、意识变化及便血情况。如果病人烦躁不安,可用镇静药,如地西泮、苯巴比妥钠。禁用泻药及灌肠。补充血容量,维持水、电解质和酸碱平衡。应用一般止血药物,如维生素 K、卡巴克络等。大量出血经积极内科治疗无效者,应考虑手术治疗。

2. 肠穿孔 应早期诊断,及早处理。禁食,胃肠减压,静脉补液以维持水电解质平衡。肠穿孔并发腹膜炎的病人应及时进行手术治疗,同时加用足量有效的抗菌药物,以控制腹膜炎。

【预防】

(一)管理传染源

隔离治疗病人至体温正常后 15d,或每隔 5d 做一次粪便培养,连续 2 次阴性,可解除隔离。病人的大小便、餐具、衣服及生活用品等均需严格消毒。对餐饮行业从业人员要定期检查,每年夏秋季节至少进行 1 次粪便培养检查,以便及时发现带菌者,并将其调离原工作岗位。慢性带菌者要进行治疗、监督和管理。接触者要进行医学观察 60d。

(二)切断传播途径

切断传播途径是预防本病的关键措施。应做好水源管理、粪便管理、饮食卫生管理和消灭苍蝇等卫生工作。养成良好的卫生和饮食习惯,坚持饭前、便后洗手,要避免饮用生水,避免进食未煮熟的肉类食品等。

(三)保护易感人群

易感人群可进行预防接种。伤寒与副伤寒甲、乙三联灭活菌苗,因其保护效果不佳且副作用较大,实际应用较少。近年来口服伤寒菌苗的研究有较大发展,如口服减毒活菌苗 Ty21a 株的疫苗,保护效果可达 50%~96%,副作用也较轻。近年来科学家从细菌的表面成分中提取到两种蛋白质制成疫苗,已经进入人体试验阶段,效果较理想。

二、副伤寒

副伤寒（paratyphoid fever）包括副伤寒甲、副伤寒乙和副伤寒丙三种，分别由副伤寒甲、副伤寒乙、副伤寒丙型沙门菌所引起。病原分属沙门菌 A、B、C 三个血清群。属于我国法定乙类传染病。

副伤寒杆菌的致病力比伤寒杆菌弱，但比其他人兽共患沙门菌要强，其菌体抗原"O"有群特异性，但抗原性不强；其鞭毛抗原"H"的抗原性较强，与其他沙门菌有交叉抗原成分。

副伤寒的传染源为病人以及带菌者。主要通过污染的食物、手以及苍蝇传播。发病率较伤寒为低，小儿发病率高于成人，以副伤寒乙为多。成人则以副伤寒甲较多见。

副伤寒甲及乙主要引起回肠及结肠广泛炎性病变；而副伤寒丙主要侵犯肠外组织及器官，特别是败血症及黄疸性肝炎较为常见。

副伤寒甲、乙的临床表现与伤寒类似，但一般病情较轻，病程较短，病死率较低。前者的潜伏期一般是 2~15d，平均为 6~10d。大多急骤起病，常先有呕吐、腹泻等急性胃肠炎症状，2~3d 后症状减轻，出现发热等轻症伤寒样表现。体温波动大，发热多呈弛张热及不规则热，热程平均 2~3 周，全身中毒症状较轻，头痛、全身不适常见，相对缓脉及重脉较少见，玫瑰疹出现较早、较多、较大、颜色较深，副伤寒乙皮疹有时呈丘疹样。血白细胞总数多正常，少数降低或升高，嗜酸性粒细胞常减少。肠道病变较少而表浅，故肠出血、肠穿孔等并发症少见，病死率较低。副伤寒甲复发机会较伤寒多。副伤寒丙的临床表现复杂，常表现为败血症型及急性胃肠炎型。

由于副伤寒的病情比伤寒轻，肠出血、肠穿孔等并发症少，所以，副伤寒的预后较好。但是副伤寒丙可以引起骨髓炎、体腔或组织脓肿，应加以注意。

副伤寒由于临床表现复杂多样，所以早期诊断比较困难。做肥达试验时，副伤寒乙容易受到回忆反应的干扰，副伤寒甲及副伤寒丙有时效价不如伤寒升高明显。所以副伤寒甲、乙、丙的确诊有赖于骨髓、血、粪便、脓液等病原菌的培养。

副伤寒的治疗与伤寒相同，副伤寒甲、副伤寒乙吐泻严重者，应及时补液，纠正水、电解质及酸碱平衡。副伤寒丙并发化脓性病灶者，脓肿一旦形成，可在加强抗菌治疗的同时，进行外科手术处理。一般预后良好，恢复后慢性带菌者少见。

副伤寒的预防与伤寒相同。

（王永新）

第三节　细菌性痢疾

案例导入

病人，男性，32 岁。因发热、腹痛、脓血便 2d 入院。病人 2d 前突然畏寒、发热，并出现下腹部阵发性疼痛，腹泻，粪便每日十余次，为少量脓血便，以脓性为主，无特殊恶臭味，伴里急后重，无恶心、呕吐。病人有不洁饮食史。查体：T 38.5℃，P 96 次/min，R 20 次/min，BP 120/80mmHg。营养中等，意识清，急性热病容，无皮疹和出血点。心脏检查未见异常。两肺未闻及干湿啰音。腹部平软，左下腹有压痛，无肌紧张及反跳痛，未触及肿块，肝脾肋下未触及。血常规：WBC 16.4 × 10⁹/L，N 88%，L 12%，Hb 124g/L，PLT 200 × 10⁹/L；粪便常规：黏液脓血便，大量 WBC，RBC 3~5/HP；尿常规正常。

请思考：

1. 该病人最可能的诊断是什么？

2. 为明确诊断还应做哪些检查？

细菌性痢疾（bacillary dysentery）简称菌痢，是由志贺菌（亦称痢疾杆菌）引起的肠道传染病，又称志贺菌病（shigellosis），主要通过消化道传播，终年散发，夏秋季可流行。主要病理变化为乙状结肠、直肠的炎症和溃疡。临床主要表现为腹痛、腹泻，里急后重和黏液脓血便等。可伴有发热及全身毒血症症状，严重者可出现感染性休克和/或中毒性脑病。属于我国法定乙类传染病。

【病原学】

痢疾杆菌属肠杆菌科志贺菌属，革兰氏染色阴性，有菌毛，无鞭毛、荚膜及芽孢，为兼性厌氧菌，在普通培养基上生长良好。

志贺菌有三种抗原，菌体（O）抗原、表面（K）抗原和菌毛抗原。O抗原有群和型的特异性，根据抗原结构和生化反应可分为A群（痢疾志贺菌）、B群（福氏志贺菌）、C群（鲍氏志贺菌）、D群（宋氏志贺菌）。各群、型之间多无交叉反应。各型痢疾杆菌死亡后均能释放内毒素，是引起全身反应如发热、毒血症、休克的重要因素。A群（痢疾志贺菌）还能产生外毒素，又称为志贺氏毒素，具有肠毒性、神经毒性和细胞毒性，分别产生相应的临床症状。

目前发达国家流行以D群（宋氏志贺菌）为主，发展中国家以B群（福氏志贺菌）为主，我国则以B群和D群占优势。A群（痢疾志贺菌）的毒力最强，可引起严重症状；B群（福氏志贺菌）感染易转为慢性；D群（宋氏志贺菌）感染引起症状轻，多呈不典型发作。

志贺菌存在于病人与带菌者的粪便中，能存活数小时。加热60℃ 15min或日光照射30min即可死亡。对各种化学消毒剂，如苯扎溴铵、过氧乙酸、升汞、苯酚以及含氯消毒剂敏感。在水果、蔬菜及病人接触的物品上能生存1~2周，在牛奶中存活20d。温度越低，志贺菌生存时间越长。在各群志贺菌中，抵抗力由强至弱依次为D群、B群、C群、A群。

【流行病学】

（一）传染源

传染源包括急、慢性菌痢病人和带菌者。其中轻症病人、慢性菌痢病人及无症状带菌者由于症状不典型而易于漏诊或误诊，在流行病学中具有重要意义。

（二）传播途径

本病主要经粪-口途径传播。志贺菌随病人粪便排出后，污染食物、水源、生活用品或生活接触，经口感染，或苍蝇、蟑螂等污染食物通过间接方式传播，引起感染。在流行季节，因食入污染的食物、饮用水，引起食物或水型暴发流行，常发生于夏秋季；生活接触传播是非流行季节散发病例的主要传播途径。

（三）人群易感性

人群普遍易感，学龄前儿童发病率高，其次为青壮年。病后可获得一定的免疫力，但持续时间短，且不同菌群及血清型间无交叉保护性免疫，故易反复感染而多次发病。

（四）流行特征

本病全年均可发生，但有明显的季节性。一般从5月份开始上升，8~9月份达高峰，10月份以后逐渐减少。夏秋季节发病率高的原因除与降雨量增多、苍蝇活动增多有关外，还与夏季人们进食冷饮、凉菜、瓜果的机会多有关。

菌痢主要集中发生在发展中国家，尤其是医疗条件差并且水源不安全的地区。

【发病机制与病理解剖】

（一）发病机制

志贺菌进入下消化道侵入结肠黏膜上皮细胞，进入固有层繁殖、释放毒素，进而引起肠黏膜炎症反应，固有层毛细血管及小静脉充血，炎症细胞浸润，血浆渗出，进而导致固有层小血管循环障碍，引起上皮细胞变性、坏死。坏死的上皮细胞脱落后可形成小而浅的溃疡，因而出现腹痛、腹泻、脓血便。直肠壁受炎症刺激出现里急后重感。

内毒素入血引起发热和毒血症症状,并释放血管活性物质引起微循环障碍、血浆外渗,进而引发感染性休克、DIC 及重要脏器功能障碍,临床表现为中毒性菌痢。脑组织出现微循环障碍则发生脑水肿,甚至脑疝。

极少数病人因外毒素导致上皮细胞损伤,引发凝血障碍、肾微血管病变及溶血后血红蛋白堵塞肾小管引起溶血性尿毒综合征。

(二)病理解剖

菌痢的肠道病变主要发生于结肠,以直肠、乙状结肠最常见,严重者可累及整个结肠及回肠末端。急性期的病理变化为急性卡他性炎,弥漫性纤维蛋白渗出。早期黏液分泌亢进,黏膜充血、水肿、中性粒细胞和巨噬细胞浸润,可见点状出血,肠腔内黏液血性渗出液。病变进一步发展,肠黏膜浅表坏死,表面有大量的黏液脓性渗出物。渗出物与坏死组织、炎症细胞、红细胞及细菌一起形成特征性的假膜。约 1 周假膜脱落,形成大小不等、形状不一的"地图状"浅表溃疡,溃疡多限于黏膜下层,肠穿孔和肠出血少见。

中毒性菌痢可引起微循环障碍、脑组织水肿及神经细胞变性等。

慢性菌痢可见肠壁慢性炎症细胞浸润和纤维组织增生,乃至瘢痕形成,严重者可致肠腔狭窄。肠黏膜可因过度增生而形成息肉。

【临床表现】

潜伏期一般是 1~7d,平均为 1~2d。

(一)急性菌痢

根据毒血症及临床症状严重程度,可以分为四型。

1. **轻型** 全身中毒症状轻,可无发热或仅低热。表现为急性腹泻,大便次数及量少,脓血便少见。可有轻微腹痛,里急后重较轻或缺如。病程 3~7d。

2. **中型** 起病急骤,畏寒、发热,体温可达 39℃以上,伴头痛、乏力、食欲缺乏,数小时后出现腹痛、腹泻、里急后重等肠道症状。排便初为稀便,后转为黏液脓血便。排便次数较多,每日可达 10 余次。可有左下腹压痛。病程 1~2 周。

3. **重型** 除上述腹泻症状外,出现严重腹胀及中毒性肠麻痹,严重失水可引起外周循环障碍,出现心、肾功能不全。多见于老年、体弱、营养不良者。

4. **中毒型(或暴发型)** 即中毒性菌痢,起病急骤,以高热、休克、惊厥和神志障碍为主要表现。初期腹泻症状轻或缺如。多见于 2~7 岁儿童,病死率高。按临床表现分为 3 型。

(1)**休克型(周围循环衰竭型)**:较为常见,以感染中毒性休克为主要表现,可致多器官功能障碍综合征。

(2)**脑型(呼吸衰竭型)**:以脑水肿、脑疝为主要表现,可致中枢性呼吸衰竭。

(3)**混合型**:兼有休克型和脑型的表现,可迅速出现呼吸衰竭及循环衰竭,病情最为凶险,病死率高达 90% 以上。

(二)慢性菌痢

急性细菌性痢疾反复发作或迁延不愈超过 2 个月以上者,即为慢性菌痢。根据临床表现可分为 3 型。

1. **慢性迁延型** 急性菌痢发作后,迁延不愈,时轻时重。粪便常间歇排菌。长期腹泻可导致营养不良、贫血、乏力等。

2. **急性发作型** 有慢性菌痢史,间隔一段时间又出现急性菌痢的表现,多有诱因,如进食生冷食物、受凉或劳累等,病人有腹痛、腹泻和脓血便,但发热等全身毒血症的症状不明显。

3. **慢性隐匿型** 1 年内有急性菌痢史,临床症状消失 2 个月以上,但粪便培养可检出志贺菌,结肠镜检可发现黏膜炎症或溃疡等病变。

慢性菌痢中以慢性迁延型最为多见,其次为急性发作型,慢性隐匿型最少见。

【并发症与后遗症】

并发症和后遗症都少见,并发症有菌血症、溶血性尿毒综合征、关节炎等。后遗症主要是神经系统后遗症,有耳聋、失语及肢体瘫痪等。

【实验室与其他检查】

(一)一般检查

1.血常规检查 急性菌痢白细胞总数可轻至中度增多,可达(10~20)×10^9/L,以中性粒细胞增多为主,慢性菌痢可有贫血。

2.粪便常规检查 粪便外观多为黏液脓血便,粪质少或无,镜检可见白细胞、脓细胞(≥15/HP),少量红细胞,若有巨噬细胞则更有助于诊断。

(二)病原学检查

1.细菌培养 粪便培养出志贺菌可以确诊。为提高菌培养阳性率,应在抗菌药物使用前取粪便脓血黏液部分或肛拭子,及时送检。

2.特异性核酸检测 采用核酸分子杂交或聚合酶链反应(PCR)可直接检查粪便中的志贺菌核酸,具有灵敏度高、特异性强、快速简便、对标本要求低等优点,但对检测条件要求较高,临床较少使用。

(三)结肠镜检查

一般用于慢性菌痢,特别是需要与其他炎症性肠病或肿瘤相鉴别时。肠镜下可见结肠黏膜充血、水肿及浅表溃疡,黏膜可呈颗粒状或有息肉增生;刮取黏液性分泌物送检。必要时可取活检做病理检查。

【诊断与鉴别诊断】

(一)诊断

据流行病学史、临床表现及实验室检查,综合分析后作出诊断。

1.疑似病例 腹泻,有脓血便、黏液便、水样便或稀便,伴里急后重,尚未确定其他原因引起的腹泻者。

2.临床诊断病例 同时具备以下3点:

(1)有不洁饮食和/或与菌痢病人接触史。

(2)具有菌痢的临床表现。

(3)粪便常规检查白细胞或脓细胞≥15/HP,可见红细胞、吞噬细胞。

3.确诊病例 疑似病例或临床诊断病例粪便培养到志贺菌或志贺菌核酸检测阳性。

(二)鉴别诊断

菌痢应与多种腹泻性疾病相鉴别,中毒性菌痢则应与夏秋季急性中枢神经系统感染或其他病因所致的感染性休克相鉴别。

1.与急性菌痢鉴别的疾病

(1)**急性阿米巴痢疾**:鉴别要点见表3-2。

表3-2 急性菌痢与急性阿米巴痢疾的鉴别

鉴别要点	急性菌痢	急性阿米巴痢疾
病原及流行病学	痢疾杆菌,散发性,可引起流行	阿米巴原虫,散发性
潜伏期	数小时至7d	数周至数月
全身症状	多有发热及毒血症症状	多不发热,少有毒血症症状
胃肠道症状	腹痛重,有里急后重,腹泻每日十多次或数十次	腹痛轻,无里急后重,腹泻每日数次

鉴别要点	急性菌痢	急性阿米巴痢疾
腹部压痛部位	多为左下腹压痛	多为右下腹压痛
粪便检查	量少,黏液脓血便,镜检有多数白细胞和红细胞,可见吞噬细胞,粪便培养有痢疾杆菌	量多,暗红色果酱样血便,有腥臭,镜检白细胞少,红细胞多,有夏科-莱登结晶,可见溶组织内阿米巴滋养体,培养痢疾杆菌阴性
乙状结肠镜检查	肠黏膜弥漫性充血、水肿及浅表溃疡	肠黏膜大多正常,其中有散在溃疡,边缘整齐,周围有红晕
血白细胞	急性期白细胞总数及中性粒细胞增多	早期稍增多

(2)**其他细菌性肠道感染**:如肠侵袭性大肠埃希氏菌、空肠弯曲菌及气单胞菌等细菌引起的肠道感染也可出现痢疾样症状,鉴别有赖于粪便培养检出不同的病原菌。

(3)**细菌性胃肠型食物中毒**:因进食被沙门菌、金黄色葡萄球菌、副溶血弧菌、大肠埃希氏菌等病原菌或他们产生的毒素污染的食物引起。由进食同一食物集体发病病史,粪便镜检通常白细胞不超过 5 个/HP。确诊有赖于从可疑食物及病人呕吐物、粪便中检出同一细菌或毒素。

(4)**其他**:急性菌痢还需要与急性肠套叠及急性出血性坏死性肠炎相鉴别。

2. 与中毒性菌痢鉴别的疾病

(1)**休克型**:需要与其他细菌引起的感染性休克相鉴别,血及粪便培养检测出不同致病菌有助于鉴别。

(2)**脑型**:需要与流行性乙型脑炎(简称乙脑)相鉴别,乙脑意识障碍及脑膜刺激征明显,循环衰竭少见,脑脊液可有白蛋白及白细胞计数升高,乙脑病毒特异性 IgM 阳性可资鉴别。

3. 与慢性菌痢鉴别的疾病 慢性菌痢需要与慢性阿米巴痢疾、结直肠癌、慢性血吸虫病、溃疡性结肠炎等疾病相鉴别,确诊依赖于特异性病原学检查、病理和结肠镜检查。

【治疗】

(一)一般治疗

1. 应实施消化道隔离,临床症状消失、便培养连续 2 次(间隔 24h)阴性后可解除隔离。

2. 以流食为主,忌食生冷、油腻及刺激性食物,出现脱水征象时,及时补液,以口服补液为主,不能口服者需静脉补液。

3. 发热以物理降温为主,体温超过 38.5℃可应用退热药物治疗,如对乙酰氨基酚、布洛芬等;如出现剧烈腹痛,可使用解痉止痛类药物,如颠茄片、山莨菪碱、阿托品等。

(二)病原治疗

选择药物时应结合本地流行菌株药敏结果,首选口服抗菌药物,严重病例可静脉给药,疗程3~5d。常用的抗菌药物包括以下几种:

1. **喹诺酮类** 抗菌谱广,口服吸收好,副作用小,耐药菌株相对较少,可作为首选药物。常用药物有环丙沙星,每次 500mg,口服,2 次/d;0.4g,静脉滴注,每 12h 一次。因动物实验发现本类药物对多种幼龄动物负重关节的软骨有损伤,儿童用药后可出现关节痛和关节水肿,故 18 岁以下青少年、孕妇及哺乳期妇女如非必要不宜使用。

2. **头孢菌素类** 第三代头孢菌素类抗菌谱广,常用头孢曲松,成人 1.0~2.0g,静脉滴注,每天 1 次。儿童 50~100mg/kg,静脉滴注,每天 1 次。亦可选头孢噻肟、头孢他啶等。

3. **磺胺类** 复方磺胺甲噁唑(TMP-SMZ):成人 160/800mg,口服,每天 2 次;儿童:2 月龄以下婴儿禁用;2 月龄以上,体重 40kg 以下婴幼儿 TMP 4~8mg/kg 及 SMZ 20~40mg/kg,口服,每天 2 次;体重≥40kg 的小儿用量同成人常用量。过敏者、孕妇及严重肝功能、肾功能不全者慎用。

慢性菌痢应根据药敏和临床症状缓解情况,合理使用抗菌药物。

（三）重型和中毒性菌痢治疗

毒血症严重时可短期小剂量糖皮质激素治疗。中毒性菌痢出现休克或多脏器功能障碍时,应立即进行液体复苏、纠正酸中毒及给予脏器功能支持等治疗。

【预防】

采取以切断传播途径为主的综合预防措施,同时做好传染源的管理。

（一）管理传染源

急、慢性病人和带菌者应隔离或定期进行访视管理,并给予彻底治疗。隔离至症状消失后 7d,或者隔日做 1 次粪便培养,连续 2~3 次阴性,才能解除隔离。照护人员应规范手卫生,如接触病人应医学观察 7d 并给予彻底治疗。

（二）切断传播途径

养成良好的卫生习惯,特别注意饮食和饮水卫生。做好"三管一灭",即饮水、食物、粪便的卫生管理及灭蝇。

（三）保护易感人群

我国主要采用口服活菌疫苗,如 F2a 型"依链株"。活菌苗主要通过刺激肠道产生分泌型 IgA 及细胞免疫而获得免疫性,保护期可维持 6~12 个月。但因不同菌型之间无交叉免疫作用,该疫苗对其他型别菌痢的流行无保护作用。

知识链接

爱国卫生运动

爱国卫生运动始于 1952 年,是毛泽东同志等老一辈革命家倡导的群众性卫生运动,是一项重大的惠民工程。爱国卫生运动以较低的成本实现了较高的健康绩效。

全国各级爱卫会在不同的历史时期,根据中国经济社会发展规划和卫生工作方针、政策,结合中国国情,通过组织开展除四害、改水改厕、卫生创建、城乡整洁等一系列工作,为改变旧中国落后的卫生状况,降低传染病的危害,提高人民健康水平,促进两个文明建设和经济社会发展发挥了巨大的不可替代的作用。

2013 年和 2017 年,世界卫生组织先后授予中国政府"健康(卫生)城市特别奖"和"社会健康治理杰出典范奖",表彰中国爱国卫生运动取得的成就。

【预后】

急性菌痢病人大多于 1~2 周内痊愈,只有少数病人转为慢性或带菌者。中毒性菌痢预后差。预后与全身免疫状态、感染菌型、临床类型与病后治疗是否及时合理等因素密切相关。

（汪　曼）

第四节　流行性脑脊髓膜炎

案例导入

病人,女孩,7 岁。突然发热 3d,体温最高达到 39.8℃,剧烈头痛,频繁呕吐。查体:精神萎靡,口唇不发绀,咽部无充血,双侧扁桃体无肿大,颈强直,双肺呼吸音清,心音有力,节律整,腹软不胀,肝脾不大,无压痛,下肢皮肤见瘀点、瘀斑,克尼格征及布鲁津斯基征均阳性。血常规:WBC 19.2×10^9/L,N 89%,L 0.11,Hb 112g/L,PLT 190×10^9/L。脑脊液:WBC $1\,000 \times 10^6$/L,

N 90%,葡萄糖 1.1mmol/L。

请思考：
1. 该病人最可能的诊断是什么？
2. 为明确诊断还应做哪些检查？
3. 主要治疗措施有哪些？

流行性脑脊髓膜炎（epidemic cerebrospinal meningitis）简称流脑，是由脑膜炎奈瑟菌引起的急性化脓性脑脊髓膜炎。其主要临床表现为突发高热、头痛、呕吐、皮肤黏膜瘀点、瘀斑及脑膜刺激征阳性，脑脊液呈化脓性改变，严重者可有败血症休克和脑实质损害，常可危及生命。本病好发于冬春季，儿童为主，常呈散发。本病属于我国法定乙类传染病。

【病原学】

脑膜炎奈瑟菌（又称脑膜炎球菌）属于奈瑟菌属，革兰氏染色阴性，呈肾形，有荚膜和菌毛。直径为 0.6~1.0μm，常凹面相对，成对排列或四联排列，能产生毒力较强的内毒素（图 3-2）。在 35~37℃，5%CO_2 条件下生长良好。在病人脑脊液中，脑膜炎奈瑟菌多位于多形核白细胞内或细胞外，形态典型。培养后可成卵圆形或球形，排列不规则。该菌为专性需氧菌，仅存在于人体，可从带菌者及病人鼻咽部、血液、脑脊液、皮肤瘀点中检出。脑膜炎奈瑟菌对环境的抵抗力低，对寒冷、干燥、高温、日光及紫外线都敏感。温度低于 30℃或高于 50℃均死亡。1% 苯酚、75% 酒精、0.1% 苯扎溴铵等可将其灭活。脑膜炎奈瑟菌能产生自溶酶，在体外极易自溶，故采集标本应注重保温并快速送检。

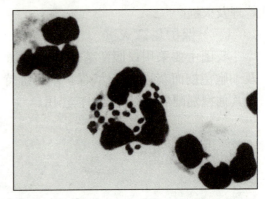

图 3-2 脑膜炎奈瑟菌（脑脊液涂片 ×1 500）

图中依据脑膜炎奈瑟菌荚膜多糖抗原不同，可将其分为 A、B、C、D、29E、X、Y、Z、W-135、H、I、K、L 共 13 个血清群，其中 A、B、C 群占 90% 以上。我国的流行菌群以往以 A 群为主，B 群仅占少数，但近年来 B 群和 C 群有增多的趋势。

【流行病学】

（一）传染源

带菌者和病人是本病的传染源。本病隐性感染率高，流行期间人群带菌率可高达 50% 以上。病原菌存在于感染者的鼻咽部，大部分不出现临床症状，不易被发现，因此带菌者作为传染源的意义更重要。病人从潜伏期开始至发病后 10d 内具有传染性。

（二）传播途径

病原菌主要经咳嗽、打喷嚏借飞沫经呼吸道传播。由于该菌在体外生活能力极弱，故通过玩具与用品等间接传播机会极少。但密切接触如亲吻、同寝、怀抱、哺乳等对 2 岁以下婴幼儿传播有重要意义。

（三）人群易感性

人群普遍易感，隐性感染率高。人群易感性与抗体水平密切相关。6 月龄至 2 岁小儿发病率最高，以后随着年龄的增长发病率逐渐降低。人感染后产生的免疫力较为持久，各群之间虽有交叉免疫，但不持久。

（四）流行特征

流脑遍及世界各地，呈散发或大、小流行。既往有每隔 3~5 年有一次小流行，8~10 年有一次大流行。我国各地均有本病发生，曾先后发生过多次全国性大流行，自 1984 年广泛开展 A 群疫苗接种后，发病率逐年降低，但近几年有上升趋势。

本病有明显季节性，以冬春季发病较多，一般从 11~12 月开始上升，次年 2~4 月达高峰，5 月起逐渐下降。但全年均可有散发病例。

流脑发病年龄多见于 15 岁以下儿童,在非流行年发病多见于低年龄组,若转为流行年则明显向高年龄组移动,这与人群免疫水平有关。

【发病机制与病理解剖】

(一)发病机制

细菌和人体间的相互作用最终决定是否发病以及病情的轻重。脑膜炎奈瑟菌自鼻咽部侵入人体后,如免疫功能正常,则病原菌被消灭;若免疫力较弱,细菌在鼻咽部繁殖,成为无症状带菌者,或仅表现为上呼吸道感染症状而自愈;在少数情况下,因人体免疫功能低下或细菌毒力较强时,病原菌自鼻咽部黏膜进入血液循环,形成暂时菌血症,可无明显症状或表现为皮肤的出血点而自愈;仅极少数发展为败血症,细菌可通过血-脑屏障侵犯脑脊髓膜,形成化脓性脑脊髓膜炎。

细菌释放的内毒素引起全身施瓦兹曼反应(炎症反应),激活补体,血清炎症因子明显增加,产生微循环障碍和休克。在败血症期,细菌常侵袭皮肤血管内皮导致栓塞、坏死、出血及细胞浸润,从而出现瘀点或瘀斑。由于血栓形成、血小板减少或内毒素作用,内脏有不同程度出血。脑膜炎期,脑膜及脊髓膜血管内皮细胞水肿、坏死、出血及通透性升高,重者脑实质发生炎症、水肿或充血,脑水肿导致颅内高压,严重者发生脑疝。

(二)病理解剖

主要病变为血管内皮损害,血管壁有炎症、坏死和血栓形成,血管周围出血,皮下、黏膜及浆膜亦可有局灶性出血。严重者皮肤及内脏血管可见内皮细胞破坏和脱落,血管腔内有血栓形成。皮肤、心、肺、胃肠道及肾上腺均有广泛出血。

脑膜病变以软脑膜为主,早期有充血,少量浆液性渗出及局灶性小出血点,后期则有大量纤维蛋白、中性粒细胞及细菌出现,病变累及大脑半球表面及颅底,可导致视神经、展神经、动眼神经、面神经及听神经等脑神经损害。严重者可累及脑实质。

【临床表现】

潜伏期一般是 1~7d,平均为 2~3d。流脑的病情轻重不一,临床分为普通型、暴发型、轻型和慢性型四种类型。

(一)普通型

最常见,占全部病例的 90% 以上。按病程发展分为四期。

1. 前驱期(上呼吸道感染期) 主要表现为上呼吸道感染症状,可有低热、咽痛、咳嗽及鼻塞等。多数病人无明显症状。此期 1~2d。鼻咽拭子培养可发现脑膜炎奈瑟菌。

2. 败血症期 突起寒战、高热,伴头痛、食欲缺乏及神志淡漠等毒血症症状,体温迅速升高达 40℃左右。多数病人可出现皮肤黏膜瘀点或瘀斑(文末彩图 3-3),病情重者瘀点、瘀斑迅速增多、扩大,可出现皮肤坏死。此期可持续 1~2d。

3. 脑膜炎期 除败血症期高热及中毒症状外,病人出现剧烈头痛、喷射性呕吐、烦躁不安等症状和/或有脑膜刺激征,婴幼儿可见前囟隆起。重者可出现抽搐、谵妄及意识障碍、血压升高而脉率减慢,常有皮肤感觉过敏。此期持续时间不定,重者于 1~2d 后进入谵妄昏迷状态,并出现呼吸衰竭等并发症。若经合理治疗,病情停止进展,于 2~5d 内进入恢复期。

4. 恢复期 经治疗后病人体温逐渐降至正常,意识状态逐渐好转,皮肤瘀点、瘀斑停止发展,并逐渐吸收。约 10% 病人口唇及口周可见单纯疱疹,一般在 1~3 周内痊愈。

(二)暴发型

少数病人起病更急骤,病情凶险,进展迅速,若不及时抢救,多于 24h 内死亡,病死率高,多见于儿童。存活者可遗留严重后遗症。临床又分为以下 3 种类型:

1. 休克型 除普通型败血症期表现外,短期内皮肤黏膜出现广泛的瘀点或瘀斑,且迅速扩大融合成大片,伴中央坏死(文末彩图 3-4)。循环衰竭是本型的特征,病人面色苍白、四肢厥冷、皮肤花斑、口唇及肢端发绀、脉搏细速、呼吸急促、血压下降或测不出。大多脑膜刺激征缺如,脑脊液清澈,白细胞数正常或轻度增加。

2. 脑膜脑炎型 主要表现为脑膜和脑实质损害,可在 24h 内出现频繁惊厥、昏迷,严重者发展为脑疝。

3. 混合型 兼有上述两型的临床表现,常同时或先后出现,是本病最严重的类型,病死率极高。

(三) 轻型

主要表现为轻微头痛、低热及咽痛等上呼吸道症状,可见少量出血点。

ER 3-4
流行性脑脊髓膜炎的临床表现

(四) 慢性型

本型较少见,多见于免疫功能低下或有其他慢性疾病者。主要表现为间歇性发冷、寒战、发热、皮疹、关节痛及全身无力等。皮疹多表现为充血性斑丘疹,也可出现结节样红斑。四肢关节痛呈游走性,尤其以发热期为甚。

【并发症】

由于早期诊断和及时应用抗菌药治疗,并发症明显减少。但仍有继发感染或在败血症期播散到其他脏器而造成的化脓性病变,以及脑膜炎本身对脑及其周围组织造成的损害和变态反应性疾病等,如脑积水、硬膜下积液、中耳炎、鼻窦炎、心包炎、心肌炎、心内膜炎、化脓性关节炎、全眼球炎及支气管肺炎等。

【实验室检查】

(一) 血常规检查

白细胞总数明显升高,一般为 $(15\sim30) \times 10^9/L$,中性粒细胞在 80% 以上,有 DIC 者血小板明显减少。

(二) 脑脊液检查

典型改变为压力升高,外观呈混浊米汤样或脓样;白细胞数明显升高,并以多形核白细胞计数升高为主;糖及氯化物明显减少,蛋白质含量升高。但在病程初期仅有压力升高,外观清亮,随后出现典型改变,暴发休克型病人脑脊液通常清亮,蛋白、细胞数和糖亦无变化。

(三) 细菌学检查

1. 涂片检查 用针刺破皮肤瘀点,挤出少许血液或组织液,涂片染色后镜检,简便易行,阳性率达 70%~80%,有早期诊断价值。脑脊液沉淀涂片阳性率 60%~70%,脑脊液不宜搁置过久,否则病原菌自溶影响检出结果。

2. 细菌培养 血培养阳性率不高,但对暴发休克型、普通败血症期和慢性型的确诊有重要价值。脑脊液培养阳性率亦低。无论任何培养,尽可能在使用抗菌药物治疗前采集标本。

(四) 抗原抗体检测

用对流免疫电泳、乳胶凝集试验、反向间接血凝试验、放射免疫与酶联免疫吸附试验等,检测血液、脑脊液中特异性抗原,可用于早期诊断。方法简便、敏感、特异。

> **知识链接**
>
> #### 腰椎穿刺术
>
> 腰椎穿刺术(简称腰穿)是神经科临床常用的检查方法之一,对神经系统疾病的诊断和治疗有重要价值,常用于中枢神经系统炎症性疾病如化脓性脑膜炎、结核性脑膜炎、病毒性脑膜炎、真菌性脑膜炎及流行性乙型脑炎等的诊断与鉴别诊断。流脑病人常有颅内压升高,腰穿前,必须先用脱水药物降低颅内压后再做穿刺,以防因腰椎穿刺时放脑脊液过多过快引起脑疝而危及生命。腰穿中,时刻注意病人反应,若有不适,应立即停止。腰穿后,要去枕平卧位 4~6h,以防脑脊液未恢复所致头痛的发生。

【诊断与鉴别诊断】

(一)诊断

1. **流行病学史**　当地有本病发生或流行,或发病前 10d 内有流行性脑脊髓膜炎流行地区居住或旅行史。

2. **临床表现**　①潜伏期:一般是数小时至 10d,平均为 2~3d;②主要临床症状和体征:发热、头痛、呕吐和/或有脑膜刺激征,婴幼儿可见前囟隆起。重症病人可有不同程度的意识障碍和/或感染中毒性休克;皮肤、黏膜出现瘀点(斑),瘀斑可迅速扩大融合成片。

3. **实验室检查**　①血常规检查:白细胞总数、中性粒细胞计数明显升高;②脑脊液检查:典型改变为压力升高,外观呈混浊米汤样或脓样;白细胞数明显升高,并以多形核白细胞计数升高为主;糖及氯化物明显减少,蛋白质含量升高;但在病程初期仅有压力升高,外观清亮,随后出现典型改变,暴发休克型病人脑脊液通常清亮,蛋白、细胞数和糖亦无变化;③病原学检查:瘀点(斑)组织液、脑脊液涂片检测,可在多形核白细胞内或细胞外见到革兰氏阴性肾形双球菌;脑脊液、血液、瘀点(斑)组织液培养脑膜炎奈瑟菌阳性、脑膜炎奈瑟菌特异性核酸检测阳性;④抗原抗体检测:急性期脑脊液样品脑膜炎奈瑟菌特异性多糖抗原检测阳性;恢复期血清脑膜炎奈瑟菌特异性 IgG 抗体检测,其效价较急性期呈 4 倍或 4 倍以上升高。

(二)鉴别诊断

1. **其他化脓性脑膜炎**　肺炎链球菌、流感嗜血杆菌和金黄色葡萄球菌等均可引起脑膜炎:①肺炎链球菌感染多见于成人,大多继发于肺炎、中耳炎和颅脑外伤;②流感嗜血杆菌感染多见于婴幼儿;③金黄色葡萄球菌脑膜炎多继发于皮肤感染。

2. **结核性脑膜炎**　有结核病病史或肺结核病人接触史,起病缓慢,病程较长,有低热、盗汗、乏力、食欲缺乏等症状,神经系统症状出现较晚,皮肤黏膜无瘀点、瘀斑。血常规检查白细胞总数多正常。血沉增快。脑脊液外观多呈无色透明或呈毛玻璃状。

3. **病毒性脑膜炎**　多由肠道病毒引起,一年四季均可发病,但以夏秋季为多。起病可急可缓,病程不长,多于 2 周内痊愈。脑脊液外观多无色透明,细胞数在 $500 \times 10^6/L$ 以下,糖及氯化物基本正常,培养无细菌生长,确诊需靠病毒分离及抗原抗体检测。

【治疗】

(一)一般治疗

1. 按呼吸道传染病隔离。

2. 卧床休息,保证热量,注意水、电解质平衡,维持内环境稳定。

3. 密切观察病情,保持口腔、皮肤清洁,预防并发症。暴发型流脑需严密监测生命体征,特别是瞳孔和呼吸节律变化。

4. 高热者可进行物理降温和使用退热药物。

5. 注意其他脏器支持治疗。

(二)病原治疗

流脑治疗的关键是早期、足量应用敏感且能透过血-脑屏障的抗菌药物,疗程常为 7d(根据临床恢复情况必要时延长疗程)。在开始抗菌治疗前应留取标本并及时送检。

1. **青霉素类**　首选青霉素 G,成人 1 600 万~2 400 万 U/d,静脉滴注,每 4~6h 1 次;儿童 20 万~40 万 U/(kg·d),静脉滴注,每 4~6h 1 次,最大剂量不超成人剂量;也可选用阿莫西林、氨苄西林。阿莫西林:成人 3~4g/d,静脉滴注,每 6~8h 1 次;儿童 50~100mg/(kg·d),静脉滴注,每 6~8h 1 次。氨苄西林:成人 8~12g/d,静脉滴注,每 4~6h 1 次;儿童 200~300mg/(kg·d),静脉滴注,每 4~6h 1 次。

2. **头孢菌素类**　青霉素过敏或耐药(MIC≥0.1mg/L)时,可选用三代头孢菌素。头孢曲松:成人及 12 岁以上儿童 2~4g/d,静脉滴注,分 1~2 次;婴儿及 12 岁以下儿童 50~100mg/(kg·d),静脉滴注,分1~2次,最大剂量不超成人剂量。头孢噻肟:成人8~12g/d,静脉滴注,每6h 1次;儿童200~300mg/(kg·d),静脉滴注,每6h 1次。

(三) 降低颅内压治疗

治疗关键是尽早发现脑水肿,积极脱水治疗,预防脑疝。临床常用20%甘露醇快速静脉滴注,可联用利尿药。在积极治疗脑水肿的同时,保持呼吸道通畅,必要时气管插管或气管切开,使用呼吸机治疗。

(四) 抗休克治疗

在充分液体复苏的基础上,合理使用血管活性药物,密切监测病人血压、心率、尿量变化。

1. 液体复苏 对脓毒症所致的低灌注或休克病人,推荐在复苏前3h至少输注30ml/kg的晶体溶液进行初始复苏,完成初始复苏后,评估血流动力学状态以指导下一步的液体使用。在早期复苏及随后的容量替代治疗阶段,当需要大量的晶体溶液时,推荐联合使用白蛋白。

2. 血管活性药物治疗 当血容量恢复但灌注仍不足时,可使用血管活性药物。首选去甲肾上腺素,成人0.1~1.0μg/(kg·min),儿童0.02~0.1μg/(kg·min),监测血流动力学,如剂量达到0.25~0.5μg/(kg·min)后平均动脉压(MAP)仍不达标者,建议联合使用血管升压素(最大量0.03U/min)。对使用去甲肾上腺素和血管升压素后MAP仍不达标者,可加用肾上腺素0.01~0.02μg/(kg·min)。休克病人伴心功能不全时,在容量状态、动脉血压足够的情况下,组织灌注仍持续不足,可加用多巴酚丁胺2~20μg/(kg·min)或单独使用肾上腺素。

3. 糖皮质激素治疗 经充分扩容并且足量血管活性药物后,MAP不能纠正者,可用糖皮质激素,如氢化可的松3~5mg/(kg·d),或甲基泼尼松龙1~2mg/(kg·d),疗程3~5d。

(五) DIC治疗

如无出血禁忌,可给予肝素或低分子量肝素抗凝治疗,同时根据化验结果酌情输注血小板、凝血因子、新鲜冷冻血浆等。

(六) 中医治疗

流脑核心病机为疫邪化火动风扰神,祛邪解毒、息风止痉醒神为基本治法,临床可按普通型(推荐方剂:新定葛根栀豉汤)、重型(推荐方剂:新定解毒息痉汤)、危重型(推荐方剂:新定解毒熄风汤)、恢复期(推荐方剂:新定和营醒脾汤)论治。

【预防】

(一) 管理传染源

早期发现病人,就地进行呼吸道隔离与治疗,做好疫情报告,以防止疫情传播与扩散。病人应隔离至症状消失后3d,或自发病后1周。

(二) 切断传播途径

流行期间做好卫生宣传工作,搞好个人及环境卫生。室内保持清洁和通风。儿童避免到公共场所,提倡少集会,少走亲访友。

(三) 保护易感人群

2008年2月中华人民共和国卫生部颁布了《扩大国家免疫规划实施方案》。在全国范围内使用的乙肝疫苗、卡介苗、脊髓灰质炎疫苗、百白破疫苗、麻疹疫苗等5种国家免疫规划疫苗基础上,将流脑疫苗、甲肝疫苗、乙脑疫苗、麻腮风疫苗纳入国家免疫规划,对适龄儿童进行常规接种,进一步保障人民群众身体健康。流脑疫苗预防对象主要为15岁以下儿童。国内多年来应用A群流脑多糖疫苗,剂量为40~50μg,皮下注射,接种后的保护率达90%以上,副作用极少。近年来在我国C群脑膜炎球菌流行,免疫规划开始接种A+C群流脑多糖疫苗。

药物预防的重点对象为发生流行的集体单位、病人周围密切接触者或发病家庭密切接触的儿童。接触者医学观察10d,密切接触的儿童服磺胺或利福平预防。可用复方磺胺嘧啶或复方磺胺甲噁唑,成人每日 2g,分 2 次口服;儿童每日 100mg/kg,分 2 次口服,连用 3d。利福平,成人每日 600mg,儿童 5~10mg/kg,分 2 次服用,连用 2d。另外,头孢菌素类、喹诺酮类亦有良好预防作用。

(王永新)

第五节 猩红热

案例导入

病人,女孩,6 岁。因发热 2d,出疹 1d 入院。患儿 2d 出现发热,伴有畏寒、咽痛,无头痛、恶心、呕吐。今日病人出现皮疹,开始为耳后及颈部,后遍及全身,无瘙痒。查体:T 38.5℃,P 112 次/min,R 22 次/min。急性热病容,面部潮红,口周苍白。咽部充血明显,双侧扁桃体 I 度肿大,充血。舌红,舌乳头粗大。全身皮肤弥漫性充血潮红,散布着针尖大小、密集而均匀的点状充血性斑疹,并与毛囊一致,部分隆起突出呈"鸡皮样"皮疹。

请思考:

1. 此病例最可能的诊断是什么?

2. 要确定诊断需做哪些检查?

3. 需要和哪些疾病相鉴别?

猩红热(scarlet fever)是由 A 群乙型溶血性链球菌引起的急性呼吸道传染病。临床表现为发热、咽峡炎、全身弥漫性充血性红斑疹和疹退后皮肤脱屑。少数病人可出现变态反应性心、肾、关节并发症。本病属于我国法定乙类传染病。

【病原学】

A 群乙型溶血性链球菌又称为化脓性链球菌,革兰氏染色阳性,球形或卵圆形,呈链状排列,直径为 0.5~1.0μm,可形成荚膜,无芽孢和鞭毛。在含血的培养基上易生长,形成直径为 1~2mm 的白色或灰白色菌落,菌落周围有 2~4mm 宽、无色透明的溶血环。根据菌体细胞壁多糖抗原的不同,可将链球菌分为 A~H、K~U19 个组。其中的 A 组是猩红热的主要病原体。A 群乙型溶血性链球菌有 M、T、R、S 等四种表面抗原,与致病性有关的是 M 抗原,根据 M 抗原的不同,又将 A 群链球菌分为 100 多个型别。

A 群链球菌的致病力与菌体本身及其产生的毒素、酶类有关。有致病力的菌体成分主要包括荚膜、细胞壁的脂壁酸及 M 抗原。荚膜及 M 抗原具有抗吞噬作用,M 抗原是主要的致病因子,而脂壁酸能使细菌黏附于宿主细胞膜上。A 群链球菌产生的毒素和酶主要包括:①溶血素 O 和 S:可溶解红细胞、损伤白细胞和血小板,并能引起组织坏死;②致热性外毒素:又称为红疹毒素,也是本病的主要致病因素,它具有抵抗单核巨噬细胞的功能,增强机体对内毒素的敏感性,引起发热和皮疹。该毒素有数种不同的抗原型,其抗体之间无交叉保护作用,可使易感者数次患猩红热;③链激酶:又称为溶纤维蛋白酶,可溶解血块,阻止血浆凝固,有利于细菌在组织内扩散;④链球菌 DNA 酶,又称为脱氧核糖核酸酶,能溶解 DNA;⑤透明质酸酶(扩散因子):能溶解细胞间的透明质酸,促使细菌在组织中扩散;⑥烟酰胺腺嘌呤二核苷酸酶:可杀伤白细胞;⑦血清混浊因子:可抵制机体特异性和非特异性免疫。

该菌对热及干燥抵抗力不强,56℃ 30min 及一般消毒剂均能将其杀灭。在痰液中可存活数周之久。

【流行病学】

(一)传染源

猩红热的传染源主要是病人和带菌者。猩红热病人自发病前 24h 到疾病高峰期传染性最强。

正常人鼻咽部可带菌,人群中的带菌率与地区、季节、年龄和是否有流行等有关,学龄儿童中带菌率为 15%~20%,成人相对较低。

(二)传播途径

猩红热主要由空气飞沫经呼吸道传播,也可由皮肤伤口或产道感染,引起"外科型猩红热""产科型猩红热"。

(三)人群易感性

人群普遍易感,感染后可获得抗菌免疫和抗毒免疫。抗菌免疫主要为机体针对 M 蛋白产生的特异性抗体,有型特异性,各型之间无交叉免疫,因此对不同型链球菌无保护作用。抗毒免疫主要为致热外毒素(红疹毒素)的特异抗体,该免疫较为持久,但该毒素有 5 种血清型,彼此间亦无交叉免疫,故感染有另一种红疹毒素的 A 群链球菌仍可再次发病。

(四)流行特征

本病多见于温带地区,寒带和热带少见。全年均可发生,但冬春季较多,夏秋季少。可发生于任何年龄,但以儿童最为多见。

【发病机制与病理解剖】

A 群链球菌经咽部、扁桃体侵入,借助脂壁酸黏附于黏膜上皮细胞,进入组织引起炎症,通过 M 蛋白的抗吞噬作用而使细菌不被吞噬,在透明质酸酶、链激酶及溶血素等的作用下,使炎症扩散,偶可侵入血流而致败血症和组织坏死。可形成以下三种病变:

(一)化脓性病变

细菌在入侵部位引起的化脓性病变。病人咽部及扁桃体充血、水肿,浆液性纤维蛋白渗出及白细胞浸润,形成脓性分泌物及溃疡;细菌向周围组织扩散,引起扁桃体周围脓肿、鼻窦炎、颈淋巴结炎、蜂窝织炎等化脓性病变;细菌入血,可引起败血症及迁徙性化脓性病灶。

(二)中毒性病变

主要为外毒素所致。细菌产生的红疹毒素及其产物由局部吸收进入血液循环引起毒血症,出现高热、头痛等全身中毒症状;并可使皮肤和黏膜血管弥漫性充血、水肿,上皮细胞增殖和白细胞浸润,病变以毛囊周围最为明显,形成典型的猩红热皮疹。最后表皮细胞死亡而脱落,形成脱屑。肝、脾、淋巴结等器官的血管周围有单核细胞浸润,并有不同程度的充血及脂肪变性。心肌可混浊肿胀及变性,严重者有坏死。肾脏可呈间质性炎症表现。中毒型病人的中枢神经系统可发生营养不良变化。

(三)变态反应性病变

少数病人在病程第 2~3 周时可在心、肾、关节滑膜等组织出现非化脓性炎症,表现为风湿性关节炎、心包炎、心内膜炎及急性肾小球肾炎等。其原因可能是 A 群链球菌的某些型与被感染者心肌、肾小球基底膜或关节滑膜的抗原相似,从而产生交叉免疫反应所致,也可能是抗原抗体复合物沉积导致的变态反应。

【临床表现】

潜伏期一般是 1~12d,平均为 2~5d。根据临床表现以及病情轻重不同,可有以下临床类型:

(一)普通型

流行期间 95% 以上病人属于此型,按病程可分为三期:

1. 前驱期 起病多急骤。呈持续性发热,一般可达 39℃左右,可有头痛、食欲缺乏、恶心、肌肉酸痛及全身不适等全身中毒症状。婴幼儿可出现谵妄和惊厥等症状,咽痛症状明显,吞咽时加重。体检可见咽部充血,扁桃体红肿、腺窝处可有点片状脓性分泌物,软腭黏膜可有充血及出血性黏膜疹。舌覆白苔、舌乳头红肿并突出于白苔之外,以舌尖及舌前部边缘明显,称为"草莓舌"(文末彩图 3-5)。2~3d 后白苔脱落,舌面光滑呈肉红色,舌乳头仍突起,称为"杨梅舌"(文末彩图 3-6)。部分病人可伴有颈部、颌下淋巴结肿大，有压痛。

2. 出疹期 皮疹为本病的重要特征，此时全身中毒症状明显，体温更高。皮疹一般于病程第2天出现，从耳后、颈部及上胸部开始，24h内迅速蔓延全身。典型皮疹是在全身皮肤弥漫性充血的基础上（文末彩图3-7），广泛散布着密集而均匀的与毛囊一致的针尖大小充血性"鸡皮样"疹。疹间无正常皮肤，压之褪色，严重者可有出血性皮疹。在皮肤皱褶处如腋窝、肘窝、腘窝及腹股沟等处，因压迫、摩擦引起皮下出血，形成紫红色线状，称为帕氏线（Pastia线）（文末彩图3-8）。面部充血潮红而无皮疹，口鼻周围充血不明显相对苍白，称"口周苍白圈"（文末彩图3-9）。少数病人可出现带黄白色脓头且不易破溃的皮疹，称为"粟粒疹"。皮疹出现后48h达高峰，然后按出疹顺序消退，一般2~3d褪尽。重者可持续1周。

3. 恢复期 皮疹消退约1周后开始脱屑（文末彩图3-10）。脱屑轻重与皮疹轻重一致，颜面部可呈糠屑状，其他部位呈片状、大片状，有时甚至呈手套、袜套状。脱屑可持续2~4周。

（二）轻型

近年来多见。发热症状不明显，或有短暂低热，皮疹少，消退快，脱屑轻或无脱屑；全身中毒症状较轻；咽峡炎症状亦轻。但仍可发生变态反应性病变并发症。

（三）中毒型

主要表现为严重毒血症症状，高热、头痛、呕吐，甚至神志不清。皮疹密集，出血疹多见。可伴有中毒性心肌炎及感染性休克。本型病死率高。目前较少见。

（四）脓毒型

主要表现为化脓性咽峡炎，咽部渗出物多，往往形成脓性假膜，可有溃疡及坏死，并向周围组织扩散，引起邻近组织的化脓性炎，如化脓性中耳炎、鼻窦炎、乳突炎及颈部淋巴结炎，亦可侵入血液循环引起败血症。此型病情重，病死率亦高。多见于营养及卫生条件极差的小儿，近年已罕见。

（五）外科型或产科型

病原菌从伤口或产道侵入致病，咽峡炎缺如，皮疹首先出现在伤口周围，继之波及全身，中毒症状轻，预后较好。

【并发症】

（一）化脓性病变

感染直接侵袭附近组织、器官，引起鼻窦炎、化脓性中耳炎、乳突炎及颈部淋巴结炎及蜂窝织炎等。细菌还可通过血行播散引起败血症及迁徙性病灶，如脑膜炎、骨髓炎、化脓性关节炎及心内膜炎。

（二）中毒性病变

中毒性病变是由毒素引起的非化脓性病变，如中毒性肝炎和中毒性心肌炎等，多发生于病程第1周，预后良好。

（三）变态反应性病变

多发生于病程2~3周，有急性肾小球肾炎、风湿性心脏病、风湿性关节炎等。

【实验室与其他检查】

（一）一般检查

1. 血常规检查 病人白细胞总数升高可达（10~20）×10^9/L，中性粒细胞比例多在80%以上，重者可出现中毒颗粒。出疹后嗜酸性粒细胞增多，占5%~10%。

2. 尿常规检查 发生肾脏变态反应时可出现尿蛋白、红细胞、白细胞及管型。

（二）抗原抗体检测

可用免疫荧光法检测咽拭子涂片进行快速诊断。抗链球菌溶血素O阳转或恢复期较急性期呈2倍以上升高，具有诊断意义。

（三）病原学检测

咽拭子及病灶分泌物培养出 A 群乙型溶血性链球菌。

【诊断与鉴别诊断】

（一）诊断

普通型猩红热根据流行病学史、典型的临床表现及实验室检查结果进行诊断,外科型或产科型对临床医生是个考验,需要传染病相关知识的储备和时刻高度的警惕性。

1. 流行病学史　冬春季节,当地有本病流行,有与猩红热病人的密切接触史。

2. 典型的临床表现　骤起发热、咽峡炎、约在病程的第 2 天出疹,在全身皮肤弥漫潮红的基础上出现针尖大小的猩红色皮疹,以及疹退后脱皮现象。草莓舌、杨梅舌、口周苍白圈、帕氏线也有助于诊断。

3. 实验室检查　白细胞总数增多,中性粒细胞明显升高,可用免疫荧光法检测咽拭子涂片进行快速诊断,咽拭子及病灶分泌物培养出 A 群乙型溶血性链球菌可确诊。

（二）鉴别诊断

本病应与其他原因引起的咽峡炎,如咽白喉、传染性单核细胞增多症等相鉴别。还应与其他出疹性疾病如麻疹、风疹、幼儿急疹、药物疹、川崎病及金黄色葡萄球菌感染等相鉴别。

ER 3-5

猩红热的诊断

【治疗】

（一）一般治疗

急性期应卧床休息,呼吸道隔离。流质或半流质饮食。对于高热、进食少、中毒症状严重者,可给补液等对症治疗。加强护理,保持皮肤及口腔卫生。

（二）病原治疗

早期病原治疗可缩短病程,减少并发症。目前青霉素为首选药物,成人 80 万~120 万 U/次,每天 3~4 次肌内注射;儿童 2.5~5U/(kg·d),分 2~4 次肌内注射。疗程 7~10d。对中毒型及脓毒型者可加大剂量,成人 200 万~300 万 U/次,每天 3~4 次静脉滴注;儿童 10 万~20 万 U/(kg·d),分次静脉滴注。青霉素过敏者可用大环内酯类药物,常用红霉素,儿童 20~40mg/(kg·d),成人 1~2g/d,分 3~4 次口服,病重者可分次缓慢静脉滴注,疗程 7~10d。此外可选阿奇霉素及头孢菌素类等。最好先做药物敏感性试验,根据其结果选择敏感药物。

（三）并发症治疗

在予以病原治疗的同时,针对相应的并发症进行治疗。

【预防】

（一）管理传染源

隔离病人,并积极进行治疗。隔离至咽峡炎痊愈,或咽拭子培养 3 次阴性且无化脓性并发症出现,可解除隔离(自治疗之日起不少于 7d)。若有化脓性并发症应隔离至痊愈为止。接触者应医学观察 7d,发现有扁桃体炎及咽峡炎病人均应青霉素治疗。儿童机构工作人员的带菌者,应暂停工作,并予以治疗,至咽拭子 3 次培养阴性方可恢复工作。

（二）切断传播途径

病人的分泌物及污染物应随时消毒。流行期间儿童尽量避免到公共场所,接触病人时应戴口罩。

（三）保护易感人群

目前尚无主动免疫菌苗。猩红热流行时,对家庭或儿童机构的接触者可采用药物预防,口服复方磺胺甲噁唑或肌内注射青霉素,连用 3~4d。

化脓性扁桃体炎与猩红热

人们熟知的化脓性扁桃体炎是由 A 群溶血性链球菌引起的疾病。人体感染链球菌后可产生抗菌免疫和抗毒免疫,抗菌免疫维持时间短,抗毒免疫维持时间长,如果两种免疫都不具备,感染 A 群溶血性链球菌表现为猩红热,若人体具有抗毒免疫而失去抗菌免疫,此时感染产毒的 A 群溶血性链球菌只表现为化脓性感染。可谓是猩红热和化脓性扁桃体炎是"同胞兄弟"。

(冯海军)

第六节 百 日 咳

案例导入

病人,男孩,3 岁。因咳嗽 4d,加剧 2d 入院。病初为低热、咳嗽、打喷嚏、流涕,咳嗽为单声干咳,退热后咳嗽加剧,尤以夜间为甚,咳嗽为一连串短促的咳嗽,伴有鸡鸣样吸气声。查体:T 36.9℃,神志清楚,两肺呼吸音清。同一幼儿园有类似患儿。

请思考:

1. 此患儿可能是什么病?
2. 如果要确诊还需做哪些检查?
3. 该疾病需要和哪些疾病进行鉴别?

百日咳(pertussis,whooping cough)是由百日咳鲍特菌引起的急性呼吸道传染病。其主要临床特点是阵发性、痉挛性咳嗽及咳嗽终止时伴有鸡鸣样吸气性吼声。本病病程较长,未经治疗,咳嗽症状可持续 2~3 个月,故名"百日咳"。不同年龄组均可发病,但多见于儿童,尤其是 5 岁以下的小儿。本病属于我国法定乙类传染病。

【病原学】

百日咳鲍特菌属于鲍特菌属,又称为百日咳杆菌,为革兰氏染色阴性,两端着色较深的短杆状,有荚膜,无鞭毛。该菌为需氧菌,最适生长温度为 35~37℃,最适 pH 为 6.8~7.0。本菌对理化因素抵抗力弱,对干燥、紫外线、常用消毒剂均很敏感,加热至 56℃ 30min 或日光照射 1h 可被杀死。

百日咳鲍特菌具有以下抗原和其他毒性物质:外膜蛋白中的凝集抗原(丝状血凝素)、百日咳鲍特菌黏附素。其他毒性物质还包括百日咳外毒素、不耐热毒素、内毒素、皮肤坏死毒素、腺苷酸环化酶毒素和气管细胞毒素等。目前认为外膜蛋白中的凝集抗原、黏附素和外毒素等具有诱导宿主产生保护性抗体的作用。

【流行病学】

（一）传染源

百日咳病人、隐性感染者和带菌者为本病的传染源。病人从潜伏期开始至病后 6 周内均有传染性,以潜伏期末至病后卡他期 2~3 周内传染性最强。

（二）传播途径

主要的传播途径是呼吸道飞沫传播,传染性极强。咳嗽、打喷嚏、说话时分泌物散布在空气中形成气溶胶,可通过吸入传染,所以家庭内传播较多见。

（三）人群易感性

人群普遍易感,5岁以内小儿易感性高,学龄儿童和青少年也常发生。百日咳病后及疫苗接种均不能获得终生免疫,目前不少儿童时期的百日咳病人发生第二次感染,但症状较轻。儿童经菌苗接种4~12年后,由于抗体水平下降,可导致感染风险增加。

（四）流行特征

全球均有百日咳病例发生。本病无明显季节性,全年均可发病,但以冬、春两季为主。我国自从推行百日咳菌苗预防接种以来,发病率明显下降,流行周期不再明显。

【发病机制与病理解剖】

（一）发病机制

百日咳鲍特菌侵入呼吸道后,首先黏附于呼吸道上皮细胞纤毛上,局部繁殖并释放毒素和毒性物质,引起纤毛上皮细胞的变性坏死、纤毛麻痹以及全身反应。呼吸道炎症所产生的黏稠分泌物不断刺激神经末梢,通过咳嗽中枢,引起痉挛性咳嗽,直至分泌物排出为止。由于连续痉挛性咳嗽使吸气暂时中断,体内缺氧随之出现深长的吸气,当急速的气流通过痉挛状态的声门时,即发出高音调的特殊吼声。长期刺激使咳嗽中枢形成兴奋灶,以致疾病恢复期或初愈时一旦受到烟尘、冷空气等诱因即可引起痉挛性咳嗽发作。

（二）病理解剖

主要为支气管和细支气管黏膜的损害,鼻咽、喉和气管亦可有病变。支气管和肺泡周围间质炎性浸润明显,气管及支气管旁淋巴结常肿大,分泌物阻塞支气管时引起肺不张或支气管扩张。百日咳并发脑病者,脑组织可有水肿、充血或弥漫性出血点、神经细胞变性等。

【临床表现】

潜伏期一般是5~21d,平均为7~14d,百日咳病程较长,典型临床经过分三期。

（一）卡他期

从起病至痉挛性咳嗽的出现,持续1~2周。可有阵发性咳嗽、流涕、打喷嚏、咽痛等上呼吸道感染症状。多无发热,或初期一过性发热。咳嗽初为单声干咳,3~4d后退热,但咳嗽加重,尤以夜间为著。此期传染性最强,若能及时治疗,能有效控制病情发展。

（二）痉咳期

本期病程为2~6周或更长。主要表现为阵发性、痉挛性咳嗽,简称痉咳。其特征为每次一连串、十余声短促咳嗽后,继而深长吸气,吸气时由于声带仍处于紧张状态,空气通过狭窄的声带而发出鸡鸣样吸气声。如此反复发作,直至排出大量黏稠痰液和胃内容物为止。

阵咳昼轻夜重。每日数次至数十次,咳嗽可自发,也常因进食、受寒、受累、吸入烟尘等而诱发。痉咳发作时患儿表情痛苦,涕泪交流、面红耳赤。剧烈咳嗽可致颜面水肿、眼结膜出血、舌系带溃疡等。

新生儿及幼婴因为声门狭小,可无典型痉咳。因声带痉挛使声门完全关闭,加之黏稠分泌物的堵塞而发生窒息,出现阵发性青紫、屏气,也可因脑部缺氧而发生抽搐,称为窒息性发作。此发作常发生在夜晚,若抢救不及时,常可因窒息而死亡。

（三）恢复期

阵发性痉咳逐渐减少直至停止,持续2~3周后咳嗽痊愈。若有并发症,病程可长至数月。

【并发症】

多见于新生儿和6月龄以下婴儿,可并发肺炎、肺不张、肺气肿、支气管扩张及百日咳脑病等,其中以肺炎最常见,百日咳脑病最严重。

【实验室检查】

（一）血常规检查

外周血白细胞总数增多,一般为（20~50）×10^9/L,淋巴细胞分类一般在60%以上,亦可高达

80%。淋巴细胞增多为本病的特点。

（二）细菌学检查

目前常用鼻咽拭子培养法。培养越早阳性率越高,卡他期培养阳性率可达 90%,发病第 3~4 周阳性率仅 50% 左右。

（三）抗原抗体检测

ELISA 检测百日咳毒素 IgG 抗体,恢复期与急性期双份血清凝集试验或补体结合试验若抗体效价递增 4 倍即可确诊。

（四）分子生物学检测

检测病人鼻咽分泌物的百日咳鲍特菌 DNA,敏感度及特异性都较高,具有快速、敏感、特异的诊断价值。

【 诊断与鉴别诊断 】

1. **诊断** 当地有本病发生或流行,或发病前 21d 内有百日咳流行地区居住史或旅行史,或与百日咳病例有接触史。患儿若有体温下降后咳嗽反而加剧,尤以夜间为甚且无明显肺部体征,结合血象检查时白细胞计数和淋巴细胞分类明显增高即可作出临床诊断。确诊需靠细菌学、分子生物学或抗原抗体检测。

2. **鉴别诊断** 需要与支气管炎和肺炎、气管及支气管结核、上气道咳嗽综合征、支气管哮喘、嗜酸性粒细胞支气管炎等疾病鉴别。

【 治疗 】

（一）一般和对症治疗

按照呼吸道传染病进行隔离治疗。病室保持安静、空气新鲜和适当温度、湿度。婴幼儿常有窒息发作,应专人守护。痉咳剧烈者可给镇静药,如地西泮、苯巴比妥钠等。

（二）抗菌治疗

百日咳鲍特菌对大环内酯类抗生素较敏感。抗生素使用的目的是清除鼻咽部的病原体,减少传播。卡他期应用抗生素治疗可减轻或阻断痉咳的发生。病程超过 4 周,则抗生素治疗效果往往不佳。以红霉素为首选,对百日咳鲍特菌最敏感,用量每日 30~50mg/kg,分 3~4 次给药。阿奇霉素、罗红霉素、克拉霉素等不良反应较少。

【 预防 】

（一）管理传染源

呼吸道隔离至少到有效抗菌药物治疗后 5d,对于未及时给予有效抗菌药物治疗的病人,隔离期为痉咳后 21d。密切接触者应观察至少 3 周,在暴露后 21d 内(尽可能暴露后 1~2 周内)接受药物预防或者紧急接种疫苗预防(我国尚无 6 岁以上儿童和成人用含百日咳成分疫苗),药物选择、剂量、疗程与治疗相同。

（二）切断传播途径

病人的痰、口鼻分泌物应消毒处理。保持室内通风,每日紫外线消毒病室。

（三）保护易感人群

为减少严重百日咳在婴幼儿中发生的风险,所有儿童都应按照国家免疫规划进行百日咳的预防接种。目前我国使用的疫苗是吸附无细胞百白破联合疫苗（DTaP）,免疫程序共 4 剂,分别在婴儿生后 3、4、5 月和 18 月龄,各接种 1 剂。随着年龄的增长免疫水平会逐渐下降,应关注年长儿、成人及孕前的加强免疫,提高其抵抗力。

（李丽丽）

第七节 鼠 疫

案例导入

病人,女性,45 岁。因发热头痛 8d,伴左侧腹股沟溃烂 2d 入院。8d 前病人发热伴有畏寒,体温高达 39~40℃,恶心、呕吐、头痛及四肢疼痛,2d 前发现左侧腹股沟肿胀破溃。病人半个月前曾去西藏旅游。查体:T 39.2℃,P 110 次/min,R 28 次/min,BP 94/60mmHg。神志清楚,反应略显迟钝,面部潮红。左腹股沟区显著红肿,有一处明显溃疡,有脓性分泌物,局部压痛阳性,可触及肿大淋巴结。血常规:WBC 19.6×10^9/L,N 83%。

请思考:

1. 该病人最可能的诊断是什么?诊断依据有哪些?

2. 为明确诊断需要进一步检查哪些项目?

鼠疫(plague)是由鼠疫耶尔森菌(*Yersinia pestis*)引起的一种烈性传染病,主要流行于鼠类及其他啮齿类动物,属于自然疫源性疾病。临床上主要表现为发热、严重的毒血症症状、淋巴结肿大和出血倾向。通常分为腺鼠疫、肺鼠疫、败血症鼠疫及轻型鼠疫等类型。本病传染性强、病死率高,为我国法定甲类传染病。

【病原学】

鼠疫耶尔森菌亦称鼠疫杆菌(文末彩图 3-11),为革兰氏染色阴性、两端钝圆、两极浓染的椭圆形小杆菌。菌体有荚膜,无鞭毛及芽孢。在普通培养基生长,培养的适宜温度为 28~30℃,pH 为 6.9~7.1。鼠疫耶尔森菌能产生内毒素、外毒素和一些有致病性的抗原成分。较其他革兰氏阴性菌内毒素毒性强,能引起发热、DIC、组织器官内溶血、中毒性休克等反应。该菌对外界抵抗力较弱,对光、热、干燥及一般消毒剂均较敏感,加热 100℃ 1min、日光照射 4~5h 及 5% 苯酚、5% 甲酚皂、0.1% 升汞液等均可将其迅速杀灭。但在潮湿、低温与有机物内存活时间较长,在痰液和脓液中可存活 10~20d,在蚤粪中可存活 1 个月,在尸体中可存活数周至数月。

【流行病学】

(一)传染源

1. **鼠疫染疫动物** 主要是鼠类和其他啮齿类动物。主要储存宿主以黄鼠属和旱獭属最为重要,黄胸鼠、褐家鼠是次要储存宿主,却是人间鼠疫流行的重要传染源。

2. **鼠疫病人** 各型病人均为传染源,肺鼠疫病人最为重要。败血症型鼠疫、腺肿发生破溃的腺鼠疫病人也可作为传染源。

(二)传播途径

1. **经鼠蚤叮咬传播** 主要以鼠蚤为媒介,构成"啮齿类动物-鼠蚤-人"的传播方式,鼠蚤叮咬是动物和人间鼠疫的主要传播途径。

2. **经直接接触传播** 少数因接触蚤粪、病鼠的皮肉、内脏、血液和病人的痰液、脓液,经破损皮肤或黏膜感染。

3. **经呼吸道飞沫传播** 肺鼠疫病人痰中鼠疫耶尔森菌可借飞沫及尘埃经呼吸道感染他人,并引起人间肺鼠疫流行。

4. **经消化道传播** 通过进食被鼠疫菌污染的食品或生食染疫动物经消化道感染,引发肠鼠疫。

(三)人群易感性

人群普遍易感,没有天然免疫力。病后可获得持久免疫力,预防接种可获得一定免疫力,降低易感性。

(四)流行特征

1. 流行情况　人间鼠疫以非洲、亚洲和美洲发病最多。我国发病最多的是云南西部黄胸鼠疫源地和青藏高原喜马拉雅旱獭疫源地。本病多由疫区交通工具向外传播，引起流行。

2. 鼠间鼠疫与人间鼠疫的关系　人间鼠疫流行均发生在动物间鼠疫之后。人间鼠疫多由野鼠传至家鼠，由家鼠传染于人引起。

3. 季节性　与鼠类活动及鼠蚤类繁殖情况有关。人间鼠疫多在6~9月，肺鼠疫多流行于10月以后。

【发病机制与病理解剖】

(一)发病机制

鼠疫耶尔森菌经皮肤侵入人体后，经淋巴管至局部淋巴结，引起原发性淋巴结炎，即腺鼠疫。鼠疫耶尔森菌可经血液循环进入肺组织，引起"继发性肺鼠疫"。若一定数量的病菌直接由呼吸道吸入，则引起"原发性肺鼠疫"。各型鼠疫均可发生全身感染、鼠疫败血症和严重中毒症状。

(二)病理解剖

鼠疫的基本病理改变是血管、淋巴管内皮细胞损害和急性出血性、坏死性炎症。腺鼠疫为淋巴结的出血性炎和凝固性坏死；肺鼠疫以肺部充血、水肿、出血改变为主；败血症鼠疫则是由于病菌经血液循环，使得肺、肝、肾及神经系统产生充血、水肿、出血及坏死，浆膜腔多有血性渗出物。

【临床表现】

鼠疫的潜伏期较短，一般是1~6d，多为2~3d，个别病例可达8~9d。曾接受过预防接种者可延长至9~12d。其中，腺鼠疫和皮肤鼠疫的潜伏期一般是2~8d；原发性肺鼠疫和败血型鼠疫的潜伏期一般是1~3d。

鼠疫的全身症状主要表现为起病急骤，寒战、高热，呈稽留热。剧烈头痛，有时可出现中枢性呕吐、呼吸急促、心动过速等。重症病人早期即可出现血压下降、意识模糊、谵妄等。

(一)腺鼠疫

最常见，此型以急性淋巴结炎为特征，多见于流行初期。除具有鼠疫的全身表现外，以受侵部位的淋巴结肿大为主要特点，好发部位为腹股沟，其次为腋下，颈部及颌下较少，多为单侧。典型表现为淋巴结疼痛、肿大与变硬，1~2d后迅速加重，第2~4天最为明显，局部红、肿、热、痛，与周围组织粘连成团块，周围组织明显水肿，可有充血和出血。因剧烈触痛，病人常处于被迫体位。

(二)肺鼠疫

肺鼠疫死亡率极高。根据传播途径不同分为原发性和继发性肺鼠疫。原发性肺鼠疫是由呼吸道直接吸入鼠疫耶尔森菌而引起的。起病急，高热寒战，在起病24~36h内出现剧烈胸痛、咳嗽、咳大量泡沫样血痰；呼吸急促，迅速出现呼吸困难和发绀；肺部体征不多，听诊仅可闻及少量散在湿啰音或轻微的胸膜摩擦音，较少的肺部体征与严重的全身症状常不相称。胸部X线摄影检查呈支气管肺炎改变。继发性肺鼠疫是在腺鼠疫或败血症型鼠疫症状基础上，病情突然加剧，出现原发性肺鼠疫呼吸系统表现。

(三)败血症型鼠疫

败血症型鼠疫又称暴发性鼠疫，是鼠疫中最凶险的一型，病死率极高。原发性败血症型鼠疫较少见。继发者病初有肺鼠疫或腺鼠疫的相应表现而病情进一步加重。主要表现为寒战、高热或体温不升、神志不清、谵妄或昏迷，进而出现感染性休克。病情进展异常迅猛，常于1~3d死亡。由于皮肤发绀及皮肤广泛发生瘀斑、坏死，故死后尸体呈紫黑色，俗称"黑死病"。

(四)轻型鼠疫

轻型鼠疫又称小鼠疫，发热轻、局部淋巴结肿大，轻度压痛，偶见化脓。血培养可阳性。多见于流行初期、末期或预防接种者。

（五）其他类型鼠疫

如皮肤鼠疫、肠鼠疫、眼鼠疫、扁桃体鼠疫、脑膜炎型鼠疫等,均少见。

【实验室检查】

（一）常规检查

1.血常规检查 白细胞计数大多增高,常达（20~30）×10^9/L 以上。初为淋巴细胞升高,以后中性粒细胞显著增多,红细胞、血红蛋白与血小板减少。

2.尿常规检查 有蛋白尿及血尿。尿沉渣中可见红细胞、白细胞及细胞管型。

3.粪便常规检查 肠鼠疫呈血性或黏液血便,培养常呈阳性。

（二）细菌学检查

1.涂片检查 用血、尿、粪、脑脊液等材料做涂片或印片,可找到革兰氏染色阴性、两端浓染的短杆菌。阳性率 50%~80%。

2.细菌培养 取动物的肝、脾等脏器或病人的淋巴结穿刺液、血液、痰液、脓液、脑脊液等,可分离出鼠疫耶尔森菌。进一步鉴定用生化反应、噬菌体裂解试验或血清。

（三）抗原抗体检测

采用间接血凝法（IHA）、酶联免疫吸附试验（ELISA）、荧光抗体法（FA）用 F1 抗原检测病人或动物血清中 F1 抗体。恢复期与急性期双份血清 F1 抗体滴度升高 4 倍以上为确诊依据。

（四）分子生物学检测

多用 DNA 探针和聚合酶链反应（PCR）,检测鼠疫耶尔森菌特异性基因。

【诊断与鉴别诊断】

（一）诊断

病人起病前 10d 内曾到过鼠疫疫区或有鼠类、旱獭等动物或鼠疫病人的接触史,再结合起病急骤,有严重的全身中毒症状、急性淋巴结炎、出血倾向、肺炎、败血症等临床表现及从病人淋巴结穿刺液、脓液、血液等标本中检出鼠疫耶尔森菌,抗原抗体检测、分子生物学检测结果阳性均可确诊。

（二）鉴别诊断

腺鼠疫应与其他急性淋巴结炎、钩端螺旋体病、丝虫病等鉴别;肺鼠疫需要与大叶性肺炎、肺炭疽进行鉴别;败血症鼠疫应与炭疽败血症、钩端螺旋体病、流行性出血热及其他病因所致的败血症鉴别;皮肤鼠疫应与皮肤炭疽鉴别。

【治疗】

（一）严密隔离与消毒

病区内严格执行灭蚤、防鼠措施。入院时对病人做好卫生处理(更衣、灭蚤及消毒),病人分泌物、排泄物应用含氯石灰或甲酚皂液彻底消毒,病区、室内定期进行消毒。肺鼠疫败血症病人应住单人房间隔离,严禁外人接触。

（二）一般治疗

消除病人紧张心理,安静卧床休息。给予流质或半流质饮食,可静脉滴注生理盐水、葡萄糖溶液等,保持水、电解质平衡。

（三）病原治疗

治疗原则是早期、足量、联合、应用敏感的抗菌药物。鼠疫的治疗仍以链霉素（SM）为首选,因过敏等原因不能使用链霉素者,也可选用氨基糖苷类(庆大霉素、卡那霉素等)、氟喹诺酮类(环丙沙星)及四环素等。

1.腺鼠疫 链霉素成人首次 1g,以后 0.5~0.75g,每 4~6h 肌内注射一次（2~4g/d）。治疗过程可根据体温下降至 37.5℃以下,全身症状和局部症状好转逐渐减量。病人体温恢复正常,全身症状和局部症状消失,按常规用量继续用药 3~5d。疗程一般为 10~20d,链霉素使用总量一般不超过 60g。腺鼠疫肿大的淋巴结切忌挤压,可予 0.5%~1% 的链霉素软膏涂抹病灶,必要时可在其周围注射链霉素并湿敷,待其化脓软化后可视情况切开引流。

2. 肺鼠疫和败血症型鼠疫 链霉素成人首次 2g,以后 1g,每 4~6h 肌内注射一次(4~6g/d)。全身症状和呼吸道症状显著好转后逐渐减量。疗程一般为 10~20d,链霉素使用总量一般不超过 90g。儿童参考剂量为 30mg/(kg·d),每 12h 一次。

3. 皮肤鼠疫 按一般外科疗法处置皮肤溃疡,必要时局部滴注链霉素或贴敷磺胺软膏。

4. 脑膜炎型鼠疫 在特效治疗的同时,辅以氯霉素治疗,成人及儿童(>1 岁)50mg/(kg·d),每 6h 一次,静脉滴注,疗程 10d,要注意氯霉素的骨髓毒性等不良反应。

(四)对症治疗

高热者给予冰敷、酒精擦浴等物理降温措施。体温 >38.5℃,可用解热镇痛类药物,但儿童禁用水杨酸类解热镇痛药。烦躁不安或局部疼痛者用镇静镇痛药;中毒症状严重者适当用肾上腺糖皮质激素;肺鼠疫、败血症型鼠疫呼吸困难者予以氧疗;保护重要器官功能,有心力衰竭或休克者,及时给予强心、抗休克治疗。有 DIC 表现者给予输注血小板、新鲜冷冻血浆和纤维蛋白原,密切监测凝血功能,必要时采用肝素抗凝疗法。

【预防】

(一)管理传染源

灭鼠、灭蚤,监控鼠间鼠疫。加强疫情监测,发现鼠疫病人或疑似者,立即按甲类传染病报告。严密隔离病人,病人和疑似病人应分别隔离。腺鼠疫隔离至淋巴结肿完全消散后再观察 7d。肺鼠疫隔离至痰培养 6 次阴性。病人分泌物与排泄物应彻底消毒或焚烧。鼠疫病人的尸体应使用尸袋严密包裹后焚烧。

(二)切断传播途径

加强国际卫生检疫与交通检疫,发病地区进行疫区检疫。对来自疫区的车、船、飞机进行严格检疫,灭鼠灭蚤。对可疑旅客隔离检疫。

(三)保护易感人群

1. 加强个人防护 医务及防疫人员必须穿防护服,戴面罩、N95 口罩和防护眼镜,戴橡皮手套及穿长筒胶鞋。接触病人应医学观察 9d,曾接受预防接种者应检疫 12d。如接触病人或死鼠后可预防性服药,选用四环素、多西环素、磺胺类、环丙沙星等药物口服。必要时可肌内注射链霉素进行预防治疗,疗程为 7d。

2. 预防接种 主要对象是疫区及其周围的人群及参加防疫、进入疫区的医务人员。非流行区人员应在鼠疫活菌苗接种 10d 后方可进入疫区。预防接种后 10d 机体产生抗体,1 个月后达高峰,免疫期 1 年,每年需要加强接种 1~2 次。

(李丽丽)

第八节 炭 疽

> **案例导入**
>
> 病人,男性,36 岁,农民。因外伤 6d,伤口坏死 1d 入院。6d 前在宰杀病羊时不慎划伤左手背,4d 前伤口周围出现红斑,随后形成疱疹,1d 前伤口周围皮肤坏死、破溃,形成黑色焦痂,伴发热、轻度瘙痒,无疼痛感,精神稍差,食欲缺乏。查体:T 38.4℃,P 90 次/min,R 16 次/min,BP 120/70mmHg,腋下可触及多个肿大淋巴结。血常规:Hb 130g/L,WBC 19 × 10^9/L,N 0.8。

请思考：
1. 该病人最可能的诊断是什么？诊断依据有哪些？
2. 对该病人应如何进行治疗？
3. 该疾病应如何进行预防和控制？

炭疽(anthrax)是由炭疽杆菌(bacillus anthracis)引起的急性人兽共患病，属于动物疫源性疾病。炭疽原为食草动物(羊、牛、马等)的传染病，人通常由于接触病死动物及其制品被感染，以皮肤感染多见，即皮肤炭疽，表现为周围小水疱的具有黑痂的浅溃疡，且附近组织有较为广泛的非凹陷性水肿。少数为肺炭疽和肠炭疽，严重时也可继发败血症型炭疽及脑膜炎型炭疽。皮肤炭疽病死率较低，其他各型炭疽的病死率均较高。本病属于我国法定乙类传染病。

【病原学】

炭疽杆菌为需氧或兼性厌氧、无鞭毛的粗大杆菌，革兰氏染色阳性，镜下形态呈竹节状，在体内形成荚膜，在体外环境下形成芽孢。荚膜具有抗吞噬作用和很强的致病性。本菌繁殖体对紫外线、加热及常用消毒剂均很敏感，而芽孢抵抗力很强，在自然条件下能存活数十年，在皮毛中也能存活数年至数十年。煮沸 40min、140℃干热 3h、121℃高压蒸汽 30min、20% 漂白粉和石灰乳浸泡 2d、2%~5% 高锰酸钾 24h、5% 苯酚 24h 才能杀灭芽孢。炭疽杆菌致病力较强，能产生毒力很强的外毒素，引起组织水肿和出血，也可导致全身毒血症。

【流行病学】

(一) 传染源

主要是患病的牛、马、羊、骆驼等食草动物，其次是猪和犬，它们的皮、毛、肉和骨粉等均可携带病菌。炭疽病人的痰液、粪便及病灶渗出物也可检出病菌，但人与人之间的传播极少。

(二) 传播途径

1. 经皮肤接触传播　直接或间接接触病畜或其排泄物以及染菌的动物皮、毛、肉及骨粉等可引起皮肤炭疽。

2. 经呼吸道传播　吸入带炭疽芽孢的尘埃或气溶胶可引起肺炭疽。

3. 经消化道传播　进食染菌的肉类或乳制品可引起肠炭疽。

(三) 人群易感性

人群普遍易感，尤其是参与动物屠宰、制品加工、动物饲养以及兽医等高危人群较易感染。大部分炭疽为散发病例，大规模的流行比较少见，病后能获得较持久的免疫力。

(四) 流行特征

遍布全球，呈散发型，主要分布在牧区，一年四季均可发病，7~9 月份为高峰，牧民、农民、屠宰场和毛皮加工人员、兽医及实验室工作人员为主要感染者。

【发病机制与病理解剖】

(一) 发病机制

炭疽杆菌从皮肤伤口侵入，迅速繁殖产生并释放外毒素，引起局部组织缺血、坏死和周围组织水肿以及毒血症。由于该菌荚膜多肽抗原有抗吞噬作用，使细菌易于扩散而引起邻近淋巴结炎和毒血症，有时细菌进入血液循环而形成败血症。经呼吸道吸入该菌后可引起严重肺炎和肺门淋巴结炎。经消化道感染可产生急性肠炎和肠系膜淋巴结炎。肺、肠感染易发生炭疽败血症，细菌播散全身则引起脑膜炎等多脏器炎症及感染性休克。

(二) 病理解剖

本病特异性病理改变为脏器、组织发生出血性浸润、坏死和周围水肿。皮肤炭疽的病理变化为呈痈样肿胀、溃疡，血性渗出物与坏死组织在局部形成特征性的焦痂。肺炭疽的病理改变为出血性小叶性肺炎。肠炭疽的病变多发生于回盲部,肠壁发生出血性炎,甚至形成溃疡。脑膜炎型炭疽主要病变为脑膜炎症和血-脑屏障的破坏,导致脑水肿、蛛网膜下腔出血,也可引起多灶性脑实质内出血或脑室内出血。在上述病变部位均可检出炭疽杆菌。

【临床表现】

潜伏期因细菌侵入途径不同而有所不同,潜伏期一般是数小时至14d,平均为1~5d。皮肤炭疽潜伏期平均为2~7d,也可短至几小时,肺炭疽和肠炭疽的潜伏期较短,一般在几小时之内。

(一)皮肤炭疽

皮肤炭疽最多见,约占95%以上。手、前臂、面、颈等暴露部位的局部皮肤出现不明原因的斑疹、丘疹、水疱,周围组织肿胀及浸润,继而中央坏死形成溃疡性黑色焦痂,焦痂周围皮肤发红、肿胀,但疼痛不明显,稍有痒感。

典型皮肤损害表现为具有黑痂的浅溃疡,周边有小水疱,附近组织较为广泛的非凹陷性水肿。除皮损外,病人多出现发热、头痛、关节痛、全身不适以及局部淋巴结和脾大等症状和体征。

少数严重病例,全身毒血症症状严重,局部无水疱而呈大面积水肿,迅速扩展成大片坏死,称恶性水肿型,该型多见于眼睑、颈、手与大腿等组织疏松部位,若延误治疗,预后不良。

(二)肺炭疽

肺炭疽较少见,临床诊断比较困难。肺炭疽多为原发性,也可继发于皮肤炭疽。急性起病,干咳、低热、全身不适、乏力等。2~3d内症状加重,出现寒战、高热、咳嗽加剧,咳出极黏稠血痰,同时伴有胸痛、呼吸困难、发绀、心率加快、肺部出现散在的细湿啰音等。X线胸片显示纵隔影增宽、支气管肺炎及胸腔积液等表现。可发生休克并在24h内死亡。肺炭疽病情危重,病死率高。

(三)肠炭疽

肠炭疽罕见。轻症类似食物中毒,表现为腹痛、腹泻、呕吐、水样稀便,常在数日内恢复。重症者高热、剧烈腹痛,常有呕吐(呕吐物中可含血丝及胆汁)、腹泻、血样便及腹膜炎征象,同时伴有严重毒血症症状,常发生败血症休克而死亡。

(四)败血症型炭疽

败血症型炭疽多继发于肺、肠道和严重皮肤炭疽。除原有表现加重外,可有高热、寒战,感染性休克与弥散性血管内凝血(DIC)表现,皮肤出现出血点或大片瘀斑,甚至内脏出血,较快出现呼吸与循环衰竭。

(五)脑膜炎型炭疽

脑膜炎型炭疽多继发于皮肤炭疽、肺炭疽、肠炭疽,也可直接发生。表现为剧烈头痛、呕吐、颈强直,继而出现谵妄、昏迷、呼吸衰竭。脑脊液多为血性。

皮肤炭疽的病死率一般为5%~11%,若不及时治疗其病死率也可高达20%~25%;肺炭疽的病死率高达80%以上,肠炭疽死亡率达25%~75%,败血症型炭疽病死率可达80%~100%。因此,及时诊治可降低炭疽死亡率。

【实验室检查】

(一)血常规检查

白细胞总数增多,一般为$(10\sim20)\times10^9$/L,少数可达$(60\sim80)\times10^9$/L,中性粒细胞显著增加。

(二)病原学检查

取病人水疱内容物、病灶渗出物、分泌物、血液、脑脊液等做涂片,染色后可见粗大的革兰氏阳性呈竹节样排列的杆菌有助于临床诊断。培养出炭疽杆菌是确诊的依据。

(三)抗原抗体检测

采集炭疽病人急性期和恢复期血清进行检测,双份血清抗炭疽特异性抗体出现阳转或滴度出现4倍或4倍以上升高;采用免疫层析法、ELISA法等检测炭疽芽孢杆菌抗原。

（四）分子生物学检测

采用聚合酶链反应（PCR）及实时荧光定量聚合酶链反应（Real-Time PCR）检测炭疽芽孢杆菌特异性核酸。

【诊断与鉴别诊断】

（一）诊断

根据流行病学史、临床表现、实验室检查等进行诊断。其中流行病学史在诊断中至关重要。依据与病畜或其产品的接触史，皮肤出现无痛性非凹陷性水肿、水疱及黑色焦痂等典型性的皮肤改变，对诊断皮肤炭疽有特异性。如果没有明确的流行病学史，肺炭疽及肠炭疽常不易诊断，主要依靠病原学检查阳性才能确定诊断。

（二）鉴别诊断

皮肤炭疽应与痈、蜂窝织炎、丹毒、恙虫病相鉴别；肺炭疽应与大叶性肺炎、肺鼠疫、钩端螺旋体病（肺大出血型）相鉴别；肠炭疽应与痢疾、细菌性食物中毒、出血坏死性肠炎、急腹症相鉴别；败血症型炭疽及脑膜炎型炭疽则应与其他病因引起的败血症和脑膜疾病相鉴别。

【治疗】

（一）一般治疗和对症治疗

1. **一般治疗**　炭疽病人应严格隔离，并卧床休息。多饮水及给予流食或半流食，如呕吐或腹泻严重者给予静脉补液。皮肤炭疽严禁抚摸、挤压，不宜切开引流，以免感染扩散和发生败血症。局部可用 1:20 000 高锰酸钾液湿敷或 2% 过氧化氢清洗，创面用四环素软膏纱布覆盖后包扎，患肢可固定、抬高。

2. **对症治疗**　根据病情可采取输液、吸氧、止血及抗休克等治疗。对高热等毒血症症状较重者，用肾上腺糖皮质激素缓解中毒症状，氢化可的松每日 100~200mg 静脉滴注，或地塞米松每日 10mg 静脉滴注。

（二）病原治疗

炭疽杆菌对青霉素敏感，故青霉素为首选。此外，氨基糖苷类、大环内酯类、氟喹诺酮类、四环素类也有较好疗效。

局灶性皮肤炭疽（不伴有严重水肿、创口非头颈部等）给予单一抗菌药物治疗。青霉素每日 160 万~320 万 U，分 2~3 次肌内注射，疗程 7~10d；肺炭疽、肠炭疽、脑膜炎型炭疽病人，用大剂量青霉素，每次 400 万~800 万 U，每 6h 一次，静脉滴注。肺炭疽、肠炭疽、败血症型炭疽、严重皮肤炭疽应给予 2 种或 2 种以上对炭疽杆菌有活性的抗菌药物。脑膜炎型炭疽给予至少 3 种对炭疽杆菌有活性的抗菌药物治疗。

【预防】

防治牲畜炭疽是预防人类炭疽的关键。

（一）管理传染源

疫区牲畜进行预防接种及动物检疫。加强牲畜管理，发现病畜立即予以隔离或宰杀，尸体焚烧或深埋。及时就地隔离病人，肺炭疽按照甲类传染病管理。皮肤炭疽病人隔离至创口痊愈、痂皮脱落、溃疡痊愈。其他类型病人应隔离至症状消失、分泌物或排泄物细菌培养（每 3~5d 培养 1 次）连续 2 次阴性或核酸检测（间隔 24h）为阴性。肺炭疽病人的密切接触者，应在隔离的条件下接受医学观察 14d，可居家或集中隔离。其他类型炭疽病人密切接触者不需要隔离，只需进行医学观察。对病人的共同暴露人员和密切接触者可进行预防服药。对疫区草食动物进行包括动物减毒疫苗接种、动物检疫、病畜治疗和焚烧深埋等处理。

（二）切断传播途径

必要时封锁疫区，严禁疫区牲畜及畜产品外运。对疫区要严格消毒处理；对病人衣物、用具应分别采取煮沸、环氧乙烷、高压蒸汽等法消毒,低值物品一律焚烧处理;对染菌及可疑染菌的皮毛等畜产品应严格消毒。防止水源污染,加强饮食、饮水及乳制品的监督。

（三）保护易感人群

加强卫生宣传教育,普及预防知识。对从事畜产品的加工人员、疫区饲养员、放牧员、兽医、畜产品收购人员等可施行人用炭疽杆菌减毒活菌苗皮肤划痕接种(严禁注射),接种后 2d 可产生免疫力,可维持 1 年。炭疽疫苗虽为二类疫苗,但在重点地区对重点人群接种炭疽疫苗也属于免疫规划范围。

（李丽丽）

第九节　布鲁氏菌病

案例导入

病人,男性,53 岁。因间断发热 8 个月余而入院。病人发热以夜间为主,伴大汗、乏力及双膝关节及双手指关节疼痛。病人有养羊史。查体:T 39.2℃,P 82 次/min,R 22 次/min,BP 130/86mmHg。意识清,急性病容。两侧胸廓对称,两肺呼吸音清晰,未闻及干湿啰音,心脏检查阴性;腹平软,肝右肋下 1cm,剑突下 3cm,脾左肋下 2cm,双膝关节肿胀。实验室检查:WBC 3.3 × 10⁹/L,L 0.55;血培养阴性;抗 "O" 抗体阴性;骨髓穿刺提示感染骨髓象;末梢血涂片未找到疟原虫。胸片及胸部 CT、头颅 CT 无异常;超声心动图及腹部超声无异常。

请思考:

1. 该病人最可能的诊断是什么?

2. 为确诊应做哪些检查?

3. 需要与哪些疾病相鉴别?

布鲁氏菌病(brucellosis)是由布鲁氏菌(Brucella)引起的急性或慢性人兽共患病。临床特点为长期发热、多汗、疲乏、关节痛、睾丸炎、淋巴结与肝脾大等,病程迁延,易变为慢性。布鲁氏菌病属于我国法定乙类传染病。

【病原学】

布鲁氏菌属是一组微小的球状、球杆状、短杆状细菌,共有 12 个种包括羊种、牛种、猪种、犬种、沙林鼠种、绵布附睾种、鲸种、田鼠种、人源种和赤狐种。其中羊种、牛种、猪种和犬种布鲁氏菌可造成人感染。对人致病力最强的是羊布鲁氏菌。布鲁氏菌没有鞭毛,不形成荚膜和芽孢。该菌不产生外毒素,致病主要与活菌及内毒素有关。

布鲁氏菌对干燥、低温有较强抵抗力,在干燥土壤中能存活 20~100d,在皮毛中可存活45~150d,在冷藏乳或乳制品中可存活 6~40d,在冷藏黄油中能存活 120d。该菌对光、热及常用消毒剂的抵抗力较弱,日光照射 10~20min、湿热 100℃ 3~5min、60℃ 10~30min、3% 甲皂酚和 3% 漂白粉澄清液数分钟即可将其杀死。

【流行病学】

本病在世界各国都有不同程度的流行。国内多见于牧区,部分农村及畜产品加工厂偶见此病,主要致病菌为羊布鲁氏菌,牛布鲁氏菌较少,猪布鲁氏菌仅见于广西等个别地区。由于我国大力开展防治工作,此病已明显减少,但随着畜牧业的发展,我们仍需重视本病的防治工作。

（一）传染源

羊、牛、猪等病畜为传染源,其中羊是主要传染源,其次为牛和猪。病畜易早期流产或死胎,其阴道分泌物具传染性。病原菌存于病畜皮毛、胎盘、羊水及尿液中,乳汁中排菌也可达数月至数年。人传人虽有可能,但极少发生。

(二) 传播途径

1. 接触传播　牧民接羔、剪毛、挤奶、剥皮,兽医治疗病畜,实验室人员接触染菌动物的血、尿、分泌物等标本及工人加工畜产品时,均可由破损或无破损处皮肤、黏膜而感染。

2. 消化道传播　食用被病菌污染的食品、饮水及生乳、未煮熟的畜肉等均可感染。

3. 经呼吸道传播　病菌在空气中形成气溶胶,可通过呼吸道感染。

4. 其他途径　苍蝇携带、蜱叮咬也可传播本病。

ER 3-6

布鲁氏菌病的
传播途径

(三) 人群易感性

人群普遍易感,患病后产生一定的免疫力,各菌型之间有交叉免疫。

(四) 流行特征

全年均可发病,但人的布鲁氏菌病高峰常在 4~8 月间。牛布鲁氏菌病在夏季较多。猪布鲁氏菌病无明显季节性。本病有一定的职业特点,凡与牲畜或畜产品接触较多的从业人员,或布鲁氏菌病防治、科研人员感染本病的机会较多。

【发病机制与病理解剖】

(一) 发病机制

布鲁氏菌自皮肤、黏膜侵入人体后,首先侵入邻近的局部淋巴结,并在其中繁殖,形成原发病灶。当感染的病原菌数量少、毒力较弱和人体免疫功能正常时,病原菌则被消灭,反之,病原菌大量繁殖形成以肉芽肿为特点的淋巴结炎。当病灶内的病原菌繁殖到相当数量后,即冲破淋巴屏障进入血流,引起菌血症、毒血症从而出现临床上急性感染的症状。血液中病原菌易被单核巨噬细胞所吞噬,并被带到全身各实质脏器,如肝、脾、骨髓、淋巴结等处形成新的感染病灶。这些病灶中的病原菌如不能被完全消灭,残存的细菌则可反复进入血流而引起临床症状反复发作,并使病程迁延变为慢性。病原菌长期在体内存在,使机体发生各种变态反应性病变。

(二) 病理解剖

病理变化极为广泛,以单核巨噬细胞系统最常见。最易受损的是肝、脾、淋巴结、骨、关节、泌尿、生殖、血管和神经系统。病变先以肝、脾、淋巴结、心肌、骨骼肌、肾、肾上腺等处的渗出性增生和退行坏死性病变为主,亦有结缔组织增生性改变。在淋巴结、肝、脾内形成肉芽肿也较常见。血管炎病变和滑膜渗出性炎也时有发生。此外尚可发生睾丸炎、卵巢炎。

【临床表现】

潜伏期一般是 1~4 周,平均为 2 周。

临床表现轻重不一,羊布鲁氏菌病病情常较重,猪布鲁氏菌病次之,牛布鲁氏菌病则较轻,甚至无症状。病程在 3 个月以内为急性期,3~6 个月为亚急性期,超过 6 个月为慢性期。

(一) 急性期

多数缓慢起病,仅 10% 发病急骤。前驱症状有全身不适、乏力、倦怠、食欲缺乏、头痛、失眠、多汗、肌肉及大关节酸痛等。前驱期持续数日至数周不等。急性期主要临床表现如下:

1. 发热与多汗　以波状热为特点。每次发热持续 1 周至数周,间歇 3~5d 至 2 周无发热之后,再次发热,如此反复,一般出现 2~3 波后常自然缓解,但亦有多达 10 余波者。长期不规则间歇热最多,弛张热与长期不规则低热也颇常见。一般在下午或夜间体温升高,清晨体温下降时,伴有明显多汗。

2. 关节炎　主要见于大关节,呈游走性。有时发生滑膜炎、腱鞘炎和下肢肌肉痉挛性疼痛。

3. 生殖系统症状　男性病人可发生睾丸炎、附睾炎、精索炎、前列腺炎,女性病人可发生卵巢炎、输卵管炎或子宫内膜炎,偶可导致流产。

4. 神经系统症状　主要为神经痛,由神经干病变所致。以腰骶神经根、肋间神经、坐骨神经受累较多。有时可见脑膜炎、脑炎、脊髓炎等中枢神经系统损害。

5. 肝、脾与淋巴结肿大 肝、脾大约见于半数病例。淋巴结肿大主要见于颈部及腋下,一般为单纯性淋巴结炎,少数可化脓,从脓汁中可分离到布鲁氏菌。

(二) 慢性期

由急性期发展而来,也可无明显急性病史,发现时已为慢性。病程超过 6 个月为慢性期。症状有疲乏、低热、出汗、头痛、失眠、抑郁、烦躁和关节肌肉酸痛等。骨关节损害常是慢性布鲁氏菌病的最主要临床表现,以大关节损害为主,表现为滑膜炎、关节周围炎、关节炎等。重症病人运动受限,关节呈屈曲畸形、强直以及肌肉萎缩。少数可有骨膜炎、骨髓炎等病变。

慢性布鲁氏菌病易使心脏血管受累,尤以血管损害更为常见,如动脉炎、静脉炎、血管内膜炎,心脏受累则表现有心肌炎、心包炎、心内膜炎等。

(三) 复发

经系统治疗后约 10% 病人出现复发。复发时间可在初次治疗后的数月内,亦可在多年后发生。其机制可能与布鲁氏菌能在细胞内寄生有关。

【**实验室与其他检查**】

(一) 血常规检查

白细胞总数正常或偏低,淋巴细胞相对增多。

(二) 病原学检查

急性期病人在使用抗菌药物前取血液、骨髓、组织、脑脊液等做细菌培养。由于布鲁氏菌生长缓慢,应适当延长培养时间至少到 1 周。

(三) 血清学检查

1. 初筛实验 ①虎红平板凝集试验 (RBT) 阳性;②胶体金免疫层析试验 (GICA) 阳性;③酶联免疫吸附试验 (ELISA) 阳性。

2. 确证实验 ①试管凝集试验 (SAT) 滴度为 1:100++ 及以上,或病程持续一年以上仍有临床症状者且滴度为 1:50++ 及以上;②补体结合试验 (CFT) 滴度为 1:10++ 及以上;③抗人免疫球蛋白试验 (Coombs) 滴度为 1:400++ 及以上。

需要注意的是,不应以抗体检测滴度的变化作为疗效评价指标。

(四) 皮内试验

皮内试验为迟发型超敏反应,感染布鲁氏菌后此反应可持续数年。一般不用于现症病人的诊断,但阴性时常有助于排除本病的诊断。

(五) 其他检查

骨关节影像学检查,脊柱炎时可见椎体骨质呈虫蚀状破坏,椎体边缘多发类圆形低密度影,椎间盘内低密度或等密度影,伴相应椎间隙轻度狭窄,可形成椎旁脓肿;周围骨关节炎时可见关节周围软组织肿胀、滑膜炎、骨质破坏等。

【**诊断与鉴别诊断**】

(一) 诊断

1. 流行病学史 包括流行地区、职业,与羊、猪、牛接触史及饮用未经消毒的乳类等。

2. 临床表现与实验室检查 急性期有波状热,多汗、乏力、关节痛、神经痛,肝、脾、淋巴结肿大及睾丸炎等,慢性期有低热、多汗、骨关节病变等以及实验室检查阳性结果,即可确定诊断。无临床表现者,不能诊断为布鲁氏菌病。

(二) 鉴别诊断

急性期应与风湿热、结核病、伤寒、败血症及早期黑热病等鉴别,慢性期应与各种原因的骨关节病和神经症等鉴别。

【治疗】

（一）一般对症疗法

急性期和慢性期急性发作病人宜卧床休息,注意营养,补充维生素和水分,高热者用物理降温,关节疼痛者予以镇痛药,中毒症状严重者可用泼尼松、地塞米松等肾上腺糖皮质激素。

（二）病原治疗

急性期治疗应以抗菌治疗为主。要选择能够进入细胞内的抗菌药物。抗菌药物治疗原则是早期、联合、足量、足疗程用药,必要时延长疗程,以防止复发,治疗方案见表 3-3。

表 3-3　布鲁氏菌病抗菌治疗推荐方案一览表

类别		抗菌治疗方案	备注
急性期/亚急性期	一线药物	① 多西环素 100mg/次,2 次/d,6 周 + 利福平 600~900mg/次,1 次/d,6 周 ② 多西环素 100mg/次,2 次/d,6 周 + 链霉素肌内注射 15mg/kg,1 次/d,2~3 周	可适当延长疗程
	二线药物	① 多西环素 100mg/次,2 次/d,6 周 + 复方新诺明,2 片/次,2 次/d,6 周 ② 多西环素 100mg/次,2 次/d,6 周 + 妥布霉素肌内注射 1~1.5mg/kg,1 次/8h,1~2 周 ③ 利福平 600~900mg/次,1 次/d,6 周 + 左氧氟沙星 200mg/次,2 次/d,6 周 ④ 利福平 600~900mg/次,1 次/d,6 周 + 环丙沙星 750mg/次,2 次/d,6 周	
	难治性病例	一线药物 + 氟喹诺酮类或三代头孢菌素类	
慢性期		同急性期	可治疗 2~3 个疗程
并发症	合并睾丸炎	抗菌治疗同上	短期加用小剂量肾上腺糖皮质激素
	合并脑膜炎、心内膜炎、血管炎、脊椎炎等	上述治疗基础上联合三代头孢类药物	对症治疗
特殊人群	儿童	利福平 10~20mg/（kg·d）,1 次/d,6 周 + 复方新诺明（6 周至 5 个月）120mg、（6 个月至 5 岁）240mg、（6~8 岁）480mg,2 次/d,6 周	适当延长疗程。8 岁以上儿童治疗药物同成年人
	孕妇	① 妊娠 12 周内:利福平 600~900mg/次,1 次/d,6 周 + 三代头孢菌素类,2~3 周 ② 妊娠 12 周以上:利福平 600~900mg/次,1 次/d,6 周 + 复方新诺明,2 片/次,2 次/d,6 周	复方新诺明有致畸或核黄疸的危险

（三）脱敏疗法

适用于慢性期病人。有脱敏及增加机体抵抗力的作用,宜与抗菌药物合用。

1. 布鲁氏菌菌体菌苗疗法　注射剂量由小剂量开始,以后根据机体反应情况逐日加量。

2. 水解素和溶菌素疗法　是由弱毒布鲁氏菌经水解或溶菌制成。治疗副作用较菌体菌苗疗法轻,疗效略低于菌体菌苗疗法,远期疗效不够巩固。

（四）中医中药

辨证施治有一定疗效。针灸疗法对缓解局部疼痛也有较好效果。

（五）物理疗法

慢性期病人可选用热疗、透热、水浴等疗法。

【预防】

广泛开展防治布鲁氏菌病的宣传教育工作,加强畜间布鲁氏菌病的防治和预防接种是预防本病的主要措施。

(一) 管理传染源

1. 及时检出、隔离病畜 牧区应定期检疫。购进牲畜要先放留检所1个月,证明无病后方可合群放牧。定期对健康牲畜进行预防接种。

2. 隔离病人 急性期病人临床症状消失、血和尿培养阴性后解除隔离。

(二) 切断传播途径

做好粪便管理,保护水源,加强畜产品卫生监督,生乳应经巴氏消毒法灭菌或煮沸后出售。病畜肉应高温蒸煮处理或盐腌2个月后出售。染菌皮毛可用自净法处理,牛皮存放1个月,羊毛存放4个月,带毛生皮存放3~5个月,等到布鲁氏菌自行死亡之后出售。日晒和环氧乙烷有良好的消毒作用。

(三) 保护易感人群

对饲养、管理、屠宰家畜的人员、兽医及从事畜产品收购、保管、运输、加工等人员,应穿工作服、戴口罩和手套,做好个人防护。工作时不吸烟、不进食,工作结束后更衣、洗手,并对用具及环境进行消毒。

暴露后预防:利福平(600mg/次,1次/d,口服)联合多西环素(100mg/次,2次/d,口服)或复方磺胺甲噁唑片(2片/次,2次/d,口服),21d。

密切接触疫区家畜和畜产品的人员,以及其他可能遭受布鲁氏菌病威胁的人员,经布鲁氏菌素皮内试验和血清学检查阴性者均应列为预防接种的对象。对血清反应和皮内试验阳性及有严重肝肾疾病、活动性结核病、急性传染病、孕妇和哺乳期妇女则禁忌接种。

目前采用布鲁氏菌冻干活菌苗皮肤划痕法接种。①儿童:上臂外侧皮肤上滴1滴菌苗,并在其上划成"井"字,划痕长1cm;②成人:滴2滴菌苗,分别划两个"井"字,接种后暴露5min,晾干划痕皮肤。本法接种操作简便,效果较好,免疫期1年。第2年复种1次,接种时要严格掌握菌苗剂量和使用方法,切不可将皮肤划痕用的冻干活菌苗误作注射用,以防止被接种者感染发病。

知识链接

职 业 病

我国法律规定:职业病是指企业、事业单位和个体经济组织等用人单位的劳动者在职业活动中,因接触粉尘、放射性物质和其他有毒、有害物质等因素而引起的疾病。一般来说,只有符合法律规定的疾病才能称为职业病。

(冯海军)

思考题

1. 简述皮肤炭疽、鼠疫、菌病的临床表现。
2. 简述鼠疫、炭疽的主要预防措施。
3. 典型伤寒有哪些临床特征?
4. 怎样鉴别流行性乙型脑炎和流行性脑脊髓膜炎?

ER 3-7

练习题

第四章 | 立克次体病

ER 4-1　　　ER 4-2

教学课件　　思维导图

学习目标

1. 掌握：流行性斑疹伤寒、恙虫病的流行病学、临床表现、治疗。
2. 熟悉：流行性斑疹伤寒、恙虫病的诊断、预防。
3. 了解：立克次体病的概念、特点。
4. 具有对流行性斑疹伤寒、恙虫病的初步诊断、处理能力。
5. 能识别流行性斑疹伤寒、恙虫病，能进行预防宣教。

立克次体病（Rickettsiosis）是一组由立克次体（*Rickettsia*）感染引起的急性传染病。立克次体的种类很多，不同的立克次体引起不同的立克次体病。立克次体是一种介于病毒和细菌之间的微生物，它具有以下特点：①需要在活细胞内生长，在代谢衰退的细胞内生长旺盛；②多形态性，呈球杆状或杆状，具有典型的细胞壁，革兰氏染色阴性；③大部分立克次体均与某些变形杆菌有共同抗原，因此，可以进行外斐反应（Weil-Felix reaction）以协助诊断；④对广谱抗菌药物，如多西环素、四环素、氯霉素等敏感；⑤立克次体的毒素属于内毒素性质，是其主要的致病物质；⑥绝大多数的立克次体对一般的消毒剂以及热敏感，但耐低温和干燥。

立克次体病具有一些共同特点：①有共同的储存宿主，如啮齿类动物（鼠类）、家畜（牛、羊）以及犬等。传播途径主要为虫媒传播，被立克次体感染的吸血节肢动物，如人虱、鼠蚤、硬蜱及恙螨等，在叮咬时把病原体传染给易感者；②有相似的病理变化，主要表现为广泛的血管周围炎和血栓性血管炎；③临床表现主要为急性起病、发热、皮疹、中枢神经系统症状和肝脾大；④常用外斐反应来协助诊断；⑤广谱抗菌药物治疗效果好；⑥病后可以获得持久免疫力，各病之间有交叉免疫力。

第一节　流行性斑疹伤寒

案例导入

病人，男性，37岁。因发热5d伴右上腹痛2d入院。查体：T 40.2℃，咽部充血，双肺呼吸音清，心率106次/min。右上腹压痛，墨菲征阳性，双肾叩击痛可疑。B超示胆囊壁不光滑。初步诊断为急性胆囊炎，每日给予哌拉西林8g，环丙沙星0.4g，联合分次静脉滴注治疗2d后，病人仍持续发热，且出现头痛、恶心、呕吐、腰痛、尿少、胸闷和气短等症状。查体：心音极弱，双肾叩击痛明显。入院第3天做心电图提示：V_1导联呈QS波，V_1、V_2导联ST段弓背向上型抬高，Ⅱ、Ⅲ、aVF、$V_4 \sim V_6$导联ST段下降。B超示双肾体积增大，回声增强。心肌酶检测：GOT 110U/L，LDH 419U/L，CK 143U/L。肾功能检测：BUN 24.3mmol/L，Cr 507μmol/L。入院第5天外斐反应提示：OX_{19} 1:80，用四环素0.5g/次，4次/d。3d后体温降至正常。

请思考：

1. 初步诊断为什么病？诊断依据有哪些？
2. 下一步还需做哪些检查？
3. 主要治疗措施有哪些？

流行性斑疹伤寒（epidemic typhus）又称虱传斑疹伤寒（louse-borne typhus），是由普氏立克次体引起的通过人虱传播的急性传染病。临床以急性起病、稽留热、剧烈头痛、皮疹以及中枢神经系统症状为主要特征。40 岁以上病人更为严重。自然病程为 2~3 周。本病属于我国法定丙类传染病。

【病原学】

普氏立克次体是一种专性细胞内寄生菌，呈多形性球杆状，大小为（0.3~1）μm ×（0.3~0.4）μm，最长达 4μm。革兰氏染色阴性。普氏立克次体通常寄生于人体小血管内皮细胞胞质内及体虱肠壁上皮细胞内。普氏立克次体不耐热，对紫外线及一般消毒剂敏感，56℃ 30min 或者 37℃ 5~7h 可将其灭活；但耐低温和干燥，−20℃以下可长期保存，在干燥的虱粪中可以存活数月。

【流行病学】

（一）传染源

病人是本病的唯一传染源。从潜伏期末至热退后数天均有传染性，传染期约 3 周，但是以发病第 1 周的传染性最强。病原体可以长期隐伏于单核巨噬细胞系统，当人体免疫力低下时可再次繁殖、复发。近年来发现某些动物如东方鼯鼠，以及猪、牛、羊等家畜可以作为普氏立克次体的储存宿主，但是作为传染源的意义还有待于进一步证实。

（二）传播途径

人虱是流行性斑疹伤寒的传播媒介，主要为体虱，头虱次之，阴虱偶尔可以传播本病，但是意义不大。人虱在适宜的温度下存活（29℃左右最活跃），以吸人血为生。普氏立克次体随虱吸病人血液时进入虱的肠壁上皮细胞中进行繁殖，胀破细胞后，大量普氏立克次体进入肠腔，当受染虱再吸健康人血时，普氏立克次体随虱粪排于皮肤，或因虱体被压碎而散出，普氏立克次体可通过叮咬以及搔抓处的受损皮肤侵入人体。干燥虱粪中的普氏立克次体偶可经呼吸道及眼结膜感染人体（图 4-1）。当病人发热或死亡，人虱将迁移至新宿主，致使本病在人群中传播。

（三）人群易感性

人群对本病普遍易感。各年龄组均可感染发病，一般来说，儿童病情较轻，60 岁以上老人病情较重，病死率也较高。

病后可以获得持久免疫力，并与地方性斑疹伤寒（endemic typhus）有一定的交叉免疫。但少数因免疫力低下偶尔可再次感染，或体内潜伏的立克次体再度增殖引起复发。

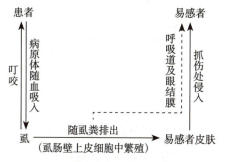

图 4-1　普氏立克次体的传播方式

（四）流行特征

流行性斑疹伤寒呈世界性分布，多发生在寒冷地区，冬春季节发病较多。天气寒冷、衣服少换洗等因素，有利于人虱的滋生及活动。发病率的高低与生活水平以及卫生状况直接相关，自然灾害、战争爆发、饥荒、贫困及不良的卫生条件等，均易引起本病的发生和流行。近年来，流行性斑疹伤寒的发病已经大为减少，现在，世界上主要的发病地区在非洲。我国建国前后常有流行，而目前仅有少数散发病例。

【发病机制与病理解剖】

（一）发病机制

流行性斑疹伤寒的发病机制主要为病原体引起的血管病变、毒素引起的毒血症以及变态反应。

普氏立克次体通过虱叮咬、搔抓处受损皮肤或经呼吸道及眼结膜侵入人体后，主要是侵犯小血管以及毛细血管内皮细胞。普氏立克次体侵入人体后，会引起两次立克次体血症。它首先在局部淋巴组织或小血管内皮细胞中繁殖，然后侵入血液引起初次立克次体血症。继而在全身小血管内皮细胞中大量繁殖并再次释放入血，引起第二次立克次体血症。

（二）病理解剖

流行性斑疹伤寒的基本病理变化为小血管炎，典型病变为增生性、血栓性和坏死性血管炎及其周围炎性细胞浸润而形成特征性的粟粒状的立克次体肉芽肿，此肉芽肿被称为斑疹伤寒结节。此种小血管病变可遍及全身组织器官，常以皮肤真皮、心肌、脑及脑膜、肝、肺、肾、肾上腺以及睾丸等部位明显，从而引起临床上各种相应症状，如皮疹、心血管功能紊乱、意识障碍、脑膜刺激征、肝功能损害、肺炎以及休克等。

【临床表现】

潜伏期一般是 5~23d，平均为 10~14d。典型斑疹伤寒临床表现包括：大部分病人起病急骤，高热伴寒战、剧烈持久的头痛、周身肌肉疼痛、眼结膜及脸部充血等。少数病人有 2~3d 的前驱症状，如头痛、头晕、畏寒、乏力以及低热等。

1. **发热** 起病急骤，突发高热，常伴有寒战，体温于 1~2d 内上升至 40℃ 以上；热型在第 1 周呈稽留热，从第 2 周起有弛张热趋势。高热持续 2~3 周后，常于 3~4d 内体温迅速下降至正常。常伴有剧烈头痛、全身肌肉酸痛、乏力、兴奋、失眠；眼结膜及面部充血如酒醉貌。其中一部分病人有明显的咳嗽。

2. **皮疹** 为流行性斑疹伤寒的重要体征，见于 90% 以上的病人。随着皮疹的出现，病人中毒症状加重。多于病程第 4~5 天开始出疹，起初见于腋下以及躯干，在 1~2d 内迅速波及全身，但是面部、手掌以及足底多无皮疹。皮疹大小形状不一，直径 1~4mm，起初为鲜红色充血性斑丘疹，压之褪色，后来转为暗红色，也可为出血性皮疹，多孤立存在，不融合，一般持续 1 周左右消退，瘀点样疹可持续至 2 周以后消退，轻者则 1~2d 即可消退。常遗留有色素沉着或脱屑，但是没有焦痂。少数病人（5%~10%）可以没有皮疹，多为小儿。

3. **中枢神经系统症状** 流行性斑疹伤寒病人的中枢神经系统症状极为明显，且在病程早期即可出现，于病程第 2 周达到高峰。持续、剧烈的头痛是流行性斑疹伤寒病人的突出症状，如果不应用强力镇痛药常不能缓解。大约有 12% 的病人会发生不同程度的神经系统病变，可以伴有头晕、失眠、耳鸣及听力减退。病人明显兴奋，甚至出现谵妄、惊恐、狂躁、两手及舌震颤，亦可见反应迟钝、大小便失禁、吞咽困难、昏迷等。偶有脑膜刺激征。脑脊液检查除了压力及蛋白轻度升高以外，其余多为正常。

4. **心血管系统症状** 脉搏常随体温升高而加速，血压偏低，严重者可以出现休克。发生中毒性心肌炎时，病人心音低钝、心律失常、低血压，甚至出现循环衰竭。

5. **肝脾大** 约 90% 病人于病程第 3~4 天出现轻度的脾大。部分病人有肝大，偶见黄疸。

6. **其他** 可出现咳嗽、胸痛、呼吸急促等呼吸道症状和食欲缺乏、恶心、呕吐、腹胀以及便秘等消化道症状以及急性肾损伤。

病人在病程第 13~14 天开始退热，一般 2~4d 内迅速降至正常，少数病例体温可骤降至正常，随之症状好转，食欲增加，体力多在 1~2d 内恢复正常。整个病程 2~3 周。重症者恢复较慢，尤其是耳鸣、手震颤、精神不集中等神经系统症状，常可持续较长时间。

【并发症】

支气管肺炎是流行性斑疹伤寒的常见并发症，其他并发症有心肌炎、中耳炎、腮腺炎、脑膜脑炎、胃肠道出血、胸膜炎、流产及急性肾小球肾炎等，偶见趾、指、阴囊、耳垂、鼻尖等处坏死或坏疽。轻型病例和复发型斑疹伤寒很少有并发症。

【实验室检查】

（一）血常规、尿常规检查

白细胞计数多在正常范围,中性粒细胞常增高。嗜酸性粒细胞减少或消失,血小板也可减少。尿蛋白常呈阳性。

（二）脑脊液检查

有脑膜刺激征者脑脊液中的白细胞数和蛋白稍有增高,糖和氯化物一般在正常范围。

（三）抗原抗体检测

1. 外斐反应　外斐反应又称为变形杆菌凝集反应,是诊断流行性斑疹伤寒时最为常用的检查方法。早期效价在 1：160 以上或病程中效价升高 4 倍以上者,结合临床表现,具有诊断意义。变形杆菌 OX_{19} 凝集试验多在第 1 周出现阳性,病程第 2~3 周达高峰,持续数周至 3 个月。曾接种过斑疹伤寒疫苗或患复发性斑疹伤寒者,外斐反应常为阴性或低效价。

2. 补体结合试验　用普氏立克次体与病人血清做补体结合试验,效价≥1：32 有诊断意义。第 1 周阳性率约为 64%,第 2 周达高峰,阳性率 100%。此方法特异性强,可与地方性斑疹伤寒鉴别。此抗体持续时间很长(10~30 年),故可用于流行病学调查。

3. 立克次体凝集反应　以普氏立克次体颗粒抗原与病人血清做凝集反应,特异性强,阳性率高。效价 1：40 以上即为阳性。阳性反应出现时间早,病程第 5 天阳性率达 85%,第 16~20 天可达 100%,其消失早于补体结合试验。

4. 微量间接血凝试验　用病人血清与被红细胞致敏物质(普氏立克次体抗原中的成分)所致敏的绵羊红细胞进行凝集反应。阳性反应出现早,仅用于与其他立克次体感染相鉴别,但不能区别流行性和地方性斑疹伤寒。

5. 微量间接免疫荧光试验　检测血清中特异性 IgM 抗体,可做早期诊断。用两种斑疹伤寒立克次体做抗原进行间接免疫荧光试验检查抗体,特异性强,灵敏度高,可与其他立克次体感染包括地方性斑疹伤寒进行鉴别。同时检测特异性 IgG 抗体,可鉴别初次感染和复发型。因后者仅有 IgG 抗体。

（四）病原体分离

一般不用于临床诊断。取发热期(最好发病 5d 以内)且尚未应用抗生素治疗的病人血液 3~5ml,接种于雄性豚鼠腹腔,7~10d 后豚鼠发热,但阴囊无明显红肿。取其睾丸鞘膜和腹膜刮片或取脑、肾上腺、脾组织涂片染色镜检,可在细胞质内查见大量立克次体。亦可将豚鼠脑、肾上腺、脾等组织制成悬液,接种于鸡胚卵黄囊内,经多次传代后分离立克次体。

（五）DNA 探针杂交与 PCR 基因扩增技术

检测病人血液中的立克次体 DNA,具有特异性强、灵敏度高等优点,可用于斑疹伤寒的早期诊断。

【诊断与鉴别诊断】

（一）诊断

1. 流行病学史　寒冷季节,居住在流行区或 1 个月内去过疫区,个人卫生状况差,有与带虱者接触史或有可能被虱叮咬的人,要警惕本病。

2. 临床表现　突起高热,持续剧烈头痛,全身肌肉酸痛;病程第 4~5 天出疹,自躯干上部开始 1~2d 内迅速波及全身,由充血性转呈暗红色,少数发生出血疹;中枢神经系统症状较为明显,常有肝脾大。

3. 实验室检查　血常规检查、外斐反应(滴度大于 1：160 或效价逐渐升高)等方法检测抗体有助于诊断。必要时取高热病人血液接种于雄性豚鼠腹腔以分离病原体或应用 DNA 探针杂交与 PCR 基因扩增技术检测病原体 DNA。

（二）鉴别诊断

本病应与下列疾病相鉴别:

1. 伤寒 多见于夏秋季节,起病较缓,持续发热,体温呈阶梯性上升,5~7d达高峰,头痛及全身疼痛较轻,相对缓脉,表情淡漠,病程第6~12天出现玫瑰疹,数量少。白细胞总数减少,肥达试验呈阳性,血及骨髓培养伤寒杆菌阳性。两者鉴别要点见表4-1。

表 4-1　伤寒和流行性斑疹伤寒的鉴别

鉴别要点	伤寒	流行性斑疹伤寒
病原体	伤寒杆菌	立克次体
传播途径	粪-口途径	虫媒传播
好发季节	多见于夏秋季节	多见于冬春季节
热型	稽留热	开始为稽留热,以后可为弛张热
临床特点	表情淡漠,相对缓脉	剧烈头痛,全身肌肉疼痛
皮疹	玫瑰疹,数量少	斑丘疹,数量多
抗原抗体检测	肥达试验	外斐反应
病原治疗	第三代喹诺酮类药物	多西环素

2. 地方性斑疹伤寒 由莫氏立克次体通过鼠蚤传播,临床特点与轻型流行性斑疹伤寒相似,外斐反应 OX_{19} 也呈阳性,但滴度较低。可以通过补体结合试验及豚鼠阴囊反应相鉴别。两者鉴别要点见表4-2。

表 4-2　流行性斑疹伤寒和地方性斑疹伤寒的鉴别

鉴别要点	流行性斑疹伤寒	地方性斑疹伤寒
病原体	普氏立克次体	莫氏立克次体
疾病性质	中度至重度	轻度至中度
流行特点	流行性,多见于冬春季节	地方散发性,多见于夏秋季节
皮疹数量	较多	较少
血小板减少	常见	少见
外斐反应	强阳性	阳性,但滴度较低
接种试验	一般不引起豚鼠睾丸肿胀	引起豚鼠睾丸严重肿胀
病死率	6%~30%	<1%

3. 其他立克次体病 恙虫病的临床表现酷似流行性斑疹伤寒,但是恙螨叮咬处的皮肤可有焦痂。病人全身浅表淋巴结肿大。恙虫病的流行有一定的地区性。血清变形杆菌 OX_{19} 凝集试验阴性而 OX_K 凝集试验阳性。Q热除了发热与头痛以外,主要表现为间质性肺炎,无皮疹,外斐反应呈阴性,贝纳立克次体补体结合试验、凝集试验以及荧光抗体检测均为阳性。

【治疗】

(一)一般治疗

病人必须更衣灭虱,保持皮肤清洁。卧床休息,给高热量半流质饮食,补充足够的液体,注意补充维生素 C 与维生素 B。

(二)对症治疗

高热者给予物理降温或小剂量退热药,慎防大汗;剧烈头痛和神经症状明显者给予止痛镇静药;出现心功能不全时,可以给予强心剂;中毒症状严重时可以短期应用肾上腺糖皮质激素;出现急性肾衰竭时可做血液透析治疗。

(三)病原治疗

多西环素(doxycycline)、四环素(tetracycline)、氯霉素对流行性斑疹伤寒的治疗有特效。一般服药后 1~2d 热退,中毒症状亦迅速改善或消失,但治疗需持续至体温正常后 2~3d。多西环素成人每日 0.2~0.3g,顿服或分 2 次服用,小儿剂量酌减,若合用甲氧苄啶,则疗效更好,成人每日 0.2~0.4g,分 2 次服用;四环素成人每日 2.0g,儿童(8 岁以下小儿不用)25mg/(kg·d),分 4 次服用;氯霉素成人每日 1.5~2.0g,儿童 25~40mg/(kg·d),分 4 次口服,口服困难者可静脉滴注给药。四环素、氯霉素虽然对本病有特效,但因两药毒副作用较大,一般不作为首选药物。大环内酯类药物对本病亦有较好的疗效,常选用红霉素,成人每日 1.0g,儿童 20~40mg/(kg·d),分 4 次口服,疗程同上,不能口服者可改为静脉给药。成人病人也可选用喹诺酮类药物进行治疗。

发病后 1~2d 即进行治疗的病人可以出现复发,其原因是病人没有产生获得性免疫来抑制残余立克次体的增殖。

【预防】

讲究个人卫生,灭虱是预防流行性斑疹伤寒的关键措施。

(一)管理传染源

及时发现病人,早隔离,同时给病人灭虱消毒,隔离治疗到热退后 12d。对密切接触者灭虱并医学观察 21d。

(二)切断传播途径

防虱、灭虱是预防流行性斑疹伤寒的关键。加强卫生宣教,鼓励群众勤沐浴、勤更衣,做好个人卫生。可以采用多种物理以及化学方法进行灭虱、防虱。比如衣服、被褥等可用干热、湿热、煮沸等物理方法来灭虱;也可用环氧乙烷熏蒸法进行化学灭虱,熏蒸 6~24h,适宜温度为 20~30℃。对流行区和易传播单位(如旅店、浴室等)尤应加强卫生管理。

(三)保护易感人群

对疫区居民、新入疫区者、部队指战员、防疫医务人员、实验室工作人员等注射疫苗,目前应用的疫苗有两类,即灭活的鼠肺、鸡胚疫苗和减毒 E 株活疫苗,国内常用灭活鼠肺疫苗,第 1 年皮下注射 3 次,以后每年加强注射 1 次,经过 6 次以上预防接种后可获得较持久的免疫力。减毒 E 株活疫苗已在有些国家广泛应用,皮下注射 1 次即可,免疫效果可以维持 5 年之久。免疫接种虽然不能完全防止斑疹伤寒的发病,但能减轻病人发病后的病情,缩短病程,降低病死率。

知识链接

地方性斑疹伤寒

地方性斑疹伤寒是由莫氏立克次体感染引起的,由鼠蚤传播的急性传染病。其发病机制、临床表现及治疗与流行性斑疹伤寒相似,但是病情较轻,病程较短,并发症少,病死率很低。

家鼠是本病的主要传染源,尤其是褐家鼠以及黄胸鼠。一般以"鼠-鼠蚤-鼠"的循环模式流行。主要通过鼠蚤的叮咬传播。人群对本病普遍易感,感染后可以获得持久的免疫力,与流行性斑疹伤寒有交叉免疫。

潜伏期一般是 8~14d,多数为 11~12d。临床表现与流行性斑疹伤寒相似,但是病程较短,中枢神经系统症状较轻,皮疹呈瘀点样者少见。诊断需做外斐反应。

治疗原则同流行性斑疹伤寒。国内报道多西环素疗效优于四环素。近年来使用氟喹诺酮类药物,如环丙沙星、氧氟沙星以及培氟沙星等,对本病治疗也有效。

地方性斑疹伤寒最重要的预防措施是灭鼠、灭蚤,对病人及早隔离治疗,加强个人防护。

(王永新)

第二节　恙虫病

案例导入

病人，男性，44 岁。因皮疹 2 周，发热、头痛 4d 入院。入院前 2 周出现左侧腋窝皮疹，并逐渐形成 3cm 大小的焦痂，无疼痛及瘙痒；入院前 4d 开始发热，体温迅速上升至 39℃，伴有寒战、剧烈头痛、耳鸣。入院前 1d 体温升高至 40~41℃，头痛加剧。入院半个月前曾到张家界旅游，有蚊虫叮咬史。查体：T 40.4℃。左侧腋窝有一个 3cm 大小的焦痂，边缘整齐，无渗出物。焦痂附近触及淋巴结肿大，如蚕豆大小，可移动，有轻度触痛。两肺底闻及少许干湿啰音。心率 110 次/min。血常规：WBC 5.5×10^9/L，N 0.56，RBC 3.8×10^{12}/L，Hb 130g/L，PLT 137×10^9/L。外斐反应：OX_K 凝集试验 1：160。腹部 B 超示肝脾未见异常。胸片示两下肺野肺纹理增粗。

请思考：

1. 初步诊断为什么病？诊断依据有哪些？

2. 下一步还需做哪些检查？

3. 主要治疗措施有哪些？

恙虫病（tsutsugamushi disease）又称为丛林斑疹伤寒（scrub typhus），是由恙虫病立克次体（*Rickettsia tsutsugamushi*）所引起的一种急性自然疫源性传染病。临床特征为突然起病、持续发热、焦痂或溃疡、淋巴结肿大、皮疹、肝脾大及外周血白细胞总数减少等。

【病原学】

本病的病原体为恙虫病立克次体，呈球形或球杆状，大小为（0.3~0.6）μm×（0.5~1.5）μm。该病原体只有培养于活组织细胞内，才能生长繁殖。革兰氏染色呈阴性。

恙虫病立克次体在体外抵抗力甚弱，有自然失活、裂解倾向，不易在常温下保存，即使在液氮中亦仅能存活 1 年左右。对各种消毒方法都很敏感，如在 0.5% 苯酚溶液中或加热至 56℃、10min 即死亡。对氯霉素、四环素类和红霉素类均极为敏感，但能耐受青霉素类、头孢菌素类以及氨基糖苷类抗生素。

【流行病学】

（一）传染源

鼠类是主要传染源。鼠类感染后常无症状而成为储存宿主。人感染后虽可出现立克次体血症，但再被恙螨叮咬机会很少，故作为传染源的意义不大。

（二）传播途径

恙螨是唯一的传播媒介。带病原体的恙螨幼虫叮咬人体是唯一的传播途径。传播本病的恙螨有多种，最主要的为红恙螨和地理恙螨，我国以地理恙螨为主。其生活史包括卵、幼虫、稚虫、蛹和成虫五个阶段。只有恙螨幼虫寄生生活时需吸吮动物的体液，其余发育阶段皆为自营生活。由于幼虫一生中仅仅叮咬动物或人一次，所以由感染鼠类获得立克次体的恙螨幼虫，在当代无传播机会。恙螨生活于潮湿、温暖、杂草丛生的丛林、沙滩及田间，成虫产卵于泥土中，幼虫孵出后附于鼠体，吸食其组织液后，坠地入土继续发育为成虫。如恙螨幼虫所叮之鼠带有病原体，即可被传染。病原体在恙螨体内繁殖，并可经卵传代。当人在疫区田野、草地上工作或休息时，被恙螨幼虫（已感染恙虫病立克次体）叮咬而感染。

（三）人群易感性

人群普遍易感，但病人以青壮年居多。农民、野外工作者发病率较高。病后对同株病原体有持久免疫力，对异株的免疫仅维持数月，故可再次感染（不同株）而发病。

（四）流行特征

由于鼠类及恙螨的繁殖受地理和气候的影响较大，故本病流行有明显的地区性和季节性。本病流行于亚洲、大洋洲和太平洋地区，以东南亚为主要流行区。我国东南沿海各省、西南地区为主要流行区。近年在我国山东、山西、河北、江苏、安徽等地也有本病流行。一般为散发。我国南北流行的季节有差异，南方省区多发生于夏秋季，见于 5~11 月，以 6~8 月为高峰，北方省份多发生于秋冬季，以 9~12 月为多，10 月为流行高峰。

【发病机制与病理解剖】

（一）发病机制

病原体跟随恙螨叮咬侵入人体，在被叮咬的局部组织细胞内繁殖，一方面引起局部皮肤损害，形成丘疹、水疱、焦痂与溃疡；另一方面病原体在局部增殖后直接或经淋巴系统进入血液循环，产生立克次体血症，其后病原体在小血管内皮细胞和单核巨噬细胞系统内生长繁殖，产生内毒素样物质，引起全身毒血症的症状和各脏器的病变。

（二）病理解剖

本病的基本病理变化与斑疹伤寒相似，为全身小血管炎、血管周围炎及单核巨噬细胞系统增生。

【临床表现】

潜伏期一般是 4~21d，平均为 10~14d。

（一）发热及中毒症状

起病急，体温在 1~2d 内上升至 39~40℃以上，呈弛张热或不规则热，持续 1~3 周，常伴有畏寒、寒战、剧烈头痛、全身酸痛、疲乏思睡、恶心、呕吐、食欲缺乏、颜面潮红、眼结膜充血、畏光、失眠和咳嗽等。严重者可有嗜睡、谵妄及昏迷等及神志改变等。

（二）焦痂与溃疡

为本病特征之一，见于 65%~98% 的病人。被恙螨幼虫叮咬处的皮肤先出现红色丘疹，不痛不痒，变成水疱后破裂，中央坏死、出血，随后形成褐色或黑色焦痂，其外观呈圆形或椭圆形，直径 1~15mm，边缘稍隆起，周围有红晕。痂皮脱落后，形成小溃疡，其基底部为淡红色肉芽组织，起初常有血清样渗出液，以后逐渐减少，形成一个光洁的凹陷面。焦痂和溃疡无痛痒感，偶有继发感染。焦痂多见于腹股沟、肛周、会阴、外生殖器、腋窝及腰部等处，多数病人只有一个，个别可有 2~3 个甚至 10 个以上。

（三）淋巴结肿大

绝大多数病人焦痂附近局部的淋巴结肿大，可大如蚕豆或核桃，伴有疼痛和压痛，可移动，不化脓，消退缓慢。全身浅表淋巴结亦可轻度肿大。

（四）皮疹

一般于病程第 5~6 天出现，皮疹发生率为 35%~100% 不等，多系暗红色充血性斑丘疹，轻症者无皮疹，重症者皮疹密集、融合，偶见出血疹，直径 2~5mm，不痒，常初见于躯干，向四肢发展，但面部很少，手掌、足底无疹。皮疹持续 3~7d 后消退，无脱屑，可留有色素沉着。

（五）肝脾大

均为轻度，且质软，表面光滑，可有轻微触痛。脾大占 30%~50%，肝大占 10%~20%。

【并发症】

较常见的有支气管肺炎、心肌炎、中毒性肝炎、脑膜炎、消化道出血和急性肾损伤等。

【实验室检查】

（一）血常规检查

白细胞总数减少或正常，重型病人或有并发症时可增多，分类常有中性粒细胞核左移、淋巴细胞数相对增多。

（二）抗原抗体检测

外斐反应：病人单份血清变形杆菌 OX_K 凝集效价 1：160 以上或双份血清效价达 4 倍以上升高可诊断。最早第 4 天出现阳性，3~4 周达高峰，5 周后下降。

【诊断与鉴别诊断】

（一）诊断

1. 流行病学史 流行季节，发病前 2~3 周有疫区野外活动史。

2. 临床表现 起病急，寒战、高热，特征性焦痂、溃疡，淋巴结肿大，皮疹，肝脾大等。

3. 实验室检查 血常规检查、外斐反应等方法检测抗体有助于诊断。

（二）鉴别诊断

1. 钩端螺旋体病 恙虫病流行区亦常有钩端螺旋体病存在。两者均多见于夏秋季节，均有发热、眼结膜充血、淋巴结肿大、多器官损害等，故应注意鉴别。钩端螺旋体病常有腓肠肌疼痛，而无皮疹、焦痂或溃疡。必要时可做免疫学与病原学检查。

2. 斑疹伤寒 多见于冬春季节以及寒冷地区，有虱寄生或叮咬史，无焦痂或溃疡。血清变形杆菌凝集反应 OX_{19} 株为阳性，而对 OX_K 株则为阴性。

3. 伤寒 起病较缓，有持续高热、表情淡漠、相对缓脉、玫瑰疹，常有消化道症状，无焦痂或溃疡，周围血象嗜酸性粒细胞减少，肥达试验阳性，血培养可获伤寒杆菌。

4. 其他 本病还应与流行性感冒、疟疾、急性淋巴结炎、败血症、登革热、肾综合征出血热以及布鲁氏菌病等相鉴别。

【治疗】

与流行性斑疹伤寒基本相同，多西环素有特效，四环素、氯霉素及大环内酯类药物对本病有良好疗效。

【预防】

（一）管理传染源

灭鼠，消灭传染源。应采取综合措施，用各种捕鼠器与药物相结合。

（二）切断传播途径

清除杂草，消除恙螨滋生地；喷洒灭虫剂，杀灭恙螨，从而切断传播途径。

（三）保护易感人群

保护易感人群主要在于注意个人防护，不要在草地上坐卧，在流行区野外活动时应扎紧领口、袖口、裤脚口，外露皮肤可涂驱避虫剂以防恙螨叮咬。目前仍无有效疫苗。

（王永新）

思考题

1. 立克次体病有哪些共同特点？
2. 怎样鉴别伤寒和流行性斑疹伤寒？

ER 4-3

练习题

第五章 | 螺旋体病

教学课件

思维导图

ER 5-1　ER 5-2

学习目标

1. 掌握钩体病的临床表现、诊断、鉴别诊断、治疗。
2. 熟悉钩体病的流行病学、预防。
3. 了解钩体病的病原学、发病机制、病理解剖；莱姆病的临床表现、诊断、治疗。
4. 具有诊断螺旋体感染性疾病的临床思维。
5. 具有正确医学伦理观念和医学创新实践能力，能对螺旋体感染性疾病进行预防宣教。

第一节　钩端螺旋体病

案例导入

病人，男性，32岁，农民。因发热3d入院。病人3d前发热，伴头痛、乏力、全身肌肉酸痛及尿量减少。查体：T 39.5℃，P 120次/min，R 40次/min，BP 95/70mmHg。肺部闻及少许干啰音，肝肋下1.0cm，可触及，肾区有叩痛，腹股沟触及数个蚕豆大小的淋巴结，轻压痛。血常规：Hb 130g/L，WBC 13 × 10⁹/L，N 80%，L 15%。尿常规：尿蛋白（＋），RBC 2~3/HP。

请思考：

1. 该病人最可能的诊断是什么？诊断依据有哪些？
2. 还需要做哪些检查？
3. 需要与哪些疾病相鉴别？
4. 请简单写出治疗原则。

钩端螺旋体病（leptospirosis）简称钩体病，是由一组致病性钩端螺旋体（简称钩体）引起的自然疫源性急性传染病。临床特点为起病急骤、高热、全身酸痛、眼结膜充血、明显的腓肠肌压痛、浅表淋巴结肿大、出血倾向等，重者可并发肺弥漫性出血、肝肾衰竭、脑膜炎、心肌炎、溶血性贫血等，危及生命。属于我国法定乙类传染病。

【病原学】

钩体形态长而纤细，长6~20μm，宽约0.1μm，一端或两端有钩，常呈C形或S形，有12~18个螺旋；革兰氏染色阴性，在光学显微镜下，镀银染色易查见。在暗视野显微镜下，可见钩体沿长轴旋转运动，有较强的穿透力。钩体由菌体、轴丝和外膜组成，形成原浆抗原、轴抗原和外膜抗原。外膜具有抗原性和免疫原性，其产生的相应抗体是保护性抗体。

钩体的抗原结构复杂，全世界现已发现24个血清群、200多个血清型。我国已分离19个血清群和74个血清型，常见的是黄疸出血群、波摩那群、犬群、流感伤寒群、七日热群等，钩体的型别不同，毒力和致病性也不同。我国北方地区以波摩那群为主，犬群为次；南方地区以黄疸出血群较多且毒力最强，是稻田型钩体病的主要菌群(型)。除上述经典血清分类方法外,近年已建立单克隆抗体技术、核酸探针等分子生物学技术进行分类和鉴定,不仅快速、准确,并对进一步研究钩体的致病力及发病机制有重要作用。钩体可从病人的血、尿和脑脊液中分离出来,其代谢产物和毒素具有致病作用。病后可获同型菌株的持久免疫。

钩体需氧,常用含兔血清培养基进行培养,可接种于幼龄豚鼠腹腔内进行分离。钩体在水和泥土中可存活 1~3 个月,在干燥环境中极易死亡。易被漂白粉、苯酚、70% 酒精、稀盐酸、肥皂水等灭活。

【流行病学】

(一) 传染源

钩体的动物宿主众多,我国已证实有 80 多种。鼠类和猪是主要的传染源。鼠类是我国南方稻田型钩体病的主要传染源,以黑线姬鼠为主。鼠类感染钩体后带菌率高,带菌期长甚至终生,所带的钩体主要为黄疸出血群,由尿排出钩体污染水、土壤和食物。猪的分布广,带菌率高,排菌期长,污染面宽,农民接触机会多,易引起洪水型或雨水型流行;猪携带的钩体主要是波摩那群,是我国北方钩体病的主要传染源。犬的带菌率高,活动范围大,污染面广,是造成雨水型流行的重要传染源。人带菌时间短,排菌量小,酸性人尿不宜钩体生存,所以人作为传染源的意义不大。

(二) 传播途径

1. 直接接触传播 为此病主要传播途径。南方秋收季节,野鼠主要是黑线姬鼠在稻田活动排出菌尿,农民收割时接触疫水,经皮肤黏膜,特别是破损的皮肤黏膜而受感染。当暴雨冲流或洪水淹没时,钩体污染池塘、沼泽,引起雨水型或洪水型钩体病流行。屠宰工人、实验室工作人员因接触带菌的排泄物或血等而感染。有被鼠、犬咬伤而感染的报道。

2. 消化道传播 鼠、猪感染钩体后,尿液污染食品、水,人食用而感染。

3. 垂直传播 患有钩体病的孕妇可经胎盘感染胎儿。

(三) 人群易感性

人群对本病普遍易感。感染或疫苗接种后,可产生同型钩体的持久免疫力,但不同型别之间交叉免疫作用不明显。新进入疫区的人发病率极高,且病情重。

ER 5-3

钩端螺旋体病
流行病学

(四) 流行特征

1. 地区分布 本病分布广泛,遍及全世界,热带、亚热带地区流行较为严重。我国有 17 个省(自治区、直辖市)有本病的发生和流行,以南方和西南各省较为严重。

2. 季节分布 全年均可发生,但主要流行于夏秋季,6~10 月最多。因而有"打谷黄""黄瘟病"之称。

3. 年龄、性别及职业分布 青壮年农民发病率较高,男性高于女性,亦可见于儿童、野外工作者、渔民、矿工和屠宰工人等。

4. 流行形式 主要为三个类型:稻田型、雨水型及洪水型,主要流行特征见表 5-1。

表 5-1 钩体病主要流行类型与流行特征鉴别表

特点	稻田型	雨水型	洪水型
主要菌群	黄疸出血群	波摩那群	波摩那群
主要传染源	鼠类	猪与犬	猪
传播因素	鼠尿污染	暴雨积水	洪水淹没
感染地区	稻田、水塘	地势低洼村落	洪水泛滥区
发病情况	较集中	分散	较集中
国内地区	南方水稻耕作区	北方和南方	北方和南方
临床类型	流感伤寒型、黄疸出血型、肺出血型	流感伤寒型	流感伤寒型 少数脑膜脑炎型

【发病机制与病理解剖】

（一）发病机制

钩体经皮肤侵入人体后，经淋巴系统或直接进入血流繁殖，产生毒素引起病人全身毒血症症候群，成为起病早期的钩体败血症。此后，钩体可广泛侵入人体几乎所有的组织器官，尤其是肝、肾、肺、脑等实质器官。但钩体存在数量与器官受损的程度并不一致，钩体本身似无直接的致病作用。其病理损害的基本特点为毛细血管损伤所致的严重功能紊乱。钩体病后期的症状则主要由机体的变态反应引起。

（二）病理解剖

钩体病临床表现的类型和严重程度与感染钩体的类别、毒力、数量有较大关系，亦与不同地区的人群、机体的个体反映差异的不同相关。临床表现极为严重的病例，其组织病变仍相对较轻，故亦具有较易逆转恢复的特点。肝脏病理变化为肝细胞变性肿胀，实质有炎性细胞浸润，肝内胆管有胆汁淤积。肾脏可见肾间质水肿，轻度细胞浸润，肾小管退行性变，严重者可出现缺血性肾小管坏死等间质性肾炎改变。肺病变为广泛点状出血，炎症现象并不明显。镜下可见肺微血管广泛充血。肺弥漫性出血的病理改变亦主要在微血管。此种毛细血管病变亦可发生于脑及脑膜、骨骼肌等而出现相应的症状。腓肠肌肿胀，横纹消失与出血。心肌坏死及肌纤维溶解。

【临床表现】

潜伏期一般是2~20d，平均为7~14d。因受染者免疫水平的差别以及受染菌株的不同，病情轻重不一。典型的临床发展过程可分为早期、中期、后期。

（一）早期（钩体血症期）

多在起病后3d内，急性起病，表现为三症状（寒热、肌肉酸痛、全身乏力）和三体征（眼红、腿痛、淋巴结肿大）。

1. **发热**　多数病人起病急骤，伴畏寒及寒战。体温可达39℃左右。多为稽留热，少数间歇热。
2. **肌肉酸痛**　全身肌痛，尤以腓肠肌或颈肌、腰背肌、大腿肌及胸腹肌等部位常见。
3. **全身乏力**　特别是腿软较明显，有时行走困难，不能下床活动。
4. **眼结膜充血**　发病第1天即可出现眼结膜充血，以后迅速加重，可发生结膜下出血。
5. **腓肠肌压痛**　双侧，偶也可单侧，程度不一。轻者仅有小腿胀满感，压之轻度痛，重者小腿痛剧烈，不能走路，拒按。
6. **全身表浅淋巴结肿大**　发病早期即可出现，多见于腹股沟，腋窝淋巴结。多为黄豆或蚕豆大小，压痛，但无充血发炎，亦不化脓。

（二）中期（器官损伤期）

起病后3~10d。此期病人经过早期的感染中毒败血症之后，出现器官损伤表现，临床表现是划分类型的主要依据。

1. **流感伤寒型**　流行期间此型最常见，是早期钩体血症症状的继续，主要表现为感染中毒症状，无明显器官损害，是钩体病的轻型。经治疗热退或自然缓解，病程一般5~10d。少数严重病人，有消化道、皮肤、阴道等处出血及低血压或休克表现。

2. **肺出血型**　在早期感染中毒表现的基础上，出现咳嗽、血痰或咯血，是无黄疸钩体病人常见的死亡原因。临床分为两型。

（1）**肺出血普通型**：咳嗽伴血痰或咯血，无呼吸困难与发绀。肺部无明显体征或闻及少许湿啰音，X线胸片仅见肺纹理增多、点状及小片状阴影，经及时适当治疗后较易痊愈。

（2）**肺弥漫性出血型**：表现为肺弥漫性出血，是近年来无黄疸型钩体病引起死亡的常见原因。其进展可分为3期。

1）先兆期：病人面色苍白，心慌，烦躁。呼吸、心率进行性加快，肺部逐渐出现啰音，可有血痰或咯血,X 线胸片呈纹理增多,散在点片状阴影或小片融合。

2)出血期:如未及时治疗,可在短期内面色转极度苍白或青灰,口唇发绀,心慌,烦躁加重,呼吸、心率显著加快,第一心音减弱或呈奔马律,双肺湿啰音逐渐增多,咯血不断,X 线胸片可见点片状阴影扩大且大片状融合。

3)垂危期:若未能有效地控制上述症状,病人可在短期内(1~3h)病情迅速进展,由烦躁不安转入昏迷。喉有痰鸣,呼吸不整,极度发绀,大口鲜血连续不断地从口鼻涌出(呈泡沫状),心率减慢,最后呼吸停止。

3. 黄疸出血型　于病程 4~8d 后出现黄疸、出血倾向和肾损害为特征。根据病情轻重分为轻、中、重三种程度。

(1)**肝损害**:食欲缺乏、厌油、上腹部不适,无明显出血表现。血清谷丙转氨酶(GPT)升高,黄疸于病程第 10 天左右达到高峰;肝脏轻至中度肿大,触痛;部分病人有轻度脾大。轻症者预后较好;重型者黄疸达正常值 10 倍以上,可出现肝性脑病,多有明显出血倾向和肾衰竭,预后较差。

(2)**出血**:常见的是鼻出血,皮肤黏膜瘀点、瘀斑,咯血,血尿,阴道流血,呕血,严重者有消化道大出血导致休克或死亡。

(3)**肾损害**:轻者仅少量蛋白尿,镜下血尿,少量白细胞和管型。重者出现肾衰竭,表现为少尿、大量蛋白尿和肉眼血尿、电解质紊乱、氮质血症与尿毒症。肾衰竭是黄疸出血型的主要死亡原因。

4. 脑膜脑炎型　以脑膜炎或脑炎症状和体征为特点,一般在钩体病起病后 2~3d 出现严重头痛,烦躁,颈强直、克尼格征、布鲁津斯基征阳性等脑膜炎表现,以及嗜睡、神志不清、谵妄、瘫痪、抽搐与昏迷等脑炎表现。严重者可发生脑水肿、脑疝及呼吸衰竭。

5. 肾衰竭型　临床症状以肾脏损害较突出,表现为蛋白尿、血尿、管型尿、少尿、尿闭,出现不同程度的氮质血症、酸中毒。单独肾衰竭型较少见。

(三)后期(恢复期或后发症期)

经 10d 后,多数病人热退后症状消失至痊愈。但少数病人退热后于恢复期可再次出现症状和体征,称钩体后发症。

1. 后发热　一般认为是一种迟发型超敏反应。经治疗或病情自然缓解 1~5d 后,再次发热,38℃左右,持续 1~3d 自退。嗜酸性粒细胞增多。

2. 眼后发症　多见于波摩那群钩体感染,热退 1 周至 1 个月出现,以虹膜睫状体炎、脉络膜炎或葡萄膜炎为多见,也可表现为虹膜表层炎、球后视神经炎或玻璃体混浊。

3. 反应性脑膜炎　少数病人在后发热的同时出现脑膜炎表现;但脑脊液钩体培养阴性,预后良好。

4. 闭塞性脑动脉炎　病后半月至 5 个月出现,表现为偏瘫、失语、多次反复短暂肢体瘫痪。

【实验室检查】

1. 血常规检查　白细胞总数和中性粒细胞轻度增高或正常。

2. 尿常规检查　大多数病人有轻度蛋白尿,镜检可见红细胞、白细胞或管型。

3. 特异性病原检查

(1)**病原体镜检、培养**:病程早期可从病人血、尿、脑脊液中经高速离心以后,用暗视野法检查钩体,也可在发病 1 周内抽血接种于柯氏培养基,培养 1~8 周出结果,阳性率 20%~70%,由于培养时间长,对急性期病人帮助不大。

(2)**分子生物学检测**:应用聚合酶链反应可特异、敏感、简便、快速检测全血、血清、脑脊液、尿液中的钩体 DNA。适用于钩体病发生血清转换前的早期诊断。

4. 抗原抗体检测

(1)**显微凝聚试验(MAT)**:是目前国内最常用的钩体血清学诊断方法。检查血清中的特异性抗体,一般在病后 1 周出现阳性,逐渐增高,以超过 1∶400 效价为阳性。流行区常以 2 周间隔时间,效价增高 4 倍以上为阳性。

（2）**酶联免疫吸附试验（ELISA）**：本试验的灵敏度和特异度均高于显微凝聚试验,用此法检测钩体的 IgM 抗体,对早期诊断有重要价值。

【诊断与鉴别诊断】

（一）诊断

1. 流行病学史　流行地区、流行季节、易感者在近期（28d 内）有疫水接触史。

2. 临床表现　急性起病且有三症状（发热、酸痛、全身乏力）和三体征（眼结膜充血、腓肠肌压痛、淋巴结肿大）的早期中毒症状群者;或并发肺出血、黄疸、肾损害、脑膜脑炎。

3. 实验室检查　特异性血清检查或病原学检查阳性,可确诊。

（二）鉴别诊断

1. 流感伤寒型应与以下疾病鉴别　①败血症:有局部感染灶或迁徙性化脓病灶,结膜充血和腓肠肌压痛少见,血、骨髓培养有细菌生长。②伤寒:起病缓慢,稽留热型,白细胞减少。血、骨髓培养有伤寒杆菌生长,血肥达试验阳性。

2. 黄疸出血型应与以下疾病鉴别　①肾综合征出血热:流行季节以 11 月至次年 1 月为高峰,无钩体疫水接触史,结膜充血伴有明显水肿,皮肤出血多位于腋下等处,早期尿蛋白显著,且有"三红（颜面、颈部、胸部发红）""三痛（头痛、腰痛、眼眶痛）"表现。②急性黄疸型病毒性肝炎:起病缓,消化道症状突出,肝区胀痛,肝功能损害显著,肝炎病毒标志物检测阳性。③急性溶血性贫血:急起寒战、高热、尿呈酱油色,病前有吃蚕豆或使用某些药物的病史,血红蛋白及红细胞降低,网织红细胞增多,无热病容,出血倾向,肌肉压痛、疼痛等。

3. 肺出血型应与以下疾病鉴别　①肺结核和支气管扩张:有结核病和支气管扩张的病史,咳嗽和咯血,但多无急性发热等中毒症状,X 线摄影检查可见肺结核阴影和支气管扩张影像。②大叶性肺炎:急起畏寒、高热、胸痛、咳嗽、咳铁锈色痰。有肺实变征,白细胞及中性粒细胞显著增多,胸部X 线片见大片阴影。

4. 脑膜脑炎型应与各种脑膜炎鉴别　化脓性脑膜炎、病毒性脑炎和结核性脑膜炎均无钩体疫水接触史,全身酸痛、腓肠肌压痛等不显著,无结膜充血和腹股沟淋巴结肿大。脑脊液检查、病原体分离和抗原抗体检测利于鉴别。

【治疗】

治疗原则是"三早一就",即早发现、早诊断、早治疗和就地治疗。

（一）病原治疗

青霉素为首选药物,钩体对青霉素高度敏感,国内常用剂量为 40 万 U/次,每 6~8h 肌内注射1 次,疗程 7d,或至热退后 3d,重症者需根据病情调整用量。青霉素首剂治疗后发生赫氏反应者较多。赫氏反应是一种青霉素治疗后加重反应,由大量钩体被青霉素杀灭后释放毒素所致,当青霉素剂量较大时,容易发生;表现为突然出现寒战、高热,头痛、全身痛、心率和呼吸加快,原有症状加重,部分病人出现体温骤降、四肢厥冷,一般持续 30min~1h。

（二）一般治疗

早期卧床休息,给予易消化、高热量饮食,维持水、电解质平衡,补充维生素,高热者酌情给予物理降温,并加强病情观察和护理。

（三）对症治疗

1. 肺弥漫性出血型　①宜用适量镇静药;②给予氢化可的松缓慢静脉滴注,严重者每日用量可达 1 000~2 000mg;③酌情用强心剂,如毒毛花旋子苷 K、毛花苷 C;④止血;⑤吸氧。

2. 黄疸出血型　加强护肝、解毒、止血治疗,还可参考急性黄疸性肝炎治疗。若有肾衰竭,注意维持水、电解质和酸碱平衡,及时采用血液透析、腹膜透析治疗。

3. 赫氏反应 尽快使用镇静药,并静脉滴注氢化可的松。

(四)后发症治疗

1. 后发热、反应性脑膜炎 一般采取简单对症治疗,短期即可缓解。

2. 葡萄膜炎 应用扩瞳药,必要时用肾上腺糖皮质激素治疗。

3. 闭塞性脑动脉炎 大剂量青霉素联合肾上腺糖皮质激素治疗,辅以血管扩张药物等。若有瘫痪,可采用针灸、推拿等康复治疗。

【预防】

灭鼠,管理好猪、犬,改善环境及预防接种是减少发病和防止流行的关键。

(一)控制传染源

1. 灭鼠 田间野鼠是稻田型钩体病流行的主要传染源,应因地制宜采用各种方法消灭田鼠。

2. 猪的管理 开展圈养积肥,不让猪粪、尿直接流入水沟、稻田、河流,防止雨水冲刷,加强检疫和预防接种。

3. 犬的管理 消灭野犬,不养犬或拴养家犬,进行检疫。

4. 病人的管理 及时隔离治疗,并对其血液、尿液、痰液等排泄物进行严格管理和消毒。

(二)切断传播途径

1. 改造疫源地 开沟排水,消除死水,防洪排涝,收割前放完田中积水。

2. 环境卫生和消毒 牲畜饲养地和屠宰场应搞好环境卫生和消毒工作。

3. 注意防护 流行地区、流行季节,人避免在池塘、水沟中嬉戏、游泳、捕鱼,工作需要时,可穿长筒橡胶靴,戴橡皮手套。

(三)保护易感人群

1. 预防接种 在流行地区可采用多价钩体疫苗接种,对易感人群在钩体病流行前1个月(4月底到5月初)完成疫苗接种,1个月后产生免疫力,可维持1年。

2. 药物预防 对高度怀疑已受钩体感染者,可每日肌内注射青霉素80万~120万U,连续2~3d,或口服多西环素200mg,每周1次。

(陈 军)

第二节 莱 姆 病

> **案例导入**
>
> 病人,男性,32岁,农民。因胸前环形红色皮疹进行性增大2周入院。病人有长期的户外工作史,接触树木和草地。2周前因蚊虫叮咬,出现皮肤皮疹,伴发热、头痛、乏力等症状。最近几天,皮肤红色皮疹增多,并出现关节疼痛和肌肉酸痛。查体:T 39.5℃,P 90次/min,R 22次/min,BP 115/75mmHg。胸前、腹部及上肢可见多个环形红色斑块,最大直径6cm。血常规:WBC 11×10^9/L,血沉加快。
>
> **请思考:**
>
> 1. 该病人最可能的诊断是什么?
>
> 2. 还需要做什么检查?
>
> 3. 可以给予什么药物治疗?

莱姆病(Lyme disease)是由伯氏疏螺旋体通过硬蜱虫叮咬人而传播的自然疫源性疾病。临床上表现为皮肤、神经、关节、心脏等多系统、多器官的损害。

【病原学】

伯氏疏螺旋体是单细胞的螺旋体，由表层、外膜、鞭毛及原生质4部分组成。具有大而稀疏的螺旋3~10个，两端较细，螺距为2.1~2.4μm，菌体长为（4~30）μm，横径在0.22μm左右，革兰氏染色阴性，吉姆萨染色着色良好。微需氧，在有牛血清蛋白或兔血清的培养基中生长缓慢，培养需2~3周。

伯氏疏螺旋体在低温、潮湿的环境中抵抗力强，但对常用化学消毒剂如酒精、戊二醛、漂白粉等敏感，对高温、紫外线等常用物理方法敏感，对青霉素、氨苄西林、四环素、红霉素均敏感，对庆大霉素、卡那霉素等不敏感。

【流行病学】

（一）传染源

啮齿目的小鼠是本病的主要传染源和保存宿主。我国报告的鼠类主要是黑线姬鼠、大林姬鼠、黄鼠、白足鼠等。在北美，白足鼠和白尾鹿被认为是重要传染源。在欧洲，白尾鹿被认为是重要传染源。此外，还发现兔、狗等30余种野生动物、19种鸟类和多种家畜可作为本病的保存宿主。病人仅在感染早期的血液中存在伯氏疏螺旋体，故作为传染源的意义不大。

（二）传播途径

莱姆病为蜱媒传染病，硬蜱是主要传播媒介，中国主要是全沟硬蜱和嗜群硬蜱。此外蚊、马蝇和鹿蝇等可成为本病的传播媒介。伯氏疏螺旋体是通过某些硬蜱的吸血活动等多途径、多方式传播到人和动物。病人早期血中存在伯氏疏螺旋体，输血有传播本病的可能。

（三）人群易感性

人对本病普遍易感，无性别和年龄差异。人体感染后可分为显性感染和隐性感染，两者的比例约为1:1。无论显性感染还是隐性感染，血清中均可检出IgM和IgG抗体。病人痊愈后血清IgG抗体可长期存在，但可反复感染，故认为特异性IgG抗体对人体无保护作用。

（四）流行特征

本病呈全球性分布。其感染率的高低与被蜱咬的概率有关。我国自1985年在黑龙江省海林县发现本病以来，已经有29个省（自治区、直辖市）报告病例，主要流行地区是东北、西北和内蒙古的林区。全年均可发病，但6~10月发病较多，以6月份最明显。感染者以青壮年居多，发病与职业关系密切，室外工作人员患病的危险性较大。

【发病机制与病理解剖】

蜱类叮咬人体，伯氏疏螺旋体随唾液进入人体，在皮肤中形成原发性浸润灶，经3~32d由原发性浸润灶向外周迁移，并经淋巴液或血液蔓延到其他部位皮肤及器官（如中枢神经系统、关节、心脏和肝、脾等）。伯氏疏螺旋体游走至皮肤导致慢性游走性红斑，同时螺旋体入血引起全身中毒症状。皮肤早期可见充血，表皮淋巴细胞浸润等非特异性的改变。神经系统表现为进行性脑脊髓炎和轴索性脱髓鞘病变。关节出现滑膜绒毛肥大，纤维蛋白沉着，单核细胞浸润等。此外，还可出现心脏、肝、脾、淋巴结、眼等部位的受累。

目前认为莱姆病螺旋体的致病机制比较复杂，可由伯氏疏螺旋体的蛋白抗原和脂多糖导致局部损伤、病原体菌株的异质性及免疫损伤等多种机制引起。

【临床表现】

潜伏期一般是3~32d，平均为7d。本病临床表现是以某一器官或某一系统的反应为主的多器官、多系统受累的炎性综合征。主要特征为慢性游走性红斑。典型的莱姆病分为三期，各期症状可单独出现，也可重叠出现。

（一）第一期（局部皮肤损害期）

游走性红斑、慢性萎缩性肢端皮炎和淋巴细胞瘤是莱姆病皮肤损害的三大特征。皮肤损害初起为充血性红斑，呈环形，直径 8~52mm，边缘色鲜红而中心色淡，扁平或略隆起，表面光滑，偶有鳞屑。有轻度灼热和瘙痒感。除蜱虫叮咬处，全身各部位的皮肤均可发生慢性游走性红斑，多见于腋下、大腿、腹部和腹股沟等部位，儿童多见于耳后发际。红斑一般在 3~4 周内消退。伴随皮肤表现常有寒战、发热、头痛、颈痛、恶心、呕吐、乏力等。

（二）第二期（播散感染期）

发病 2~4 周，病人可出现神经系统和循环系统的损害。神经系统损害包括脑膜炎、脑炎、舞蹈症、小脑共济失调、脑神经炎、脊髓炎、运动和感觉性神经根炎等。循环系统损害包括房室传导阻滞、心肌炎、心包炎及左心室功能障碍，表现为急性发病、心前区疼痛、呼吸短促、胸痛等。

（三）第三期（持续感染期）

主要特点为关节损害。多数病人通常在皮肤损害发生后大约 4 周开始出现对称性多关节炎，表现为关节肿胀、疼痛、活动受限，常呈游走性，多侵犯大关节，如膝关节、肘关节、肩关节、髋关节等，常反复发作。

慢性萎缩性肢端皮炎是莱姆病晚期的皮肤损害，主要见于老年妇女。好发于前臂或小腿皮肤，初为皮肤微红，数年后皮肤萎缩、硬化。

【实验室检查】

血液检查可见血沉增快。血清免疫吸附试验荧光抗体或酶联免疫吸附试验检测特异性抗体，主要用于初筛检查。血液和组织标本中伯氏疏螺旋体 DNA，具有高度灵敏度和特异度。

【诊断】

主要根据流行病学史、临床表现和实验室检查进行诊断。

（一）流行病学史

生活在流行区或数月内曾到过流行区，或有蜱虫叮咬史。

（二）临床表现

疾病早期出现皮肤慢性游走性红斑损害有诊断价值。晚期出现神经、心脏和关节等受累。

（三）实验室检查

分离培养到伯氏疏螺旋体或检测特异性抗体可以确诊。

【治疗】

尽早应用抗生素治疗是本病治疗的关键措施。

（一）病原学治疗

及时给予口服抗生素治疗，既可使典型的游走性红斑迅速消失，也可防止后期的主要并发症出现。

1. 第一期 成人多采用多西环素 0.1g，每天 2 次口服，或红霉素 0.25g，每天 4 次口服。儿童多采用阿莫西林 50mg/kg，分 4 次口服，或用红霉素。疗程均为 10~21d。治疗中须注意病人可发生赫氏反应。

2. 第二期 病人出现脑膜炎时，每日给予青霉素 2 000 万 U 以上，分次静脉滴注，也可用头孢曲松钠每日 2g，疗程均为 2~4 周。

3. 第三期 有严重心脏、神经、关节损害者，使用青霉素，每日 2 000 万 U 静脉滴注，也可用头孢曲松钠 2g，每天 1 次，疗程均为 14~21d。

（二）对症治疗

病人应卧床休息，注意补充所需液体，对发热、皮肤损害有疼痛者，可适当使用解热镇痛药。高热、全身症状重者，可用肾上腺皮质激素。

蜱 虫

据统计,全世界已发现蜱虫约 800 余种,中国已记录的硬蜱科约 100 种,软蜱科 10 种。根据琥珀化石显示,蜱虫在地球上生存了至少 9 000 万年。

蜱的嗅觉敏锐,对动物的汗臭和二氧化碳很敏感,当与宿主相距 15m 时,即可感知,一旦接触宿主即攀登而上。栖息在树林地带的硬蜱,成虫寻觅宿主时,多聚集在小路两旁的草尖及灌木枝叶的顶端等候,当宿主经过并与之接触时便攀附其身上。蜱虫在没有吸到血之前非常小,如果不仔细观察很难发现。吸血时蜱虫口器可牢牢地固定在宿主皮肤上,惊吓时也不离去,若强行拔除,易将假头断折于皮肤内。蜱虫需要吸血以完成其复杂的生命周期,往往会附着在宿主身体上吸食数小时至数天。

蜱虫到达性成熟以后,会寄生在人或者是与人接触紧密的宠物身上,从而成为各种可怕的传染疾病的完美载体。蜱虫能传播如莱姆病、落基山斑点热、昆士兰热、回归热、脑炎病毒、巴贝西虫病、兔热病等很多传染性疾病。

【预防】

主要是加强个人防护,防止蜱类叮咬,尤其是媒介蜱类活动旺季和发病高峰季节进入疫区时,穿浅色长袖衣裤或防护服,扎紧袖口、裤脚。在蜱类叮咬后,给予预防性使用抗生素,同时可用点燃的熏香或烟头点灼蜱体,使其口器退出皮肤,切不可用手捻碎或摘蜱,以防感染。近年,重组外表脂蛋白 A 莱姆病疫苗对流行区人群进行预防注射取得良好效果。

(陈 军)

思考题

1. 钩体病中期有哪些临床表现?
2. 什么是赫氏反应?怎样预防赫氏反应?

ER 5-4

练习题

教学课件　　　思维导图

第六章 ｜ 原虫病

学习目标

1. 掌握：疟疾、阿米巴病的临床表现、并发症、诊断与治疗。

2. 熟悉：疟疾、阿米巴病的流行病学及预防。

3. 了解：原虫感染性传染病的病原学、发病机制、病理解剖与鉴别诊断、实验室检查；弓形体病、黑热病的临床表现、诊断、治疗。

4. 具有对常见原虫感染性疾病的诊治能力。

5. 具有职业道德和社会责任心，能对原虫感染性疾病进行预防宣教。

第一节　疟　疾

案例导入

病人，男性，35 岁，农民。因发热、头痛、肌肉酸痛、乏力 7d 就诊。病人近期在田间劳作，经常暴露于蚊虫环境中。最近一周内出现了上述症状，并伴有恶心、呕吐和腹泻等消化系统症状。查体：T 39℃，P 120 次/min。呼吸急促，皮肤出现明显的紫红色斑点。心肺听诊未发现异常。腹部触诊有轻度压痛，肝脾未触及肿大。神经系统检查未见明显异常。血常规示白细胞计数升高，血小板计数降低；肝功能异常；血涂片检查发现疟原虫感染。

请思考：

1. 本病最可能的诊断是什么？

2. 本病合理的治疗有哪些？

疟疾（malaria）是人类疟原虫感染引起的寄生虫病，主要由雌性按蚊叮咬传播。临床特征是反复发作的间歇性寒战、高热，继而出大汗后缓解，反复发作后，可致贫血和脾大。本病属于我国法定乙类传染病。

【病原学】

疟疾的病原体是疟原虫。可感染人类的疟原虫共有 4 种：间日疟原虫（*Plasmodium vivax*）、恶性疟原虫（*P.falciparum*）、三日疟原虫（*P.malariae*）和卵形疟原虫（*P.ovale*）。分别引起间日疟、恶性疟、三日疟和卵形疟。在我国主要为间日疟原虫和恶性疟原虫。疟原虫的发育过程需两个宿主，在人体内进行无性繁殖，故人为疟原虫的中间宿主，在蚊体内进行有性繁殖，故蚊是疟原虫的终末宿主。四种疟原虫的生活史基本相同（图 6-1）。

（一）人体内的阶段

疟原虫在人体内的裂体增殖阶段为无性繁殖期。寄生于雌性按蚊体内的感染性子孢子于按蚊叮人吸血时随其唾液腺分泌物进入人体，经血液循环进入肝脏。在肝细胞内经 9~16d 从裂殖子发

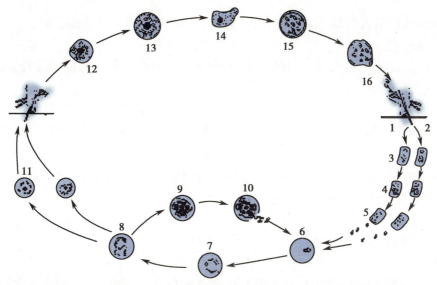

图中示雌性按蚊叮咬人体时子孢子进入人体。1.速发型子孢子；2.迟发型子孢子；3.肝细胞内滋养体；4.肝细胞内裂殖体；5.被寄生的肝细胞破裂、释出裂殖子；6.裂殖子侵入红细胞；7.红细胞内环状体；8.滋养体；9.裂殖体；10.被寄生的红细胞破裂、释出裂殖子，再侵入新的红细胞；11.红细胞内的雌、雄配子体；12.在按蚊消化道中雌、雄配子结合；13.合子；14.动合子；15.囊合子，内含数千个子孢子母细胞；16.囊合子发育成熟、破裂，释出子孢子，侵入按蚊唾液腺，于按蚊叮咬时再次进入人体。

图 6-1　疟原虫生活史

育为成熟的裂殖体。当被寄生的肝细胞破裂时，释放出大量裂殖子，并进入血液循环，侵犯红细胞，开始红细胞内的无性繁殖周期。裂殖子侵入红细胞后发育为早期滋养体，经滋养体发育为成熟的裂殖体。裂殖体内含数个至数十个裂殖子。当被寄生的红细胞破裂时，释放出裂殖子及代谢产物，引起临床上典型的疟疾发作。血中的裂殖子再侵犯未被感染的红细胞，重新开始新一轮的无性繁殖，形成临床上周期性发作。间日疟及卵形疟于红细胞内的发育周期约为48h，三日疟为72h，恶性疟为36~48h。

间日疟和卵形疟有速发型子孢子和迟发型子孢子。速发型子孢子在肝细胞内的发育较快，只需经12~20d就能发育为成熟的裂殖体。迟发型子孢子则发育较缓慢，需经6~11个月才能发育为成熟的裂殖体。迟发型子孢子又名休眠子，是间日疟与卵形疟复发的根源。三日疟和恶性疟无迟发型子孢子，故无复发。部分疟原虫裂殖子在红细胞内经3~6代增殖后发育为雌性配子体与雄性配子体。配子体在人体内的存活时间为30~60d。

（二）疟原虫在蚊体内的发育

疟原虫在按蚊体内的繁殖阶段为有性繁殖期。病人的血液被雌性按蚊吸入胃内后，雌、雄配子体则在蚊胃内发育为雌、雄配子，两者结合成合子，进一步发育成动合子，穿过胃壁，在弹性纤维膜下成为囊合子，囊合子再进一步发育成孢子囊，内含成千上万个子孢子。子孢子从囊内逸出，进入蚊唾液腺内，当按蚊再次叮人吸血时，子孢子就进入人体，并继续其无性繁殖周期。

【流行病学】

（一）传染源

疟疾病人和带疟原虫者。

（二）传播途径

疟原虫经接触传播，主要经雌性按蚊叮咬皮肤传播；少数因输入带疟原虫的血液或经垂直传播而造成感染。

传播媒介是雌性按蚊，我国平原地区以中华按蚊为主，是间日疟传播的主要媒介；山区以微小

ER 6-3

疟疾病原学

按蚊为主,丘陵地区以嗜人按蚊为重要媒介;在海南省山林地区主要是大劣按蚊。

(三) 人群易感性

人群普遍易感,感染后可获得一定的免疫力,但不持久;再次感染时,症状较轻或无症状。各型疟疾之间无交叉免疫。

(四) 流行特征

疟疾流行与生态环境及媒介因素关系密切,主要在热带和亚热带地区流行,温带次之。我国主要以间日疟流行为主,云南和海南两省有间日疟和恶性疟混合流行;非洲等热带地区主要流行恶性疟;三日疟及卵形疟相对少见。发病以夏秋季较多,在热带和亚热带则较少受季节的影响。此外,随着对外开放和人员交流的迅速发展,我国内地也发现不少由境外带回的疟疾。在疫区,外来人口和儿童发病率较高。

【发病机制与病理解剖】

(一) 发病机制

当受感染的红细胞成批破裂时,裂殖子及代谢产物释放入血液,作为致热原,引起高热、寒战、大汗等典型症状。裂殖子从破裂的红细胞逸出后,部分可再侵入其他红细胞,进行裂体增殖,不断循环,因而导致周期性临床发作。大量受感染的红细胞在血管内破裂,可引起血红蛋白尿,出现腰痛、酱油色尿,严重者可出现中度以上贫血、黄疸,甚至发生急性肾损伤,称为溶血尿毒症综合征,亦称为黑尿热。

恶性疟原虫在红细胞内的繁殖周期较短,只有36~48h,并且能侵犯任何年龄的红细胞,可使20%以上的外周血红细胞受感染。因此,贫血和其他临床表现都较严重。另外,恶性疟原虫在红细胞内繁殖时,可使受感染的红细胞体积增大成球形,易黏附成团,黏附于微血管内皮细胞上,引起微血管局部管腔变窄或堵塞,使相应部位的组织细胞缺血性缺氧而变性、坏死。若发生于脑、肺、肾等重要器官,则可引起相应的严重临床表现,如脑型疟疾。

(二) 病理解剖

疟疾的病理改变随疟原虫的种类、感染时间而异,主要有脾大、肝大、软脑膜充血、脑组织水肿。由于脾脏有充血性改变及网状内皮细胞的增生,疟疾病人常有脾大,反复感染者可导致脾脏纤维化。其他器官如肾和胃肠道黏膜也有充血、出血和变性。

【临床表现】

间日疟和卵形疟潜伏期一般是13~15d,三日疟是24~30d,恶性疟是7~12d。多数起病较急,部分病人有乏力、低热、畏寒、头痛、肌肉酸痛、食欲缺乏等前驱症状。

1. **典型症状** 疟疾的典型症状为突发寒战、高热和大量出汗。首先突然发冷,继以剧烈寒战,面色苍白,口唇和指甲发白,脉速有力,血压升高,常伴恶心、头痛等,此期持续20~60min。寒战停止,随后高热,体温可高达40℃或更高。病人颜面潮红、皮肤干热、脉搏快而有力、头痛、肌肉酸痛、口渴,有时可出现恶心、呕吐等。发热过高者,可出现烦躁不安、谵妄、抽搐等症状。此期持续2~6h。随后开始大量出汗,体温骤降至正常或正常以下,此期持续0.5~1h。病人自觉明显好转。

2. **反复发作** 各种疟疾的两次发作间均有间歇期,数次典型发作后逐渐变得规则,与疟原虫的发育周期有关系。间日疟与卵形疟间隔1d发作1次,三日疟间隔2d发作1次,恶性疟每日或间隔1d发作1次。反复发作致大量红细胞破坏,可使病人出现不同程度的贫血和肝脾大,反复发作可致脾明显肿大,质地较硬;肝轻度肿大、压痛。恶性疟贫血较明显,三日疟较轻。

3. **特殊表现** 脑型疟主要是恶性疟的严重临床类型,亦偶见于重度感染的间日疟。主要表现为高热,剧烈头痛、呕吐,继而烦躁、抽搐、昏迷,多有脑膜刺激征和病理反射阳性。治疗不及时部分病人可因脑水肿和呼吸衰竭而死亡。病情凶险,如未获及时诊治,病情可迅速发展,病死率较高;恶性疟病人于短期内发生大量被疟原虫感染的红细胞破坏,出现大量血红蛋白尿,可导致肾损害,其至引起急性肾损伤。

4. 再燃与复发　再燃多见于病愈后的 1~4 周,可多次出现,四种疟原虫均可发生再燃。复发多在病愈后的 3~6 个月,仅见于间日疟和卵形疟,恶性疟、三日疟、输血疟无复发。

【实验室检查】

(一) 血常规检查

白细胞总数正常或减少,单核细胞增多,多次发作后,红细胞和血红蛋白可有不同程度的下降,网织红细胞增多,恶性疟尤其明显。

(二) 疟原虫检查

血液的厚、薄涂片经吉姆萨染色后用显微镜油镜检查,寻找疟原虫,是目前最常用的方法,具有确诊意义。厚涂片易发现疟原虫,增加阳性率;薄涂片易确定疟原虫的种类。在发作起 6h 内,血内疟原虫较多,易于查出。一次检查阴性又不能排除疟疾时,应反复做血涂片检查;必要时做骨髓涂片,其阳性率高于外周血液涂片。

(三) 抗原抗体检测

可用酶联免疫吸附试验、放射免疫测定等,检测疟原虫的特异性抗体与特异性抗原,具有方便、快速、敏感的特点。但病人常于感染后 3~4 周才有特异性抗体产生,因而检测特异性抗体价值较小,仅用于本病的流行病学调查。

(四) 分子生物学检测

特异性 DNA 探针技术及 PCR 技术直接测疟原虫的 DNA,灵敏度很高。

【诊断与鉴别诊断】

(一) 诊断

1. 流行病学史　病人发病前有疟疾流行区生活史,蚊虫叮咬史,近期有输血史等。

2. 临床表现　周期性发作的寒战、高热、大量出汗,伴贫血、脾大,间歇期无症状,是诊断疟疾的有力依据。发病初期及恶性疟,其发作常不规则,临床诊断有一定困难。脑型疟疾多在发作时出现高热、寒战、昏迷、抽搐等症状。

3. 实验室检查　血涂片、骨髓涂片找到疟原虫可明确诊断。

4. 诊断性治疗　多次未能查到疟原虫,但临床上高度怀疑疟疾,可试用氯喹治疗。氯喹总量 600mg 顿服,或分 2 次服,每次 300mg,间隔 6~8h。如 3d 内体温下降,症状消失,发作停止,可拟诊断为疟疾。如未控制,又非来自疟疾的耐药区,可基本排除疟疾。

(二) 鉴别诊断

1. 一般疟疾与多种发热性疾病鉴别

(1) 败血症:虽有畏寒、发热,但无周期发热规律,全身中毒症状严重而无缓解间隙。多有原发性感染灶和/或迁徙性化脓灶,白细胞总数增多,以中性粒细胞增多,有核左移现象,血培养有病原菌生长。

(2) 伤寒:起病缓慢,典型的临床表现为持续高热、相对缓脉、玫瑰疹、全身中毒症状,白细胞总数减少,肥达试验可阳性,血、骨髓、尿、粪便培养有伤寒杆菌生长。

(3) 急性血吸虫病:有血吸虫疫水接触史,疫水接触部位常出现皮疹。血常规检查白细胞总数增多,嗜酸性粒细胞增多,粪便可查到血吸虫虫卵,粪便孵化常为阳性。

(4) 钩端螺旋体病:有疫水接触史,急性起病持续高热,眼结膜充血、腓肠肌压痛,腹股沟淋巴结肿大并压痛。血清学试验阳性,血、尿、脑脊液中可检出钩端螺旋体。

2. 与脑型疟疾相鉴别的疾病

(1) 流行性乙型脑炎:一般无寒战、多汗,突出表现为脑实质受损的症状,有高热、意识障碍、惊厥或抽搐、呼吸衰竭、脑膜刺激征阳性等,脾不肿大,无贫血。白细胞总数多增高,脑脊液呈病毒性脑膜炎改变。

(2)中毒性痢疾：多见于2~7岁儿童，突然高热、昏迷、抽搐、休克，甚至循环衰竭、呼吸衰竭。白细胞总数和中性粒细胞计数升高，消化道症状缺乏，灌肠或肛拭取粪便检查，可见白细胞、脓细胞及吞噬细胞，培养有痢疾杆菌生长。

【治疗】

疟疾最重要的治疗是杀灭红细胞内的疟原虫。

(一) 一般治疗

1. 休息与饮食 发作期间24h内应卧床休息。多饮水，高热时给予物理降温或药物降温。反复发作、慢性病人给予高热量饮食。

2. 对症治疗 严重贫血病人可少量多次输血；脑型疟疾出现脑水肿、昏迷，应及时给予脱水治疗，同时监测血糖，及时发现和纠正低血糖；应用低分子右旋糖酐，对改善微血管堵塞有一定帮助；超高热病人可用肾上腺糖皮质激素；黑尿热病人应立即停用奎宁和伯氨喹等可能诱发溶血的抗疟药物，按急性溶血处理；少尿或无尿者按急性肾损伤处理。

(二) 抗疟原虫治疗

世界卫生组织建议使用青蒿素衍生物与另一种有效抗疟疾药物的联合方案，这是目前最有效且可以避免疟原虫产生耐药性的方法。

1. 杀灭红细胞内裂体增殖期疟原虫的药物 控制临床发作。

(1)**青蒿素及其衍生物**：以青蒿素为基础的联合药物治疗在所有疟疾流行区有效。可根据病情轻重或急缓选用口服、肌内注射或静脉注射。①青蒿素片：成人首次口服1.0g，6~8h后服0.5g，第2、3天各服0.5g，3d总剂量为2.5g。青蒿素的衍生物，如双氢青蒿素片，成人第1天口服120mg，随后每日服60mg，连用7d。②蒿甲醚注射剂：首剂300mg肌内注射，第2、3天分别再次肌内注射150mg；或青蒿琥酯，成人第1天每次服100mg，每日服2次，第2~5天每次服50mg，每日服2次，总剂量为600mg。

(2)**氯喹**：具有高效、耐受性好、不良反应轻的优点。首剂口服磷酸氯喹1g（基质0.6g），6~8h再服0.5g，第2~3天各服0.5g，3d总量2.5g。

(3)**哌喹**：口服总剂量1 200mg。第1天每次服200mg，1d服2次，第2、3天各400mg顿服。

(4)**磷酸咯萘啶**：用于恶性疟治疗，口服总剂量1 600mg，第1天服2次，每次400mg，间隔8h，第2、3天各服1次，每次400mg。

(5)**盐酸甲氟喹**：该药的半衰期约为14d，成人顿服750mg即可。对耐氯喹的疟原虫感染亦有较好疗效。

2. 杀灭红细胞内疟原虫配子体和肝细胞内迟发型子孢子的药物 防止疟疾传播和复发。磷酸伯氨喹口服总剂量180mg，每天1次，每次22.5mg，连服8d。由于伯氨喹可诱发葡萄糖-6-磷酸脱氢酶（G-6-PD）缺陷的病人发生急性血管内溶血，重者可因急性肾衰竭而亡。故应用前常规检测G-6-PD活性，确定无缺陷后再给服药治疗。

3. 脑型疟疾治疗的药物

(1)**青蒿琥酯**：成人用60mg加入5%碳酸氢钠0.6ml，摇匀至完全溶解，再加5%葡萄糖注射液5.4ml，使最终成为10mg/ml青蒿琥酯溶液，做缓慢静脉注射。或按1.2mg/kg计算每次用量。首剂注射后4h、24h、48h分别再注射1次。若病人的神志恢复正常，可改为口服，每次服100mg，连服2~3d。目前，脑型疟疾的病原学治疗，最常用的是青蒿琥酯的静脉注射剂型。

(2)**氯喹**：可用于敏感疟原虫的治疗。用量为16mg/kg，加入5%葡萄糖注射液中，于4h内静脉滴注，继以8mg/kg，于2h内滴完。每日总量不宜超过35mg/kg。

(3)**奎宁**：用于耐氯喹疟原虫株感染病人。二盐酸奎宁5~10mg/kg（最高量500mg），加入5%葡萄糖注射液中，于4h内静脉滴注。12h内可重复使用；清醒后可改为口服。静脉滴注过快可致心律不齐、低血压等,甚至死亡。

(4)**磷酸咯萘啶**:按 3~6mg/kg 计算,用生理盐水或等渗葡萄糖注射液 250~500ml 稀释后做静脉滴注,12h 内可重复使用;清醒后可改为口服。

知识链接

青蒿素的发现

疟疾是威胁人类生命的一大顽疾,20 世纪 60 年代末,中国政府组织了一项旨在寻找抗疟药物的研究。屠呦呦教授被选为该项目的研究组组长,该研究组致力于在中药中筛选抗疟新药。屠呦呦教授带领团队攻坚克难,从葛洪的《肘后备急方》、李时珍的《本草纲目》等中国历史医学著作中研究发现了青蒿素,解决了抗疟治疗失效难题,为中医药科技创新和人类健康事业作出重要贡献。2006 年,世界卫生组织宣布改变其治疗疟疾的战略,充分利用青蒿素联合疗法(ACT)作为治疗疟疾的一线疗法。青蒿素成为传统中医药送给人类的礼物,尤其在疟疾重灾区非洲,青蒿素已经拯救了数百万生命。

2015 年,中国科学家屠呦呦因首次发现青蒿素的提取方法获得诺贝尔生理学或医学奖。这是中国科学家在中国本土进行的科学研究而首次获得诺贝尔奖,是中国医学界迄今为止获得的国际最高奖。

【预防】

(一)管理传染源

健全疫情报告制度,确诊后 24h 内上报,做到早发现、早报告、早诊断;按接触隔离至症状消失后;根治现症疟疾病人及带疟原虫者。疟疾病愈未满 3 年者不能献血,疟疾高发地区要检测献血者血液是否有疟原虫。

(二)切断传播途径

防蚊、灭蚊是预防疟原虫的重要措施。消灭蚊虫滋生地,改善生活环境,清除积水,夏天喷洒杀蚊剂;防止蚊虫叮咬,使用纱窗、纱门、驱蚊剂等防蚊措施;谨慎输血;及时治疗妊娠期疟疾病人。

(三)保护易感人群

1.疫苗预防 目前无理想的抗疟疾疫苗。

2.预防服药 进入疟疾流行地区的人员,应于传播季节定期服用抗疟药。可酌情用哌喹每次服 600mg,每月 1 次,睡前服;或氯喹每次服 300mg,每 7~10d 服 1 次;或乙胺嘧啶 25mg,或多西环素 0.2g,每周 1 次。疟疾流行地区的夜晚室外工作者,也应定期预防服药。

【预后】

间日疟、三日疟和卵形疟病人预后较好,恶性疟病人的病死率高。婴幼儿感染、延误治疗和耐多种抗疟药虫株感染者的病死率较高。脑型疟疾可导致偏瘫、失语、失明、精神异常等。

(陈 军)

第二节 阿米巴病

阿米巴病(amebiasis)是溶组织内阿米巴(*Entamoeba histolytica*)感染所致疾病。按病变部位和临床表现的不同分两类,肠阿米巴病(intestinal amebiasis)和肠外阿米巴病(extraintestinal amebiasis)。肠阿米巴病的主要病变在结肠、盲肠,表现为痢疾样症状;肠外阿米巴病可发生在肝、肺或脑,表现为各脏器的脓肿。

一、肠阿米巴病

案例导入

病人,男性,32 岁,农民。因腹痛、腹泻 15d 就诊。15d 前开始腹泻,排便 4~8 次/d,粪量多,暗红色,有腥臭味,肉眼可见血液及黏液;曾经间歇服用过 "诺氟沙星" 等药物,症状无缓解,病后无畏寒、发热,易疲乏。右下腹有隐痛。查体:慢性病容,心肺无异常,腹平软,未见肠型,肝脾未触及,肠鸣音亢进。粪常规:血性黏液便,镜检见 RBC 满视野,WBC 3~5/HP。粪便细菌培养 3 次均阴性。

请思考:

1. 本病最可能的诊断是什么?

2. 为明确本病的诊断,需要做哪些检查?

3. 本病合理的治疗有哪些?

肠阿米巴病又称为阿米巴痢疾(amebic dysentery),是由溶组织内阿米巴感染所引起的肠道疾病,病变多见于近端结肠和盲肠,典型表现为果酱样便等痢疾样症状。本病易复发或转为慢性,也可导致肠外并发症。本病是我国法定乙类传染病。

【病原学】

溶组织内阿米巴生活史有滋养体和包囊二期。

(一) 滋养体

滋养体(trophozoite)是溶组织内阿米巴的致病形态。分为大滋养体和小滋养体,寄生于结肠壁内或肠腔内,以二分裂法繁殖。大滋养体直径 20~40μm,依靠伪足作一定方向的移动,吞噬组织和红细胞,具有侵袭与破坏组织的能力,多见于急性病人的粪便和病灶组织中,又称为组织型滋养体。小滋养体直径 10~20μm,伪足少,以宿主肠液、细菌、真菌为食,无明显侵袭能力,不吞噬红细胞,寄生于结肠腔,又称为肠腔型滋养体。小滋养体是大滋养体和包囊的中间型,当宿主免疫功能及肠道环境恢复正常时,形成包囊。滋养体抵抗力弱,在体外极易死亡,且易被胃酸杀灭,无传播作用。

(二) 包囊

包囊(cyst)是溶组织内阿米巴的感染形态。呈无色透明的类圆形,直径 10~20μm,碘液染色后呈黄色,外周为透明的囊壁,内含 1~4 个核,中央有核仁。成熟的 4 核包囊有感染性,染成棕色的糖原泡和透明的杆状拟染色体,不易见到。未成熟包囊有 1~2 个核,常见糖原泡和拟染色体。包囊对外界抵抗力较强,能耐受人体胃酸的作用,起传播作用。如果人体被感染后,包囊在小肠下段受到碱性消化液的作用,囊壁变薄,虫体活动,并从囊壁小泡逸出而形成小滋养体。在回盲部黏膜皱褶或肠腺窝处分裂繁殖,重复其生活过程。包囊在粪便中能存活 2 周以上;在水中能存活 5 周,普通饮水消毒的余氯浓度无杀灭作用,但加热至 50℃数分钟即可杀死;10% 苯酚、50% 乙醇可杀死包囊。

【流行病学】

(一) 传染源

慢性病人、恢复期病人及无症状包囊携带者粪便中持续排出包囊,为主要传染源。急性期病人多排出滋养体,不成为传染源。

(二) 传播途径

经口感染是主要传播途径。多为人摄入溶组织内阿米巴包囊污染的食物和饮水、蔬菜等。苍蝇和蟑螂可携带包囊,也起到一定的传播作用。

(三) 人群易感性

人群普遍易感,感染后可产生特异抗体,滴度虽高,但不具有保护作用,故可重复感染。营养不良、免疫功能低下及接受免疫抑制剂治疗者,发病机会多,病情较重。

(四)流行特征

本病遍及全球,以热带、亚热带及温带地区多见。感染率与当地经济条件、卫生状况、生活环境和饮食习惯有关。通常以青壮年感染率高,男性多于女性。农村多于城市,夏秋季多见。

【发病机制与病理解剖】

(一)发病机制

1. 侵入宿主 溶组织内阿米巴包囊通过污染食物和水被摄入后,胃内未被胃液杀死的包囊进入小肠下段,囊壁被肠液消化,滋养体脱囊而出,随粪便下降至盲肠或结肠等部位,以细菌和食物残渣为营养。若机体情况良好,滋养体变为包囊,成为无症状排包囊者。若原虫侵袭力强,或机体营养不良、感染、肠道功能紊乱、肠壁受损时,小滋养体可侵入肠壁组织发育成大滋养体,吞噬红细胞及组织细胞,损伤肠壁,形成溃疡性病灶。

2. 损伤宿主 溶组织内阿米巴对宿主损伤主要通过其接触性杀伤机制,包括变形、活动、黏附、酶溶解、细胞毒和吞噬等作用损伤靶细胞。大滋养体伪足的运动可主动靠近、侵入肠组织,大滋养体在黏膜下层繁殖、扩散,并释放出多种酶,引起组织溶解性坏死,并不断向纵深发展,形成局限性脓肿。滋养体可分泌具有肠毒素样活性的物质,可引起肠蠕动增快、肠痉挛而出现腹痛、腹泻。

(二)病理解剖

病变主要在结肠,依次在盲肠、升结肠、直肠、乙状结肠、阑尾和回肠末端。病变初期为细小的散在性浅表糜烂,继而形成较多孤立而色泽较浅的小脓肿,破溃后形成边缘不整、口小底大的烧瓶样溃疡,基底为黏膜肌层,从中可排出棕黄色坏死物质,内含溶解的细胞碎片、黏液和滋养体。溃疡大小由针帽大小至 3~4cm,呈圆形或不规则,溃疡间黏膜大多完好。病灶周围炎症一般较轻,当继发细菌感染时,黏膜可广泛充血水肿。若溃疡不断深入,可广泛破坏黏膜下层,使大片黏膜坏死脱落,若进一步累及肌层及浆膜层可并发肠出血和肠穿孔。慢性期病变,组织破坏与修复并存,肠黏膜上皮增生,肠壁肥厚,可有肠息肉、肉芽肿或呈瘢痕性狭窄。

【临床表现】

潜伏期平均是 3 周。短者数日,长者 1 年以上。

(一)无症状型阿米巴痢疾(包囊携带者)

临床无症状,多次粪检时查到阿米巴包囊。当被感染者的免疫力低下时,可转变为急性阿米巴痢疾。

(二)急性阿米巴痢疾

1. 轻型 临床症状较轻,表现为腹痛、腹泻。粪便中有溶组织内阿米巴滋养体和包囊。肠道病变轻微,有特异抗体形成。当机体抵抗力低下时,可发生痢疾样症状。

2. 普通型 起病缓慢,以腹痛、腹泻开始。大便每日 10 余次,量中等,混有黏液和脓血,呈暗红色果酱样,粪质较多,有腥臭味。若病变累及直肠,可有里急后重,伴有腹胀和轻度腹痛,盲肠与升结肠部位轻度压痛。全身中毒症状较轻,多无发热或仅有低热。症状持续数日或数周后可自行缓解,但易复发或转为慢性。

3. 暴发型 此型少见,多发生在感染严重、体弱、营养不良者。起病急,畏寒、高热、剧烈腹痛、腹胀,伴恶心、呕吐及频繁腹泻,粪便为水样或洗肉水样,里急后重及腹部压痛明显。有不同程度的脱水与电解质紊乱,有时可出现休克,易并发肠出血和肠穿孔。若处理不当,可在 1~2 周内出现毒血症或并发症而死亡。

(三)慢性阿米巴痢疾

急性阿米巴痢疾病人的临床表现若持续存在达 2 个月以上,则为慢性。腹泻反复发作,或与便秘交替出现。症状可持续存在或有间歇,间歇期长短不一,可无任何症状。久病者常伴有贫血、乏力、消瘦等。

【并发症】

(一)肠道并发症

1. **肠出血** 肠黏膜溃疡侵袭肠壁血管时可引起不同程度肠出血,少量出血多由浅表溃疡渗血所致,侵袭大血管时,可致大出血,甚至失血性休克。

2. **肠穿孔** 多见于暴发型或有深溃疡的病人,是最严重并发症。穿孔部位多在盲肠、阑尾和升结肠。慢性肠穿孔先发生肠粘连,后形成内瘘,一般无剧烈腹痛,有进行性腹胀、肠鸣音消失及局限性腹膜刺激征。

3. **阑尾炎** 因本病好发于盲肠,故累及阑尾机会多。

4. **结肠病变** 慢性病例由于粘连增生常可在盲肠、乙状结肠及直肠等处引起肉芽肿及阿米巴瘤,部分病人发生完全性肠梗阻或肠套叠。

5. **直肠-肛周瘘管** 溶组织内阿米巴滋养体自直肠侵入,形成直肠-肛周瘘管,也可为直肠-阴道瘘管,管口常有粪臭味的脓液流出。若只做手术治疗不作病原治疗,易复发。

(二)肠外并发症

阿米巴滋养体可自肠道经肠壁静脉、淋巴管或直接蔓延至肝、肺、胸膜、心包、脑、泌尿生殖道或邻近皮肤,形成脓肿或溃疡,引起相应脏器的阿米巴病,其中以阿米巴肝脓肿最常见。

【实验室与其他检查】

(一)血常规检查

并发细菌感染时,血白细胞总数增多,以中性粒细胞增多为主。

(二)粪便检查

粪便镜检中可查到滋养体、包囊具有确诊意义。粪便呈果酱样、腥臭、含血及黏液;为提高粪检阳性率,取黏液脓血部分送检。

(三)抗原抗体检测

1. **检测特异性抗体** ①特异性 IgG 抗体:阳性提示既往或者现症感染,阴性可排除本病;②特异性 IgM 抗体:阳性提示现症感染,阴性者不能排除本病。

2. **检测特异性抗原** 单克隆抗体或多克隆抗体检测病人粪便中溶组织内阿米巴滋养体抗原,灵敏度高、特异性强,检测阳性可作为确诊的依据。

(四)分子生物学检测

DNA 探针杂交技术、聚合酶链反应(PCR)可用于检测或鉴定病人粪便、脓液或血液中溶组织内阿米巴滋养体 DNA,也是特异和灵敏的诊断方法。

(五)结肠镜检查

肠壁可见大小不等的散在性溃疡,表面覆盖有黄色脓液,边缘整齐,稍有充血,溃疡间黏膜多正常。取溃疡面部分涂片及活检可查到滋养体。

【诊断与鉴别诊断】

(一)诊断

1. **流行病学史** 询问发病前是否有不洁饮食史或与慢性腹泻病人密切接触史。

2. **临床表现** 起病缓慢,腹痛、腹泻,每日排暗红色果酱样大便 3~10 次,每次粪便量较多,有腥臭味,腹胀、腹痛、右下腹压痛明显,肠鸣音亢进。病人常无发热或仅有低热,常无里急后重感。

3. **实验室检查** 粪便中检测到溶组织内阿米巴滋养体和包囊可确诊。可在血液中检测出抗溶组织内阿米巴滋养体的抗体,粪便中可检测出溶组织内阿米巴滋养体抗原或特异性 DNA。

4. **诊断性治疗** 当临床上高度怀疑本病而又无法确诊时,选用抗阿米巴药物治疗,如效果确切,诊断亦可成立。

（二）鉴别诊断

1. 细菌性痢疾 起病急，临床上以发热、腹痛、腹泻、里急后重及黏液脓血便为特征，每次排便量少，粪质少，左下腹压痛常见。血中白细胞总数增多，中性粒细胞增多。粪便镜检有大量红、白细胞，并有脓细胞。粪便培养有痢疾杆菌生长。

2. 血吸虫病 病人有疫水接触史，间歇性腹痛、腹泻、肝脾大、黏液血性便，血中白细胞总数及嗜酸性粒细胞显著增多，粪便中检出血吸虫虫卵或孵出毛蚴。血吸虫循环抗原或抗体阳性。

3. 结肠癌、直肠癌 直肠癌病人常腹泻，每日便次多，量少，带黏液、血液。左侧结肠癌者有排便习惯改变并有不畅感，粪便变细且含有血液，有渐进性腹胀感。右侧结肠癌者有排便不畅，粪便糊状伴有黏液，很少有鲜血，隐血试验阳性。肛门指检、X线钡餐造影、结肠镜检查有助于鉴别。

4. 慢性非特异性溃疡性结肠炎 临床表现与慢性阿米巴痢疾相似。粪便多次病原体检查阴性，血清阿米巴抗体阴性，病原治疗无效，此时可考虑本病。结肠镜检查有助于诊断。

5. 肠结核 多数有原发性结核病灶，有长期低热、盗汗、消瘦，粪便多呈黄色糊状，带黏液少量脓血，腹泻与便秘交替，结核菌素试验阳性，抗结核药物治疗有效。

6. 细菌性食物中毒 有不洁饮食史，同食者常同时或先后发病，潜伏期较短，多为数小时。急性起病，呕吐多见，脐周压痛，每次排便量较多，中毒症状较重。剩余食物、呕吐物或排泄物培养可有致病菌生长。

【治疗】

（一）一般治疗

急性期应卧床休息，给予流质、半流质饮食无渣饮食，注意补充水分和热量。慢性期应加强营养，增强体质，避免刺激性食物。暴发型给予输血、输液等支持疗法。

（二）病原治疗

1. 硝基咪唑类 对阿米巴滋养体有强大的杀灭作用，是目前治疗肠内、外各型阿米巴病的首选药物。妊娠3个月内、哺乳期以及有血液病史和神经系统疾病者禁用本药。

（1）甲硝唑：成人口服每次0.4g，每天3次，10d为一个疗程。小儿35mg/（kg·d），分三次口服，10d为一个疗程。重症阿米巴病可用甲硝唑静脉滴注，成人每次0.5g，每隔8h一次，病情好转后12h一次，或口服，10d为一个疗程。

（2）替硝唑：成人每次2g，1次/d，口服，5d为一个疗程。重症阿米巴病可静脉滴注。

（3）其他硝基咪唑类：成人口服奥硝唑每次0.5g，2次/d，10d一个疗程。成人口服塞克硝唑每日2g，1次口服，5d为一个疗程。

2. 二氯尼特 又名糠酯酰胺，是目前最有效的杀包囊的药物；孕妇禁用。

3. 抗菌药物 可选用巴龙霉素、喹诺酮类等抗菌药物。主要通过抑制肠道共生细菌而影响阿米巴的生长繁殖。

（三）并发症治疗

肠出血量大者应及时输血，肠穿孔者应在替硝唑和抗生素控制下及时进行外科手术。

【预防】

彻底治疗病人和无症状排包囊者，消化道隔离至隔日1次大便培养连续2次阴性为止。做好卫生宣传工作，加强水、食物及粪便管理，消灭苍蝇和蟑螂。养成良好的卫生习惯，饭前便后要洗手，不饮生水，不吃生菜。

【预后】

无并发症病人及达到有效病原治疗的病人预后良好。有肠道并发症及治疗不彻底者易反复发作。暴发型者预后较差，并发严重肠出血、肠穿孔、弥漫性腹膜炎者预后不良。

二、阿米巴肝脓肿

案例导入

病人,男性,60 岁。因发热 1 个月,咳咖啡色痰 2d 入院。病人 1 个月前出现发热,体温
37~39℃,盗汗、消瘦明显,2d 前突起咳嗽,咳咖啡色痰,200ml/d。查体:T 38.5℃,P 90 次/min;
慢性重病容,皮肤巩膜无黄染;右下胸隆起,局部有水肿,压痛明显;右下肺呼吸音减弱,可闻及
湿啰音;肝肋下 3cm,质地中等;脾未触及。血常规:Hb 102g/L,WBC 10 × 10^9/L,N 0.75,L 0.20。
胸片:右膈升高,活动受限,右侧胸腔可见积液。

请思考:

1. 本病最可能的诊断是什么?

2. 为明确本病的诊断需要做哪些检查?

3. 本病合理的治疗措施有哪些?

阿米巴肝脓肿(amebic liver abscess)的病理学改变是溶组织内阿米巴通过门静脉到达肝脏,引
起肝细胞溶化、坏死,形成脓肿,又称为阿米巴肝病,是肠阿米巴病最常见、最重要的肠外并发症。
以长期发热、全身性消耗、肝区疼痛、肝大有压痛、白细胞总数增多为主要临床特征。约半数病人在
1 周或数年前曾有患肠阿米巴病的病史。

【发病机制与病理解剖】

(一)发病机制

阿米巴肝脓肿可发生在溶组织内阿米巴感染数月或数年之后。侵入肠壁的滋养体可经门静脉、淋
巴管或直接蔓延侵入肝脏引起小静脉炎和周围静脉炎。并在肝脏内繁殖,形成微静脉栓塞,使肝脏缺
血、坏死;阿米巴的溶组织作用可使组织液化,坏死扩大,而形成脓肿。自原虫侵入至脓肿形成,平均需
1 个月以上。因原虫经门静脉血行扩散,故早期以多发性小脓肿较为常见,以后互相融合形成单个大脓
肿。脓肿较大时,可使肝包膜伸展而引起疼痛,并向邻近组织穿破,引起各种并发症。脓腔有继发细菌
感染时,则脓液失去典型特征,呈黄色或黄绿色,有臭味,并有大量脓细胞,临床上可出现毒血症表现。

(二)病理解剖

肝脓肿常为单个大脓肿,也可为多发性,大多位于肝右叶顶部,由于原发病灶多在盲肠、升结
肠,该处血流大部分进入肝右叶,因而肝脓肿多见于右叶。脓肿中央为一大片坏死区,其脓液为液
化的肝组织,含有溶解和坏死的肝细胞、红细胞、脂肪、夏科-莱登结晶,呈棕褐色或"巧克力"色,有
腥臭味。脓肿有明显的薄壁,附着有尚未彻底液化的坏死组织,外观似棉絮状。

【临床表现】

临床表现的轻重与脓肿的位置、大小及是否合并细菌感染等有关。

(一)一般表现

起病多缓慢,常以发热、盗汗等症状开始,偶有突然高热、寒战起病。发热以弛张热或间歇热多
见,清晨体温较低,黄昏时体温最高,夜间热退而盗汗,可持续数月。常伴食欲缺乏、恶心、呕吐、腹
胀及体重下降。

(二)肝脓肿表现

肝脏进行性肿大、肝区疼痛、压痛伴叩击痛。还有:

1. 刺激膈神经表现 当脓肿向上发展时,因刺激膈神经,疼痛可向右肩部放射,如脓肿接近膈
肌,可出现反应性胸膜炎和右侧胸腔积液,引起咳嗽、气急、右胸痛等症状。

2. 不同部位肝脓肿表现 脓肿浅表时可有局限性隆起、压痛和波动感;脓肿位于肝前下缘时,

常表现为右上腹痛、压痛、反跳痛、肌紧张,类似胆囊炎;脓肿位于右叶中央部位时,症状不明显,待脓肿增大时,才出现肝区下垂样疼痛;左叶肝脓肿时,疼痛出现早,类似溃疡病穿孔表现或有剑突下肝大或中腹、左上腹部包块。

(三)其他表现

本病很少引起脾大。多发性脓肿时可出现黄疸。慢性病例发热多不明显,可有消瘦、贫血、水肿等。少数病人肝大可向邻近器官或组织穿破而并发脓胸、肺脓肿、膈下脓肿、心包积脓、弥漫性或局限性腹膜炎。

【诊断与鉴别诊断】

(一)诊断

1. 临床表现 起病缓慢,长期不规则发热,右上腹痛,肝大、肝区压痛及叩击痛,有痢疾史和腹泻病史,需考虑本病的可能。抗菌药物治疗无效时,更应考虑本病。

2. 实验室与其他检查

(1)血常规检查:急性期白细胞总数增多,平均高达 $50 \times 10^9/L$ 以上,以中性粒细胞增多为主。慢性期白细胞总数大多正常甚至减少,血红蛋白降低。

(2)粪便检查:可找到溶组织内阿米巴滋养体和包囊。

(3)脓肿穿刺液检查:选择局部压痛最明显处或在 B 超定位下进行,一般多在右侧腋中线第 7、8 肋间穿刺,如获得典型脓液呈棕褐色、黏稠、有腥臭味,即有诊断意义。若在脓液中找到阿米巴滋养体或阿米巴抗原,即可确诊。

(4)肝功能检查:大部分有轻度肝功能受损的表现。

(5)抗原抗体检测:溶组织内阿米巴 IgG 抗体阴性者,一般可排除本病;特异性 IgM 抗体阳性提示近期或现症感染,阴性不能排除本病。单克隆抗体、多克隆抗体检测病人粪便溶组织内阿米巴滋养体抗原阳性可明确诊断。

(6)分子生物学检测:DNA 探针杂交技术、聚合酶链反应(PCR)检测溶组织内阿米巴 DNA,有助于诊断。

(7)影像学检查:①X 线摄影检查:可见右侧膈肌抬高,运动受限或伴右肺底云雾状阴影,胸膜反应或胸腔积液。②B 超检查:提示肝大,可明确脓肿的数目、部位、大小,以指导临床医师作肝穿刺排脓或手术治疗。③其他:必要时可做 CT、MRI 等检查。

3. 诊断性治疗 经各种检查不能确诊而又高度疑似本病时,可用高效、速效的阿米巴药物如甲硝唑等治疗,若治疗有效,可以确诊。

(二)鉴别诊断

1. 细菌性肝脓肿(表 6-1)

表 6-1 阿米巴肝脓肿与细菌性肝脓肿的鉴别诊断

鉴别要点	阿米巴肝脓肿	细菌性肝脓肿
病史	有肠阿米巴病病史	常于败血症或腹部化脓性疾患后发生
症状	起病缓慢,病程长,毒血症症状轻	起病急,毒血症症状显著,如高热、寒战
肝脏肿大	肿大与压痛显著,可局部隆起,脓肿常为大型单个,右叶多见	肿大不显著,局部压痛较轻,一般无局部隆起,脓肿常为小型,多发
肝穿刺	脓量多,大多呈棕褐色,可找到阿米巴滋养体	脓液少,黄白色,细菌培养阳性,肝组织病理检查可见化脓性病变
血常规	白细胞轻、中度增多,细菌培养阴性	白细胞总数、中性粒细胞显著增多,有核左移,细菌培养可阳性
阿米巴抗体	阳性	阴性

鉴别要点	阿米巴肝脓肿	细菌性肝脓肿
治疗反应	甲硝唑、氯喹治疗有效	抗生素治疗有效
预后	相对较好	易复发

2. 原发性肝癌　一般无明显的发热,有慢性肝炎或肝硬化病史,进行性消瘦,肝脏肿大迅速,质硬而表面不平,经甲胎蛋白及影像学检查可确诊。

3. 其他　肝棘球蚴病、肝血管瘤、急性血吸虫病、膈下脓肿、胆囊炎、胆石症等亦应鉴别。

【治疗】

(一)病原治疗

根治阿米巴肝脓肿应选用组织内杀阿米巴药物为主,辅以杀肠内抗阿米巴的药物。

1. 硝基咪唑类

(1)甲硝唑:为治疗首选药物,每次 0.4g,3 次/d,连服 10d 为一个疗程。一般病情于 2 周左右恢复,脓腔吸收在 4 个月左右。重者可静脉滴注。

(2)替硝唑:疗效好,反应少,疗程短。成人 2g/d,1 次口服,连服 5d 为一个疗程。重者可静脉滴注。

2. 氯喹　少数对硝基咪唑类无效者可换氯喹。口服磷酸氯喹,成人每次 0.5g,2 次/d,2d 后改为每次 0.25g,每天 2 次,2~3 周为一个疗程。

3. 抗生素　并发细菌感染者可选用对病原菌敏感的抗生素。

(二)肝穿刺引流

1. 适应证　①B 超显示肝脓肿直径在 3cm 以上,靠近体表者;②经 5~7d 药物治疗无显著改变者;③脓肿位置表浅,压痛明显,随时有穿孔危险者,可行肝穿刺引流,以加快脓肿愈合。

2. 注意事项　①应于抗阿米巴治疗后 2~4d,在 B 超探查定位下进行;②穿刺次数不宜过多,以免继发感染;③每次穿刺尽量吸净脓液,脓液黏稠,应注入生理盐水冲洗后,再抽取;④较大脓肿在抽脓后,可注入甲硝唑 0.5g,有助于脓腔愈合。

(三)对症与支持疗法

卧床休息,给予高热量、高蛋白饮食,补充维生素。

(四)外科治疗

适应证:①左叶肝脓肿,估计穿刺易损伤邻近重要器官者;②肝脓肿穿破入腹腔,引起弥漫性腹膜炎者;③多发性脓肿,至穿刺引流困难或失败者;④经抗阿米巴治疗、肝穿刺及抗生素等反复治疗无效或引流不畅者。

【预防】

本病的预防重点在于及时彻底治疗肠阿米巴病,杜绝传染源,防止后患;其他预防措施与肠阿米巴病相同。

> **知识链接**
>
> ### 食脑虫(狒狒巴拉姆希阿米巴)
>
> 国家传染病医学中心、复旦大学附属华山医院感染科曾发布过一个 15 岁的孩子因感染狒狒巴拉姆希阿米巴(食脑虫)所致脑炎去世的情况。孩子平时经常在河塘中游泳,2018 年 12 月出现鼻部破损,组织病理提示肉芽肿性病变。在 2019 年 5 月 23 日出现发热,6 月 2 日,孩子求医到华山医院,脑脊液经宏基因组二代测序检测显示:病原体是狒狒巴拉姆希阿米巴。同年 6 月 9 日,孩子经抢救无效去世。

狒狒巴拉姆希阿米巴是 3 种可以感染脑部的阿米巴原虫之一,在淡水湖泊与土壤等处广泛存在,可通过鼻腔和皮肤伤口进入人体,引起脑部感染。狒狒巴拉姆希阿米巴导致的脑病,临床上很罕见,但后果严重。近 3 年在我国确诊过 27 例。暑期旅游,专家建议大家出外游玩时尽量避开温暖的死水、流动性差的水域,必要时使用鼻夹,身体有伤口时也尽量避免与水相关的活动。

(陈 军)

第三节　弓形体病

案例导入

病人,男性,40 岁。因左眼视物模糊 1 个月,发热伴左身麻木 12d 来诊。有不洁性生活史,查体:T 38.5℃,P 118 次/min,R 24 次/min,BP 110/80mmHg;颈软,双侧瞳孔等大,直径 3mm,对光反射存在,双眼视力较之前下降,左眼视物模糊;双肺呼吸音粗,未闻及干湿啰音及哮鸣音;左上肢 90°被动屈曲,肌张力高,左下肢肌力 2 级,肌张力稍高,右侧肢体肌张力、肌力正常,双下肢无水肿;生理反射存在,病理反射未引出。

请思考:

1. 本病最可能的诊断是什么?
2. 为明确本病的诊断,需要做哪些检查?
3. 本病的治疗措施有哪些?

弓形体病(toxoplasmosis)是由刚地弓形体感染引起的人兽共患性原虫疾病。该病为全球性疾病,呈世界性分布。人可以通过先天性和获得性两种途径被感染。人体多为隐性感染,主要侵犯眼、脑、心、肝、淋巴结等组织和器官,临床表现复杂多样,易误诊。孕妇感染后可通过胎盘感染胎儿,直接影响胎儿发育,致畸严重。它是艾滋病病人重要的机会性感染之一。

【病原学】

刚地弓形体,属于球虫目,弓形体科,弓形虫属。弓形体生活周期需要两个宿主,中间宿主为哺乳动物、鱼类、鸟类、昆虫类等动物和人类,终末宿主为猫和猫科动物。弓形体有 5 个发育期:速殖子期、缓殖子期、裂殖子期、配子体期、子孢子期,前 3 期为无性生殖,后 2 期为有性生殖。根据其不同的发育阶段有 5 种形态,包括滋养体、包囊、裂殖体、配子体和卵囊。其中滋养体、包囊、卵囊与传播及致病有关。中间宿主体内只出现滋养体和包囊。终宿主体内五种形态并存。

不同发育期的弓形体抵抗力有明显差异。滋养体对温度和消毒剂较敏感,加热 54℃ 能存活10min。但对寒冷有抵抗力;在 1% 甲酚皂溶液或盐酸溶液中 1min 即死亡。包囊的抵抗力较强,4℃可存活 68d,胃液内可耐受 3h,但不耐干燥,56℃ 10min 即可死亡。卵囊对酸、碱和常用消毒剂的抵抗力较强,但对热抵抗力较弱,因此,加热是防止卵囊传播最有效的方法。

【流行病学】

(一)传染源

传染源主要为动物,猫和猫科动物是本病最重要的传染源。其次为猪、羊、狗、鼠等。

(二)传播途径

有先天性和获得性两种。前者指胎儿在母体内经胎盘而感染;后者主要经口感染,可因食入未熟的含弓形体的肉、蛋、奶类而感染。接触被卵囊污染的土壤、水源也是重要的传播途径,也可经损伤的皮肤和黏膜传播。经输血、器官移植可在人与人之间传播弓形体病。节肢动物携带卵囊也具有一定传播意义。

（三）易感人群

人类普遍易感。动物饲养员、屠宰厂工作人员以及医务人员等较易感染。新感染的孕妇，其胎儿感染率较高。免疫功能低下者如接受免疫抑制治疗者、肿瘤、器官移植和艾滋病等人群易感染本病，且多为显性感染。

（四）流行特征

本病呈世界性分布。2018 年 WHO 报告显示，全球范围内有 25%~50% 的人口曾经感染过弓形体，多数为隐性感染。我国为流行地区，人群感染率较高，少数民族地区以及农村感染率更高，其分布无明显季节差异，一般呈散发。偶见家庭聚集现象。

【发病机制与病理解剖】

（一）发病机制

弓形体主要经消化道进入人体。经局部淋巴结或直接入血液循环，造成虫血症。初次感染，血中的弓形体很快侵入人体各组织器官，在细胞内以原虫（速殖子）形式迅速分裂增殖，直至宿主细胞破裂后，速殖子逸出再侵入邻近细胞，如此反复，使局部组织坏死，伴以单核细胞浸润为主的急性炎症反应。包囊内的原虫（缓殖子）是引起慢性感染的主要原因。包囊因缓殖子增殖而体积增大，挤压器官，造成功能障碍。此外，游离虫体可刺激机体发生迟发型超敏反应，并形成肉芽肿。

宿主感染弓形体后，正常情况下可产生有效的保护免疫。多数无明显症状，当宿主有免疫功能缺损时才引起弓形体病。即使隐性感杂，也可导致复发或致死的播散性感染。

（二）病理解剖

肠系膜淋巴结肿大。有点状出血、坏死灶。肺内可见坚硬的白色结节、坏死斑。脾大、坏死，血管周围有浸润现象。眼内可见局部坏死灶，脑部表现为局限性或弥漫性脑膜炎。

【临床表现】

多数为无症状带虫者，仅少数发病。临床上轻型多为隐性感染，重者可出现多器官功能损害。

（一）先天性弓形体病

主要发生在初次感染的孕妇，呈急性经过。若母体于妊娠早期感染，多引起流产、死产或生下发育缺陷儿；妊娠中期感染，多出现死胎、早产和严重的脑、眼疾病；妊娠晚期感染，胎儿发育可正常，但可发生早产，或出生后逐渐出现症状。如心脏畸形、心脏传导阻滞、耳聋、小头畸形或智力低下。

（二）获得性弓形体病

因虫体侵袭部位与机体反应性不同而临床表现不同，轻者多为隐性感染，主要表现为淋巴结肿大。重者可并发心肌炎、肺炎，也可出现中枢神经系统症状。而艾滋病、肿瘤等免疫功能低下者，常表现为脑炎、脑膜脑炎、癫痫和精神异常。眼病表现以脉络膜视网膜炎多见。

【实验室检查】

（一）病原检查

1.直接涂片　取病人血液、骨髓液或脑脊液、胸腹水，痰液、支气管肺泡灌洗液、房水、羊水等涂片，用常规染色或免疫细胞化学法检测，可发现弓形体花环、链条和簇状群体，位于细胞质内。取淋巴结、肌肉、肝脏、胎盘等活组织切片，行瑞氏或吉姆萨染色镜检可找到滋养体或包囊，阳性率不高。

2.动物接种　取待检体液或组织悬液，接种于小白鼠腹腔内，可引起感染并找到病原体，若第一代接种阴性，应至少盲目传代 3 次。

3.细胞培养　弓形体速殖子适应多种传代细胞系。

(二) 抗原抗体检测

1. 检测血清中的抗虫体表膜抗体 所用抗原主要有速殖子可溶性抗原(胞质抗原)和胞膜抗原。前者抗体出现较早,特异性、敏感性、重复性好,是检测的首选方法。而后者的抗体出现较晚。可采用多种方法同时检测提高检出率。

2. 检测血清体液中的弓形体循环抗原 常用 ELISA 法,具有较高特异性,是弓形体急性感染的可靠指标。

3. 皮肤试验 弓形体素皮内试验较特异,感染后阳性出现较晚。但持续时间很长,适用于流行病学调查。

(三) 其他

外周血白细胞略高,淋巴细胞或嗜酸性粒细胞比例升高,有时可见异型淋巴细胞。

【并发症】

主要为继发细菌感染,可出现寒战、高热、毒血症状。尤其胎儿、婴幼儿、艾滋病、肿瘤病人及长期应用免疫抑制剂者患病后,极易继发细菌感染。

【诊断与鉴别诊断】

1. 诊断 若有视网膜脉络膜炎、脑积水、小头畸形、眼球过小或脑钙化的病人,应考虑本病,确诊则必须找到病原体或抗原抗体检测阳性。

2. 鉴别诊断 先天性弓形体病应与 TORCH 综合征(风疹、巨细胞病毒感染、单纯疱疹、梅毒和弓形体病)中的其他疾病相鉴别。此外,尚需要与李斯特菌、梅毒或其他感染性脑病、传染性单核细胞增多症、胎儿败血症、淋巴结结核等鉴别。

【治疗】

(一) 病原治疗

成人弓形体感染多呈无症状带虫状态,一般不需要抗虫治疗。仅有以下情况者才进行抗虫治疗:①急性弓形体病;②免疫功能缺损,如艾滋病、恶性肿瘤、器官移植者出现弓形体感染;③孕妇急性弓形体感染;④先天性弓形体病。

治疗药物的选择与用药时间取决于弓形体病的临床表现和免疫状态。目前公认药物有乙胺嘧啶、磺胺嘧啶、阿奇霉素、乙酰螺旋霉素、克林霉素等。乙胺嘧啶和磺胺嘧啶联合治疗有协同作用。免疫功能正常急性感染者疗程 1 个月,免疫功能低下者应适当延长疗程,伴有艾滋病者应予维持量长期服用。乙胺嘧啶有致畸作用,故孕妇在妊娠 4 个月内可选用乙酰螺旋霉素治疗。

(二) 支持疗法

可采取加强免疫功能的措施,如给予胸腺素 α_1 等药物。对眼弓形体病和弓形体脑炎等可应用肾上腺糖皮质激素以防治脑水肿。

【预防】

(一) 管理传染源

搞好环境卫生,管理好水源、粪便及禽畜。

(二) 切断传播途径

杜绝吃生肉及不熟肉、蛋及乳类的生活习惯。避免与猫、狗等接触。

(三) 保护易感人群

1. 对易感人群,如屠宰场及肉类加工人员等,要搞好个人卫生,定期检测血清抗体。

2. 妊娠前定期检查 孕妇应定期检测血清抗体,首次检测的孕期为 10~12 周,阴性者须在 20~22 周时复查,如能确定有孕期感染,应积极治疗,并告知胎儿患病风险。复查阴性者,应于胎儿足月时再行第 3 次检测。首次检测 IgM 阳性提示为近期感染。对孕妇进行治疗可降低新生儿出生时的亚临床感染率。

3. 开展卫生宣传教育,提高医务人员和群众对弓形体病的认识,避免患病。

【预后】

取决于宿主的免疫功能以及受累器官。孕期感染可致妊娠异常或胎儿先天畸形。先天性弓形体病预后相对较差。免疫功能低下病人易发生全身播散。病死率高。而单纯淋巴结肿大型预后良好。

(陈 军)

第四节 黑 热 病

案例导入

病人,男性,15 岁,因间歇发热 3 个月入院。病人 3 个月前出现发热,持续 1 个月左右退热,间歇 2 周后又开始发热,渐发展成不规则低热,以下午为重,伴全身乏力、盗汗、牙龈出血。病人 4 个月前春游露宿时全身有被虫媒叮咬史。查体:T 38.0℃,全身浅表淋巴结多处肿大,质软,压痛不明显,脾大,肋下 3cm,质软。血常规:RBC 3.0×10^{12}/L,WBC 2.5×10^9/L。

请思考:

1. 本病最可能的诊断是什么?

2. 为明确本病的诊断需要做哪些检查?

3. 本病的药物治疗有哪些?

黑热病(kala-azar)又称为内脏利什曼病(visceral leishmaniasis),是由杜氏利什曼原虫引起、经白蛉叮咬传播的慢性地方性传染病。临床上以长期不规则发热、消瘦、贫血、进行性肝脾大、全血细胞减少及血清球蛋白升高为特征。可出现面部、手、足及腹部皮肤色素沉着。黑热病因发热及皮肤色素沉着而得名。本病属于我国法定丙类传染病。

【病原学】

杜氏利什曼原虫属于锥体科,是细胞内寄生的鞭毛虫。其主要侵犯内脏,寄生于单核巨噬细胞系统,引起黑热病。杜氏利什曼原虫分为前鞭毛体和无鞭毛体(利杜体)两个阶段。前者见于白蛉消化道,呈纺锤形,前端有游离鞭毛,长度约 $11\mu m \times 16\mu m$。无鞭毛体见于人和其他哺乳动物体内,呈圆形或卵圆形,大小约为 $4.4\mu m \times 2.8\mu m$,寄生于单核巨噬细胞内。以上两型均以二分裂法繁殖。

当雌性白蛉叮咬病人与被感染的动物时,将血中的利杜体吸入胃中,2~3d 后可发育为成熟前鞭毛体,活动力加强并迅速以二分裂法繁殖,1 周后前鞭毛体大量聚集于白蛉口腔及喙处,此时当白蛉再叮咬人或动物宿主时,成熟的前鞭毛体便随唾液侵入,在皮下组织鞭毛脱落成为无鞭毛体。有些无鞭毛体被巨噬细胞所吞噬,有些则可侵入血流,到达身体各部位如肝、脾、骨髓和淋巴结等的单核巨噬细胞系统中大量繁殖引起病变。杜氏利什曼原虫的生活周期见图 6-2。

【流行病学】

(一)传染源

病人与病犬为主要传染源。城市平原地区以病人为主要传染源,丘陵山区以病犬为主要传染源,边远荒漠地区以野生动物为主要传染源。

(二)传播途径

主要通过雌性白蛉叮咬传播,偶尔可经破损皮肤和口腔黏膜、胎盘或输血传播。中华白蛉是我国黑热病的主要传播媒介。

（三）人群易感性

人群普遍易感，以儿童和青壮年为主，病后有持久免疫力。

（四）流行特征

本病为地方性传染病，但分布广泛，我国流行于长江以北 17 个省份（自治区、直辖市）。起病缓慢，发病无明显季节性。农村较城市多发，男性较女性多见，人源型以较大儿童及青壮年发病多见，犬源型及自然疫源型以儿童多见。

【发病机制与病理解剖】

当感染的白蛉叮咬人时，将前鞭毛体注入皮下，少部分被中性粒细胞破坏，大部分被巨噬细胞所吞噬并在其内繁殖、增生，随血液流至全身，破坏巨噬细胞，又被其他单核巨噬细胞所吞噬，如此反复，导致机体单核巨噬细胞大量增生，以肝、脾、骨髓、淋巴结等部位的为主。细

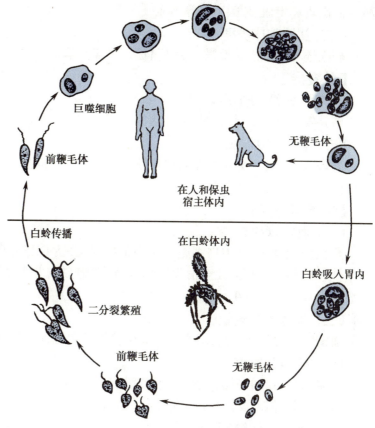

图 6-2　杜氏利什曼原虫生活史

胞增生和继发的阻塞性充血是肝、脾、淋巴结肿大的基本原因。由于脾功能亢进及细胞毒性变态反应所致的免疫性溶血，可引起全血细胞减少，病人易发生贫血、鼻出血、齿龈出血，继发感染。因浆细胞大量增加，引起血清球蛋白升高。

脾脏显著肿大，巨噬细胞增生，内含大量无鞭毛体。浆细胞增生，使血浆球蛋白升高。肝脏呈轻至中度肿大，星状细胞及肝窦内巨噬细胞内有大量无鞭毛体。肝细胞受压而萎缩、脂肪变性。严重者汇管区可有纤维组织增生，形成胆汁性肝硬化，若大量纤维组织伸展到肝小叶内可产生小叶内肝硬化；骨髓组织高度增生，呈暗红色，脂肪明显减少；淋巴结轻至中度肿大，其皮质和髓质内均可以找到无鞭毛体的巨噬细胞，浆细胞增多；巨噬细胞大量增生，充满无鞭毛体，中性粒细胞、嗜酸性粒细胞及血小板生成均显著减少。

【临床表现】

潜伏期长短不一，10d 至数年，平均为 3~5 个月。起病多缓慢，症状轻而不典型，经 3~6 个月后，本病特征逐渐明显，病情缓解与加重交替出现是本病的特点。

（一）典型临床表现

1. 发热　多为长期不规则发热，典型病例呈双峰热型，发热时可伴畏寒、盗汗、食欲缺乏、乏力、头昏、腹泻、呕吐等。可持续数日或数周后自行缓解。发热虽持续较久，但全身中毒症状不显著。

2. 脾、肝及淋巴结肿大　脾脏自起病 2~3 周即可触及，质地软，随病期延长，进行性增大、变硬，半年可平脐，年余可达盆腔，若脾内有梗死，则可引起脾区疼痛和压痛，因巨脾可致腹部膨隆，偶可闻及摩擦音。肝大轻于脾大，质地软，严重者可致肝硬化，偶有黄疸和腹水。淋巴结为轻度至中度肿大。

3. 贫血及营养不良　晚期病人贫血显著，常有精神萎靡、心悸、气短、头晕、面色苍白、水肿及皮肤粗糙等表现，皮肤颜色可加深故称为黑热病。重者可出现贫血性心脏病及心力衰竭。因血小板

减少而出现鼻出血、牙龈出血等出血倾向。

（二）其他临床类型

病人还可出现皮肤型黑热病和淋巴结型黑热病。

【并发症】

（一）继发细菌性感染

易并发肺部炎症、细菌性痢疾、齿龈溃烂、走马疳等。

（二）急性粒细胞缺乏症

表现为高热、极度衰竭、口咽部溃疡、坏死、局部淋巴结肿大以及外周血象中粒细胞明显减少，甚至消失。

【实验室检查】

（一）血常规检查

全血细胞减少，其中白细胞数减少最明显，多为 $(1.5\sim3.0)\times10^9/L$，重者可低于 $1\times10^9/L$，主要是中性粒细胞减少甚至完全消失，嗜酸性粒细胞数减少明显。贫血常为中度，血小板数明显降低，一般为 $(40\sim50)\times10^9/L$。血沉多增快。

（二）血清蛋白检测

血清球蛋白显著增高，球蛋白沉淀试验多呈阳性；白蛋白减少，白蛋白/球蛋白（A/G）可倒置。

（三）病原学检查

是确诊最可靠的方法，可做骨髓或淋巴结穿刺，必要时可做肝、脾穿刺涂片查利杜体，也可将穿刺物进行培养，但需较长时间才能获得结果。

（四）抗原抗体检测

用间接免疫荧光抗体试验，酶联免疫吸附法及间接血凝等方法检测特异性抗体，敏感性及特异性均较高，但可有假阳性。用单克隆抗体斑点试验检测循环抗原，特异性及敏感性较高，主要用于流行病学调查，用于早期诊断，也可用于疗效评估。

（五）分子生物学检测

近年来，可用聚合酶链反应（PCR）及 DNA 探针技术检测利杜体 DNA，敏感度和特异度高。

【诊断与鉴别诊断】

（一）诊断

1. **流行病学史** 有白蛉活动季节 5~9 月份，在流行地区居住或逗留史。

2. **临床表现** 起病缓慢，长期、反复不规则发热，进行性肝脾大、消瘦、贫血、白细胞减少等，而全身中毒症状较轻。

3. **实验室检查** 全血细胞减少，血清球蛋白升高，白蛋白降低，血清特异性抗原抗体检测阳性有助于诊断。骨髓、淋巴结或脾、肝组织穿刺涂片找到利杜体或穿刺物培养查见前鞭毛体可确诊。检测利什曼原虫核酸可确诊。

4. **治疗性诊断** 对高度疑似而未检出病原体的病人，可用葡萄糖酸锑钠试验治疗，若疗效显著有助于本病诊断。

（二）鉴别诊断

本病需要与其他长期发热、肝脾大及白细胞减少的疾病鉴别，如白血病、疟疾、慢性血吸虫病、布鲁氏菌病、恶性组织细胞病、结核、伤寒、霍奇金淋巴瘤等。

【治疗】

（一）一般治疗

卧床休息，高蛋白、高维生素饮食。应加强口腔、皮肤卫生及护理。贫血者给予铁剂、叶酸、维生素 B_{12} 和输血治疗等。

（二）病原治疗

1. 锑剂 首选葡萄糖酸锑钠,疗效迅速而显著。总剂量:成人 90~130mg/kg(以 50kg 为限),儿童 150~200mg/kg,均分 6 次,每天 1 次,静脉或肌内注射。病原消除率为 93%~99%,副作用少,合并心、肝疾病患者慎用。感染严重或体质衰弱者可采用 3 周疗法。总剂量:成人 150mg/kg,儿童 200mg/kg,均分 6 次,每周 2 次,用法同前,疗效相当。

2. 非锑剂 对锑剂无效或禁忌者可选下列非锑剂药物:

（1）**米替福新**:是近年来合成的一种口服新药,疗效好而且安全。成人每日口服 100mg,28d 为一个疗程。其疗效优于肌内注射葡萄糖酸锑钠,近期治愈率可达 100%,但复发率较高(2%~10%)。目前可作为肌内注射葡萄糖酸锑钠的替代治疗。

（2）**巴龙霉素**:成人按 15mg/(kg·d),21d 为一个疗程,可达到与葡萄糖酸锑钠制剂相似的效果,且安全、便宜。

（3）**喷他脒**:用新鲜配制的 10% 溶液肌内注射,每次 2~4mg/kg,每日或隔日 1 次,10~15d 为一个疗程。总剂量 60mg/kg,治愈率 70%。

（4）**羟脒替**:用 1% 普鲁卡因稀释成 2.5%~5% 溶液肌内注射;或用 25% 葡萄糖溶液稀释成 0.2% 溶液,静脉滴注,每天 1 次,每次 2~3mg/kg。10d 为一个疗程总剂量 90mg/kg,治愈率 80% 左右。

治愈标准:体温正常,症状消失,一般情况改善;增大的肝脾回缩;血象恢复正常;原虫消失;治疗结束随访半年以上无复发。

（三）脾切除

巨脾或伴脾功能亢进者,或多种治疗无效时应考虑脾切除。术后再给予病原治疗,治疗 1 年后无复发者视为治愈。

【预防】

（一）管理传染源

治疗病人,捕杀病犬。

（二）切断传播途径

在白蛉活动季节早期或高峰期喷洒敌敌畏,美曲磷脂(敌百虫)等药物以杀灭白蛉,防止其滋生。

（三）保护易感人群

用细孔纱窗或蚊帐,用邻苯二甲酸二甲酯涂皮肤,以防白蛉叮咬。

【预后】

主要取决于早期诊断和早期治疗及有无并发症。如未治疗,病人可于 2~3 年内因并发症而死亡。采用葡萄糖酸锑钠治疗后,病死率减少,治愈率达 95% 以上。少数可复发。有并发症者预后差。

（陈　军）

思考题

1. 简述抗疟原虫的治疗。
2. 简述肠阿米巴病的临床表现。
3. 简述肠阿米巴病的并发症及鉴别诊断。

ER 6-4

练习题

第七章 ｜ 蠕 虫 病

教学课件　　　　思维导图

学习目标

1. 掌握：吸虫病、肠绦虫病、丝虫病、线虫病、棘球蚴病的病原学、临床表现、预防措施及治疗措施。
2. 熟悉：吸虫病、肠绦虫病、丝虫病、线虫病、棘球蚴病的流行病学。
3. 了解：吸虫病、肠绦虫病、丝虫病、线虫病、棘球蚴病的发病机制及病理变化。
4. 能够：进行吸虫病、肠绦虫病、丝虫病、线虫病、棘球蚴病的诊治并开展健康宣教。
5. 具备：以预防为中心的健康理念和严谨认真的职业素养。

第一节　吸 虫 病

案例导入

病人，男性，25 岁，南方人。间断腹泻 2 年入院。病人两年前出现腹泻，为间断性，4~6 次/d，粪便为黏液血便。查体：较消瘦，腹部膨隆，肝未触及，脾大，肋下 5cm。腹部有移动性浊音。实验室检查：WBC 14×10^9/L，嗜酸性粒细胞占比 30%；大便检出血吸虫虫卵。

请思考：

1. 该病人可能的诊断是什么？
2. 为明确诊断需完善的辅助检查有哪些？
3. 该病人的治疗方案有哪些？

血吸虫病（schistosomiasis）是由血吸虫寄生于人体所致的疾病。目前公认能寄生于人体的血吸虫主要有 5 种，包括日本血吸虫、曼氏血吸虫、埃及血吸虫、间插血吸虫与湄公血吸虫。血吸虫病属于我国法定乙类传染病。

一、日本血吸虫病

日本血吸虫病（schistosoma japonicum）是日本血吸虫寄生于门静脉系统所引起的疾病。由人体皮肤接触含尾蚴的疫水而感染，主要病变为虫卵沉积于肠道和肝脏等组织而引起的虫卵肉芽肿。急性期病人有发热、腹痛、腹泻或脓血便，肝大与压痛等，血中嗜酸性粒细胞显著增多。慢性期以肝脾大或慢性腹泻为主。晚期则以门静脉周围纤维化病变为主，可发展为肝硬化，表现为巨脾与腹水等。有时可发生血吸虫病异位损害。

【病原学】

日本血吸虫成虫为雌雄异体，成对寄生在人或其他哺乳类动物的门静脉系统。成虫在血管内交配产卵，一条雌虫每日可产卵 1 000 个左右。大部分虫卵滞留于宿主肝脏及肠壁内，部分虫卵从肠壁穿破血管,随粪便排至体外。虫卵入水后,在适宜温度(25~30℃)下经2~24h孵出毛蚴,毛蚴又侵入中间宿主钉螺体内,经过母胞蚴和子胞蚴二代发育繁殖,7~8周后即有尾蚴不断逸出,每日数十条至百余条不等。尾蚴从螺体逸出后,随水流在水面漂浮游动。当人、畜接触含尾蚴的疫水时,尾蚴迅速从皮肤或黏膜侵入,蜕掉尾部后进入表皮变为童虫,童虫随血液循环流经肺脏而终达肝脏,30d左右在肝内发育为成虫,又逆血流移行至肠系膜下静脉中产卵,重复其生活史。

日本血吸虫生活史中,人是终末宿主;钉螺是必需的唯一中间宿主(图7-1)。日本血吸虫在自然界除人以外,尚有牛、猪、羊、狗、猫等41种哺乳动物可作为它的保虫宿主。

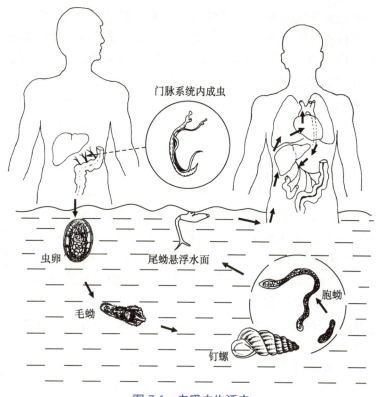

图 7-1　血吸虫生活史

【流行病学】

(一) 传染源

日本血吸虫病是人兽共患病。病人与保虫宿主为本病的重要传染源,保虫宿主主要为病牛,其他家畜和野生哺乳类动物如猪、羊、猫、狗、鼠等被感染后也可以传播该病。

(二) 传播途径

主要通过皮肤、黏膜与含尾蚴的疫水接触而感染。有时因饮用含尾蚴的疫水或漱口时被尾蚴侵入口腔黏膜而感染。实现传播途径必须具备以下三个条件:带虫卵的粪便入水;钉螺的存在、滋生;人、畜接触疫水。

(三) 人群易感性

人群普遍易感,以男性青壮年农民和渔民感染率最高,感染后可获得一定的免疫力。

(四) 流行病学

我国主要流行日本血吸虫病,主要分布于长江流域和长江以南的13个省、直辖市、自治区的333个县市。中华人民共和国成立以后,在党中央、国务院的高度重视下,血吸虫病防治取得了很大的成绩,从控制血吸虫病已经走向了消除血吸虫病的进程。经过几十年大规模的综合防治,取得了很大成就,血吸虫病疫情已降至历史最低水平。为加快我国消除血吸虫病工作进程,指导各地科学、规范地实施消除血吸虫病工作及消除后的监测巩固工作,实现全国消除血吸虫病的终期目标,2018年我国修订了《血吸虫病消除工作规范》。

【发病机制与病理解剖】

(一) 发病机制

血吸虫发育的不同阶段尾蚴、幼虫、成虫及虫卵均可引起宿主的免疫反应。尾蚴穿过皮肤可引起局部变态反应导致尾蚴性皮炎。幼虫移行过程中,其体表抗原决定簇逐渐向宿主抗原转化,以逃避宿主的免疫攻击,因此不引起严重组织损伤或炎症。成虫的抗原性,一方面可激发宿主产生相应抗体,发挥一定的保护作用,另一方面参与形成免疫复合物出现于血液或沉积于器官,引起免疫复合物病变。虫卵是引起免疫反应和病理变化的主要因素。通过卵壳上微孔释放可溶性虫卵抗原,使T淋巴细胞致敏,释放各种淋巴因子,吸引大量巨噬细胞、单核细胞和嗜酸性粒细胞等聚集于虫卵周围,形成虫卵肉芽肿,又称虫卵结节。在日本血吸虫虫卵肉芽肿中可检测出高浓度可溶性虫卵抗原。虫卵周围有嗜酸性辐射样棒状物,系抗原与抗体结合形成的免疫复合物,称为何博礼现象(Hoeppli phenomenon)。急性血吸虫病病人血清中检出循环免疫复合物与嗜异抗体的阳性率很高,故急性血吸虫病是体液与细胞免疫反应的混合表现;而慢性与晚期血吸虫病的免疫病理变化被认为属于迟发型超敏反应。

血吸虫病引起肝纤维化是在肉芽肿基础上产生的。虫卵释放的可溶性虫卵抗原、巨噬细胞与T淋巴细胞产生的成纤维细胞刺激因子,均可促使成纤维细胞增殖与胶原合成。血吸虫性纤维化胶原类型主要是I、III型。晚期血吸虫病肝内胶原以I型为主。

人体感染血吸虫后可获得部分免疫力,这是一种伴随免疫,针对再感染的童虫有一定杀伤作用。但原发感染的成虫不被破坏,这种原发感染继续存在而对再感染获得一定免疫力的现象称为"伴随免疫"。因此,血吸虫能逃避宿主的免疫效应,这种现象称免疫逃逸(immune evasion),其机制很复杂,例如血吸虫表面覆盖有宿主抗原,由于其抗原伪装,可逃避机体免疫的攻击而长期寄生。

(二)病理过程

虫卵肉芽肿反应是本病的基本病理改变。但自尾蚴钻入皮肤至成虫产卵,每个发育阶段均可造成人体损害。

1. **第一阶段** 尾蚴性皮炎。尾蚴钻入皮肤部位,其头腺分泌的溶组织酶和其死亡后的崩解产物可引起组织局部周围水肿,毛细血管扩张、充血,中性粒细胞和单核细胞浸润、局部发生红色丘疹,称"尾蚴性皮炎",持续1~3d消退。

2. **第二阶段** 幼虫移行。幼虫随血流入右心而达肺脏,部分经肺毛细血管可穿破血管引起组织点状出血及白细胞浸润,严重时可发生出血性肺炎。

3. **第三阶段** 成虫损害。成虫及其代谢产物仅产生局部轻微静脉内膜炎,轻度贫血及嗜酸性粒细胞增多。虫体死后可引起血管壁坏死和肝内门静脉分支栓塞性脉管炎,较轻微,不造成严重病理损害。

4. **第四阶段** 虫卵损害。虫卵引起本病主要病理损害,形成典型的虫卵肉芽肿和纤维化病变。

(三)病理解剖

日本血吸虫主要寄生在肠系膜下静脉与直肠痔上静脉内。虫卵沉积于宿主肠壁黏膜下层,并可顺门静脉血流至肝内分支,故病变以肝与结肠最显著。

1. **结肠病变** 以直肠、乙状结肠、降结肠最为严重,横结肠、阑尾次之。早期为黏膜充血水肿、片状出血,黏膜有浅表溃疡等。慢性病人由于纤维组织增生,肠壁增厚,可引起肠息肉和结肠狭窄。肠系膜增厚与缩短,淋巴结肿大与网膜缠结成团,可引起肠梗阻。虫卵沉积于阑尾,易诱发阑尾炎。

2. **肝脾病变** 早期肝脏充血肿大,表面可见黄褐色粟粒样虫卵结节;晚期肝内门静脉分支周围与门静脉区纤维组织增生产生干线状纤维化。因血液循环障碍,导致肝细胞萎缩,表面有大小不等结节,凹凸不平,形成肝硬化。由于门静脉血管壁增厚,门静脉细支发生窦前阻塞,引起门静脉高压,脾脏因阻塞性充血而肿大,长期淤血可引起纤维组织增生,并发脾功能亢进,可表现为红细胞、白细胞、血小板减少。门静脉高压可使侧支循环建立与开放,引起腹壁、食管、胃底静脉曲张,尤其以后两者更为显著,易破裂引起上消化道出血。

3. **异位损害** 是指虫卵和/或成虫寄生在门静脉系统之外的器官所引起的病变。以肺和脑较为多见。肺部病变为间质性虫卵肉芽肿伴周围肺泡炎性浸润。脑部病变以顶叶与颞叶的虫卵肉芽肿为多,多发生在感染后6个月至1年内。

【临床表现】

潜伏期长短不一,病人一般是30~60d,平均为40d。血吸虫病临床表现复杂多样,轻重不一。

根据病人感染轻重、病程长短、机体免疫状态、治疗是否及时等不同,临床上将血吸虫病分为以下四型:

(一) 急性血吸虫病

急性血吸虫病发生于初次大量感染或严重感染后 1 个月左右,即成虫大量排卵期,病程一般不超过 6 个月。临床表现以发热等全身反应为主。

1. 发热 病人均有发热。热度高低及期限与感染程度成正比,体温为 38~40℃,热型以间歇热、弛张热为多见,早晚波动可很大。发热期限短者仅 2 周,大多数为 1 个月左右,重症病人发热可长达数月,出现消瘦、贫血、水肿和恶病质等。

2. 过敏反应 除皮炎外还可出现荨麻疹、血管神经性水肿、淋巴结肿大、出血性紫癜、支气管哮喘等,其中以荨麻疹常见。荨麻疹血中嗜酸性粒细胞明显增多,对诊断具有重要参考价值。

3. 消化系统症状 发热期间,多伴有食欲缺乏、腹部不适等,半数以上病人可出现腹痛、腹泻等。腹泻一般每日 3~5 次,个别可达 10 余次,多为稀水便,少数为黏液、脓血便。重者可出现高度腹胀、腹水、腹膜刺激征。

4. 肝脾大 有 90% 以上的病人肝大伴压痛,左叶肝大较显著。有半数病人轻度脾大。

5. 其他 半数以上病人有咳嗽、气喘、胸痛。危重病人咳嗽较重,咳血痰,并有胸闷、气促等。呼吸系统症状多在感染后两周内出现。另外,重症病人可出现神志淡漠、心肌受损、重度贫血、消瘦及恶病质等,亦可迅速发展为肝硬化。

(二) 慢性血吸虫病

在流行区占绝大多数。在急性症状消退而未经治疗或疫区反复轻度感染而获得部分免疫力者,病程达半年以上,称慢性血吸虫病。临床表现以隐匿型间质性肝炎或慢性血吸虫性结肠炎为主。

1. 无症状型 轻度感染者大多无症状,只有粪便检查中发现虫卵,或体检时发现肝大,B 超检查可呈网络样改变。

2. 有症状型 主要表现为血吸虫性肉芽肿肝病和结肠炎。两者可在同一病人身上出现,也可仅以一种表现为主。最常见症状为慢性腹泻,脓血黏液便,这些症状时轻时重,时发时愈,病程长者可出现肠梗阻、贫血、消瘦、体力下降等。重者可出现内分泌紊乱,性欲减退,女性可有月经紊乱、不孕等。早期肝大,表面光滑,质地中等硬度。随病程进展,进入肝硬化阶段,肝脏逐渐缩小、质硬、表面不平,有结节。脾脏逐渐增大。下腹部可触及大小不等的包块,系增厚的结肠系膜、大网膜和肿大淋巴结,因虫卵沉积引起的纤维化,粘连缠结所致。

(三) 晚期血吸虫病

发展成血吸虫病性肝硬化,临床表现以门静脉高压为主。根据晚期主要临床表现,可分为以下 4 型:

1. 巨脾型 最为常见,绝大多数晚期血吸虫病为此类型。脾脏进行性增大,下缘可达盆腔,表面光滑,质硬,可有压痛,常伴脾功能亢进。肝脏因硬化逐渐缩小,有时尚可触及。因门静脉高压,可发生上消化道出血,易诱发腹水。

2. 腹水型 腹水是晚期血吸虫病肝功能失代偿的表现。约占 25%。腹水可长期停留在中等量以下,但多数为进行性加剧,以致腹部极度膨隆,下肢高度水肿,呼吸困难,难以进食,腹壁静脉曲张,脐疝和巨脾。可因上消化道出血、肝性脑病或感染败血症死亡。

3. 结肠肉芽肿型 以腹痛、腹泻、便秘,或腹泻与便秘交替出现为主,有时为水样便、血便、黏液脓血便,可出现腹胀、肠梗阻。左下腹可触及肿块,有压痛,少数可癌变。该型以结肠病变为主要表现,病程可迁延几年至数十年。

4. 侏儒型 极少见。为幼年慢性反复感染引起体内各内分泌腺出现不同程度的萎缩,功能减退,以腺垂体和性腺功能不全最常见。病人除有慢性或晚期血吸虫病的其他表现外,尚有身材矮小,面容苍老,生长发育低于同龄人,性器官与第二性征发育不良,但智力多正常。

(四)异位血吸虫病

见于门脉系统以外的器官或组织的血吸虫虫卵肉芽肿称为异位损害(ectopic lesion)或异位血吸虫病,人体常见的异位损害在肺和脑。

1. 肺型血吸虫病 为虫卵沉积引起的肺间质性病变,多见于急性血吸虫病者。表现为轻咳、胸部隐痛、咳痰少。有时可闻干、湿啰音,重者胸部 X 线摄影检查可见肺部有弥漫云雾状、点片状、粟粒样浸润阴影,肺部病变经病原学治疗后 3~6 个月内逐渐消失。

2. 脑型血吸虫病 临床上可分为急性与慢性两型,均以青壮年病人多见,急性型见于急性血吸虫病病人,临床表现酷似脑膜脑炎,常与肺部病变同时发生。出现意识障碍、脑膜刺激征、瘫痪、抽搐、腱反射亢进和锥体束征等。脑脊液嗜酸性粒细胞可增高或有蛋白质与白细胞轻度增多。慢性型多在感染后 3~6 个月后发生,主要表现为癫痫发作。颅脑 CT 扫描显示病变常位于顶叶,亦可见于枕叶。

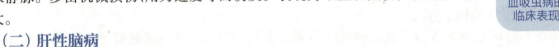

ER 7-3

血吸虫病的临床表现

【并发症】

(一)上消化道出血

为晚期病人重要并发症,发生率为 10% 左右。出血部位多为食管下端和胃底曲张静脉。多由机械损伤、用力过度等而诱发。表现为呕血和黑便,出血量一般较大。

(二)肝性脑病

晚期病人并发肝性脑病多为腹水型。多由于大出血、大量放腹水、过度利尿等诱发。

(三)感染

由于病人免疫功能减退、低蛋白血症、门静脉高压等,极易并发感染,如病毒性肝炎、伤寒、腹膜炎、沙门菌感染、阑尾炎等。

(四)肠道并发症

血吸虫病引起严重结肠病变所致肠腔狭窄,可并发不完全性肠梗阻,以乙状结肠与直肠为多。血吸虫病病人结肠肉芽肿可并发结肠癌。

【实验室与其他检查】

(一)血常规检查

急性期血吸虫病病人外周血以嗜酸性粒细胞明显增多为其主要特点。白细胞总数在(10~30)× 10^9/L。嗜酸性粒细胞一般占 20%~40%,慢性血吸虫病病人一般轻度增多,在 20% 以内,而极重型病人常不增多,甚至消失。晚期病人常因脾功能亢进引起红细胞、白细胞及血小板减少。

(二)粪便检查

粪便内检出虫卵和孵出毛蚴是确诊血吸虫病的直接依据。一般急性期检出率较高,而慢性和晚期病人的阳性率不高。常用改良加藤厚涂片法或虫卵透明法检查虫卵。

(三)肝功能测定

急性血吸虫病病人血清中球蛋白升高,血清 GPT、GOT 轻度增高。晚期病人出现血清白蛋白减少,球蛋白升高,常出现白蛋白与球蛋白比例倒置现象。慢性血吸虫病尤其是无症状病人肝功能测定大多正常。

(四)抗原抗体检测

检查方法较多,主要用于检测血吸虫感染病人所产生的特异性抗体,包括血吸虫抗原皮内试验(IDT)、环卵沉淀试验(COPT)、间接血凝试验(IHA)、酶联免疫吸附试验(ELISA)等,敏感性与特异性较高,采血微量且操作简便。但由于病人血清中抗体在治愈后持续时间很长,不能区别既往感染与现症病人,并有假阳性、假阴性等缺点。近年来采用循环抗原酶免疫法(EIA)检测病人血清和尿中循环抗原水平可诊断活动性感染,本方法敏感、特异、简便、快速,并可作为疗效考核指标。

(五)直肠黏膜活检

直肠黏膜活检是血吸虫病原诊断方法之一。通过直肠或乙状结肠镜,自病变处取米粒大小黏膜、置光镜下压片检查有无虫卵。以距肛门8~10cm背侧黏膜处取材阳性率最高。这种方法一般能检获的虫卵大部分是远期变性虫卵。

(六)肝脏影像学检查

1. 超声检查 B超检查显示可见肝脏体积缩小,表面有结节,脾大、门脉血管增粗呈网织改变。可判断肝纤维化的程度,并可定位行肝穿刺活检。

2. CT扫描 晚期血吸虫病病人肝包膜与肝内门静脉区常有钙化现象,CT扫描可显示肝包膜增厚钙化等特异图像。重度肝纤维化可表现为龟背样图像。

【诊断与鉴别诊断】

(一)诊断

1. 流行病学史 有在流行区生活、居住、旅游史、疫水接触史。其中血吸虫疫水接触史是诊断的必要条件。

2. 临床表现 具有急性或慢性、晚期血吸虫病的症状和体征,如发热、皮炎、荨麻疹、腹痛、腹泻、肝脾大等。

3. 实验室检查 结合寄生虫学与抗原抗体检测指标进行诊断。粪便检出活卵或孵出毛蚴即可确诊。一般粪便检查的诊断方法有一定局限性。轻型病人排出虫卵较少,而且间歇出现,需要反复多次检查。晚期血吸虫病由于肠壁纤维化,虫卵不易从肠壁中排出,故阳性率低。抗原抗体检测方法特异性、敏感性较高,血液循环抗原检测阳性均提示体内有活的成虫寄生。其他抗原抗体检测阳性均表示病人已感染过血吸虫,但应注意假阳性与假阴性。

(二)鉴别诊断

1. 急性血吸虫病的鉴别 可误诊为伤寒、阿米巴肝脓肿、粟粒性结核等。血象中嗜酸性粒细胞明显增多及检出血吸虫虫卵有重要鉴别价值。

2. 慢性血吸虫病的鉴别 应与阿米巴痢疾、慢性菌痢及无黄疸型病毒性肝炎相鉴别,阿米巴痢疾、慢性菌痢均分别通过粪便检测到溶组织内阿米巴、痢疾杆菌即可确诊。慢性病毒性肝炎除食欲缺乏、乏力,肝区疼痛与肝功能损害均较明显外,病毒免疫学标志物检测有助于诊断。

3. 晚期血吸虫病的鉴别 应与门脉性及坏死后肝硬化相鉴别,前者常有慢性腹泻、便血史,门静脉高压引起巨脾与食管下段静脉曲张较多见,肝功能损害较轻,黄疸、蜘蛛痣与肝掌较少见,但仍需多次病原学检查与抗原抗体检测才能鉴别。此外,在流行区的癫痫病人排除脑血吸虫病的可能。

【治疗】

(一)病原治疗

目前普遍采用吡喹酮治疗。动物及临床试验证明吡喹酮的毒性小、疗效好、给药方便、适应证广,可用于各期各型血吸虫病病人,是目前用于治疗日本血吸虫病最有效的药物。

1. 药理及药代动力学 吡喹酮对血吸虫各个发育阶段均有不同程度的杀虫效果,特别是杀成虫作用大。对成虫虫体有兴奋,挛缩作用,此种作用有赖于钙离子的参与,同时使虫体皮层呈空泡变性,影响虫体蛋白和糖代谢等,以达到杀灭成虫的作用。对发育成熟的虫卵有效,含毛蚴的虫卵经治疗后呈空泡样变性。对水中尾蚴有强杀伤作用,作用相当于成虫的数百倍。吡喹酮口服后迅速吸收,1~2h后达血药峰值。经肝代谢,主要分解成羟基代谢产物,门静脉血浓度较外周血高数倍至数十倍以上,主要分布在肝,其次为肾、肺、脑、垂体等。半衰期为1~1.5h。80%药物在4d内以代谢产物形式由肾排出,其中90%是在24h内排出的。

2. 毒副作用　吡喹酮毒性较低，无致畸、致癌变作用。少数病人出现心脏期前收缩，偶有室上性心动过速、房颤等，心电图可见短暂的 T 波改变，ST 段压低等。神经肌肉反应以头昏、头痛、乏力较常见。消化道反应轻微，可有轻度腹痛与恶心，偶有食欲缺乏，呕吐等。少数病人可见胸闷、心悸、黄疸。不需要处理，数小时内消失。

3. 用法和疗效

（1）**急性血吸虫病**：成人总量按 120mg/kg，儿童总剂量 140mg/kg，4~6d 疗法，每日剂量分 2~3 次口服。

（2）**慢性血吸虫病**：成人总量按 60mg/kg，2d 内分 4 次服完，儿童体重在 30kg 以内者总量可按 70mg/kg，30kg 以上者与成人相同剂量。2d 疗法每日剂量分 2~3 次口服。

（3）**晚期血吸虫病**：如果病人一般情况较好，肝功能代偿尚佳，总量 40~60mg/kg，2d 分次服完，每日量分 2~3 次口服。年老、体弱及有其他并发症者可按总量 60mg/kg，3d 内分次服完。感染严重者可按总量 90mg/kg，分 6d 内服完。

吡喹酮正规用药治疗后，3~6 个月粪检虫卵阴转率达 85%，虫卵孵化阴转率 90%~100%。血清免疫诊断转阴时间有时需 1~3 年。

（二）对症治疗

1. 急性期血吸虫病　高热、中毒症状严重者给予补液、保证水和电解质平衡，加强营养及全身支持疗法。合并其他寄生虫者应先驱虫治疗，合并伤寒、细菌性痢疾、败血症、脑膜炎者均应先抗感染，后用吡喹酮治疗。

2. 慢性和晚期血吸虫病　除一般治疗外，应及时治疗并发症，改善体质，加强营养，巨脾、门静脉高压、上消化道出血等病人可选择适当时机考虑手术治疗。

【预防】

（一）管理传染源

在流行区每年对病人、病畜进行普查普治。

（二）切断传播途径

1. 消灭钉螺　是预防本病的关键，可采取改变钉螺滋生环境的物理灭螺法（如土埋法等），同时可结合化学灭螺法，采用氯硝柳胺等药物杀灭钉螺。

2. 加强粪便和水源管理　粪便须经无害处理后方可使用。保护水源，改善用水。

（三）保护易感人群

严禁在疫水中游泳、戏水。接触疫水时应穿着防护衣裤和使用防尾蚴剂等。

预防性服药：在重疫区特定人群，如防洪、抢险人员进行预防性服药，能有效预防血吸虫感染。青蒿素衍生物蒿甲醚和青蒿琥酯能杀灭感染尾蚴后 5~21d 的血吸虫童虫。在接触疫水后 15d 口服蒿甲醚，按 6mg/kg，以后每 15d 一次，连服 4~10 次或者在接触疫水后 7d 口服青蒿琥酯，剂量为 6mg/kg，顿服，以后每 7d 一次，连服 8~15 次。

【预后】

本病预后与感染程度、病程长短、年龄、有无并发症、异位损害及治疗是否及时彻底有明显关系。急性病人经及时有效抗病原治疗多可痊愈。慢性早期病人接受抗病原治疗后绝大多数病人症状消失，体力改善，粪及抗原抗体检测转阴，并可长期保持健康状态。晚期病人虽经抗病原治疗，但肝硬化难以恢复，预后较差。

二、并殖吸虫病

并殖吸虫病是并殖吸虫（paragonimiasis）寄生于人体的各脏器或皮下组织所致的一种慢性人兽共患病。因生食含有肺吸虫囊蚴的蟹或蝲蛄而感染，其他肉食动物、野生动物也有自然感染，故本病属于自然疫源性疾病。我国以卫氏并殖吸虫和斯氏并殖吸虫感染为主。由于虫种、寄生部位和宿主反应性不同，临床表现差异较大。卫氏并殖吸虫病主要表现为咳嗽、胸痛、咳铁锈色痰；斯氏并殖吸虫病主要表现为游走性皮下结节和渗出性胸膜炎。

【病原学】

并殖吸虫成虫雌雄同体，生殖器官并列为其特征，故名并殖吸虫。国内以卫氏并殖吸虫和斯氏并殖吸虫（四川并殖吸虫）为主要致病虫种。卫氏并殖吸虫虫体肥厚，背面隆起，腹面扁平，有口、腹吸盘各一，距离较近。斯氏并殖吸虫虫体狭长，前宽后窄，两端尖，口、腹吸盘较远。虫卵成椭圆形，壳较厚，呈金黄色。

卫氏和斯氏并殖吸虫的生活史基本相似，均需要两个中间宿主。虫卵随终宿主的痰排出或粪便排入淡水中，在适宜温度下，经 3~6 周发育成熟并孵出毛蚴，毛蚴在水中游动，侵入第一中间宿主螺的体内，经过 2~3 个月形成尾蚴，从螺体逸出，再钻入第二中间宿主淡水蟹（溪蟹）或蝲蛄体内，在其肝、腮和足肌、胸肌中形成囊蚴，囊蚴是并殖吸虫的感染期，人若生吃或半生吃含有活囊蚴的淡水蟹或蝲蛄，就会感染本病。囊蚴在人的小肠经小肠消化液的作用，脱囊而出为童虫，经过肠壁进入腹腔，大部分童虫再穿过膈肌，经过胸腔进入肺，在肺组织发育为成虫产卵。自囊蚴进入人体至肺部成虫产卵需 2~3 个月。卫氏并殖吸虫成虫主要寄生于终宿主的肺组织，成为肺吸虫囊肿，吸食宿主的血和组织液。成虫寿命一般为 5~6 年，有时可长达 20 年以上。斯氏并殖吸虫不能适应人体内环境，在人体内不能发育至性成熟产卵，极少进入肺形成典型囊蚴，而以游走性皮下结节和渗出性胸膜炎为主。

【流行病学】

（一）传染源

病人、病兽、病畜及带虫者均可成为本病的传染源。卫氏并殖吸虫的成虫可在人体内产卵，并将虫卵通过粪便或痰排出体外，故病人是其主要传染源。斯氏并殖吸虫一般不能在人体内发育为成虫而产卵，故病人不是其传染源，但能在动物体内成熟产卵，故其主要传染源是病畜、病兽。

（二）传播途径

生食或半生食（如腌吃、醉吃或烤吃）含囊蚴的蝲蛄是人体感染的主要方式，也可因蟹换壳或死亡时囊蚴坠入水中，饮用含囊蚴的生水而感染。进食含活囊蚴的转续宿主的肉也可被感染。

（三）人群易感性

人群普遍易感，儿童与青少年感染率较高。学龄儿童可能因接触溪蟹或蝲蛄等机会较多而患病者较多。

（四）流行特征

本病流行于全世界，主要分布于亚洲、美洲和非洲。我国有 24 个省份（自治区、直辖市）有本病流行。浙江与东北以卫氏并殖吸虫病为主；四川、云南、江西等地则以斯氏并殖吸虫病较多。主要分布在直接捕食溪蟹的地区，夏秋季感染为主，喜食蟹类的地区四季均可发病。

【发病机制与病理解剖】

囊蚴被吞食后，在小肠上部脱囊，随即穿过肠壁进入腹腔脏器间移行，发育为童虫。童虫移行中引起广泛的腹部炎症和粘连，童虫穿过膈肌至胸腔可产生胸膜炎。童虫在移行中逐渐发育为成虫，钻入肺内，形成囊肿。成虫常固定在肺内，引起咳嗽、咳痰、咯血等症状，但也可以游走移动，波及较多脏器，如移行至脑内，可引起中枢的病变。虫体的代谢产物及其产生的异性蛋白，可导致人体的过敏反应。虫卵对人体组织仅有机械性或异物刺激作用，引起周围结缔组织增生和炎症反应。斯氏并殖吸虫的幼虫在人体内移行过程中造成的损害较卫氏并殖吸虫显著，局部反应较全身反应强烈，但由于人体不是斯氏并殖吸虫的最适宜终末宿主，虫体一般不能在人体内发育成熟产卵，囊蚴进入人体后，只能以童虫形式在人体内移行，也极少进入肺部形成囊肿，多在皮下或其他组织中移行,形成囊肿、游走性包块、渗出性胸膜炎、眼部和肝脏损害等病变。

本病的基本病理改变可分为3期。

1.脓肿期 虫体穿破组织导致出血与坏死,病变呈线状或窟穴状,内有出血。其后有炎性渗出,继之病灶周围肉芽组织形成薄膜状脓壁,逐渐形成脓肿。

2.囊肿期 脓肿周围肉芽组织增生,逐渐形成纤维状囊壁,构成囊肿,成为本病的特殊病变,称为并殖吸虫性囊肿(虫囊肿)。囊内可见棕色黏稠液体,镜检可见虫卵,有时可找到虫体。囊肿常为多房性,房与房之间有隧道或空穴相通。

3.纤维瘢痕期 囊内虫体游走或死亡后,囊内容物排出或吸收,周围肉芽组织及纤维组织向中心发展,使整个囊肿完全被纤维组织取代而形成瘢痕。

【临床表现】

本病表现复杂多样,起病多缓慢。潜伏期多为3~6个月。

(一) 全身症状

主要表现有低热、畏寒、乏力、消瘦、咳嗽、胸痛及盗汗等,少数病人有荨麻疹,哮喘发作等,以上症状多见于斯氏并殖吸虫病病人。

(二) 呼吸系统

肺脏是卫氏并殖吸虫最常寄生的部位,咳嗽、咳痰、咯血及胸痛为其主要表现。初为干咳,随病情进展到咳痰,痰中带血或咯血。咳铁锈色痰或烂桃样痰是其最典型的症状,可持续多年,复发时也以此症状最早出现。血痰中可找到虫卵。有时可出现大咯血。成虫向胸腔游走时,出现胸痛、气促或胸腔积液,慢性经过时伴胸膜粘连或包裹性积液。斯氏并殖吸虫病病人常有胸腔积液,可伴胸痛,偶有痰中带血,但无典型铁锈色痰,痰液中也找不到虫卵。

(三) 消化系统

以腹痛、腹泻最为常见,伴有恶心、呕吐、便血等,常在疾病早期出现。腹痛常为阵发性或隐约性下腹部疼痛,轻重不一,轻者仅感腹部不适,重者似急腹症,腹部有压痛,但一般无腹肌紧张,偶可扪及结节或包块。囊肿向肠腔溃破时,常排出棕褐色黏稠脓血便或芝麻酱样粪便,其中可找到虫卵。少数病人可出现腹膜炎、腹水等症状。斯氏并殖吸虫病病人肝脏损害较为严重,常见肝大和肝功能异常,严重者甚至可发生肝硬化。

(四) 皮下结节或包块

斯氏并殖吸虫病发生较多,发生率为50%~80%。全身均可发生结节,多见于腹部、胸部及腰背部皮肤,其次为背部、臀部及阴囊等部位。结节多在皮下深层肌肉内,肉眼不易见,但可触及,直径1~6cm,单个或数个相连,质硬,能移动,轻压痛,结节内可发现虫体、虫卵或囊肿样病变。初起时发痒隐痛,边缘不清,渐发展为包块,常呈游走性,包块之间可触及条索状纤维块。卫氏并殖吸虫病约有10%的病人有皮下结节,多见于腹部至大腿之间,结节多位于皮下深部肌肉内,触诊才能扪及;结节大者质软有压痛,活动度差,小者质硬无压痛,能活动,活检能查到童虫。

(五) 神经系统

多见于青少年严重感染者,有脑型和脊髓型两种,脑型多见,脊髓型少见。

1.脑型 ①颅内压升高及脑膜炎表现:畏寒、发热、头痛、呕吐、视神经盘水肿、视力减退及脑膜刺激征;②脑组织破坏表现:偏瘫、失语、偏盲、共济失调等,多见于后期病人;③刺激性症状:癫痫发作,肢体感觉异常及视幻觉等。

2.脊髓型 受压部位多在第10胸椎水平以下,表现为四肢及躯干运动障碍、感觉缺失、腰痛、排便排尿困难等,严重者甚至发生截瘫。

本病临床类型:可根据病变部位和临床表现分型,分为肺型、腹型、脑脊髓型、皮下结节型及亚临床型,也可分为肺型和肺外型。两种并殖吸虫病的临床鉴别要点见表7-1。

表 7-1 卫氏并殖吸虫病与斯氏并殖吸虫病的鉴别要点

鉴别要点	卫氏并殖吸虫病	斯氏并殖吸虫病
全身症状	不常见	常见
荨麻疹等过敏症状	少见	很常见
咳嗽,咳痰	明显,痰量较多	咳嗽轻,痰量少
痰液	铁锈色、棕褐色或烂桃样血痰	血丝痰
胸腔积液	较少见	常见
肝脏损害	较少见	较常见
脑部损害	多见	较少见
皮下结节与包块	少见	较常见
血常规检查	嗜酸性粒细胞轻度增高	嗜酸性粒细胞持续明显增高
虫卵	痰及粪便中可查到	极少查到
胸部 X 线摄影检查	囊肿阴影多见,胸膜增厚	囊肿阴影少见,胸腔积液常见

【实验室与其他检查】

(一)一般检查

急性病人外周血白细胞总数增多,嗜酸性粒细胞比例明显升高,可占 30%~40%;脑脊液、胸腔积液、腹水及痰中嗜酸性粒细胞也可增高;血沉明显加快。

(二)病原检查

1. **痰液** 卫氏并殖吸虫病病人痰液常呈铁锈色,镜检可见虫卵、嗜酸性粒细胞以及夏科-莱登结晶。

2. **粪便** 15%~40% 本病病人粪便可查见并殖吸虫虫卵。

3. **体液** 脑脊液、胸腔积液、腹水及心包液等体液中偶可查见虫卵。

4. **活组织检查** 皮下结节或包块病理检查可见典型的嗜酸性肉芽肿,可找到虫卵、童虫或成虫,但斯氏并殖吸虫病所致的包块内找不到虫卵。

(三)抗原抗体检测

早期或轻度感染的亚临床型及异位损害病例,常根据特异性抗原抗体检测方法诊断。

1. **皮内试验** 以 1:2 000 成虫抗原 0.1ml 注射于前臂皮内,20min 后皮丘 >12mm、红晕 >20mm 者为阳性反应,阳性率可达 95%,常用于现场流行病学调查,简便易行,但与华支睾吸虫病、血吸虫病有部分交叉反应而出现假阳性。

2. **补体结合试验** 阳性率高,尤其对脑脊髓型病人具有特异性诊断价值。

3. **酶联免疫吸附试验(ELISA)及放射免疫(RIA)试验** 敏感性高,特异性强,具有临床诊断价值。

4. **蛋白质印迹法** 由凝胶电泳、转移电泳、固相免疫 3 种方法构成的蛋白质印迹法,是分析蛋白抗原和鉴别生物学活性抗原组成的有效方法,是高度特异、敏感的诊断方法,有条件的单位可以开展应用。

(四)影像学检查

X 线胸片对肺型有重要参考价值,早期可见下肺野大小不等、边缘不清的类圆形炎性浸润影;后期可见囊肿及胸腔积液,可伴胸膜粘连或增厚。CT 或 MRI 检查可显示胸膜、肺、腹部、脑、脊髓等部位的病变。

【诊断与鉴别诊断】

(一)诊断

1. **流行病学史** 注意流行区分布或进入流行区的人群,有无生食或半生食溪蟹、蝲蛄或饮用溪流生水史。

2. 临床表现 出现腹泻、腹痛、咳嗽、咳铁锈色痰、胸腔积液或有游走性皮下结节或包块者应考虑本病的可能性。

3. 实验室检查 在痰液、粪便及体液中查见并殖吸虫虫卵，或皮下结节查到虫体是确诊的依据。抗原抗体检测有辅助诊断价值。

(二) 鉴别诊断

1. 结核病 肺型并殖吸虫病早期表现与肺结核相似，囊肿期肺部病变与肺结核球相似，并殖吸虫侵犯胸膜引起胸腔积液时又常与结核性胸膜炎相混淆，并殖吸虫侵犯腹膜引起的腹水时又相似于结核性腹膜炎。但结核病病人低热、盗汗等症状常较明显，结核菌素试验阳性，胸片显示病变多位于上肺，可见空洞，痰查抗酸杆菌等有助于鉴别。

2. 颅内肿瘤 脑型并殖吸虫病可有头痛、呕吐、颈强直等与颅内肿瘤表现相似，并殖吸虫感染史、发热、肺部病变、痰液查虫卵以及脑脊液嗜酸性粒细胞与免疫检查均有助于鉴别。

3. 原发性癫痫 脑型并殖吸虫病癫痫发作时与原发性癫痫表现相似，但前者过去无癫痫病史，且发作后头痛及肢体无力等可持续数日，原发性癫痫发作后症状常于数小时内消失，痰液查并殖吸虫虫卵、脑脊液抗原抗体检测阳性等是鉴别诊断的依据。

4. 其他疾病 腹型并殖吸虫病出现发热、腹泻、肝大等表现，与肝脓肿相似。腹型并殖吸虫病也可出现食欲缺乏、乏力、球蛋白升高、白蛋白与球蛋白比值降低，与病毒性肝炎相似。但并殖吸虫病病人肝区压痛常不明显，血嗜酸性粒细胞显著升高，肝炎病毒标志物阴性，驱虫治疗后症状、体征及肝功能迅速改善等有助于诊断。

【治疗】

(一) 病原治疗

1. 吡喹酮 对卫氏并殖吸虫病与斯氏并殖吸虫病均有良好的疗效，不良反应少而轻，疗程短，服用方便，是目前首选的药物。剂量为 25~30mg/kg，3 次/d，疗程为 2~3d。脑型病人宜一个疗程后，间隔 1 周，再给予一个疗程。如果病人对本品过敏，可采用脱敏疗法。

2. 阿苯达唑 对斯氏并殖吸虫有明显杀灭作用，剂量为每日 8mg/kg（50kg 为限），分 2 次口服，连服 7d。

3. 硫氯酚 成人剂量每日 3g，儿童每日 50mg/kg，分 3 次口服，连续用 10~15d 或隔日服用，20~30d 为一个疗程。不良反应较多，半年远期治愈率低于吡喹酮，故现在已很少用于治疗病人。

(二) 对症治疗

咳嗽、胸痛者酌情给予镇咳、镇痛药；癫痫发作可给予苯妥英钠或地西泮（安定）等抗癫痫药；颅内高压者使用脱水剂。

(三) 外科治疗

脑脊髓型出现压迫症状，经积极内科治疗无效者可外科手术；皮下包块可手术切除；胸膜粘连明显时可进行胸膜剥离术等。

【预防】

(一) 管理传染源

彻底治疗病人，调查、管理动物传染源，捕杀对人有害或是保虫宿主（包括转续宿主）的动物。猫和犬等不喂食生溪蟹、生蝲蛄，以防动物感染。

(二) 切断传播途径

应切实做到不吃生的或未煮熟透的溪蟹、蝲蛄等，也不饮用生溪水，不随地吐痰。

(三) 保护易感人群

本病流行地区人群以及去深山密林、荒野地区作业或旅行者，要警惕感染自然疫源性疾病，应广泛进行本病防治知识的宣传教育,加强粪便和水源管理。

三、华支睾吸虫病

华支睾吸虫病(clonorchiasis sinensis)俗称肝吸虫病,是由华支睾吸虫(clonorchis sinensis)寄生在人体肝内胆管引起的寄生虫病。人因食用未煮熟的含有活囊蚴的淡水鱼(虾)而感染。临床上以疲乏、上腹隐痛、腹泻、肝大及嗜酸性粒细胞计数升高为特征。严重者可发生胆管炎、胆石症及肝硬化等并发症,感染严重的儿童常有营养不良和发育障碍。

【病原学】

华支睾吸虫属于吸虫类。成虫扁平外形似葵花子仁,红褐色,大小(10~25)mm×(3~5)mm,半透明,雌雄同体,有口、腹两个吸盘。雄性生殖器官有一对分枝状睾丸,虫体的后半部有两个前后排列的分枝状睾丸,卵巢较小,分三叶位于睾丸之前。其虫卵是寄生人体最小的蠕虫卵,黄褐色,大小(27.3~35.1)μm×(11.7~19.5)μm,形似电灯泡,前端较窄,后端钝圆,卵前端有卵盖,后端有一小结节状突起,卵壳厚,内含发育基本成熟的毛蚴。

成虫寄生于人或哺乳动物肝胆管内,产卵后,虫卵随胆汁进入肠道,随粪便排出体外。虫卵入水后被第一中间宿主(淡水螺)吞食后,在螺的消化道内孵出毛蚴,并发育为胞蚴、雷蚴,最后形成尾蚴。尾蚴成熟后自螺的体内逸出,在水中侵入第二中间宿主(淡水鱼、虾)体内发育为囊蚴,内含一条幼虫。终宿主(人或哺乳动物)因食入未煮熟的淡水鱼、虾而受感染。囊蚴在人或哺乳动物胃肠内经消化液的作用后,幼虫在十二指肠内脱囊逸出,继而从胆总管进入肝脏,在肝内的中、小胆管内发育为成虫。从感染囊蚴到成虫成熟产卵需1个月左右,成虫在人体内的寿命可长达2~30年。

【流行病学】

(一)传染源

感染华支睾吸虫的哺乳动物(猫、犬、猪等)和人是主要传染源。

(二)传播途径

人因进食未煮熟而含有华支睾吸虫囊蚴的淡水鱼、虾而感染。饮用被囊蚴污染的生水也可被感染。

(三)人群易感性

普遍易感。感染率高低与居民的生活、卫生习惯及饮食嗜好有密切关系,而与年龄、性别、种族无关。

【发病机制与病理解剖】

华支睾吸虫主要寄生在人体肝内中小胆管,虫体的数量从几十条到几百条不等。感染轻者,吸虫数一般为数十条至数百条,可无临床症状,也无肉眼可见的病变。感染较重者,吸虫数可达数千条,肝内胆管及其分支均充满虫体和虫卵,可发生胆管阻塞、胆汁淤积等病变。

发病与虫体机械性阻塞、虫体啃食胆管上皮并吸血、虫体代谢物和直接刺激引发局部胆管炎症、继发胆道感染及宿主的抵抗力下降等因素有关。

病变主要在肝内中、小胆管。早期或轻度感染可无明显病理变化,感染较严重时,胆管可发生囊状或柱状扩张,管壁增厚,周围有纤维组织增生。严重感染时,管腔内充满华支睾吸虫和淤积的胆汁。病变以肝左叶较明显,可能与左叶胆管较平直,童虫易于侵入有关。

本病一般不引起肝硬化,但是严重感染的病例,肝细胞可有变性坏死,儿童尤甚,如同时合并营养不良,可发展为肝硬化,成为死亡的原因。

【临床表现】

潜伏期一般是1~2个月。

轻度感染者常无症状或仅在餐后有腹胀、腹泻、腹痛及乏力等表现。

普通感染者有不同程度的乏力、食欲缺乏、腹部不适、肝区隐痛,腹痛、腹泻较常见。多数病例有肝大,以左叶明显,表面不平,有压痛和叩击痛。部分病人伴有贫血、营养不良和水肿等全身症状。

较重感染者除普通感染者症状外,可伴有头晕、失眠、疲乏、精神不振、心悸、记忆力减退等神经衰弱症状。个别病人因大量成虫堵塞胆总管而出现梗阻性黄疸。

严重感染者常可呈急性起病。潜伏期短,仅15~26d。病人突发寒战及高热,体温高达39℃以上,呈弛张热。食欲缺乏、厌油腻食物、肝大伴压痛,有轻度黄疸,少数出现脾大。数周后急性症状消失而进入慢性期,表现为疲乏、消化不良等。

慢性重复感染的严重病例发展为肝硬化时,可出现黄疸以及门静脉高压表现,如腹壁静脉曲张、脾大、腹水等。严重感染的儿童可出现营养不良和生长发育障碍,甚至可引起侏儒症。

【并发症】

以急性、慢性胆囊炎和胆管炎、胆石症最为常见。重者可并发门脉性肝硬化,或因成虫长期堵塞胆总管而导致胆汁淤积性肝硬化。成虫的寄生可诱发肝胆管癌,阻塞胰管可引起胰腺炎。

【实验室及其他检查】

(一)血常规检查

可有白细胞总数及嗜酸性粒细胞的增加,严重感染时可出现贫血。

(二)肝功能测定

肝功能轻度损害。在重度感染者及有肝脏、胆的并发症者,碱性磷酸酶升高。

(三)虫卵检查

粪便直接涂片或集卵法找虫卵。十二指肠引流胆汁检查,发现虫卵是确诊华支睾吸虫病的直接依据。十二指肠引流胆汁发现虫卵机会多于粪便检查,但前者操作较为困难,临床多不使用。因虫卵较小,直接粪便镜检阳性率较低,临床多用集卵法检查,多次检查,每日至少1次,连续3d,可提高阳性率。

(四)抗原抗体检测

抗原抗体检测主要用于感染程度较轻者,或用于流行病学调查。常用的方法有抗原皮内试验、间接细胞凝集试验(IHA)、酶联免疫吸附试验(ELISA)等。因有假阳性存在,不能排除既往感染,不应仅根据抗体阳性进行现症诊断。

(五)其他

还可行B超、CT和磁共振检查,但其影像学多为非特异性改变,不能作为确诊的依据。

【诊断与鉴别诊断】

(一)诊断

1. **流行病学史** 居住或到过流行区,有生食或食入未煮熟淡水鱼、虾史。

2. **临床表现** 出现腹胀、腹泻等消化不良及头昏、失眠等神经衰弱的症状,并伴有肝大或其他肝胆系统表现时,应考虑本病的可能。

3. **实验室检查** 确诊有赖于在粪便或十二指肠引流液中找到虫卵。IHA、ELISA等免疫学方法,可作辅助诊断。

(二)鉴别诊断

1. **病毒性肝炎** 消化道症状及肝功能损害明显,病毒性肝炎血清标志物阳性,粪便检查无华支睾吸虫虫卵可鉴别。

2. **肝片形吸虫病** 是由肝片形吸虫寄生于牛、羊的胆道或肝所引起的一种家畜寄生虫病。人偶可因食用含有该吸虫囊蚴的水生植物或饮用被囊蚴污染的生水而感染。病情常较重,可出现梗阻性黄疸,常并发胆道出血。粪便检查发现肝片形吸虫虫卵即可确诊。

3. **其他原因所致的胆囊炎、胆管炎和肝硬化** 无生食或半生食淡水鱼、虾病史,粪便中找不到华支睾吸虫虫卵。

【治疗】

（一）一般治疗和对症治疗

对重症感染并伴有较重的营养不良和肝硬化病人，应先予以支持疗法，如加强营养、保护肝脏、纠正贫血等，待全身状况好转时再予以驱虫治疗。

（二）病原治疗

1. **吡喹酮** 是本病的首选药物，具有疗效高，毒性低，反应轻，在体内吸收、代谢、排泄快等优点。治疗剂量为每次 20mg/kg，3 次/d，连服 2~3d。此药物的不良反应一般轻微而短暂，但当胆管内华支睾吸虫被大量驱出时，有时可引起胆绞痛或慢性胆囊炎急性发作。治疗 3 个月后，虫卵阴转率几乎达 100%。

2. **阿苯达唑** 对本病亦有较好疗效。每日 10~20mg/kg，分 2 次服，7d 为一个疗程。粪便虫卵阴转率可达 95% 以上。

3. **外科治疗** 病人并发急性或慢性胆囊炎、胆石症或胆道梗阻时，应给予手术治疗，术后应给予驱虫治疗。继发细菌感染者，同时加用抗菌药物。

【预防】

（一）管理传染源

应开展对本病的流行病学调查，及时治疗病人及病畜，以控制或消灭传染源。

（二）切断传播途径

加强粪便及水源管理，不用未经处理的新鲜粪便施肥；不在鱼塘上或河边建厕所。应禁止用粪便喂鱼，防止虫卵污染水源。

（三）保护易感人群

开展卫生宣教，改变不良饮食习惯，不食生的或未熟透的淡水鱼、虾。

（石晓峰）

第二节　肠绦虫病

肠绦虫病（intestinal taeniasis）是由各种绦虫成虫寄生于人体小肠所引起的一类肠道寄生虫病。我国以猪带绦虫和牛带绦虫最常见。人因进食含活囊尾蚴的猪肉或牛肉而感染。临床表现以轻微的胃肠症状及大便中排出白色带状节片为特征。

【病原学】

在我国常见的绦虫有猪带绦虫、牛带绦虫，其次为短膜壳绦虫、长膜壳绦虫，偶见阔节裂头绦虫和犬复孔绦虫。猪带绦虫和牛带绦虫为雌、雄同体，乳白色，虫体扁平如带状，猪带绦虫长 2~4m，牛带绦虫长 4~8m，由头节、颈节和体节三部分组成。头节较细，为其吸附器，上有四个吸盘；颈节为生长部分，颈节产生节片形成体节。

妊娠节片内充满虫卵，虫卵和妊娠节片经常随粪便排出体外。虫卵被猪或牛吞食后，在消化液和胆汁的作用下，卵内六钩蚴逸出，钻入肠壁随血液循环和淋巴循环到达全身多个组织器官，主要在骨骼肌内发育为囊尾蚴。人食入含活囊尾蚴的猪肉或牛肉后，囊尾蚴在人体胃酸、胃蛋白酶作用下，囊壁被消化，囊尾蚴头节伸出，吸附在肠黏膜上，经 2~3 个月发育为成虫。猪带绦虫成虫在人体内可存活 25 年以上，牛带绦虫成虫在人体内有的可存活 60 年以上。

【流行病学】

（一）传染源

人是猪带绦虫和牛带绦虫的终末宿主，故绦虫病人是猪带绦虫病和牛带绦虫病的传染源。从粪便中排出的虫卵分别使猪与牛感染引起猪和牛的囊虫病（cysticercosis）。

（二）传播途径

人因食入未煮熟的含囊尾蚴的猪肉和牛肉而感染；或因尝过生肉馅、生肉、未熟透肉片而感染；生、熟食炊具不分也可致熟食被污染活的囊尾蚴而使人感染。

（三）人群易感性

人群普遍易感，以青壮年农民较多，男性多于女性。

（四）流行特征

呈世界性分布，在我国分布较广，猪带绦虫病分布于华北、东北、西北、云南；牛带绦虫病分布于西南各省及西藏、内蒙古、新疆等。

【发病机制与病理解剖】

猪带绦虫成虫以头节上的吸盘和小沟附着在肠黏膜上，可造成肠壁损伤和溃疡，严重时，可穿破肠壁，引起腹膜炎。牛带绦虫成虫以头节上的吸盘附着在肠黏膜上。

肠壁有轻度炎症反应。多条绦虫寄生偶可造成部分性肠梗阻。由于虫体的机械作用、虫体吸收人体的大量营养及虫体代谢产物的毒性作用，可引起胃肠功能紊乱及神经过敏等。

【临床表现】

潜伏期 2~3 个月。猪带绦虫病与牛带绦虫病的症状轻微，病人不自觉发现粪便中带状节片为最常见和唯一的症状。牛带绦虫的节片蠕动能力较强，常可自动从肛门脱出。重者可出现腹痛、腹泻、恶心、呕吐、食欲缺乏、消化不良、头痛、失眠、磨牙、神经过敏等。部分病人有肛门瘙痒，体重减轻。儿童可表现为贫血，甚至发育迟缓。猪带绦虫病人因自体感染而同时患有囊虫病者可占 2.5%~25%，感染期越长危险性就越大。牛带绦虫长而肥大，若寄生数量多，偶可引起机械性肠梗阻。

【并发症】

阑尾炎可能为其并发症，在阑尾中可以发现虫卵或大量节片，一般常见于肥胖带绦虫者。

【诊断】

有进食生或不熟的猪肉、牛肉的病史，粪便中有白色带状节片，粪便中找到绦虫卵即可确诊。

【治疗】

主要是驱虫治疗。驱虫药物种类较多，经治疗绝大多数能迅速排出虫体而痊愈。

1. **吡喹酮** 为首选药物。本品为广谱驱虫药物，杀虫机制主要是损伤破坏虫体皮层表面细胞，使其体表膜对钙离子通透性升高，引起虫体肌肉麻痹与痉挛，颈部表皮损伤，进而破溃死亡。剂量为 20mg/kg，清晨空腹顿服，疗效达 95% 以上。服药后偶有头晕、乏力等不适，但数日内可自行消失。

2. **甲苯咪唑** 具有显著的杀灭幼虫、抑制虫卵发育的作用；300mg/次，2 次/d，疗程 3d，疗效好，副作用少。

驱虫注意事项：驱虫后应留取 24h 内全部粪便，以便寻找头节，如治疗后 6 个月无节片排出，虫卵转阴，则认为痊愈，否则应复治。

【预防】

在流行区做好宣传教育，开展普查普治，对屠宰场工作人员应予定期检查，对绦虫病病人进行早期、彻底的治疗；加强人的粪便管理，避免人的粪便污染牧场；加强牛、猪的管理，提倡牛、猪圈养，防止猪、牛感染；注意个人卫生，饭前便后洗手，不吃生或不熟的猪肉、牛肉，炊具、餐具应生食用具、熟食用具分开；加强屠宰卫生管理，禁止出售含囊尾蚴的猪肉和牛肉。

【预后】

本病的病程虽长，但预后多良好。

（石晓峰）

第三节　丝　虫　病

案例导入

病人,男性,51岁。因寒战、高热、乏力、咳嗽,伴左侧腹股沟及左侧大腿内侧疼痛2d入院。既往有类似情况发生,未经治疗自行消退。查体:T 39.2℃,双肺呼吸音粗,腹软,肝脾未触及,左大腿内侧皮肤弥漫性红肿发亮,有压痛。睾丸及附睾肿大,有压痛。左侧腹股沟可触及 2 个肿大的淋巴结。

请思考:

1. 该病人可能的诊断是什么?

2. 为明确诊断需完善的辅助检查有哪些?

3. 该病人的治疗方案有哪些?

丝虫病(filariasis)是由丝虫寄生于人体淋巴组织、皮下组织或浆膜腔等所引起的寄生虫病。其临床特征早期主要表现为淋巴结炎与淋巴管炎,晚期表现为淋巴系统增生和阻塞引起的表现。丝虫病属于我国法定丙类传染病。

【病原学】

目前已知寄生于人体的丝虫有八种,在我国流行的有班氏丝虫及马来丝虫两种。两种丝虫的生活史分为两个阶段,一个阶段在蚊虫(中间宿主)体内,另一阶段在人(终末宿主)体内(图7-2)。

(一) 在蚊体内

含有微丝蚴的人血被蚊虫叮咬吸入蚊的胃内,经 1~7h 脱鞘,穿过胃壁经腹腔进入胸肌,发育为寄生期幼虫,经 1~3 周两次蜕皮,发育为感染期幼虫,离开胸肌,移行到蚊的下唇,再叮咬人时侵入人体。

(二) 在人体内

感染期幼虫侵入人体后,部分死亡,部分到达淋巴管或淋巴结,发育为成虫,产微丝蚴。微丝蚴从淋巴系统进入血液循环,白天多藏匿于肺微血管内,夜间进入周围血液循环。

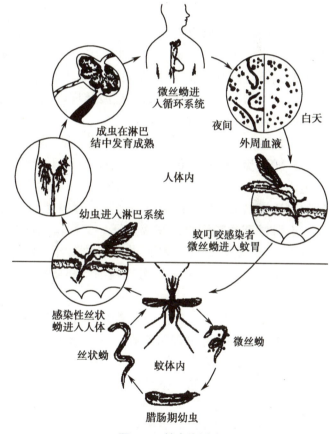

图7-2　丝虫生活史

【流行病学】

(一) 传染源

主要是血液中含微丝蚴的人,包括病人和带虫者。马来丝虫还可寄生在猫、犬、猴等哺乳动物体内,作为储存宿主并成为本病可能的传染源。

(二) 传播途径

通过蚊虫叮咬传播。班氏丝虫病的传播媒介主要是淡色库蚊,其次是中华按蚊,马来丝虫病以中华按蚊为主要媒介。

（三）人群易感性

普遍易感，以 20~25 岁的感染率与发病率最高。病后有一定免疫力，但可再感染。

（四）流行特征

5~10 月有利于微丝蚴在蚊体内发育，发病率较高。在热带和亚热带地区，全年都可有本病流行，有家庭聚集现象。

【 发病机制与病理解剖 】

丝虫病的发病和病变主要由成虫引起，感染期幼虫侵入人体，幼虫和成虫的代谢产物可引起局部淋巴系统的组织反应与全身过敏反应。

丝虫病的病变主要在淋巴管和淋巴结。急性期主要表现为渗出性炎症，慢性期形成闭塞性淋巴管内膜炎，淋巴管曲张和破裂，淋巴液侵入周围组织及器官，纤维组织增生，皮下组织增厚、变粗、皱褶、变硬，形成象皮肿。局部血液循环障碍，易继发感染，使象皮肿加重。

【 临床表现 】

班氏丝虫病及马来丝虫病的潜伏期为 4 个月至 1 年不等，无症状感染者约占半数。

（一）急性期

1.淋巴结炎和淋巴管炎 好发于四肢，以下肢多见。淋巴结炎可单独发生，淋巴管炎一般都伴有淋巴结炎。表现为不定时周期性发作的腹股沟和腹部淋巴结肿大、疼痛，淋巴管肿胀、疼痛，沿大腿内侧向下蔓延，形成离心性发展的红线，称"逆行性淋巴管炎"，每月或数月发作一次，发作 1~3d，伴有畏寒、发热、全身乏力。当炎症波及皮内微细淋巴管时，局部皮肤出现弥漫性红肿、发亮，有灼热压痛，持续约 1 周消退。

2.丝虫热 在班氏丝虫病流行区更多见，周期性发热，体温达 40℃，可伴畏寒、寒战，2~3d 消退。

3. 精囊炎、附睾炎和睾丸炎 主要见于班氏丝虫病。表现为一侧腹股沟疼痛，可蔓延至阴囊、大腿内侧。睾丸及附睾肿大压痛，精索上可触及结节，压痛明显，炎症消退后缩小变硬，反复发作后肿块可逐渐增大。丝虫病极少引起输精管病变，很少引起不育。

4.肺嗜酸性粒细胞浸润综合征 又称丝虫性嗜酸性粒细胞增多症（filarial hypereosinophilia）。表现有畏寒、发热、咳嗽、哮喘、淋巴结肿大等。肺部有游走性浸润灶，胸片可见肺纹理增粗和广泛粟粒样斑点状阴影，痰中有嗜酸性粒细胞和夏科-莱登结晶。

（二）慢性期

慢性期以淋巴系统增生和阻塞引起的表现为主。

1.淋巴结肿大和淋巴管曲张 肿大淋巴结内淋巴窦扩张，其周围的淋巴管向心性曲张形成肿块，见于一侧或两侧腹股沟和股部。触诊似海绵状包囊，中央发硬。淋巴管曲张常见精索、阴囊及大腿内侧。精索淋巴管曲张常相互粘连，且两者可并存。

2. 鞘膜腔积液 多见于班氏丝虫病。系精索及睾丸淋巴管阻塞所致。积液少时无症状，积液多时，病人可有下坠感，阴囊体积增大，皱褶消失。

3. 乳糜尿 为班氏丝虫病晚期的主要表现之一。淋巴管破裂部位多在肾盂及输尿管，常突然出现，也可伴有畏寒、发热、腰部、盆腔及腹股沟处疼痛。乳糜尿（chyluria）易凝固，可堵塞尿道，致排尿困难，甚至肾绞痛。乳糜尿呈乳白色，混有血液时呈粉红色，有时能找到微丝蚴。

4. 淋巴水肿与象皮肿 常同时存在，淋巴液回流改善后水肿消退。若淋巴回流持久不畅，则发展为象皮肿，为凹陷性坚实性水肿，皮肤变粗增厚、皱褶加深，易继发感染，形成慢性溃疡。象皮肿常发生于下肢，少数发生于阴囊、阴茎、阴唇、上肢和乳房。

【 实验室检查 】

（一）血常规检查

白细胞总数（10~20）×10^9/L，嗜酸性粒细胞显著升高，如继发感染，中性粒细胞显著升高。

（二）微丝蚴检查

外周血微丝蚴检查是确诊丝虫病的主要依据。一般在晚10时至次日晨2时检出率较高。

（三）各种体液微丝蚴检查

鞘膜腔积液、乳糜尿、淋巴液、乳糜腹水、心包积液等体液中可检出微丝蚴。

（四）活组织检查

皮下结节、浅表淋巴结、附睾结节等处均可进行活组织检查，查找成虫并观察相应的病理变化。

（五）分子生物学检测

DNA杂交试验及PCR等技术可用于丝虫病的诊断。

【诊断】

（一）流行病学史与临床表现

有蚊虫叮咬史，结合典型的周期性发热、离心性淋巴管炎、淋巴结肿痛、乳糜尿、精索炎、象皮肿等症状和体征，应考虑为丝虫病。

（二）实验室检查

外周血中找到微丝蚴即可确诊。

（三）诊断性治疗

对于疑似丝虫病而血中找不到微丝蚴者，可试服乙胺嗪，药物作用于成虫，部分病人可在2~14d后出现发热、淋巴系统反应和淋巴结结节，有助于诊断。

【治疗】

（一）病原治疗

1. **乙胺嗪**　对微丝蚴和成虫均有杀灭作用，无明显不良反应，为首选药物。治疗方法有以下几种：

（1）**短程疗法**：适用于马来丝虫病病人。成人1.5g，一次顿服，或.75g，每天2次，连服2d。

（2）**中程疗法**：常用于班氏丝虫病。每日0.6g，分2~3次口服，疗程7d。

（3）**间歇疗法**：成人每次0.5g，每周1次，连服7周。

2. **伊维菌素**　成人100~200μg/kg，单剂或连服2d。

3. **呋喃嘧酮**　对班氏丝虫成虫和微丝蚴均有杀灭作用，每日20mg/kg，分2~3次，连服7d。

4. **多西环素**　200mg/d，治疗8周可抑制班氏微丝蚴产生达14个月，可减少但不能清除成虫。

5. **阿苯达唑**　成人400mg/kg，常与乙胺嗪和伊维菌素联用。

（二）对症治疗

1. **淋巴管炎及淋巴结炎**　可口服泼尼松、保泰松、阿司匹林，疗程2~3d。有细菌感染时使用抗菌药物。

2. **乳糜尿**　卧床休息时用腹带加压、抬高骨盆部，多饮开水，清淡饮食，限制脂肪及高蛋白饮食。必要时可用1%硝酸银或12.5%碘化钠溶液作肾盂冲洗，或采用外科手术治疗。对乳糜血尿者，可酌情用止血药。

3. **象皮肿**　保持皮肤清洁，避免挤压摩擦，可采用辐射热或微波热疗法。下肢严重的象皮肿可施行皮肤移植术，阴囊象皮肿可施行整形术。

【预防】

在流行区开展普查普治，流行区全民食用乙胺嗪药盐，每千克食盐加3g乙胺嗪，食用6个月，能显著降低微丝蚴的阳性率。消灭蚊虫滋生地，药物灭蚊。

（石晓峰）

第四节 线虫病

案例导入

病人,女性,39 岁。因头晕、乏力、腹痛、腹泻 3 个月,近 1 个月出现黑便,病情加重入院。病人发病前经常赤脚下地劳动,劳动后发现脚上有许多小丘疹、瘙痒。近 1 个月病人常感头晕、乏力、腹痛较之前明显加重,排黑便,喜食生米、指甲。外周血象显示白细胞数正常、小细胞低色素性贫血。

请思考:

1. 请作出初步诊断,并列出诊断依据。
2. 需要完善哪些检查?
3. 怎样治疗该病人?
4. 如何对该病人进行健康教育?

一、钩虫病

钩虫病(ancylostomiasis,hookworm disease)是由十二指肠钩虫和/或美洲钩虫寄生于人体小肠所致的疾病。临床上以贫血、营养不良、胃肠功能失调,劳动力下降为常见表现,轻者可无症状,严重贫血者可出现心功能不全,对儿童健康及生长发育有严重影响。

【病原学】

寄生于人体的钩虫主要有十二指肠钩口线虫(*Ancylostoma duodenale*)和美洲板口线虫(*Necator americanus*),雌虫较粗长,雄虫细短,尾部有交合伞,两者虫卵相似。

钩虫成虫寄生于人体的小肠和十二指肠,虫卵可随粪便排出,在温暖、潮湿、疏松的土壤中,经 1~2d 发育为杆状蚴,杆状蚴经 5~7d 发育为丝状蚴,可在土壤中存活数周。当接触人体皮肤或黏膜时,丝状蚴可侵入人体,随血液循环经右心至肺部,沿支气管上行至咽部,随吞咽活动经食管到小肠,在肠道发育为成虫,寄生在小肠上段。多数成虫在 1~2 年内排出体外。

【流行病学】

(一)传染源

为钩虫病病人与感染者。病人随粪便排出的虫卵数量多,是主要传染源。

(二)传播途径

皮肤接触被污染的土壤为主要感染途径,随粪便排出的虫卵污染土壤,在土壤中发育为幼虫,人体皮肤接触具有感染性幼虫的土壤,可通过皮肤感染,也可通过生食含钩蚴的瓜果、蔬菜经口腔黏膜感染。

(三)人群易感性

人群普遍易感,但感染者多为农民、矿工、砖瓦厂工人,男性多于女性,儿童较少,可重复感染。

(四)流行特征

发病率农村高于城市,成人高于儿童,在我国南方高于北方,热带和亚热带地区较多见。

【发病机制与病理解剖】

(一)皮肤损害

钩蚴侵入皮肤引起钩蚴性皮炎,局部皮肤出现红色丘疹,1~2d 出现炎症反应。

(二)肺部病变

穿过肺微血管到达肺泡时引起局部出血和炎症。严重者出现支气管肺炎,幼虫沿支气管上行至咽部,引起支气管炎和哮喘。

(三)小肠病变

成虫咬附小肠黏膜,形成浅表小溃疡,且常更换咬附点、分泌抗凝血物质,可使局部持续渗血,严重者可出现消化道大出血,慢性失血是钩虫病贫血的主要原因,贫血程度受病程和钩虫数量的影响。

长期缺铁性贫血可导致心肌脂肪变性、心脏扩大、脾骨髓化、长骨骨髓显著增生、反甲等。儿童严重感染可致生长发育障碍。

【临床表现】

(一)幼虫引起的临床表现

钩蚴性皮炎:钩虫幼虫钻入皮肤导致局部瘙痒性红色点状疱疹,痒感强烈,多发生在手指间、脚趾间、足背、下肢皮肤等处,数日内可消退。抓破皮肤可继发细菌感染。

当幼虫移行至肺部时可引起肺部炎性改变,出现咳嗽、咳痰、痰中带血、喉痒、声嘶、哮喘发作等,可闻及干啰音、哮鸣音。肺部 X 线摄影检查提示肺纹理增多,数天后自行消退。

(二)成虫引起的临床表现

主要包括食欲缺乏、腹胀、腹部不适、腹泻或便秘等消化道症状。另外有慢性失血性贫血,成虫口囊咬附在肠黏膜上,导致肠黏膜受损,不断出血。重度贫血者皮肤蜡黄、头晕、眼花、耳鸣、注意涣散、记忆力下降、心率加快、脉压增大、心脏扩大,甚至出现心力衰竭。重度感染者有异食癖,喜食生米、泥土等。

【实验室检查】

(一)血常规检查

有不同程度的小细胞低色素性贫血,白细胞数大多正常,嗜酸性粒细胞数略增多,严重贫血病人嗜酸性粒细胞数常不增多,血清铁降低。

(二)粪便检查

1. **粪便隐血试验** 阳性反应。
2. **直接涂片与饱和盐水漂浮法** 检出钩虫卵可确诊钩虫感染。
3. **虫卵计数** 以每克粪虫卵数表示。
4. **钩蚴培养法** 可鉴别虫种和计算虫数,所需时间长,很少应用。
5. **淘虫法** 驱虫治疗后收集 24~48h 内全部粪便,用水冲洗淘虫,并按雌雄和虫种计数。

(三)骨髓象

造血旺盛,中幼红细胞显著增多,血清铁显著降低时,周围血中血红蛋白明显减少。

【诊断及鉴别诊断】

在流行区曾接触污染的土壤,有钩虫所致皮炎史及贫血等表现,应怀疑钩虫病,粪便中检查有钩虫卵可确诊。

钩虫病病人有上腹隐痛,尤其有黑便时应与十二指肠溃疡、慢性胃炎等鉴别,胃肠钡餐与胃镜检查有助于鉴别诊断。钩虫病贫血需要与其他原因引起的贫血相鉴别。

【治疗】

(一)钩蚴性皮炎

在感染后 24h 内局部皮肤可用左旋咪唑涂肤剂或 15% 阿苯达唑软膏每天 2~3 次,连用 2d。皮炎广泛者口服阿苯达唑,每日 10~15mg/kg,分 2 次口服,连用 3d。

(二)驱虫治疗

阿苯达唑和甲苯咪唑,均能广谱驱肠道线虫,具有杀死成虫和虫卵的作用。但驱虫作用缓慢,于治疗后 3~4d 排出钩虫。

1. **阿苯达唑**　成人剂量为每次 400mg,1 次/d,连服 2~3d。12 岁以下儿童减半量。

2. **甲苯咪唑**　成人为每次 200mg,1 次/d,连服 3d;2 岁以上儿童与成人剂量相同,2 岁以下儿童剂量减半。

3. **复方甲苯咪唑**　成人每日 2 片,连服 2d。4 岁以下儿童剂量减半,孕妇忌用。治疗后 15d 复查,钩虫卵阴转率 93%。

4. **复方阿苯达唑**　成人和 7 岁以上儿童 2 片,顿服,治疗后 2 周复查钩虫卵,阴转率 69.91%。

(三) 对症治疗

补充铁剂,纠正贫血。一般先驱虫治疗,后补充铁剂,血象正常后继续服用小剂量铁剂 2~3 个月。贫血严重者,可缓慢小量输血,给予维生素和高蛋白饮食。

【预防】

(一) 管理传染源

根据感染率高低,采取普遍治疗或选择性人群重点治疗,使用复方甲苯达唑或阿苯达唑每年进行驱虫。

(二) 切断传播途径

加强粪便管理,推广粪便无害化处理。在流行地区避免皮肤与土壤接触,不生吃瓜果蔬菜,防止钩蚴经口感染。

(三) 保护易感人群

加强宣传教育,提高对钩虫病的认识,在钩虫病感染率高的地区开展集体驱虫治疗。

二、蛔虫病

> **案例导入**
>
> 病人,男孩,7 岁。以突发性哮喘为主诉就诊。其母述病人多于白天出现呼吸短促,干咳,但夜间哮喘加重,甚至出现端坐呼吸。病人皮肤上有时出现发痒性皮疹。2 年前曾有过排虫史。查体:体温正常,两肺均闻及哮鸣音,X 线胸片见肺纹理增粗。血常规:嗜酸性粒细胞占比 63%,痰液检查也发现有大量嗜酸性粒细胞。粪便检查中发现有某种寄生虫虫卵。
>
> 请思考:
> 1. 该病人可能的诊断是什么?
> 2. 怎样进一步确诊?
> 3. 该病人出现的突发性哮喘和哪些寄生虫感染有关?

蛔虫病(ascariasis)是由蛔虫寄生于人体小肠或其他器官所引起的一组疾病,包括蛔蚴移行引起的过敏症状,肠蛔虫症、胆道蛔虫症、蛔虫性肠梗阻等。大多数为无症状感染。

【病原学】

蛔虫成虫形似蚯蚓,呈乳白色或淡红色,头尾两端较细。雄虫较小,尾端卷曲,雌虫较大,尾端钝圆,寄生于小肠上段。每条雌虫每日产卵 20 万个左右,随粪便排出。虫卵分为受精卵和未受精卵,只有受精卵具有感染能力。受精卵在外界适宜的温度和湿度下约 24d 后发育成为含胚胎虫卵的感染性虫卵,感染性虫卵在湿土中可存活 1~5 年。人经口吞食感染期虫卵后,在小肠上段孵出幼虫,侵入肠壁末梢静脉→门静脉→肝→下腔静脉→右心房→右心室→肺动脉→肺微血管→肺泡→细支气管。在感染后 8~9d 幼虫继续沿支气管向上移行至气管及咽部,再被吞下,在小肠内发育成为成虫产卵。从吞食感染期虫卵到成虫产卵需 10~11 周(图 7-3)。成虫寿命为 10~12 个月。

【流行病学】

(一) 传染源

病人和感染者粪便含受精卵,是主要传染源。猪、犬、鸡、猫等动物,以及苍蝇等昆虫,可携带虫卵或吞食后排出存活的虫卵,也可成为传染源。

(二) 传播途径

感染性虫卵主要经口吞入而感染,亦可随灰尘飞扬被吸入咽部吞下而感染。生食未洗净的蔬菜、瓜果等容易感染,污染的手指也易将虫卵带入口内。

(三) 人群易感性

人对蛔虫普遍易感。儿童地上爬行、吸吮手指等易感染,使用未经无害化处理的人粪施肥的农村,人口感染率可高达50%。

(四) 流行特征

本病是最常见的寄生虫病,分布于世界各地。发展中国家发病率高,农村发病高于城市,儿童发病高于成人,学龄前儿童和学龄儿童感染率最高。无性别差异,无明显季节性。

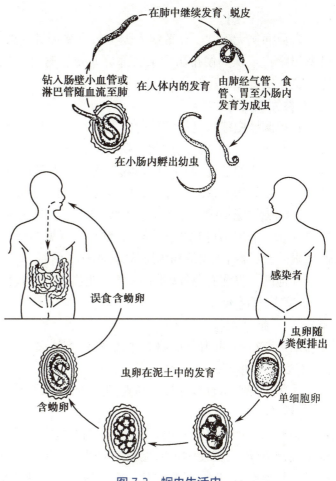

图 7-3　蛔虫生活史

【发病机制与病理解剖】

(一) 蛔虫幼虫异体蛋白引起的过敏反应

当幼虫在体内移行时,其代谢产物和/或幼虫死亡使机体产生强烈的过敏反应。蛔虫幼虫损伤肺微血管可引起出血、嗜酸性和中性粒细胞浸润。严重感染者肺部病变可融合成斑片状。此外,可引起支气管痉挛。

(二) 成虫致病作用

成虫寄生在小肠内,主要在空肠和回肠上段,以小肠乳糜液为营养,导致人体营养不足,损伤人体肠黏膜,引起肠功能紊乱。严重感染者,肠腔内大量虫体可引起部分性肠梗阻、肠坏死、肠套叠、肠扭转等。蛔虫有钻孔的习性,当环境发生变化时可离开肠腔钻入胆总管、胰管、阑尾等处,引起病变。可出现胆绞痛;继发感染可引起胆管炎和肝脓肿;胆道中的虫卵、虫体的碎片可作为胆结石形成的核心;钻入胰管可引起出血坏死性胰腺炎;钻入阑尾可引起阑尾炎;蛔虫走入至咽喉与支气管,偶可引起阻塞和窒息。

【临床表现】

人感染蛔虫后,大多数无临床症状,称蛔虫感染。儿童、体弱、营养不良者易出现症状。临床上可分为蛔蚴移行症和蛔虫病两类。

(一) 蛔蚴移行症

人在短期内吞食大量的感染性虫卵,7~9d 后出现发热、阵发性咳嗽、咳痰或痰中带血。少数病人伴有荨麻疹或皮疹。重症病人可有哮喘样发作和呼吸困难。两肺部可听到干啰音。胸部 X 线摄影检查可见两侧肺门阴影加深,肺纹理增多,可见点状、片状、絮状阴影,一般于 2~3 周内消失。痰液检查可见夏科-莱登结晶和嗜酸性粒细胞,偶可查到幼虫,7~10d 后,症状逐渐消失。

（二）蛔虫病

多数病例无症状。儿童病人大多数有脐周钝痛或绞痛，常有食欲缺乏、恶心，时而便秘或腹泻，可呕出蛔虫或从粪便排出蛔虫。部分儿童有时可出现惊厥、夜惊、磨牙、失眠等。感染重者可有营养不良及发育障碍。

【并发症】

1. 胆道蛔虫症　是最常见的并发症，临床起病急骤，以剑突偏右阵发性、钻孔性绞痛为特点，可放射至右侧肩背部，常伴有恶心、呕吐，约半数病人呕出蛔虫，无腹肌紧张。腹痛间歇期无症状。若蛔虫完全钻入胆总管，甚至钻入胆囊，疼痛可有所缓解。白细胞和中性粒细胞大多数正常或轻度增高。绝大多数病人，在24h内因蛔虫自行退出胆道而疼痛自行缓解。

2. 蛔虫性肠梗阻　多见于6~8岁的儿童。起病突然，中腹部阵发性绞痛、呕吐、腹胀、便秘等为主要症状。有时可吐出蛔虫。约半数儿童可见肠型和蠕动波。触诊可扪及条索状的肿块，有活动性绳索感，为缠结成团的蛔虫所致，是本病的特征。

其他的并发症有急性胰腺炎、急性胆囊炎、肝脓肿、肠穿孔、蛔虫性腹膜炎等。

【实验室检查】

（一）血常规检查

蛔虫移行症期间白细胞和嗜酸性粒细胞增多。

（二）粪便检查

采用生理盐水直接涂片容易查到虫卵，饱和盐水漂浮法能提高蛔虫卵检出率。

【诊断】

肠蛔虫症诊断是病人出现腹痛，近期有排虫或吐虫史，粪便检查发现蛔虫卵即可确诊。但仅有雄虫或蛔虫幼虫，粪便蛔虫卵检查可阴性。蛔虫移行症诊断依据近期有生食蔬菜或瓜果等，呼吸道症状尤其伴有哮喘，胸部X线片检查有短暂游走性肺部浸润，血中嗜酸性粒细胞增多。

【治疗】

（一）驱虫治疗

1. 苯咪唑类　包括阿苯达唑与甲苯咪唑，均为广谱驱虫药，可抑制蛔虫摄取葡萄糖，导致糖原消耗和腺苷三磷酸减少，使虫体麻痹。阿苯达唑400mg，一次顿服。甲苯咪唑500mg，一次顿服，有效率达90%以上。一般无明显副作用，偶有头痛、恶心、呕吐、轻度腹泻等。

2. 噻嘧啶　为广谱驱虫药，可阻断虫体神经肌肉传导，引起虫体收缩后麻痹而死亡，驱虫作用快。儿童剂量10mg/kg，成人为500mg，一次顿服。可引起头痛、呕吐等。孕妇、肝、肾、心脏等疾病病人慎用。

3. 左旋咪唑　具有抑制蛔虫肌肉中琥珀酸脱氢酶的作用，使虫体麻痹而排出体外。儿童剂量2.5mg/kg，成人150~200mg，一次顿服。偶可引起中毒性脑病，故应慎用。

（二）并发症治疗

1. 蛔虫性肠梗阻　可服豆油或花生油，使虫体松解再驱虫。肠穿孔者尽早手术。

2. 胆道蛔虫症　解痉、止痛、营养支持治疗为主，疼痛缓解后再驱虫治疗。

【预防】

对粪便进行无害化处理，广泛开展卫生知识宣传，培养良好卫生习惯，做到饭前、便后洗手，不吃未洗净的瓜果、蔬菜。在学校、托幼机构开展普查普治。

三、蛲虫病

案例导入

病人,女孩,3 岁半。因外阴、肛门瘙痒 2 周就诊。病人发病以来主要表现为外阴、肛门瘙痒,夜间加剧,无发热。查体:T 36.5℃。一般情况可,全身淋巴结无肿大,心、肺、腹部无异常,外阴、肛门发育正常,有轻微潮红,未见异常分泌物。

请思考:

1. 该患儿的初步诊断是什么?

2. 需要完善哪些检查?

3. 怎样治疗该患儿?

4. 如何对该患儿家属进行健康教育?

蛲虫病(enterobiasis)是蛲虫寄生于人体肠道所引起的疾病,多见于儿童,主要症状为肛门周围和会阴部夜间瘙痒。

【病原学】

蛲虫虫体细小,如乳白色线头,雌虫长 8~13mm,宽 0.3~0.5mm;雄虫长 2~5mm,宽 0.1~0.2mm。虫卵呈长圆形,约 $30\mu m \times 60\mu m$,无色透明,两侧不对称,一侧稍扁。虫卵在体外抵抗力强,阴湿环境更适宜,可成活 2~3 周。煮沸、5% 苯酚等可杀死虫卵。成虫雌雄异体,主要寄生在盲肠,重度感染者有时见于升结肠内。雄虫交配后即死亡,雌虫在盲肠发育成熟后向下移行,夜间可爬出肛门,在肛门周围、会阴部皱褶处产卵,1 条雌虫一天产卵万枚左右,产卵后多数雌虫死亡。虫卵于 6h 内即发育为含杆状蚴的感染性虫卵,不需要中间宿主,经污染手指、衣被等进入口腔,下行在肠道发育为成虫,寄生于盲肠。蛲虫的感染过程被称为自体感染,是蛲虫病的特征。此过程为 4~6 周,其寿命 2~4 周。少数雌虫排卵后和虫卵发育为幼虫后,均可以再回到肛门内,甚至可以进入尿道、阴道。

【流行病学】

(一)传染源

人是唯一自然宿主,病人是唯一传染源。

(二)传播途径

1. **直接感染** 虫卵通过手从肛门入口而感染,为自身感染的一种类型。

2. **间接感染** 虫卵污染内衣裤、床单、被褥、玩具,经手、口感染。

3. **吸入感染** 虫卵经尘埃飞扬,从口鼻吸入咽下而感染。

4. **逆行感染** 虫卵在肛门附近孵化,幼虫爬回肠内而感染。

(三)人群易感性

以儿童多见,集体儿童机构中传播率高。成人多从与儿童接触中感染,可呈家庭聚集性。男女感染率无明显差异。

(四)流行特征

世界各地均有发病,温带、寒带地区感染率高于热带地区,城市高于农村,尤以居住拥挤、卫生水平差的地区多见,儿童感染率较成人高。

【发病机制与病理解剖】

蛲虫头部钻入肠黏膜吸取营养,引起炎症和细小溃疡。但不深入肠壁损害组织,故常无嗜酸性粒细胞增多。很少引起穿破肠壁的病变。极少数女性病人产生异位损害,如侵入阴道、子宫等。雌虫在肛周产卵,刺激皮肤,引起瘙痒。长期慢性刺激产生局部皮损、出血和继发感染。

【临床表现】

主要症状为肛周和会阴部奇痒和虫爬行感,以夜间为甚。病人常有睡眠不安,夜惊、烦躁、磨牙等,个别病人恶心、呕吐、腹痛等。长期睡眠不佳,可使小儿白天注意涣散,好咬指甲等心理行为偏差。偶可引起异位并发症,如刺激尿道引起尿频、尿急、尿痛;侵入阴道引起分泌物增多;侵入阑尾或腹膜,引起阑尾炎和腹膜炎。

【诊断】

有肛周夜间瘙痒应怀疑本病,确诊需找到成虫或虫卵。①发现成虫:在小儿入睡 2~3h 后,检查肛门皮肤皱褶处,找到白线头状蛲虫即可确诊。②查虫卵:以市售透明胶纸一小块,于清晨粪便前以黏面向肛周皮肤皱褶处粘取虫卵,将黏面放载玻片上,加 1 滴二甲苯后镜检,至少连续检查 3 次,找到虫卵即可确诊。

【治疗】

(一)内服药

1. **苯咪唑类** 阿苯达唑 400mg,顿服。成人剂量与儿童剂量相同。两周后再服一次防复发。副作用轻,可有头昏、腹痛、腹泻。

2. **噻嘧啶** 10mg/kg,顿服,两周后复治一次。副作用少,可有轻度头痛、恶心、腹部不适。

3. **中医中药** 以百部、川楝、槟榔等为主的驱蛲汤,每日 1 剂,连服 3d。

(二)外用药

如蛲虫膏、2% 氯化氨基汞软膏涂在肛门周围,有杀虫和止痒作用。

【预防】

加强宣传,使儿童家长了解本病的传播方式。养成良好的卫生习惯,勤剪指甲,勤洗手,勤换洗内裤,不吸吮手指。换下的内裤应煮沸消毒。集体儿童机构和家庭感染率高时,可集体普治。

四、旋毛虫病

> **案例导入**
>
> 病人,男性,28 岁。因吃生猪肉后 3d 出现发热、头痛、恶心、呕吐、腹痛、腹泻就诊。同食者有集体发病。入院查体:T 38℃,P 90 次/min,R 18 次/min,BP 100/70mmHg。一般情况稍差,心、肺检查阴性,脐周有轻微压痛。检查吃剩的猪肉,发现旋毛虫包囊。
>
> 请思考:
>
> 1. 该病人初步诊断是什么?
> 2. 需要完善哪些检查?
> 3. 怎样治疗该病人?

旋毛虫病(trichinelliasis)是由旋毛虫引起的人兽共患病。流行于多种哺乳动物之间。人主要因生食或半生食含有旋毛虫包囊的猪肉或其他动物肉类而感染。主要表现为胃肠道症状、发热、水肿、肌痛及嗜酸性粒细胞增多等。幼虫移行至心、脑、肺时,可引起心肌炎、脑炎、肺炎等。

【病原学】

旋毛虫是胎生,成虫雌雄异体,白色;雄虫较小,长约 1.5mm;雌虫较大,长 3~4mm。成虫、幼虫寄生于同一中间宿主。成虫寄生于十二指肠及空肠上段肠壁,幼虫寄生于肌肉组织。人或动物食用带有活旋毛虫包囊的肉,主要是猪肉,包囊被胃液溶化,幼虫逸出后部分到十二指肠并钻入肠黏膜发育,经 4 次蜕皮变为成虫。雌雄交配后,雄虫死亡,雌虫产出幼虫。幼虫经淋巴管或静脉→右心→肺→体循环→身体各部,但只有到达横纹肌的幼虫才能继续发育。横纹肌中的幼虫穿破微血管侵入肌肉纤维内,逐渐长大并自行螺旋状卷曲,约 5 周形成长轴与肌纤维平行的梭形包囊。包囊 7~8 周后成熟,6 个月至 2 年内钙化,包囊内幼虫平均寿命 5~10 年。

旋毛虫包囊对外界的抵抗力较强。在腐肉内,包囊内的幼虫经 120d 仍有侵袭力;在 −15℃环境中仍能生存 20d;熏烤、腌制、暴晒、风干等加工肉类不能杀死旋毛虫幼虫,但在 70℃时,包囊内幼虫可迅速死亡。

【流行病学】

(一) 传染源

传染源主要是感染旋毛虫幼虫包囊的猪、鼠等,狗、鼠、猫、牛、野猪、熊、狼等是保虫宿主。

(二) 传播途径

食用含活旋毛虫幼虫的动物肉类而感染。带旋毛虫幼虫或包囊的粪便污染食物或饮水,被人进食后也可导致感染。

(三) 人群易感性

人群普遍易感,主要与食生肉类的饮食习惯有关。感染后可获得一定的免疫力。

(四) 流行特征

本病广泛分布于全世界,西欧及北美发病率较高。我国云南、西藏等有吃生猪肉习惯的地区均有发生和流行。一年四季均可发病,以青壮年多见。

【发病机制与病理解剖】

(一) 发病机制

旋毛虫对人体致病作用的强弱,与人体摄入幼虫、包囊数量及人体对旋毛虫的免疫状态有关。

旋毛虫寄生在十二指肠及空肠,可引起肠黏膜充血、水肿、出血及浅表溃疡,但病变一般轻微。幼虫移行阶段,幼虫的毒性代谢产物可引起全身中毒及过敏反应症状,如发热、荨麻疹、血管神经性水肿、血嗜酸性粒细胞计数升高等,幼虫的机械性穿透作用可穿破所经之处毛细血管,导致相应器官、组织发生急性炎症及间质水肿,如横纹肌炎、心肌炎、心包积液、肺灶状出血、肺炎、脑膜脑炎等。心肌炎并发心力衰竭是本病死亡的主要原因。

(二) 病理解剖

横纹肌受累,可见肌纤维发生节段性变性、坏死,周围间质出现炎性反应并形成小肉芽肿。在心、肺、肝、肾、视网膜、胰腺、胎盘、胆囊、乳腺、骨髓及淋巴结等组织内偶可发现旋毛虫幼虫,并造成一定损害出现相应症状。

【临床表现】

轻者感染后可无症状,重者可致死。潜伏期一般是 5~15d,平均为 10d。临床症状按病程分以下 3 期:

(一) 侵入期(早期)

一般持续约 1 周,主要为胃肠道症状。感染后 48h,病人可有腹痛、腹泻、恶心、呕吐、乏力等。腹痛以上腹部和脐周为主,呈隐痛和烧灼感;腹泻为稀便或水样便,1d 数次,无里急后重及脓血。

(二) 幼虫移行期

持续 2 周至 2 个月,为本病急性期。主要表现为中毒及过敏症状。

1. 发热 体温为 38~40℃,为弛张热或不规则热。伴畏寒、头痛、出汗、极度乏力等。

2. 肌痛 为本病最突出的症状。呈全身性,尤以腓肠肌及四肢肌为甚。病人可因疼痛而呈强迫屈曲位。常伴肌肉肿胀,有硬结感,压痛及触痛明显。重者咀嚼、吞咽、说话困难,呼吸和眼球转动均感疼痛。

3. 水肿 多数病人出现眼睑、眼结膜及面部水肿,重者可伴下肢水肿。部分病人尚有眼结膜充血、出血及视网膜出血。

4. 皮疹　部分病人出现皮疹，多见于胸、背及四肢。皮疹多样，可为斑丘疹、荨麻疹、猩红热样皮疹等。

重症病人可出现心脏、中枢神经系统与肺部损害症状，病人可因心力衰竭而突然死亡。

（三）包囊形成期

随着肌肉包囊形成，病程1个月左右，临床症状好转，发热、水肿消退，但乏力、肌痛仍可持续数月。

【实验室检查】

（一）血常规检查

白细胞总数增多，多在（10~20）×10^9/L之间。嗜酸性粒细胞增多，可达20%~40%或以上。重症病人可因免疫功能低下或并发细菌感染而嗜酸性粒细胞无明显增高。

（二）病原体检查

病程10d后，可取病人三角肌、腓肠肌或水肿、压痛最明显处米粒大小的肌肉，用两玻片压紧，于低倍镜下检查到旋毛虫包囊即可确诊。镜检阴性者，可用胃蛋白酶和稀盐酸消化肌肉组织，取沉淀检查幼虫，可提高阳性率。

（三）抗原抗体检测

1. 特异性抗原检测　利用旋毛虫单克隆抗体或多克隆抗体，可检查到血清中循环抗原，抗原阳性提示为现症感染。

2. 特异性抗体检测　用间接血凝试验、酶联免疫吸附试验等检测可疑病人血清中的旋毛虫IgM或IgG抗体。反应由阴性转阳性或抗体效价增高4倍以上，有诊断意义。

（四）病原体核酸检测

用PCR法检测血中或肌肉中的旋毛虫DNA，有较高的灵敏度和特异度。

（五）血生化检查

病人血清中肌酸磷酸激酶（CKP）及醛缩酶活性均明显升高。

【诊断与鉴别诊断】

（一）诊断

病前1~2周有生食或食入未熟的动物肉的病史和典型临床症状者，即可考虑本病。肌肉活检找到旋毛虫包囊或幼虫即可确诊。

（二）鉴别诊断

本病早期应与食物中毒、流行性感冒鉴别，在幼虫移行期应与伤寒、钩端螺旋体病、风湿热、皮肌炎、多发性肌炎等鉴别。

【治疗】

（一）一般治疗

急性期应卧床休息，加强营养，维持水、电解质平衡。肌肉疼痛明显者，可给予镇痛药。对高热、中毒症状严重者，或发生心肌炎、脑炎、肺水肿及赫氏反应者，可用肾上腺皮质激素。注意预防及处理心力衰竭。

（二）病原治疗

1. 阿苯达唑　为首选药物。成人剂量为400~500mg，每天2~3次，小儿剂量为20mg/（kg·d），分2~3次口服，连续5d为一个疗程。必要时可间隔2周重复1~2个疗程。一般于用后2~3d体温下降，水肿消失，肌痛减轻。少数病人于用药后2~3d，体温反而升高，发生类赫氏反应，为虫体大量死亡引起过敏反应所致；须慎重，必要时与糖皮质激素合用。该药副作用轻而少，可有头昏、恶心、食欲缺乏等。

2. 甲苯咪唑　成人剂量200mg顿服，对各期幼虫均有很强的杀灭作用，成虫疗效稍差，副作用较轻。

【预防】

加强卫生宣教,提倡熟食,不吃生或半生的猪肉或其他动物肉及肉制品。生猪圈养,饲料加热,预防猪感染,病猪隔离治疗。灭鼠,防鼠污染猪圈。加强肉类管理,未经检疫的肉类禁止出售。

(林丽萍　石晓峰)

第五节　棘球蚴病(包虫病)

棘球蚴病(echinococcosis)又称包虫病(hydatid disease),是棘球绦虫的幼虫感染人体所致的寄生虫病。棘球蚴病分布于全球广大牧区,在人和动物之间广泛传播。目前确认的棘球蚴有16种;寄生于人体的有4种,为细粒棘球绦虫、多房棘球绦虫、伏氏棘球绦虫和少节棘球绦虫的幼虫,分别引起囊型棘球蚴病、泡型棘球蚴病、伏氏棘球蚴病和少节棘球蚴病。我国主要为囊型棘球蚴病和泡型棘球蚴病。本病属于我国法定丙类传染病。

> **案例导入**
>
> 病人,男性,16岁。因反复咳嗽、咳痰6个月就诊。病人曾被诊断为肺结核,给予抗结核治疗无好转。查体:T 36℃,P 72次/min,R 18次/min,BP 105/70mmHg。一般情况可,双肺呼吸音粗,未闻及干湿啰音,心脏检查无异常,肝脾未触及。CT检查:左下肺可见一球形肿块,周边可见小片渗出,中央密度不均,边缘见小点状钙化;肝左叶见囊状影。
>
> **请思考:**
>
> 1. 请作出初步诊断,并列出诊断依据。
> 2. 需要完善哪些检查?
> 3. 怎样治疗该病人?

一、囊型棘球蚴病

囊型棘球蚴病(cystic echinococcosis)是感染细粒棘球绦虫的幼虫而致的疾病,又名囊型包虫病。

【病原学】

细粒棘球绦虫成虫寄生在犬、狼等食肉动物的小肠内。虫体长3~6mm,由头节、颈节及幼节、成节、孕节各1节组成。头节呈有顶突及四个吸盘,顶突上有两圈小沟。孕节片的子宫内充满虫卵,虫卵呈卵圆形,胚膜棕黄色,两层胚膜具有放射状条纹,胚膜内1条六钩蚴。虫卵在外界抵抗力较强,在室温水中可存活7~16d,干燥环境中可存活11~12d。在蔬菜、水果中不易被化学消毒剂杀死,煮沸或阳光直射(50℃)1h有杀死虫卵的作用。

细粒棘球绦虫的终宿主和中间宿主广泛。在我国终宿主主要为犬,中间宿主主要是羊、牛、骆驼等,人亦可成为中间宿主。虫卵随犬的粪排出体外,污染皮毛、牧场、畜舍、蔬菜、土壤、水源等,被羊或人摄入后,经消化液作用,在十二指肠内孵出六钩蚴。六钩蚴侵入肠壁末梢静脉,随门静脉血流侵入肝脏或其他脏器,发育为棘球蚴即包虫囊肿。受感染羊的新鲜内脏被犬吞食后,囊中的头节在犬小肠内经3~10周发育为成虫,完成犬与羊之间的家畜生活循环。人若误食其虫卵也可成为中间宿主,即感染囊型棘球蚴病。

棘球蚴呈囊状,由囊壁及囊内容物组成。囊壁分两层,外层为乳白色、半透明的角质层,内层为生发层。生发层为具有生殖能力的胚膜组织。生发层向囊内长出原头蚴,也可向囊内长出育囊,育囊又可长出子囊,子囊亦可长出原头蚴及育囊。因此,一个棘球蚴可包含几百个或几千个原头蚴。

囊液又称棘球蚴液,为无色澄清的液体,具有供给营养和保护原头蚴的作用。棘球蚴液中漂浮着许多游离的原头蚴、育囊、子囊及囊壁的碎片,统称棘球蚴砂。组成棘球蚴砂的每部分,均能发育成棘球蚴。棘球蚴的大小受寄生部位的影响,一般为 5cm 左右,也可达 15~20cm,在体内可存活数年。

【流行病学】

(一) 传染源

主要是感染细粒棘球绦虫的犬,其次是狼、狐狸等。

(二) 传播途径

细粒棘球蚴病传播途径是消化道传播。人和犬密切接触,其皮毛上的虫卵污染手指后经口感染;犬粪便中的虫卵污染水源、蔬菜,尤其人畜共饮同一水源也可感染;牧区犬、羊混居,犬粪便污染羊皮,通过挤奶、剪毛、接羔、加工羊皮等也可感染。

(三) 人群易感性

人群普遍易感。感染主要与环境卫生和不良饮食习惯有关。牧区感染率高,多在儿童期感染,青壮年发病。病人以牧民和农民为主。

(四) 流行特征

本病为世界性分布,主要分布在牧区。国外以澳大利亚、阿根廷、法国、意大利多见,我国以内蒙古、新疆、青海、宁夏、甘肃、四川等省区多见。

【发病机制与病理解剖】

虫卵经口进入胃肠经消化液的作用,孵出六钩蚴,六钩蚴随门静脉血液侵入肝脏,大多数在肝脏内形成包虫囊,少数六钩蚴通过肝静脉、右心侵入肺脏,再通过肺微血管、左心进入体循环到达全身多个器官,故可寄生于人体任何部位。包虫囊在体内分布以肝脏为主,其次为肺、脑、脾、肾、骨骼、肌肉等。儿童包虫囊在体内分布与成人不同,脑囊型棘球蚴病比成人多见,肺囊型棘球蚴病发生率也高。棘球蚴致病主要是机械性压迫,其次是棘球蚴囊破坏引起异蛋白过敏反应。

细粒棘球蚴病的主要病理变化是因囊肿占位性生长压迫邻近器官所致。肝包虫囊逐渐增大时,肝内胆小管受压迫,并被包入外囊壁中;有时胆小管压迫性坏死破入囊腔,使子囊与囊液染成黄色并易继发细菌感染。肺棘球蚴可破入支气管,角质层旋转收缩使内面向外翻出,偶尔将生发层与头节、囊液一起咳出。若包虫囊大量囊液与头节破入胸腔或腹腔,可引起过敏性休克和继发性包虫囊肿。

【临床表现】

潜伏期为 10~20 年,症状与寄生部位、囊肿大小和并发症有关。

(一) 肝囊型棘球蚴病

最常见,肝右叶占 80%~85%,肝左叶占 15%~20%。可有肝区不适,隐痛或胀痛,肝大,肝表面隆起,可触及无痛性囊性包块。肝门附近的棘球蚴可压迫胆总管引起黄疸,或压迫门静脉引起门静脉高压症,表现为食管下段静脉曲张、脾大、腹水等。位于肝右叶顶部的棘球蚴向上生长,可引起膈肌抬高,使运动受限,产生反射性肺不张和胸腔积液。

肝囊型棘球蚴病的主要并发症为感染和破裂。两者互为因果,使病情加重,细菌感染大多来自肝管,或因外伤、刺伤而引起;临床上有发热、肝区疼痛、肝大、白细胞及中性粒细胞升高,酷似肝脓肿或膈下脓肿。囊壁破裂是严重的并发症,因包虫囊内张力过高,或因外伤、穿刺等引起大量囊液破入腹腔或胸腔,可引起弥漫性腹膜炎、胸膜炎及过敏反应,甚至发生过敏性休克,并可使囊液中的原头蚴播散至腹腔或胸腔内引起多发性继发包虫囊肿。

(二) 肺囊型棘球蚴病

肺组织较松弛,故包虫囊生长较快。右肺较左肺多见,下叶、中叶较上叶多见。病人常有干咳、胸痛、血痰等症状。包虫囊可穿破支气管,引起突然咳嗽、呼吸困难、咳出大量水样囊液及粉皮羊角皮膜及咯血,偶可引起窒息。并发感染时,可有发热、咳脓痰等症状。

(三) 其他部位囊型棘球蚴病

脑囊型棘球蚴病发病率较低,在1%左右。以儿童多见,多位于顶叶,大多伴有肝和肺囊型棘球蚴病。临床症状有头痛、视神经盘水肿等颅内高压症,常有癫痫发作。脑电图可见局限性慢波,脑血管造影在大脑中动脉区显示球形无血管区,周围有血管弧形环抱。脑 CT 显示网形或类圆形囊肿阴影,有诊断价值。

此外,心包、脾脏、肾脏、骨骼等部位也可寄生棘球蚴,出现相应症状。

【实验室与其他检查】

(一) 血常规检查

白细胞数多在正常范围,嗜酸性粒细胞轻度增高。并发细菌感染时,白细胞总数和中性粒细胞增多。

(二) 抗原抗体检测

1. 皮内试验　用人或羊包虫囊液作为抗原,取 0.1~0.2ml 皮内注射,15min 后局部呈红色皮疹,周围有伪足出现为速发反应。本实验简便、快速、阳性率高。但肺吸虫病、绦虫病、结核病等病人可出现假阳性,可作为初筛试验。

2. 抗原抗体试验　包括琼脂双向扩散试验、酶联免疫吸附试验、对流免疫电泳等,用已知的抗原检测可疑病人血清中的抗体,灵敏度和特异度较高。

(三) 影像学检查

1. X 线摄影检查　肝影增大,膈肌抬高,囊壁钙化时可见圆形钙化边缘。胸部 X 线片对肺棘球蚴病有诊断价值,可见大小不一,孤立或圆形、椭圆形,边缘清晰的均质阴影。

2. 超声检查　B 超可见液性暗区,内有光点或小光圈。

3. CT 检查　肝和肺囊型棘球蚴病 CT 检查可见圆形或卵圆形、边缘光滑、均质的低密度阴影。

【诊断】

凡在流行区有居住史,且与犬有密切接触史,包虫皮试和血清学试验阳性,提示有包虫感染。如肝脏 B 超、CT 扫描或胸部 X 线片、肺 CT 扫描发现有囊性占位性病变有助于诊断。

【鉴别诊断】

肝囊型棘球蚴病需要与先天性肝囊肿、胆管囊肿、肝血管瘤鉴别。肺囊型棘球蚴病需要与结核瘤、肺囊肿鉴别。

【治疗】

(一) 外科治疗

肝囊型棘球蚴病和肺囊型棘球蚴病均应行内囊摘除手术,尤其是巨大包虫囊病人。手术时应将内囊完整剥离取出,严防囊液外渗。手术前后服用阿苯达唑治疗以杀死原头蚴,可防止复发和播散。

(二) 化学疗法

1. 阿苯达唑　为首选药物,它在肠道内吸收好,有杀死原头蚴的作用,并可破坏生发层。剂量为 10~20mg/kg,分 2 次口服,疗程 1 个月。间隔半个月再重复治疗,总疗程 6 个月至 2 年。该药主要用于不愿手术、不能手术或手术后复发的病人。

2. 甲苯咪唑　成人剂量 600mg,3 次/d,4 周为一个疗程。间隔 1~2 周重复治疗,一般需 3~4 个疗程。

(三) 对症治疗

肝、肺、脑、肾囊型棘球蚴病出现相应器官损害时,给予对症处理。出现过敏反应时,给予抗过敏治疗。并发细菌感染时,给予抗菌治疗。

【预防】

关键是预防犬类感染。广泛宣传养犬的危害,牧羊犬、警犬应登记,野犬应捕杀,流行区的犬要普查普治。病畜内脏要深埋,防止犬吞食。避免与犬密切接触,尤其是儿童。避免犬粪中的虫卵污染水源。加强卫生宣传,改善环境卫生,注意饮食卫生,不饮生水,不吃生菜。

二、泡型棘球蚴病

泡型棘球蚴病(alveolar echinococcosis)是多房棘球绦虫的幼虫寄生于人体所致的疾病。幼虫主要寄生在肝,产生浸润-增殖性病灶,并通过血液循环移至肺、脑等器官,引起临床表现。

多房棘球绦虫较细粒棘球绦虫略小。成虫体长 1.4~3.4mm,体节常比细粒棘球绦虫多一节。妊娠节片中子宫呈囊状,无侧支,成熟节片睾丸数目少,分布在生殖孔的水平线及其后。生殖孔在中横线前的侧缘,而细粒棘球绦虫节片生殖孔位于中横线之后可鉴别。泡型棘球蚴显著不同的是生发层位于囊壁外侧,为蜂窝状或海绵状,由许多小囊泡组成,内有胶冻样液体。多房棘球蚴呈浸润生长,而无包膜形成。该虫的生发层具有向外芽生增殖的特性。

该病流行地区比较局限,多见于海拔高的寒冷地区,国内分布在西北的新疆、甘肃、四川甘孜藏族自治州、西藏等地,为自然疫源性人兽共患病。人可通过接触犬或狐狸而直接感染,还可误食被虫卵污染的食物和饮水而间接感染,以农牧民和野外狩猎人员多,男性青壮年为主。终末宿主是狐狸和犬,中间宿主是人和啮齿动物。

泡型棘球蚴病原发病变在肝脏,不仅在肝实质内广泛浸润,且可继发淋巴转移和肺、脑血管转移,故又称恶性棘球蚴病。主要症状为上腹疼痛或有肿块。晚期病人肝脏极度肿大,局部隆起,表面不平,常误诊为肝癌。病程长,一般为 20 年以上。部分病人出现梗阻性黄疸,多因肝衰竭死亡。病人一般情况良好,包虫抗原皮内试验呈强阳性反应。腹部 X 线片可见斑点状钙化点。B 超可见大片占位病变,边缘不规则,内部机构紊乱,其中心有液化坏死。CT 检查价值更大。如能早期诊断,可采用阿苯达唑治疗,剂量同囊型棘球蚴病,疗程 2~4 年。该药可抑制泡型棘球蚴生长,防止转移性病灶的发生。如病变局限,可考虑手术治疗。预防措施与囊型棘球蚴病相同。

(王孛妹　林丽萍)

思考题

1. 简述日本血吸虫病中晚期血吸虫病的临床分型与表现。

2. 简述日本血吸虫病的预防措施。

3. 简述丝虫病的流行病学。

ER 7-4

练习题

第八章 | 医院感染

教学课件

思维导图

学习目标

1. **掌握**：医院感染的定义、特点与分类；抗菌药物合理应用原则；医院隔离预防技术；侵入性器械（操作）医院感染预防控制；医务人员职业暴露防护和处置。

2. **熟悉**：医院感染病原学及流行病学；医院消毒灭菌技术；医院感染诊断。

3. **了解**：医院感染的管理、常见病原体及其特点；医院感染聚集与暴发、医院感染监测；医疗废物的分类与管理。

4. 具有感染防控意识与消毒、隔离、医务人员职业暴露与防护等基础技术。

5. 具有合理使用抗菌药物的能力；具有医务人员职业暴露防护和处置能力。

第一节　医院感染的基本概念

医院感染是一个全球性的公共卫生问题，是各级各类医疗机构面临的严峻而现实的临床问题，随着现代医学的发展而日显突出。医院感染不但关乎病人安全和医疗质量，增加医疗费用，影响诊疗技术的发展，而且与医务人员的职业安全息息相关。医院感染暴发，尤其是由特殊病原体或新发病原体引起的医院感染，甚至可演变为突发公共卫生事件，后果严重。

案例导入

病人，男性，51岁，建筑工人。因高空坠物致头部外伤后神志不清2h入住脑外科。查体：T 36.7℃，P 88次/min，R 29次/min，BP 150/90mmHg。深昏迷，双侧瞳孔不等大，对光反射迟钝，颈抵抗，两肺呼吸音清晰，布鲁津斯基征、双侧巴宾斯基征均阳性。CT检查示颅内出血。血常规示WBC 11.6×10⁹/L，N 87%。紧急开颅手术取出颅内血肿，并行气管切开术辅助呼吸，持续导尿，抗菌和支持治疗。术后体温波动于38.2~38.7℃。第8天清醒拔除导尿管，体温复常后拔除气管插管；术后第16天突起发热，T 39.6℃，咳嗽咳痰，无明显尿路刺激症状。胸部正位X线片示两肺纹理增多。

请思考：

1. 请分析该病人抗菌药物合理应用的原则。

2. 该病人有哪些侵入性操作？

3. 在临床上侵入性操作主要类别有哪些？

一、医院感染定义

（一）医院感染

医院感染（nosocomial infection，NI）又称医院获得性感染（hospital acquired infection，HAI），是指

住院病人在医院内获得的感染,包括在住院期间发生的感染和在医院内获得出院后发生的感染;不包括入院前已开始或入院时已处于潜伏期的感染。医院工作人员在医院内获得的感染也属于医院感染。

(二) 医院感染特点

1. 医院感染对象　主要是医院内的活动人员,包括住院病人、门诊病人、探访者、护送人员和医院工作人员。但大部分感染发生在住院病人身上。

2. 感染时间　发生时间界限是在院期间或出院不久。

3. 易感人群　通常为年老体弱、免疫功能低下或患有多种基础疾病的病人。

4. 感染常与某些治疗措施或药物的应用有关。

(三) 医院感染聚集与暴发

在医疗机构或其科室的病人中,短时间内发生医院感染病例增多,并超过历年散发发病率水平的现象,称为医院感染聚集;短时间内发生3例以上同种同源感染病例的现象,则称为医院感染暴发;短时间内出现3例以上临床症状群相似、怀疑有共同感染源的感染病例,或者3例以上怀疑有共同感染源或共同感染途径的感染病例的现象,称为疑似医院感染暴发;通过调查排除暴发,是由于标本污染、实验室错误及监测方法改变等因素导致的同类感染或非感染病例短时间内增多的现象,称为医院感染假暴发。

二、医院感染分类

医院感染可分为二类,即内源性感染、外源性感染。

(一) 内源性感染

内源性感染(endogenous infection)也称自身感染,是指病人由于疾病导致机体抵抗力下降,在接受诊疗处理的过程中,体内正常菌群发生紊乱,激活机体潜在的病原菌,病人体腔或体表原来存在的常驻微生物发生移位等而引起的感染。

(二) 外源性感染

外源性感染(exogenous infection)也称交叉感染,是指病人或工作人员在医院内通过日常诊疗活动,病人和病人之间的接触或从污染的外环境中而接受的感染。通过落实一系列医院感染防控(简称"医院感控")措施,可最大限度地预防和控制。

三、医院感染危险因素

1. 长期使用广谱抗菌药物导致机体菌群失调从而造成二重感染。

2. 应用免疫抑制剂或糖皮质激素,抗肿瘤时化疗、放疗等导致机体免疫功能损害。

3. 侵入性诊疗操作,破坏了免疫屏障。

4. 婴幼儿、老年尤其是高龄老年病人增多。

因此,医院容易发生医院感染的重点科室如手术室、介入手术室、产房、骨髓移植病房、器官移植病房、重症监护病房、母婴同室、新生儿重症监护室、血液透析室、感染疾病科、口腔科、临床检验科(包括输血科)、急诊科及病房、内镜中心、医院消毒供应中心等,应早期预警,早期识别。

四、医院感染临床表现

医院感染临床表现复杂多样。不同的感染部位和不同病人可检测出单一的或多种病原体;即使同种病原体在不同的部位或同一病人中发生感染引起的临床表现也不尽相同,各具特点。免疫缺陷者发生感染时,临床表现往往不典型,需要结合感染部位、病人的易感因素和现患疾病、治疗特点等方面综合分析判断。

依据感染部位不同,最常见的医院感染是肺部感染(即医院获得性肺炎,HAP),其次是尿路感染、消化道感染、全身感染、手术切口感染或移植相关感染。

五、医院感染诊断

《医院感染诊断标准(试行)》明确了医院感染的诊断与鉴别诊断,并对不同部位的医院感染统一了诊断标准。要求医院感染按临床诊断报告,力求作出病原学诊断,以利于医院感染治疗与控制。医务人员应参照执行。

(一)属于医院感染的情况

1. 无明确潜伏期的感染,规定入院48h后发生的感染为医院感染;有明确潜伏期的感染,自入院时起超过平均潜伏期后发生的感染为医院感染。

2. 本次感染直接与上次住院密切有关,是上次住院期间获得的感染。

3. 在原有感染基础上出现其他部位新的感染(除外脓毒血症迁徙病灶),或在原感染已知病原体基础上又分离出新的病原体(排除污染和原来的混合感染)的感染。

4. 新生儿在分娩过程中和产后获得的感染。

5. 由于诊疗措施激活的潜在性感染,如疱疹病毒、结核分枝杆菌等的感染。

6. 医务人员在医院工作期间获得的感染。

(二)不属于医院感染的情况

1. 皮肤黏膜开放性伤口只有细菌定植而无炎症表现。

2. 由于创伤或非生物因子刺激而产生的炎症反应。

3. 新生儿经胎盘获得(出生后48h内发病)的感染,如单纯疱疹、弓形体病、水痘等。

4. 病人原有的慢性感染在医院内急性发作。

六、医院感染管理

(一)概述

医院感染管理是指各级卫生行政部门、医疗机构及医务人员针对诊疗活动中存在的医院感染及相关危险因素进行的预防、诊断和控制活动,分为行政管理和业务管理。行政管理指在卫生行政部门的监督管理下,医疗机构建立医院感染管理责任制,建立健全各层级的医院感染管理组织,制定并督导落实相关的规章制度和工作规范;业务管理包括医院感染监测、消毒灭菌与隔离、抗菌药物合理使用、重点部门的感染控制、医疗废物管理等业务内容。

2002年世界卫生组织(WHO)发布了《医院获得性感染预防控制指南》,强调感控的核心是采用能降低医院感染危险因素的科学方法,即根据循证医学研究结果,实施或改变诊疗流程、操作方法或引入新技术,达到预防或减少医院感染发生的目的。

(二)我国医院感染预防控制常用的相关法律法规、标准和规范

我国已出台一系列医院感染管理的相关法律法规、行业标准和规范。目前常用的有《中华人民共和国传染病防治法》《中华人民共和国职业病防治法》《突发公共卫生事件应急条例》《医疗废物管理条例》《艾滋病防治条例》《医院感染管理办法》《医疗机构消毒技术规范》《医疗机构传染病预检分诊管理办法》《医院感染诊断标准(试行)》《抗菌药物临床应用指导原则》《医院感染监测标准》《医院隔离技术标准》《医务人员手卫生规范》《医院感染暴发报告与处置管理规范》《医院感染暴发控制指南》《医疗废物分类目录》《医疗废物专用包装物、容器标准和警示标识规定》《内镜清洗消毒技术规范》《医疗机构口腔诊疗器械消毒技术操作规范》《血液净化标准操作规程》(2021版)、《医院消毒卫生标准》《疫源地消毒总则》《医院感染管理专业人员培训指南》《医疗机构感染预防与控制十项基本制度》等,对感控工作具有科学性、针对性、指导性,各级各类人员必须认真学习,遵照执行。

(三)医务人员在医院感染管理中应履行的职责

1. 树立感控意识,严格执行各项规章制度和工作规范,尽量减少侵入性操作,防止传染病病原

体、耐药菌、机会致病菌及其他病原微生物的传播。

2.严格掌握抗菌药物的应用原则、方法及策略,做到合理、科学、安全使用抗菌药物。

3.掌握医院感染诊断标准,早期识别医院感染病例,一旦发现及时采送标本做病原学检查及药物敏感试验(简称药敏试验),积极隔离、治疗病人;如实填写医院感染病例报告卡并逐级上报,协助调查尽快查找感染源、感染途径,控制蔓延;发现法定传染病时,严格按照《中华人民共和国传染病防治法》的规定报告管理。

4.积极参加感控知识培训,掌握自我防护技能,正确进行各项技术操作,避免职业暴露。

(王李妹)

第二节　医院感染病原学及流行病学

一、病原学

(一)医院感染常见病原体

引起医院感染的病原体包括细菌、病毒、真菌、弓形体、衣原体、疟原虫等,其中以细菌最常见。病原体可来自病人体外,而更多来源于自身。

1.细菌　占医院感染的90%以上,其中革兰氏阴性杆菌已增至60%以上。全国细菌耐药监测报告显示:革兰氏阴性菌排前四位的依次是大肠埃希氏菌、肺炎克雷伯菌(肺炎杆菌)、铜绿假单胞菌、鲍曼不动杆菌;革兰氏阳性菌排前四位的依次是金黄色葡萄球菌、凝固酶阴性葡萄球菌、粪肠球菌、屎肠球菌。

近年来机会致病菌有增多之势,如凝固酶阴性的表皮葡萄球菌、G群链球菌、粪肠球菌常可引起严重的血流感染、伤口感染、肺炎、心内膜炎等;嗜肺军团菌也是引起医院肺炎的主要病原体之一。

厌氧菌的耐药性不断产生,最常见的类杆菌属常可引起腹腔和盆腔手术后感染。艰难梭菌是抗生素相关腹泻的主要病原体。

结核分枝杆菌感染及耐药形势严峻;非结核分枝杆菌医院感染暴发事件并非少见,主要源于医用物品和器械污染,导致手术创口及血流感染等。

> **知识链接**
>
> ### 超级细菌
>
> 　　早在1961年就发现了耐甲氧西林金黄色葡萄球菌(MRSA);2010年8月英国《柳叶刀-传染病》杂志报道:南亚发现携带超级耐药基因-"新德里金属蛋白酶-1"(简称NDM-1)的肠杆菌科细菌;同年10月我国也报道发现2株屎肠球菌和1株鲍曼不动杆菌;目前许多国家均有发现。这些"超级细菌"对临床常用的大多数甚至所有抗菌药物都耐药,此种情况与抗菌药物滥用密切相关。

2.真菌　最常见的是白念珠菌属,其中白念珠菌约占80%,其次为曲霉菌、毛霉菌、新型隐球菌,常引起肺部、消化道、血流感染和隐球菌性脑膜炎。与长期使用广谱抗菌药物、糖皮质激素、抗肿瘤化疗药物、器官移植后抗排斥药物、放射治疗和侵入性操作等有关。

3.病毒　合胞病毒常引起呼吸道感染;巨细胞病毒(CMV)感染多见于器官移植和使用免疫抑制剂的病人;HIV、HBV和HCV则导致血源性医院感染。

4.其他　沙眼衣原体所致结膜炎和肺炎常见于新生儿;输血可传播疟原虫;艾滋病病人常合并弓形体感染。

(二)医院感染病原体特点

与社区获得性感染相比,医院感染病原体往往具有以下特点:

1. 以机会致病菌或机会病原体为主,占 90% 以上,如大肠埃希氏菌、铜绿假单胞菌、肠球菌、克雷伯菌、凝固酶阴性葡萄球菌等。

2. 多为耐药菌,甚至由单一耐药菌演变为多重耐药菌或泛耐药菌,极大地增加了感染控制的难度。如 MRSA、耐万古霉素金黄色葡萄球菌(VRSA)、多重耐药铜绿假单胞菌(MDR-PA)、泛耐药鲍曼不动杆菌(PDR-AB)、多重耐药结核分枝杆菌(MDR-TB)等。WHO 已将耐药性描述为现代医学面临的最显著全球风险之一,值得全人类共同关注。

3. 病原体的变迁与抗菌药物特别是第三代头孢类的不合理使用甚至滥用相关。近 20 年来革兰氏阴性杆菌已演变成为医院感染的主要菌群,真菌感染尤其是深部真菌病几乎都是医院感染。

二、流行病学

感染在医院内传播的三个环节称为感染链(infection chain),即感染源、传播途径和易感人群。

(一) 感染源

感染源(source of infection)指病原体自然生存、繁殖并排出的宿主(人或动物)或场所。医院中的病人、病原携带者或带病菌的动物以及病原微生物自然生存和滋生的场所或环境都可能成为感染源。动物感染源中以鼠类多见,如因鼠粪污染食品可导致鼠伤寒沙门菌医院感染。

(二) 传播途径

医院感染的传播途径(route of transmission)是指病原体从感染源传播到易感者的途径。

1. **接触传播** 是医院感染中最常见、最重要的传播方式,病原体通过手、物体表面等媒介物直接或间接接触导致的传播。

2. **飞沫传播** 带有病原体的飞沫核(>5μm),在空气中短距离(≤1m)移动到易感人群的口、鼻黏膜或眼结膜等导致的传播。

3. **空气传播** 由悬浮于空气中、能在空气中远距离传播(>1m),并长时间保持感染性的飞沫核(≤5μm)导致的传播。

(三) 易感人群

易感人群(susceptible population)指对某种疾病或病原体缺乏免疫力的人群。住院病人对机会致病菌或机会病原体的易感性提高,尤其下列人群更高危:①免疫功能不全者,如恶性肿瘤、血液病、糖尿病及艾滋病病人,接受免疫抑制剂或激素治疗的病人,新生儿、婴幼儿和老年病人;②烧伤、创伤、污染手术或长时间手术病人;③接受器官移植、异物植入或侵袭性操作病人;④长期使用广谱抗菌药物的病人。

(王孪妹)

第三节 医院感染监测

一、医院感染监测定义

医院感染监测(monitoring of nosocomial infection)是指长期、系统、连续地收集、分析医院感染在一定人群中的发生、分布及其影响因素,并将监测结果报送和反馈给有关部门和科室,为医院感染的预防、控制和管理提供科学依据。医院感染监测是感控的基础,是有效降低医院感染的基本措施。

二、医院感染监测的实施

按照中华人民共和国国家卫生健康委员会 2023 年 8 月发布的《医院感染监测标准》开展具体工作。

(一)监测分类

依据监测范围将医院感染监测分为全院综合性监测和目标性监测。

1. 全院综合性监测（hospital-wide monitoring） 指连续不断地对所有临床科室的全部住院病人和医院工作人员进行医院感染及其有关风险因素的监测,包括住院病人和医院工作人员的基本情况和医院感染情况。

2. 目标性监测（objective monitoring） 指针对高风险人群、高发感染部位、高感染风险部门等开展的医院感染及其风险因素的监测。如重症监护病房医院感染监测、新生儿病房医院感染监测、手术部位感染监测、细菌耐药性监测与临床抗菌药物使用监测、血液透析相关感染监测,包括:①开展目标性监测前宜进行风险评估,根据风险大小确定监测目标并启动或终止监测;②手术部位感染监测;③成人及儿童重症监护病房(ICU)医院感染监测;④细菌耐药性监测,包括多重耐药菌感染监测;⑤临床抗菌药物使用监测,包括住院病人抗菌药物使用率,抗菌药物治疗前病原学送检率、Ⅰ类切口手术抗菌药物预防使用率;⑥门诊血液透析感染事件监测及门诊血液透析病人血源性病原体监测;⑦医院工作人员感染性疾病职业暴露监测;⑧医院环境卫生学及消毒灭菌效果监测。

(二)监测方法

根据调查方式分为前瞻性监测与回顾性监测。提倡前瞻性监测,重视过程监测,真正体现感染预防的关口前移,定期对监测资料进行总结分析,整理监测中发现的问题,向临床科室反馈监测结果和提出改进建议。

1. 前瞻性监测 指病人入院后即处在监测之中,不断了解其医院感染危险因素和是否发生医院感染等。

2. 回顾性监测 宜使用医院感染信息化监测系统收集资料,指病人出院之后通过查阅住院病历,了解其医院感染危险因素和是否已经发生医院感染。

三、医院感染监测工作制度及职责

(一)建立医院的监测制度系统

建立医院的监测制度系统是做好医院感染管理的重要环节。监测制度系统应纳入医院信息管理系统中,作为医疗质量考核项目。制订切实可行的医院感染监测年计划、季度计划,并按计划分类实施。一旦发现医院感染散发病例或医院感染聚集性病例或医院感染法定传染病暴发时,按照《中华人民共和国传染病防治法》和《国家突发公共卫生事件应急预案》进行报告和处理。

(二)医院感染监测工作中各类人员的职责

1. 医院感控专职人员医院感染监测工作内容与要求 ①监测人员需经过专业培训,具有相关专业知识与技能,胜任医院感染监测工作;②监测人员必须主动、连续地深入临床一线,了解住院病人(尤其是易感人群)医院感染患病率、抗菌药物使用率及细菌耐药谱及医院感染的危险因素,有针对性地提前预警;③监测人员主要通过查阅病历和临床调查病人相结合的方式,全面收集监测信息,观察与记录病人基本情况、医院感染发病率、医院感染日发病率,调查分析医院感染发生的原因和诱因;④监测人员应定期汇总监测资料,与既往资料进行对比分析,以利于发现问题,形成书面报告上交医院感染管理委员会并反馈到临床科室,督促临床工作人员落实有效的感控措施。

2. 临床医技人员、工勤人员医院感染监测工作内容与要求 ①定期参加感控知识培训,提高感控意识,掌握相关知识与技术,严格按照要求与操作规程进行诊疗活动,预防医院感染发生;②及时诊断医院感染散发病例,特别要培养识别医院感染聚集性病例和医院感染暴发的能力。按要求认真填写医院感染病例报告卡,配合专职感控人员做好流行病学调查、感控指导等相关工作;③一旦发现医院感染暴发,要分工合作,密切配合,及时隔离治疗病人,同时送检可疑标本,尽快查找感染源、传播途径,按规定上报,采取针对性的有效措施预防和控制医院感染;④工勤人员也应参加感控知识培训,掌握基础卫生学和消毒、隔离知识,并正确应用于工作中。

(王李妹)

第四节 抗菌药物合理应用

抗菌药物(antimicrobial agent)指具有杀菌或抑菌活性,治疗细菌性感染的药物,包括来源于微生物的抗生素和与抗生素有相似生物活性的纯化学合成药物。

抗菌药物是临床应用范围广、品种繁多的一大类药品。自抗菌药物问世并广泛应用以来,治愈并挽救了无数病人的生命。但抗菌药物不合理使用导致的细菌耐药问题也日益突出,已成为全人类共同面临的挑战。加强抗菌药物临床应用管理,控制细菌耐药,是医院感染管理的关键性举措。

一、抗菌药物治疗性应用的基本原则

(一)诊断为细菌感染者方有指征应用抗菌药物

根据病人的临床表现和辅助检查结果,诊断为细菌、真菌感染者方能应用抗菌药物;由结核分枝杆菌、非结核分枝杆菌、支原体、衣原体、螺旋体、立克次体及部分原虫等病原微生物所致的感染亦可选用合适的抗菌药物。缺乏细菌及上述病原微生物感染的临床或实验室证据,诊断不能成立者及病毒性感染者,均无应用指征。

(二)尽早查明感染病原,根据病原种类及药敏试验结果选用抗菌药物

强调在开始抗菌治疗前留取合格标本(尤其是血液等无菌部位标本)进行病原学检测,以尽早明确病原菌和药敏试验结果,并据此调整治疗方案。

(三)抗菌药物的经验治疗

对于临床诊断为细菌性感染者,在未获知细菌培养及药敏结果前,或无法获取培养标本时,可根据病人的感染部位、基础疾病、发病情况、发病场所、既往抗菌药物用药史及其治疗反应等推测可能的病原体,并结合当地细菌耐药性监测数据,先给予抗菌药物经验治疗。等到病原学检测及药敏结果出来后,结合治疗反应调整用药方案;对培养结果阴性的病人,应根据经验治疗的效果和病人情况采取进一步诊疗措施。

(四)按照药物的抗菌作用及其体内过程特点选择用药

各种抗菌药物的药代动力学/药效学(PK/PD)特点不同,因此各有不同的临床适应证。临床医师应根据各种抗菌药物的药学特点,按临床适应证正确选用抗菌药物。如青霉素类、头孢菌素类和其他 β-内酰胺类、红霉素、克林霉素等时间依赖性抗菌药物,应一日多次给药;氟喹诺酮类和氨基糖苷类等浓度依赖性抗菌药物,可一日给药一次。

(五)综合分析,制订抗菌治疗方案

综合分析病人病情、病原菌种类、感染部位、感染严重程度和病人的生理、病理情况、药代动力学/药效学(PK/PD)证据,制订抗菌治疗方案,包括选用品种、剂量、给药次数、给药途径、疗程及联合用药等。

二、抗菌药物预防性应用的基本原则

(一)非手术病人抗菌药物的预防性应用

1. **预防用药的目的** 预防特定病原菌所致的或特定人群可能发生的感染。

2. **预防用药的基本原则** ①用于尚无细菌感染征象但又暴露于致病菌感染的高危人群;②预防用药适应证和抗菌药物选择应基于循证医学证据;③应针对一种或两种最可能的细菌感染进行预防用药,避免盲目或不恰当地选用广谱抗菌药物或多药联合预防多种细菌多部位感染;④应限于针对某一段特定时间内可能发生的感染,而非任何时间可能发生的感染;⑤应积极纠正导致感染风险增加的

原发疾病或基础状况。可以治愈或纠正者,预防用药价值较大;原发疾病不能治愈或纠正者,药物预防效果有限,应权衡利弊决定是否预防用药;⑥以下情况原则上不应预防使用抗菌药物:普通感冒、麻疹、水痘等病毒性疾病;昏迷、休克、中毒、心力衰竭、肿瘤、应用肾上腺皮质激素等病人;留置导尿管、留置深静脉导管、经外周静脉穿刺中心静脉置管(PICC)及建立人工气道(包括气管插管或切开)病人。

(二)围手术期抗菌药物的预防性应用

1. 预防用药的目的 主要是预防手术部位感染,包括浅表切口、深部切口感染和手术所涉及的器官/腔隙感染,但不包括与手术无直接关系的、术后可能发生的其他部位感染。

2. 预防用药应掌握的原则 根据手术切口类别、手术创伤程度、可能的污染细菌种类、手术持续时间、感染发生机会和后果严重程度、抗菌药物预防效果的循证医学证据、对细菌耐药性的影响和经济学评估等因素,综合考虑决定是否预防用药。注意预防用药不能代替严格的消毒、灭菌技术和精细的无菌操作,也不能代替术中保温和血糖控制等其他预防措施。

(三)侵入性诊疗操作病人的预防应用

我国根据现有的循证医学证据、国际有关指南推荐和国内专家的意见,对部分常见特殊诊疗操作的预防用药提出了对应的建议,基本观点:①操作前半小时静脉给药;②手术部位感染预防用药有循证医学证据的第一代头孢菌素主要为头孢唑林,第二代头孢菌素主要为头孢呋辛;③大肠埃希菌对氟喹诺酮类耐药率高,预防应用应严加限制。

三、抗菌药物在特殊病理、生理状况病人中应用的基本原则

抗菌药物在特殊病理、生理状况病人,如肾功能减退、肝功能减退病人及老年、新生儿、小儿、妊娠期和哺乳期病人的应用,应结合实际情况,经权衡利弊,区别对待,尽量选择安全性高的药物,密切观察肝肾功能及其他病情变化,有条件时检测血药浓度。

四、抗菌药物临床应用策略

1. 降阶梯策略 对病原菌不明确的感染者,先使用高效、广谱抗菌药物治疗,尽量覆盖可能导致感染的病菌,以降低死亡率、防止器官功能障碍、缩短住院时间;治疗一段时间(如 48~72h)后,一旦获得病原学培养和药敏试验结果,即降级换用窄谱抗菌药物,以减少耐药菌发生,提高成本效益比。

2. 短程治疗策略 可以减缓细菌耐药压力,减少医疗费用。

3. 联合应用 宜选用具有协同或相加作用的药物联合,如青霉素类、头孢菌素类或其他 β-内酰胺类与氨基糖苷类联合。通常采用 2 种药物联合,3 种及 3 种以上药物联合仅适用于个别情况,如结核病的治疗。必须注意联合用药后药物不良反应亦可能增多。联合用药指征:①病原菌尚未查明的严重感染,包括免疫缺陷者的严重感染;②单一抗菌药物不能控制的严重感染,需氧菌及厌氧菌混合感染,2 种及 2 种以上病原菌感染;③需要长疗程治疗,但病原菌易对某种抗菌药物产生耐药性的感染,如结核分枝杆菌、深部真菌病;④毒性较大的抗菌药物,联合用药时剂量可适当减少,但需有临床资料证明其同样有效。如两性霉素 B 与氟胞嘧啶联合治疗隐球菌脑膜炎时,前者的剂量可适当减少,以减少其毒性反应。

4. 抗菌药物限制、轮换、多样性使用及策略性干预、尽量避免局部应用等均可减少细菌耐药,控制耐药菌流行。

五、抗菌药物临床应用管理

医疗机构应建立抗菌药物临床应用管理体系,制定符合本机构实际情况的相关管理制度。应由医务、感染、药学、临床微生物、医院感染管理、信息、质量控制、护理等多学科专家组成抗菌药物管理工作组,多部门、多学科共同合作;建立包括感染、临床药学、临床微生物、医院感染管理等相关专业人员组成

专业技术团队;制定抗菌药物供应目录和处方集;结合本地区、本机构病原构成及细菌耐药监测数据,制订或选用适合本机构感染性疾病与抗菌药物应用诊治指南并定期更新,科学引导抗菌药物临床合理应用;建立健全抗菌药物临床应用分级管理制度,按照"非限制使用级""限制使用级"和"特殊使用级"的分级原则,明确各级抗菌药物临床应用的指征,落实各级医师使用抗菌药物的处方权限;加强对抗菌药物临床应用的动态监测和信息化管理,定期向全国抗菌药物临床应用监测网报送本机构相关数据信息。

(王李妹)

第五节　医院消毒灭菌技术

一、基本概念

1. **消毒**　是指清除或杀灭传播媒介上除芽孢以外的病原微生物,使其达到无害化处理。
2. **灭菌**　是指杀灭或消除医疗器械、器具和物品上的一切微生物。

二、消毒、灭菌基本原则

(一)基本要求

1. 重复使用的诊疗器械、器具和物品,使用后应先清洁,再进行消毒或灭菌。
2. 被朊病毒、气性坏疽及突发不明原因的传染病病原体污染的诊疗器械、器具和物品,应执行《医疗机构消毒技术规范》中的规定。
3. 耐热、耐湿的手术器械,应首选高压蒸汽灭菌,不应采用化学消毒剂浸泡灭菌。
4. 环境与物体表面,一般情况下先清洁,再消毒,当受到病人的血液、体液等污染时,先去除污染物,再清洁与消毒。
5. 医疗机构消毒工作中使用的消毒产品应经卫生行政部门批准或符合相应标准技术规范,并应遵循批准使用的范围、方法和注意事项。

(二)选择原则

1. 根据物品污染后导致感染的风险高低选择相应的消毒或灭菌方法

(1)**高度危险性物品**:应采用灭菌方法处理。

(2)**中度危险性物品**:应采用达到中水平消毒以上效果的消毒方法。

(3)**低度危险性物品**:宜采用低水平消毒方法,或做清洁处理;遇有病原微生物污染时,针对所污染病原微生物的种类选择有效的消毒方法。

2. 根据物品上污染微生物的种类、数量选择消毒或灭菌方法

(1)对受到致病菌芽孢、真菌孢子、分枝杆菌和经血传播病原体(乙型肝炎病毒,丙型肝炎病毒、人类免疫缺陷病毒等)污染的物品,应采用高水平消毒或灭菌。

(2)对受到真菌、亲水病毒、螺旋体、支原体、衣原体等病原微生物污染的物品,应采用中水平以上的消毒方法。

(3)对受到一般细菌和亲脂病毒等污染的物品,应采用达到中水平或低水平的消毒方法。

(4)杀灭被有机物保护的微生物时,应加大消毒剂的使用剂量和/或延长消毒时间。

(5)消毒物品上微生物污染特别严重时,应加大消毒剂的使用剂量和/或延长消毒时间。

3. 根据消毒物品的性质选择消毒或灭菌方法

(1)耐热、耐湿的诊疗器械、器具和物品,应首选高压蒸汽灭菌;耐热的油剂类和干粉类等应采用干热灭菌。

(2)不耐热、不耐湿的物品,宜采用低温灭菌方法如环氧乙烷灭菌、过氧化氢低温等离子体灭菌或低温甲醛蒸气灭菌等。

(3)物体表面消毒,宜考虑表面性质,光滑表面宜选择合适的消毒剂擦拭或紫外线消毒器近距离照射;多孔材料表面宜采用浸泡或喷雾消毒法。

三、常用消毒与灭菌方法

(一)常用消毒方法

1. 紫外线消毒

(1)**适用范围**:适用于室内空气和物体表面的消毒。

(2)**紫外线消毒灯要求**:①紫外线消毒灯在电压为220V,环境相对湿度为60%,温度为20~40℃时,辐照的波长是253.7nm,紫外线强度(使用中的强度)应不低于$70\mu W/cm^2$;②在室内无人状态下,采用紫外线灯悬吊式或移动式直接照射消毒。灯管吊装高度距离地面1.8~2.2m。安装紫外线灯的数量为平均$\geq1.5W/m^3$,照射时间$\geq30min$;③紫外线直接照射消毒空气时,关闭门窗,保持消毒空间内环境清洁、干燥;④应保持紫外线灯表面清洁,每周用70%~80%酒精擦拭一次,发现灯管表面有灰尘、油污等时,应随时擦拭;⑤采用紫外线消毒物体表面时,应使消毒物品表面充分暴露于紫外线;⑥采用紫外线消毒纸张、织物等粗糙表面时,应适当延长照射时间,且两面均应受到照射;⑦不应使紫外线光源直接照射到人。

(3)**循环风紫外线空气消毒器**:循环风紫外线空气消毒器由高强度紫外线灯和过滤系统组成,可以有效地清除空气中的尘埃,并可将进入消毒器空气中的微生物杀死。可用于对有人的房间内进行空气消毒。

2. 含氯消毒剂

(1)**适用范围**:适用于物品、物体表面、分泌物、排泄物等的消毒。

(2)**消毒方法**:浸泡法、擦拭法、喷洒法、干粉消毒法。使用液应现用现配,使用时限$\leq24h$。

3. 醇类消毒剂(含酒精、异丙醇、正丙醇,或两种成分的复方制剂)

(1)**适用范围**:适用于手、皮肤、物体表面及诊疗器具的消毒。

(2)**使用方法**

①手消毒:使用符合国家有关规定的含醇类手消毒剂(hand antiseptic),按卫生手消毒方法进行;②皮肤消毒:使用70%~80%酒精溶液擦拭皮肤2遍,作用3min;③物体表面的消毒:使用70%~80%酒精溶液擦拭物体表面2遍,作用3min;④诊疗器具的消毒:将待消毒的物品浸没于装有70%~80%酒精溶液中消毒$\geq30min$,或进行表面擦拭消毒。

4. 含碘类消毒剂

(1)**碘伏消毒液**

1)适用范围:适用于手、皮肤、黏膜及伤口的消毒。

2)消毒方法

A. 擦拭法

①皮肤、黏膜擦拭消毒:用浸有碘伏消毒液原液的无菌棉球或其他替代物品擦拭被消毒部位;②外科手消毒:用碘伏消毒液原液擦拭揉搓作用至少3min;③手术部位的皮肤消毒:用碘伏消毒液原液局部擦拭2~3遍,作用至少2min;④注射部位的皮肤消毒:用碘伏消毒液原液局部擦拭2遍,作用时间至少2min;⑤口腔黏膜及创面消毒:用含有效碘1 000~2 000mg/L的碘伏消毒液擦拭,作用3~5min。

B. 冲洗法:对阴道黏膜及创面的消毒,用含有效碘500mg/L的碘伏消毒液冲洗。

(2)**碘酊**:①适用范围:用于注射及手术部位皮肤的消毒。②使用方法:使用碘酊原液直接涂擦注射及手术部位皮肤2遍以上,作用时间1~3min,待稍干后再用70%~80%酒精脱碘。

(3)**复方碘伏消毒液**

1)适用范围:主要适用于医务人员的手、皮肤消毒。

2）使用方法

①含有酒精或异丙醇的复方碘伏消毒剂：可用手、皮肤消毒，原液擦拭 1~2 遍，作用 1~2min，不可用于黏膜消毒。②含有氯己定的复方碘伏消毒剂：用途同普通碘伏消毒剂，慎用于腹腔冲洗消毒。

5. 氯己定消毒

（1）适用范围：适用于手、皮肤、黏膜的消毒。

（2）使用方法

①擦拭法：手术部位及注射部位皮肤和伤口创面消毒，用有效含量≥2g/L 氯己定-酒精 70% 溶液局部擦拭 2~3 遍；外科手消毒用有效含量≥2g/L 氯己定-酒精 70% 溶液。②冲洗法：对口腔、阴道或伤口创面的消毒，用有效含量≥2g/L 氯己定水溶液冲洗。③不应与肥皂、洗衣粉等阴性离子表面活性剂混合使用或前后使用。

6. 季铵盐类消毒

①适用范围：适用于环境、物体表面、皮肤与黏膜的消毒。②使用方法：用于环境、物体表面消毒，皮肤消毒、黏膜消毒，不宜与阴离子表面活性剂如肥皂、洗衣粉等合用。

（二）常用灭菌方法

1. 高压蒸汽灭菌

（1）适用范围：适用于耐热、耐湿诊疗器械、器具和物品的灭菌。下排气高压蒸汽灭菌还适用于液体的灭菌；快速高压蒸汽灭菌适用于裸露的耐热、耐湿诊疗器械、器具和物品的灭菌。高压蒸汽灭菌不适用于油类和粉剂的灭菌。

（2）灭菌方法

①下排气高压蒸汽灭菌：包括手提式高压蒸汽灭菌器和卧式高压蒸汽灭菌器等。灭菌参数一般为温度 121℃，压力 102.9kPa，器械灭菌时间 20min，敷料灭菌时间 30min。②预排气高压蒸汽灭菌：灭菌器的灭菌程序一般包括 3 次以上的预真空和充气等脉动排气、灭菌、后排气和干燥等过程。灭菌参数一般为温度 132~134℃，压力 205.8kPa，灭菌时间 4min。③快速高压蒸汽灭菌：包括下排气、正压排气和预排气高压蒸汽灭菌。其灭菌参数如时间和温度由灭菌器性质、灭菌物品材料性质（带孔和不带孔）、是否裸露而定。所需灭菌时间 3~10min。

2. 干热灭菌

（1）适用范围：适用于耐热、不耐湿、蒸汽或气体不能穿透物品的灭菌，如玻璃、金属等医疗用品和油类、粉剂等制品的灭菌。

（2）方法：采用干热灭菌器进行灭菌，灭菌参数一般为：150℃，150min；160℃，120min；170℃，60min；180℃，30min。

3. 环氧乙烷气体灭菌

（1）适用范围：适用于不耐热、不耐湿的诊疗器械、器具和物品的灭菌，如电子仪器、光学仪器、纸质制品、化纤制品、塑料制品、陶瓷及金属制品等诊疗用品。不适用于食品、液体、油脂类、粉剂类等灭菌。

（2）灭菌方法：灭菌程序包括预热、预湿、抽真空、通入气体环氧乙烷达到预定浓度、维持灭菌时间、清除灭菌柜内环氧乙烷气体、解析灭菌物品内环氧乙烷的残留过程。根据灭菌物品种类、包装、装载量与方式不同，选择合适的温度、浓度和时间等灭菌参数，物品装载量不应超过柜内总体积的 80%。

4. 过氧化氢低温等离子体灭菌

（1）适用范围：适用于不耐热、不耐湿的诊疗器械的灭菌，如电子仪器、光学仪器等诊疗器械的灭菌。不适用于布类、纸类、水、油类、粉剂等材质的灭菌。

（2）灭菌方法：①应在专用的过氧化氢低温等离子体灭菌器内进行，一次灭菌过程包含若干个循环周期，每个循环周期包括抽真空、过氧化氢注入、扩散、等离子化、通风五个步骤；②根据灭菌物品种类、包装、装载量与方式不同，选择合适的灭菌程序，每种程序应满足相对应的温度、过氧化氢浓度和用量、灭菌时间等灭菌参数。

5. 低温甲醛蒸气灭菌

(1)适用范围:适用于不耐湿、热的诊疗器械、器具和物品的灭菌,如电子仪器、光学仪器、管腔器械、金属器械、玻璃器皿、合成材料物品等。

(2)灭菌方法

①低温甲醛蒸气灭菌程序:包括预热,预真空、排气,蒸气注入、湿化、升温,反复甲醛蒸发、注入,甲醛穿透、灭菌(在预设的压力、温度下持续一定时间)等;②采用 2% 复方甲醛溶液(35%~40%甲醛)进行灭菌,每个循环的 2% 复方甲醛溶液用量根据装载量不同而异。灭菌参数为:温度55~80℃,灭菌维持时间为 30~60min。

(三) 不常用消毒与灭菌方法

1. 醛类消毒与灭菌

(1)戊二醛

①适用范围:适用于不耐热诊疗器械、器具与物品的浸泡消毒与灭菌。②使用方法:诊疗器械、器具与物品的消毒与灭菌:将洗净、干燥的诊疗器械、器具与物品放入 2% 的碱性戊二醛溶液中完全浸没,并应去除器械表面的气泡,容器加盖,温度 20~25℃,灭菌作用 10h。无菌方式取出后用无菌水反复冲洗干净,再用无菌纱布等擦干后使用。

(2)邻苯二甲醛

①适用范围:适用于不耐热诊疗器械、器具与物品的浸泡消毒。②使用方法:将待消毒的诊疗器械、器具与物品完全浸没于含量为 5.5g/L,pH 为 7.0~8.0,温度 20~25℃溶液中浸泡,消毒容器加盖,作用 5~12min。使用时应注意通风。直接接触到本品会引起眼睛、皮肤、消化道、呼吸道黏膜损伤。接触皮肤、黏膜会导致着色,处理时应谨慎、戴手套;当溅入眼内时应及时用水冲洗,必要时就诊。

2. 过氧化物类消毒与灭菌

(1)过氧乙酸

①适用范围:适用于耐腐蚀物品、环境、室内空气等的消毒。专用机械消毒设备适用于内镜的灭菌。②消毒方法:浸泡法、擦拭法、喷洒法、喷雾法、熏蒸法。稀释液应现用现配,使用时限≤24h。

(2)过氧化氢

①适用范围:适用于外科伤口,皮肤黏膜冲洗消毒,室内空气的消毒。②消毒方法:伤口、皮肤黏膜消毒采用 3% 过氧化氢冲洗、擦拭,作用 3~5min;室内空气消毒使用气溶胶喷雾器,采用 3% 过氧化氢溶液喷雾消毒,作用 60min。

(3)二氧化氯

①适用范围:适用于物品、环境、物体表面及空气的消毒。②消毒方法:浸泡法、擦拭法、喷洒法、室内空气消毒。稀释液应现用现配,使用时限≤24h。

(四) 其他消毒与灭菌方法

1. 煮沸消毒 适用于金属、玻璃制品、餐饮具、织物或其他耐热、耐湿物品的消毒。

2. 酸性氧化电位水消毒 适用于消毒供应中心手工清洗后不锈钢和其他非金属材质器械、器具和物品灭菌前的消毒、物体表面、内镜等的消毒。

3. 流动蒸汽消毒 适用于医疗器械、器具和物品手工清洗后的初步消毒,餐饮具和部分卫生用品等耐热、耐湿物品的消毒。

4. 其他 另外,还有臭氧消毒、过滤除菌、微波消毒等其他合法、有效的消毒产品。

四、消毒、灭菌效果的监测

医院必须按照《医院消毒供应中心第 3 部分:清洗消毒及灭菌效果监测标准 WS310.3—2016》,

安排专人负责消毒、灭菌效果的日常监测和定期抽查工作,记录保存备查,可追溯。灭菌合格率必须达到100%,不合格物品不得进入临床使用。被朊病毒、气性坏疽及突发原因不明的传染病病原体污染的诊疗器械、器具和物品,应按照WS/T367《医疗机构消毒技术规范》规定执行。

(一)使用中的消毒剂、灭菌剂

对使用中的消毒剂、灭菌剂,应进行生物监测和化学监测。

1. 生物监测　消毒剂每季度一次,使用中皮肤黏膜消毒液染菌量≤10CFU/ml,其他使用中消毒液染菌量≤100CFU/ml,不得检出致病性微生物;灭菌剂每月监测一次,不得检出任何微生物。消毒物品不得检出致病性微生物,灭菌物品不得检出任何微生物。

2. 化学监测　应根据消毒、灭菌剂的性能定期监测,如含氯消毒剂、过氧乙酸等应每日监测,对戊二醛的监测应每周不少于一次。

(二)紫外线消毒

对紫外线消毒应进行日常监测、紫外线灯管照射强度监测。

日常监测包括灯管应用时间、累计照射时间和使用人签名。对新的和使用中的紫外线灯管应进行辐照强度监测,新灯管的辐照强度不得低于$90\mu W/cm^2$,使用中的灯管不得低于$70\mu W/cm^2$。

(三)高压蒸汽灭菌

对高压蒸汽灭菌必须进行物理监测、化学监测和生物监测。

物理监测应每锅进行,并详细记录;化学监测应每包进行,手术包尚需进行中心部位的化学监测,预真空高压蒸汽灭菌器每日灭菌前进行B-D试验;生物监测应每周进行,新灭菌器使用前必须先进行生物监测,合格后才能使用;对拟采用的新包装容器、摆放方式、排气方式及特殊灭菌工艺,也必须先进行生物监测,合格后才能采用。

(四)环氧乙烷气体灭菌

必须每次进行物理监测,每包进行化学监测,每灭菌批次进行生物监测。

(五)各种消毒后的内镜

消毒后的胃镜、肠镜、喉镜、气管镜等及其他消毒物品,应每季度进行监测,不得检出致病微生物。

(六)各种灭菌后的内镜

灭菌后的腹腔镜、关节镜、胆道镜、膀胱镜、胸腔镜等及活检钳和灭菌物品,必须每月进行监测,不得检出任何微生物。

(七)血液净化系统

必须每月对入、出透析器的透析液进行监测。当疑有透析液污染或有严重感染病例时,应增加采样点,如原水口、软化水出口、反渗水出口、透析液配液口等,并及时进行监测。当检查结果超过规定标准值时,须再复查。标准值为:透析器入口液的细菌菌落总数必须≤100CFU/ml,出口液的细菌菌落总数必须≤100CFU/ml,并不得检出致病微生物。

(王孪妹)

第六节　医院隔离预防技术

医院感染虽不是传染病,但与传染病同属于感染性疾病范畴。其中传染病的医院感染是医院感染的重要方面。医院感染控制离不开一系列隔离技术,具体请参阅《医院隔离技术标准 WS/T 311—2023》。

一、相关定义

1. 隔离(isolation)　指采用各种方法、技术,防止病原体从病人、携带者及场所传播给他人的措施。

2. 标准预防（standard precaution） 指基于病人的体液（血液、组织液等）、分泌物（不包括汗液）、排泄物、黏膜和非完整皮肤均含有病原体的原因,针对医院所有病人和医务人员采取的一组预防感染措施,包括手卫生,根据预期可能的暴露选用个人防护用品、安全注射（safe injection）以及穿戴合适的防护用品处理污染的物品与医疗器械等。

其基本特点为：①既要防止血源性疾病的传播,也要防止非血源性疾病的传播;②强调双向防护,既要预防病原体从病人传至医务人员,又要防止病原体从医务人员传给病人;③根据疾病的主要传播途径,采取相应的管理措施,如接触隔离、呼吸道隔离等,适用于所有病人的诊断、治疗、护理等操作的全过程。

3. 个人防护用品（personal protective equipment，PPE） 用于保护医务人员避免接触感染性因子的各种屏障用品,包括口罩、手套、护目镜、防护面罩、隔离衣、鞋套、医用一次性防护服、防水围裙等。

4. 清洁区（clean area） 进行呼吸道传染病诊治的病区中,不易受到病人体液（血液、组织液等）和病原体等物质污染,及传染病病人不应进入的区域,包括医务人员的值班室、卫生间、男女更衣室、浴室以及储物间、配餐间等（文末彩图 8-1）。

5. 潜在污染区（potentially contaminated area） 进行呼吸道传染病诊治的病区中,位于清洁区与污染区之间,有可能被病人体液（血液、组织液等）和病原体等物质污染的区域,包括医务人员的办公室、治疗准备室、护士站、内走廊等。

6. 污染区（contaminated area） 进行呼吸道传染病诊治的病区中,传染病病人和疑似传染病病人接受诊疗的区域,以及被其体液（血液、组织液等）、分泌物、排泄物污染物品暂存和处理的场所,包括病室、病人用后复用物品和医疗器械等的处置室、污物间以及病人用卫生间和入院、出院处理室等。

7. 两通道（two passages） 进行呼吸道传染病诊治的病区中的医务人员通道和病人通道。医务人员通道、出入口设在清洁区一端,病人通道、出入口设在污染区一端。

8. 缓冲间（buffer room） 进行呼吸道传染病诊治的病区中清洁区与潜在污染区之间、潜在污染区与污染区之间设立的两侧均有门的过渡间。两侧的门不同时开启,为医务人员的准备间。

9. 负压隔离病区（室）（negative pressure isolation ward room） 用于隔离通过和可能通过空气传播的传染病病人或疑似病人的病区（病室）,通过机械通风方式,使病区（病室）的空气按照由清洁区向污染区流动,使病区（病室）内的空气静压低于周边相邻相通区域空气静压,以防止病原微生物向外扩散。

10. 呼吸道卫生/咳嗽礼仪（respiratory hygiene/cough etiquette） 呼吸道感染病人戴医用外科口罩,在咳嗽或打喷嚏时用纸巾盖住口鼻,接触呼吸道分泌物后实施手卫生,并与其他人保持 1m 以上距离的一组措施。

11. 隔离病人（isolated patient） 接受接触隔离或飞沫隔离或空气隔离的病人。

12. 适合性检验（fit test） 检验医用防护口罩对具体使用者适合程度的方法,包括定性适合性检验和定量适合性检验。

13. 佩戴气密性检查（face-seal check） 医用防护口罩使用者进行的一种简便的密合性检查方法,以确保口罩佩戴位置正确,不漏气。

二、医院隔离的管理要求

1. 在新建、改建与扩建时,建筑布局应符合医院卫生学要求,并应具备隔离预防的功能,区域划分应明确,标识规范清晰。①低度危险区域：没有病人存在或病人只作短暂停留的区域,如行政管理部门、图书馆、会议室、病案室等;②中度等危险区域：有普通病人的诊疗,病人体液（血液、组织液等）、分泌物、排泄物对环境表面存在潜在污染可能性的区域,如普通病区、门诊科室、功能检查室等;③高度危险区域：有感染或病原体定植病人诊疗的区域,以及对高度易感病人采取保护性隔离措施的区域,如感染性疾病科、手术部(室)、重症监护病区(室)、移植病区、烧伤病区(室)等。

2. 应根据国家的有关法规,结合本医院的实际情况,制定隔离预防制度并实施。

3. 应加强医务人员隔离与防护知识和技能的培训,为其提供合适、必要的个人防护用品。医务人员正确掌握常见感染性疾病的传播途径、隔离方式和防护技术,熟练掌握操作规程。个人防护用品应符合国家相关标准,有效期内使用,方便取用。

4. 应采取有效措施,管理感染源、切断传播途径和保护易感人群。

5. 隔离的实施应遵循"标准预防"和"基于疾病传播途径的预防"的原则。

6. 预检分诊应遵循 WS/T 591 的要求。门诊、急诊要执行预检、分诊制度,科学引导病人就诊;特殊病区布局科学合理,并具备隔离预防的功能,区域划分明确、标识清晰。有条件应加设医疗废物专用通道。不具备传染病救治能力时,应及时将病人转诊到具备救治能力的医疗机构诊疗。

7. 医务人员的手卫生应符合 WS/T 313。医院要提供合适的、必要的个人防护用品和手卫生设施;医务人员应严格按防护规定着装,不同区域服装颜色应有明显的识别标志。

8. 隔离区域的消毒应符合 WS/T 367 及国家有关规定。

三、医用防护用品的正确使用

医用防护用品应符合国家相关标准,并在有效期内才能使用。医务人员应经过专业培训,按照相关规定的具体方法、程序和要求,正确穿(戴)脱医用防护用品。

(一)帽子的使用

1. 戴帽子 进行无菌技术操作时,进入污染区、保护性隔离区域、洁净医疗用房等应戴帽子。

2. 注意事项 ①应能够遮盖全部头发,分为布质帽子和一次性帽子;②被病人体液(血液、组织液等)、分泌物等污染时,应立即更换;③布质帽子应保持清洁,每次或每日更换与清洁;④一次性帽子应一次性使用。

(二)医用口罩的使用

1. 医用口罩的分类 ①医用外科口罩:用于覆盖住使用者的口、鼻及下颌,为防止病原体微生物、体液、颗粒物直接透过提供物理屏障;②医用防护口罩:用于覆盖住使用者的口、鼻及下颌,为防止病原体微生物、体液、颗粒物直接透过提供物理屏障,在气体流量为 85L/min 情况下,对非油性颗粒物过滤效率≥95%,并具有良好的密合性;③一次性使用医用口罩:用于覆盖住使用者的口、鼻及下颌,为阻隔口腔和鼻腔呼出或喷出污染物提供物理屏障。

2. 医用口罩的选择 应根据不同的诊疗选用不同种类的口罩。一般诊疗活动可佩戴一次性医用口罩或外科口罩;手术室工作或诊疗护理免疫功能低下病人、进行有体液喷溅的操作或侵入性操作时应戴医用外科口罩;接触经空气传播传染病病人、近距离(≤1m)接触飞沫传播的传染病病人或进行产生气溶胶操作时,应戴医用防护口罩。

3. 注意事项 ①口罩应罩住鼻、口及下颌,双手指尖放在金属鼻夹中间位置向内按压,并分别向两侧移动,根据鼻梁的形状塑形,不得只用单手捏鼻夹;②医用口罩应保持清洁,遇到口罩潮湿、被血液或体液污染时及时更换;医用外科口罩和医用防护口罩只能一次性使用,效能持续时间一般为 4~6h;医用防护口罩的效能持续时间一般为 6~8h;③佩戴医用防护口罩或全面型呼吸防护器进入工作区域之前,应进行面部气密性检查:将双手完全盖住防护口罩,快速呼气,若鼻梁附近有漏气应调整鼻夹;若漏气位于四周,应调整系带;如调整后仍漏气,暂时不能进入感染区域;④摘口罩时先解下系带,再解上系带,捏住系带丢至医疗废物容器内,不得接触口罩外面(污染面)抓下。

(三)护目镜、防护面罩的使用

1. 护目镜与防护面罩(防护面屏)

(1)护目镜:防止体液(血液、组织液等)、分泌物等飞溅入人体眼部的屏障用品。

（2）**防护面罩**：防止体液（血液、组织液等）、分泌物等飞溅到人体面部的屏障用品。

2. 护目镜或防护面罩的使用时机　①在进行可能发生病人体液（血液、组织液等）、分泌物、排泄物等喷溅诊疗、护理操作时，应使用护目镜或防护面罩；②呼吸道传染病病人进行气管插管、气管切开等近距离操作，可能发生病人体液（血液、组织液等）、分泌物等喷溅时，宜使用全面型防护面罩。

3. 注意事项　佩戴前应检查有无破损，佩戴装置有无松脱；每次使用后应清洁与消毒；取下护目镜或防护面罩后仍应消毒佩戴的眼镜。

（四）手套的使用

1. 手套的选择　①应根据不同操作的需要，选择合适种类和规格的手套；②接触病人的体液（血液、组织液等）、分泌物、排泄物等及污染物品时，应戴一次性使用医用橡胶检查手套；③进行手术、换药等无菌操作以及接触病人破损皮肤、黏膜时，应戴一次性使用灭菌橡胶外科手套。

2. 注意事项　①一次性手套应一次性使用，戴无菌手套时应防止手套污染；②诊疗护理不同的病人之间应更换手套，手套破损时应及时更换；③手上有破损时应戴双层手套，戴手套不能替代洗手，即操作完成脱手套后必须洗手，必要时进行手消毒。

（五）隔离衣、防护服的使用

根据诊疗工作需要，选用隔离衣（一次性隔离衣、可复用隔离衣）或医用一次性防护服。

1. 穿隔离衣的时机　①接触经接触传播的感染性疾病病人或其周围环境，如肠道传染病病人、多重耐药菌感染病人等时；②可能受到病人体液（血液、组织液等）、分泌物、排泄物污染时；③对实施保护性隔离的病人，如大面积烧伤、骨髓移植等病人进行诊疗、护理时穿无菌隔离衣。

2. 穿一次性防护服的时机　①接触甲类及乙类按甲类管理的传染病病人时；②接触传播途径不明的新发传染病病人时；③为高致病性、高病死率的传染病病人进行诊疗护理操作时。

3. 注意事项　①隔离衣和防护服只限在规定区域内穿、脱；②穿隔离衣或防护服前应检查隔离衣和医用一次性防护服有无破损；穿隔离衣或防护服时勿使衣袖触及面部及衣领。发现有渗漏或破损应及时更换；脱隔离衣或防护服时应避免污染；③隔离衣使用一次后即更换的穿脱方法（请参阅实训指导中实训四穿脱隔离衣、防护服）；④隔离衣每日更换、清洗与消毒，遇污染随时更换；一次性隔离衣或防护服只能一次性使用。

（六）防水围裙的使用

1. 防水围裙　用于防止使用者躯干被病人体液（血液、组织液等）和其他感染性物质污染的衣服。分为重复使用的围裙和一次性使用的围裙

2. 使用时机　可能受到病人的体液（血液、组织液等）、分泌物及其他污染物质污染、进行复用医疗器械的清洗时，应穿上防水围裙。

3. 注意事项　①重复使用的围裙，每班使用后应及时清洗与消毒。遇有破损或渗透时，应及时更换；②一次性使用围裙应一次性使用，受到明显污染、遇到破损或渗透时应及时更换。

（七）鞋套的使用

1. 鞋套的使用时机　从潜在污染区进入污染区时、缓冲间进入负压隔离病室时和进入洁净医疗用房时应穿鞋套。

2. 注意事项　①鞋套应具有良好的防水性能，并一次性使用，发现破损应及时更换；②鞋套应在规定区域内穿戴，离开该区域时应及时脱掉。

四、医院不同传播途径疾病的隔离预防原则与措施

（一）隔离预防原则

1. 在标准预防措施的基础上，医院应根据疾病的传播途径（接触传播、飞沫传播、空气传播和其他途径传播），结合本院的实际情况，制定相应的隔离与预防措施。

2. 一种疾病可能有多种传播途径时,应在标准预防措施的基础上,采取针对相应传播途径的隔离与预防措施。

3. 隔离病区(室)应有隔离标识,标识颜色和内容根据需求制定,如黄色标识一般用于经空气传播的隔离,粉色标识一般用于经飞沫传播的隔离,蓝色标识一般用于经接触传播的隔离。

4. 疑似呼吸道传染病病人应安置在单人隔离房间。

5. 受条件限制的医院,同种病原体感染的病人可安置于一室。

6. 应限制无关人员进入隔离区域,严格管理陪护及探视人员。

7. 对隔离病人进行宣教,做好手卫生及相关隔离要求。

8. 隔离病人外出检查、诊疗、手术、转科、转运等时,应通知相关接收部门或单位,同时采取有效措施,减少对其他病人、医务人员和环境表面的污染。

9. 接收部门或单位应做好隔离准备,在隔离病人离开后,应采取相应的清洁与消毒措施。

10. 建筑布局符合隔离要求的相应规定。

(二)常用隔离预防措施

1. 经接触传播疾病的隔离与预防措施

(1)**总体要求**:接触经接触传播疾病的病人及其污染物,如肠道传染病、经血传播疾病、多重耐药菌感染、皮肤感染病人等,在标准预防的基础上,还应采取接触传播的隔离与预防措施。

(2)**病人的隔离**:①应采取单间隔离;无条件的医院可采取床单位隔离或同种病原体感染病人隔离于一室。②应限制病人的活动范围,减少转运。

(3)**医务人员的防护**:①接触隔离病人的体液(血液、组织液等)、分泌物、排泄物等物质时,应戴一次性使用医用橡胶检查手套,手上有伤口时应戴双层手套;接触污染物品后、离开隔离病室前应摘除手套,洗手和/或手消毒。②进入隔离病室,从事可能污染工作服的操作时,应穿隔离衣;离开病室前,脱下隔离衣,按要求悬挂,每日更换清洗与消毒;或使用一次性隔离衣,用后按医疗废物管理要求进行处置。接触甲类及乙类按甲类管理的传染病病人应按要求穿、脱医用一次性防护服,离开病室前,脱去医用一次性防护服,医用一次性防护服按医疗废物管理要求进行处置。

2. 经飞沫传播疾病的隔离与预防措施

(1)**总体要求**:接触经飞沫传播疾病的病人及污染物,如百日咳、白喉、流行性感冒、病毒性腮腺炎等,在标准预防的基础上,还应采取经飞沫传播疾病的隔离与预防措施。

(2)**病人的隔离**:①宜限制病人的活动范围;病人病情容许时,应戴医用外科口罩,并定期更换。②应减少转运,当需要转运时,医务人员应注意防护。③探视者应戴医用外科口罩,宜与病人保持1m以上距离。④加强通风,应遵循 WS/T368 的规定进行室内空气的消毒。

(3)**医务人员的防护**:①应根据诊疗的需要,穿戴合适的防护用品;一般诊疗护理操作戴医用外科口罩,严格手卫生。②与病人近距离(≤1m)接触或进行产生气溶胶的操作时,应戴帽子、医用防护口罩;进行可能产生喷溅的诊疗操作时,应戴护目镜或防护面罩,穿隔离衣;当接触病人及其体液(血液、组织液等)、分泌物、排泄物等时应戴一次性使用医用橡胶检查手套,操作完成后严格手卫生。

3. 经空气传播疾病的隔离与预防措施

(1)**总体要求**:接触肺结核等经空气传播的疾病时,在标准预防措施的基础上,还应采用经空气传播疾病的隔离与预防措施。

(2)**病人的隔离**:①原则上应尽快转送至有条件收治经空气传播疾病的医院或科室进行收治,转运过程中做好医务人员的防护。②具有传染性的肺结核病人宜安置在负压隔离病室。③当病人病情容许时,须戴医用外科口罩,定期更换;宜限制其活动范围。④应遵循 WS/T 368 的规定进行空气消毒。

(3)**医务人员的防护**:①应严格按照区域医院感染预防与控制要求,在不同的区域,穿戴不同的防护用品,离开时按要求摘/脱,并正确处理使用后物品。②进入确诊或可疑传染病病人房间时,应戴帽子、医用防护口罩;进行可能产生喷溅的诊疗操作时,应戴护目镜或防护面罩,穿隔离衣;当接触病人及其体液(血液、组织液等)、分泌物、排泄物等时应戴一次性使用医用橡胶检查手套。③防护用品的使用见本节三、医用防护用品的正确使用。

(三) 医务人员防护用品穿脱流程

1. 穿戴防护用品应遵循的流程

(1)**清洁区进入潜在污染区**:洗手→戴帽子→戴医用防护口罩→穿工作服→进入潜在污染区。手部皮肤破损的戴一次性使用医用橡胶检查手套。

(2)**潜在污染区进入污染区**:穿隔离衣或医用一次性防护服→根据需要戴护目镜/防护面罩→戴手套→穿鞋套→进入污染区。

(3)为病人进行吸痰、气管插管、气管切开等操作,可能被病人的分泌物及体内物质喷溅的诊疗护理工作前,应戴护目镜或防护面罩或全面型呼吸防护器。

2. 脱防护用品应遵循的流程

(1)**医务人员离开污染区进入潜在污染区前**:摘手套、洗手和/或消毒双手→摘护目镜/防护面屏→脱隔离衣或医用一次性防护服→脱鞋套→洗手和/或手消毒→进入潜在污染区,洗手或手消毒。

(2)**从潜在污染区进入清洁区前**:洗手和/或手消毒→脱工作服→摘医用防护口罩和帽子→洗手和/或手消毒后,进入清洁区。

(3)**离开清洁区**:沐浴、更衣→离开清洁区。

五、医务人员手卫生规范

(一) 手卫生的管理与基本要求

1. 医疗机构应明确医院感染管理、医疗管理、护理管理以及后勤保障等部门在手卫生管理工作中的职责,加强对手卫生行为的指导与管理,将手卫生纳入医疗质量考核,提高医务人员手卫生的依从性。

2. 医疗机构应制定并落实手卫生管理制度,配备有效、便捷、适宜的手卫生设施。

3. 医疗机构应定期开展手卫生的全员培训,医务人员应掌握手卫生知识和正确的手卫生方法。

4. 手消毒剂应符合国家有关规定和 GB 27950 的要求,在有效期内使用。

5. 手消毒效果应达到的要求:①卫生手消毒监测的细菌菌落总数应≤10CFU/cm^2;②外科手消毒监测的细菌菌落总数应≤5CFU/cm^2。

(二) 手卫生

手卫生(hand hygiene)为医务人员在从事职业活动过程中的洗手、卫生手消毒和外科手消毒的总称。

1. 手卫生方法

(1)**洗手(handwashing)**:医务人员用流动水和洗手液(肥皂)揉搓冲洗双手,去除手部皮肤污垢、碎屑和部分微生物的过程。医务人员必须按照七步洗手法进行洗手,洗手液或肥皂揉搓双手至少15s。

(2)**卫生手消毒(antiseptic hand rubbing)**:医务人员用手消毒剂揉搓双手,以减少手部暂驻菌的过程。

(3)**外科手消毒(surgical hand antisepsis)**:外科手术前医护人员用流动水和洗手液揉搓冲洗双手、前臂至上臂下 1/3,再用手消毒剂清除或者杀灭手部、前臂至上臂下 1/3 暂驻菌和减少常驻菌的过程。外科手消毒包括冲洗手消毒和免冲洗手消毒。

2. 手卫生遵循指征和原则

(1)**洗手与卫生手消毒指征**

1)洗手和/或使用手消毒剂进行卫生手消毒:①接触病人前;②清洁、无菌操作前,包括进行侵入性操作前;③暴露病人体液风险后,包括接触病人黏膜、破损皮肤或伤口、体液(血液、组织液等)、分泌物、排泄物、伤口敷料等之后；④接触病人后；⑤接触病人周围环境后。

2）洗手：①当手部有血液或其他体液等肉眼可见的污染时；②可能接触艰难梭菌、肠道病毒等对速干手消毒剂不敏感的病原微生物时。

3）卫生手消毒：手部没有肉眼可见污染时，宜使用手消毒剂进行。

4）先洗手，后卫生手消毒：①接触传染病病人的血液、体液和分泌物以及被传染性病原微生物污染的物品后；②直接为传染病病人进行检查、治疗、护理或处理传染病病人污物之后。

（2）外科手消毒应遵循原则：①先洗手，后消毒；②不同病人手术之间、手套破损或手被污染时，应重新进行外科手消毒。

3. 手卫生的注意事项 ①戴手套不能代替手卫生，摘手套后应进行手卫生。②卫生手消毒时首选速干手消毒剂，过敏人群可选用其他手消毒剂；针对某些对酒精不敏感的肠道病毒感染时，应选择其他有效的手消毒剂。③外科手消毒：不得戴假指甲、装饰指甲，保持指甲和指甲周围组织的清洁；在外科手消毒过程中应保持双手位于胸前并高于肘部，使水由手部流向肘部；洗手与消毒可使用海绵、其他揉搓用品或双手相互揉搓；术后摘除手套后，应用洗手液清洁双手；用后的清洁指甲用品、揉搓用品如海绵、手刷等，放到指定的容器中；揉搓用品、清洁指甲用品应一人一用一消毒或者一次性使用。

（王孪妹）

第七节 侵入性器械（操作）相关医院感染预防控制

国际医疗保险和医疗补助服务中心（CMS）对侵入性操作的定义为手术切开皮肤、黏膜和结缔组织，或通过自然体腔引入器械。排除使用诸如耳镜之类的仪器用于检查或非常小的操作。侵入性器械/操作破坏了皮肤黏膜屏障，为感染源/传染源提供了窗口、途径。

一、侵入性器械（操作）相关医院感染预防控制的基本内容

1. 侵入性器械（操作）相关感染防控制度 2019年国家卫生健康委提出《医疗机构感染预防与控制十项基本制度》中第六项侵入性器械（操作）相关感染防控制度，主要包括两个部分：①侵入性器械相关感染防控制度：主要包括但不限于血管内导管相关血流感染、导尿管相关尿路感染、呼吸机相关性肺炎和透析相关感染的预防与控制等。②手术及其他侵入性操作相关感染防控制度：是指诊疗活动中与外科手术或其他侵入性操作（包括介入诊疗操作、内镜诊疗操作、CT/超声等引导下穿刺诊疗等）相关感染预防与控制活动的规范性要求。

2. 侵入性操作主要类别 大致包括以下情况：①手术（包括介入手术）；②导管相关操作：如呼吸机、导尿管、中心静脉导管；③内镜：如胃肠镜、支气管镜、喉镜、膀胱镜等；④穿刺（胸腔穿刺、骨髓穿刺、腹部穿刺等）；⑤注射（皮内、皮下、肌肉、静脉注射）；⑥其他（血液透析、针灸等）。

3. 侵入性操作相关感染的主要危险因素 ①诊疗器械未达到消毒灭菌要求、未规范使用；②未严格遵守无菌原则和操作规范（概念不清、消毒不严格、解剖部位不清、局部消毒不到位、管道护理不到位、选择的器械材质不当）；③隔离病人未采取相应的隔离措施；④未严格掌握各种侵入性操作的适应证或留置时间过长；⑤病人机体免疫功能下降；⑥抗菌药物使用不当；⑦病区环境污染（如通过空调系统引起的军团菌感染）。

二、呼吸机相关性肺炎的预防控制

1. 呼吸机相关性肺炎（ventilator-associated pneumonia, VAP） VAP是指建立人工气道（气管插管或气管切开）并接受机械通气时所发生的肺炎，包括发生肺炎48h内曾经使用人工气道进行机械通气者。

呼吸机相关性肺炎发生的危险因素:①气管插管使得原来相对无菌的下呼吸道直接暴露于外界;②口腔清洁困难;③口咽部定植菌大量繁殖;④胃内容物反流;⑤气管插管内外表面形成生物膜;⑥需使用镇痛镇静药物,使咳嗽受到抑制;⑦内源性感染主要由口咽定植菌、胃内定植菌的误吸和吸入含有细菌的微粒引起;外源性感染主要由交叉感染和气管导管表面细菌生物膜的形成引起。

2. 呼吸机相关性肺炎的预防控制措施 ①应每日评估气管插管机械辅助呼吸的必要性,尽早脱机或拔管。②若无禁忌证应当将病人头部抬高 30°~45°。③应使用有消毒作用的口腔含漱液进行口腔护理,每 6~8h 一次。④在进行与气道相关的操作时应严格遵守无菌技术操作规程。⑤宜选择经口气管插管。⑥应保持气管切开部位的清洁、干燥。⑦宜使用气囊上方带侧腔的气管插管,及时清除声门下分泌物。⑧气囊放气或拔出插管前确认气囊上方的分泌物已被清除。⑨呼吸机管路湿化液应使用无菌水。⑩呼吸机内外管路应按照规范做好清洁消毒。⑪应每日评估镇静药使用的必要性,尽早停用。

三、导尿管相关尿路感染的预防控制

1. 导尿管相关尿路感染(catheter-associate urinary tract infections,CAUTI) 指病人留置导尿管后或者拔出导尿管 48h 内发生的尿路感染。

(1)**导尿方式**:①一次性导尿;②留置导尿(短期导尿 <7d、长期导尿 >28d);③间歇导尿;④耻骨上引流;⑤阴茎套管引流。

(2)**导尿管相关尿路感染的危险因素**:导管的长期留置、女性、老年人、导管引流系统未保持密闭状态。并发血流感染的危险因素:粒细胞减少、肾脏疾病、男性。

2. 导尿管相关尿路感染预防控制措施 ①严格掌握留置导尿的指征,每日评估导尿管的必要性,尽早拔除导尿管。②操作时应严格遵守无菌技术操作规范。③置管时间超过 3d 者,开关宜持续夹闭,定时开放。④应保持尿液引流系统的密闭性,不应常规进行膀胱冲洗。⑤应做好导尿管的日常维护,防止滑脱,保持尿道口及会阴部清洁。⑥应保持集尿袋低于膀胱水平,防止反流。⑦更换导尿管时应将集尿袋同时更换。⑧采集尿标本做微生物检测时,应在导尿管侧面以无菌操作方法针刺抽取尿液,其他目的采集尿标本时应从集尿袋开口采集。

四、导管相关血流感染的预防控制

1. 导管相关血流感染(catheter related blood stream infection,CRBSI) 导管相关血流感染是指带有血管内导管或者拔除血管内导管 48h 内的病人出现菌血症或真菌血症,并伴有发热(>38℃)、寒战或低血压等感染表现,除血管导管外没有其他明确感染源。实验室微生物学检查显示:外周静脉血培养细菌或真菌阳性;或者从导管段或外周血培养出相同种类、相同药敏结果的致病菌。

中心静脉导管的类型:非隧道式、隧道式、经外周中心静脉导管(PICC)、完全植入式导管。其中,经外周中心静脉导管(PICC)是经外周静脉置入中心静脉的导管,导管尖端位于上腔静脉下 1/3 与右心房连接处,即右心耳处。常用静脉为贵要静脉(首选)、肘正中静脉、头静脉。可为病人提供 7d 至 1 年的中长期静脉输液治疗。导管操作过程所涉及输注药物、接头、敷贴、皮肤、导管、血源性等高危环节均应采取防护措施。

2. 导管相关血流感染预防控制措施

(1)**导管置入**:①接触病人前正确洗手;②遵守最大无菌屏障要求:口罩、帽子、无菌衣、无菌手套、大无菌巾;③皮肤消毒方法正确、消毒范围≥10cm;④穿刺时皮肤消毒剂完全干燥,至少停留 2min 以上;⑤选择合适的静脉置管穿刺点,避免使用颈静脉和股静脉。

(2)**置管后维护**:①接触穿刺点或敷料前操作者进行了手卫生;②根据输注液体的种类定时更换;③每日观察及触诊注射部位,记录置入深度,回血情况及病人情况;④更换注射部位同时更换所有管路、连接器及延长管,妥善固定;⑤每日用生理盐水或肝素盐水冲管,预防导管内血栓形成;⑥怀疑导管相关感染拔出导管;⑦怀疑有导管相关感染送检导管;⑧每日评价留置导管的必要性,及早拔管,发现感染,24h内上报;⑨置管部位覆盖;⑩置管部位覆盖更换。

五、手术部位感染的预防控制

1. 手术部位感染(surgical site infection,SSI) SSI是指围手术期发生的切口、深部脏器或者腔隙的感染。

(1)**分类**:包括表浅切口感染、深部切口感染、器官/腔隙感染3种。

(2)**危险因素**:①病人因素:年龄、营养状态、糖尿病、吸烟、肥胖、远隔部位的共存感染、微生物聚居及群落化、免疫系统功能变化、术前等待时间等;②手术因素:预防使用抗菌药物、刷手时间、皮肤消毒、术前刮除毛发、术前皮肤准备、手术时间、手术间通风、器械消毒不充分、手术部位异物、外科引流、手术技术(止血不彻底、未消灭死腔、组织损伤)等;③致病菌污染手术部位是SSI的必要前提;④围手术期病人应控制血糖水平在正常范围内。

2. 手术部位感染的预防控制措施

(1)**手术前预防措施**:①应缩短手术病人的术前住院时间;②择期手术前宜将糖尿病病人的血糖水平控制在合理范围内;③择期手术前吸烟病人宜戒烟,结直肠手术成年病人术前宜联合口服抗生素和机械性肠道准备;④择期手术前病人应沐浴、清洁手术部位,更换清洁病人服;⑤当毛发影响手术部位操作时应选择不损伤皮肤的方式去除毛发,应于当日临近手术前,在病房或手术室限制区外进行。

(2)**手术中预防措施**:①择期手术安排应遵循先清洁手术后污染手术的原则;②洁净手术间应保持正压通气,保持回风口通畅;保持手术间门关闭,较少开关频次。应限制进入手术室的人员数量;③可复用手术器械、器具和物品保证灭菌效果;④保持病人体温正常;⑤环境及物体表面清洁和消毒。每台手术后,应清除所有污物;⑥吸氧。

(3)**手术后预防措施**:①在更换敷料前后、与手术部位接触前后均应进行手卫生;②更换敷料时,应遵循无菌技术操作规程;③应加强病人术后观察,如出血、感染等征象;④应保持切口处敷料干燥,有渗透等情况时及时更换敷料;⑤适时拔出切口引流管;⑥当怀疑手术部位感染与环境因素有关时,应开展微生物学监测。

3. 围手术期抗菌药物预防用药原则

(1)**清洁手术(Ⅰ类切口)**:手术脏器为人体无菌部位,局部无炎症、无损伤,也不涉及呼吸道、消化道、泌尿生殖道等人体与外界相通的器官。手术部位无污染,通常不需要预防用抗菌药物。

(2)**清洁-污染手术(Ⅱ类切口)**:手术部位存在大量人体寄植菌群,手术时可能污染手术部位导致感染,故此类手术通常需预防用抗菌药物。

(3)**污染手术(Ⅲ类切口)**:已造成手术部位严重污染的手术,此类手术需要预防用抗菌药物。

(4)**污秽-感染手术(Ⅳ类切口)**:在手术前就已开始治疗性应用抗菌药物,术中、术后继续,不属于预防应用范畴。

(5)**术中追加抗菌药物**:术中是否追加抗菌药物应充分考虑切口组织的血药浓度及药物的半衰期。术中追加抗菌药物情况如下:①若手术时间超过3h,或者手术时间长于所用抗菌药物半衰期;②失血量大约1 500ml;③清洁手术的预防用药时间不超过24h;④心脏手术可视情况延长至48h;⑤污染手术必要时延长至48h。

其他侵入性操作相关感染如动静脉穿刺、注射、针灸、刺络拔罐、介入、血液透析等,均应根据相应的诊疗进行相关的感染防控措施,制定相关操作规程。

(王孪妹)

第八节　医务人员职业暴露与防护

医务人员职业暴露是指在从事诊疗、护理等活动过程中接触有毒有害物质,或传染病病原,从而损害健康或危及生命的一类职业暴露。职业防护是指对所有病人的血液、体液及被血液、体液污染的物品均应视为具有传染源,体液包括羊水、心包液、胸腔液、腹腔液、脑脊液、滑液、阴道分泌物等人体物质,还有呼吸道暴露因素以及物理性、放射性、化学性职业接触均要注意防护。

一、医务人员职业暴露的防护

(一) 锐器伤防护

1. 使用无针系统。

2. 使用肝素真空采血管采集血标本。

3. 禁止将没有分离针头的注射器丢入感染性医疗废物之中。

4. 在所有可能产生锐器的场所尽可能放置锐器盒,锐器盒放置在醒目、方便、高度适宜、操作人员视线水平及手臂所能及的范围内,如治疗车、治疗台侧面。

5. 规范使用锐器盒,3/4满时及时封口。

6. 锐器使用后应直接放入合格的锐器盒内。

7. 禁止双手回套针帽。如确需回套针帽,建议单手回套或使用针帽回套装置。

8. 禁止弯曲被污染的针具,禁止用手分离使用过的针具和针管,禁止用手直接接触污染的针头、刀片等锐器。

9. 禁止将手伸入医疗废物容器内,禁止用手挤压医疗废物。禁止徒手携带锐器行走。

10. 清理可能含有锐器的污物时,应借助刷子、垃圾铲或镊子等器械,而非徒手处置。

11. 在进行侵袭性诊疗、护理、实验操作过程中,要保证充足的光线。

12. 污染器械处置人员、手术人员应穿戴包脚的防护鞋。

(二) 术中暴露防护(术中锐器伤防护)

1. 如有条件,使用缝合器、订皮机、组织黏合剂、止血胶替代缝合针。

2. 手术中禁止用手传递锐器,应建立"中立区"。传递手术刀、剪、缝针及骨凿等锐器时,应将锐器放在无菌弯盘中传递。传递电钻等较大锐器时,应上好钻头或探针再行传递。

3. 安装、拆卸手术刀片时应使用血管钳,而非徒手操作。

4. 手术缝合时、暴露手术野时应借助持针器、拉钩等,禁止用手指来牵引或握持组织。

5. 手术中,及时清理手术区使用后的锐器。

6. 在进行发生锐器伤风险较大的手术时(如骨科手术时),佩戴双层手套。

(三) 皮肤黏膜暴露防护

1. 进行有可能接触病人血液、体液的诊疗、护理和实验操作时应戴手套。手部皮肤破损或者在进行手套破损率比较高的操作时,应戴双层手套。

2. 脱去手套后立即洗手或卫生手消毒。

3. 手术或者其他操作中,怀疑或确认手套被刺破,应及时对手套进行擦洗,一旦确认手术安全允许,应尽快更换手套。

4. 外科手术时间延长时,应定期更换手套。

5. 在诊疗、护理操作过程中,有可能发生血液、体液飞溅到面部时,医务人员应当戴医用外科口罩、护目镜或防护面罩。

6. 普通眼镜防护作用有限,不能替代防护镜或防护面屏。

7. 有可能发生血液、体液大面积飞溅或者有可能污染医务人员的身体时,应当穿戴具有防渗透性能的隔离衣或者围裙。

8. 手术中如预计可能出现大出血,应穿袖口、袖子有防水功能以及内衬具有防渗透功能的手术衣,并穿戴防渗透功能的鞋。

9. 在维修或者运输可能被血液或其他潜在感染性物质污染的设备前,应当进行检查,必要时进行消毒。在被污染的设备上张贴警示说明。

10. 在实验室、手术室、口腔科、消毒供应中心等场所配备或安装洗眼装置。

(四)呼吸道暴露防护(如新型冠状病毒感染、肺结核)

目前主要是物理预防措施,包括社交距离戴口罩、咳嗽礼仪、手卫生、环境清洁与消毒、通风及负压病房、早期发现和隔离病人。尚缺乏暴露后预防措施,如预防性使用药物和血清抗体阻断发病等。

(五)其他物理性、放射性、化学性暴露防护

1. 紫外线　紫外线室内消毒应在无人的情况下进行;紫外线灯的开关标识要明显。

2. 放射线　在不影响诊疗标准下,应尽可能采取"高电压、低电流、厚过滤"和小照射野进行工作。进行各类特殊检查时,对受检者和工作人员全部应采取有效防护措施。摄影时,工作人员必须在屏蔽室,或者隔间控制室等防护设施内。

3. 高浓度化学消毒剂　预计配备高浓度消毒剂时,应当佩戴医用外科或防护口罩、护目镜或防护面罩,穿戴具有防渗透性能的隔离衣或者围裙等。

二、医务人员职业暴露后现场紧急处置流程

(一)锐器伤

发生针刺伤时,从近心端向远心端轻柔挤压伤处(禁止进行伤口的局部挤压),尽可能挤出损伤处的血液,再用肥皂液和流动的清水反复冲洗伤口后,用75%的酒精或0.5%碘伏消毒液对伤口进行消毒,即"挤洗消"。

(二)血液体液喷溅

术中锐器伤和皮肤黏膜职业暴露时,发生血液体液喷溅污染皮肤时,在流动水下彻底清洗污染部位。污染眼、口鼻黏膜时,即刻用无菌水/生理盐水反复冲洗。

(三)呼吸道暴露

1. 呼吸道暴露原因　缺乏呼吸道防护措施、呼吸道防护措施损坏(如口罩松动、脱落等)、使用无效呼吸道防护措施(如使用不符合规范要求的口罩)与新型冠状病毒感染、肺结核等确诊病人密切接触;被新型冠状病毒、结核分枝杆菌等污染的手接触口鼻等。

2. 处置流程

(1)医务人员发生呼吸道职业暴露时,应当即刻采取措施保护呼吸道,用规范实施手卫生后的手捂住口罩或紧急外加一层口罩等,按规定流程撤离污染区。

(2)紧急通过脱卸区,按照规范要求脱卸防护用品。

(3)根据情况可用清水、0.1%过氧化氢溶液、碘伏等清洁消毒口腔或/和鼻腔,戴医用外科口罩后离开。

3. 气溶胶防护最有效的手段　①防止气溶胶生成:尽可能地减少各种不必要的产生气溶胶的操作;②防止气溶胶扩散:把感染性物质局限在一个尽可能小的空间内进行操作;③防止气溶胶的吸入:采取必要的个人防护。

(四)其他物理性、放射性、化学性暴露

发生物理性、放射性、化学性暴露后,立即脱离暴露源,第一时间报告,疾病预防控制科及对应专科部门立即奔赴现场指导、评估处置、开展调查,判定事件性质及发生经过,并逐级上报。

三、医务人员职业暴露分级

职业暴露级别分为 3 级。

1. 一级暴露 暴露源沾染了有损伤的皮肤或者黏膜,暴露量小且暴露时间较短。

2. 二级暴露 暴露源沾染了有损伤的皮肤或者黏膜,暴露量大且暴露时间较长;或者暴露源刺伤或者割伤皮肤,但损伤程度较轻,为表皮擦伤或者针刺伤。

3. 三级暴露 暴露源刺伤或者割伤皮肤,但损伤程度较重,为深部伤口或者割伤物有明显可见的血液。

四、医务人员职业暴露后续跟进处置

1. 报告 医务人员发生职业暴露后,报告当事科室负责人和感染管理科,完成《医务人员职业暴露登记表》等,暴露当事人签字。

2. 咨询 立即到感染性疾病科就诊,寻求医疗保护和技术咨询,明确暴露级别,分析判断发生暴露后感染的风险,制订科学、合理的处置方案。

3. 预防 根据具体情况实施免疫接种或药物预防、跟踪监测。

(1)发生 HIV 暴露后必须预防性用药时,最好在 2~4h 内、应尽可能在 24h 内开始预防用药,尽早开始按照基本用药程序或强化用药程序,连续使用抗病毒药物 28d。即使超过 24h,也应实施预防性用药,常用药物有齐多夫定等。

(2)发生 HBV 暴露后,酌情实施被动免疫,24h 内使用高效价乙肝免疫球蛋白(HBIG)200~400mU;实施联合免疫时则应更换部位再接种乙肝疫苗 3 针次,按 0、1、6 个月方案完成。

(3)发生梅毒暴露时,推荐应肌内注射苄星青霉素 240 万 U,每周一次,共 2 周。对青霉素过敏者可用四环素类、红霉素类替代。

4. 检测 连续做血清学抗原、抗体动态检测,判断感染与否,并妥善保存资料备查。

(1)发生 HIV 职业暴露时,应在当时和暴露后的第 4 周、第 8 周、第 12 周及 6 个月做 HIV-抗体、HIV-RNA(定量)检测。

(2)发生 HCV 职业暴露时,应在当时和暴露后 1 个月、3 个月、6 个月检测 HCV-抗体、HCV-RNA(定量)和肝功能。

(3)发生 HBV 职业暴露后,在最后一剂疫苗接种后 1~2 个月后进行病毒抗体追踪检测,应酌情完成乙肝疫苗的注射。

(4)发生梅毒暴露时,应在当时和暴露后 3 个月、6 个月进行梅毒相关检测。

5. 随访 全程给予暴露者关怀与心理辅导,追踪其检测结果,对服用药物的毒性进行监控和处理,观察和记录感染的早期症状等。

6. 登记 职业暴露发生的时间、地点、经过、暴露方式、具体部位及损伤程度;暴露源种类;病人的姓名、性别、年龄、是否有上述病史、详细通信地址及联系方式(包括亲属的姓名及联系方式);暴露处理方法及处理经过,是否实施预防性用药、首次用药时间、药物毒副作用、用药的依从性,定期检测结果及随访情况等。

(王李妹)

第九节　医疗废物处理

医疗废物是具有一定传染性、毒性及其他危害性,对人体健康和生态环境具有较大危害的危险废物,威胁人民群众身体健康和环境安全。我国于 2011 年修订了《医疗废物管理条例》,2021 年修

订了《医疗废物分类目录》,2003 年发布了《医疗卫生机构医疗废物管理办法》等一系列文件,对医疗废物的分类、收集、贮存、运送、处置以及监督管理等全过程都进行了严格的规定,使医疗卫生机构能按照相关制度建立健全医疗废物管理责任制,落实主体责任,做好医疗废物的源头分类,规范医疗废物流程管理,积极开展培训,提高规范管理医疗废物的能力。

一、医疗废物概述

(一)医疗废物定义

医疗废物是指医疗卫生机构在医疗、预防、保健及其他相关活动中产生的具有直接或间接感染性、毒性以及其他危害性的废物。

(二)医疗废物分类

我国按照《医疗废物分类目录》的要求将医疗废物分为五大类,见表 8-1。

表 8-1　医疗废物分类目录

类别	特征	常见组分或废物名称	收集方法
感染性废物	携带病原微生物具有引发感染性疾病传播危险的医疗废物	1. 被病人血液、体液、排泄物污染的除锐器以外的废物; 2. 使用后废弃的一次性使用医疗器械,如注射器、输液器、透析器等; 3. 病原微生物实验室废弃的病原体培养基、标本,菌种和毒种保存液及其容器;其他实验室及科室废弃的血液、血清、分泌物等标本和容器; 4. 隔离传染病病人或者疑似传染病病人产生的废弃物	1. 收集于符合《医疗废物专用包装袋、容器和警示标志标准》(HJ421)的医疗废物包装袋中; 2. 病原微生物实验室废弃的病原体培养基、标本,菌种和毒种保存液及其容器,应在产生地点进行高压蒸汽灭菌或者使用其他方式消毒,然后按感染性废物收集处理; 3. 隔离传染病病人或者疑似传染病病人产生的医疗废物应当使用双层医疗废物包装袋盛装
病理性废物	诊疗过程中产生的人体废弃物和医学实验动物尸体等	1. 手术及其他医学服务过程中产生废弃的人体组织、器官及医学实验动物的组织、尸体; 2. 病理切片后废弃的人体组织、病理蜡块; 3. 废弃的医学实验动物的组织和尸体; 4. 16 周胎龄以下或重量不足 500g 的胚胎组织等; 5. 确诊、疑似传染病或携带传染病病原体的产妇胎盘	1. 收集于符合《医疗废物专用包装袋、容器和警示标志标准》(HJ421)的医疗废物包装袋中; 2. 确诊、疑似传染病产妇或携带传染病病原体的产妇的胎盘应使用双层医疗废物包装袋盛装; 3. 可进行防腐或者低温保存
损伤性废物	能够刺伤或者割伤人体的废弃的医用锐器	1. 废弃的金属类锐器,如针头、缝合针、针灸针、探针、穿刺针、解剖刀、手术刀、手术锯、备皮刀、钢钉和导丝等; 2. 废弃的玻璃类锐器,如盖玻片、载玻片、玻璃安瓿等; 3. 废弃的其他材质类锐器	1. 收集于符合《医疗废物专用包装袋、容器和警示标志标准》(HJ421)的利器盒中; 2. 利器盒达到 3/4 满时,应当封闭严密,按流程运送、贮存
药物性废物	过期、淘汰、变质或者被污染的废弃药品	1. 废弃的一般性药物; 2. 废弃的细胞毒性药物和遗传毒性药物; 3. 废弃的疫苗、血液制品等	1. 少量的药物性废物可以并入感染性废物中,但应在标签中注明; 2. 批量废弃的药物性废物,收集后应交由具备相应资质的医疗废物处置单位或者危险废物处置单位等进行处置
化学性废物	具有毒性、腐蚀性、易燃性、反应性的废弃化学物品	列入《国家危险废物名录》中的废弃危险化学品,如甲醛、二甲苯等;非特定行业来源的危险废物,如含汞血压计、含汞体温计,废弃的牙科汞合金材料及其残余物等	1. 收集于容器中,粘贴标签并注明主要成分; 2. 收集后应交由具备相应资质的医疗废物处置单位或者危险废物处置单位等进行处置

二、医疗废物管理

医疗废物管理是医院感染管理的重要内容之一,做好这项工作可以有效预防医院感染的发生,杜绝病原微生物的传播扩散,保护环境,保障人民健康。医疗废物管理应遵循减量化、资源化、无害化的原则,推行分类收集、分级处置和全程追踪的制度。

(一) 医疗废物分类与收集

1. 医疗卫生机构应根据医疗活动的特点和废物的性质,将医疗废物划分为不同类别,并作出可行的分类标志。

2. 医疗卫生机构应当建立医疗废物收集设施,设置相应的储存容器或容器集中区,确保医疗废物的安全收集。

3. 医疗废物收集设施的设计与使用应符合环保要求,设施内应设置清洗和消毒设备,在接触医疗废物后应进行清洗和消毒。

4. 医疗废物收集容器应具备防渗漏、防遗撒的性能,底部应设置密封装置,容器表面应具备耐腐蚀和易清洗的特点。

5. 医疗废物收集容器应定期清理和消毒,清理和消毒记录应保存 1 年以上。

6. 医疗卫生机构应当定期对医疗废物收集设施进行检查,确保储存容器和设施的完好。

7. 医疗废物收集容器和设施的设计、使用、检查和清理消毒等情况,应建立健全的记录制度。

(二) 医疗废物运输

1. 医疗废物运输前,医院应与符合相关资质的运输公司签订医疗废物运输合同。

2. 医疗废物运输车辆应进行专门改装,装车过程应进行分类装载,避免交叉污染。

3. 医疗废物运输车辆应定期进行消毒和检查,运输车辆应按时进行卫生保洁,保证车辆内部清洁卫生。

4. 医疗废物运输车辆应装设防滴漏、防渗漏装置,并配备应急处置设备。

5. 医疗废物运输车辆上的司机、押运人员应接受专门的医疗废物运输培训。

6. 医疗废物运输车辆应按照规定的路线和时间进行运输,不得擅自改变运输路线和时间。

(三) 医疗废物处理与处置

1. 医疗废物处理应按照有害垃圾和非有害垃圾的分类原则进行,各类别废物应采取不同的处理方式。

2. 医疗废物处理设施应符合环保要求,具备防漏、防溢出、防二次污染的性能。

3. 医疗废物处理设施应配备相应的处理设备和仪器,确保医疗废物的无害化处理效果。

4. 各类医疗废物的处置应符合国家或地方相关标准和规定,不得随意排放或倾倒。

5. 医疗废物运输车辆上的司机、押运人员应接受专门的医疗废物运输培训。

6. 医疗废物的处置记录应保存 3 年以上,以备查验。

(王孪妹)

思考题

1. 哪些情况属于医院感染及医院感染的危险因素?

2. 简述医院的隔离预防技术。

3. 什么是医务人员职业暴露?怎样预防医务人员职业暴露?

4. 简述抗菌药物合理应用的原则。

ER 8-4

练习题

实训一　填写传染病报告卡

【实训目的】

1. **掌握**　传染病报告卡填写方法及我国法定传染病的种类。
2. **熟悉**　传染病报告卡填写注意事项。

【实训准备】

1. **物品**　传染病报告卡、典型案例。
2. **环境**　传染模拟病房。

【实训学时】

2学时。

【实训方法】

1. **传染病种类**　截至2023年末,我国法定传染病甲类2种,乙类28种,丙类11种。
2. **病房示教**　通过以病毒性肝炎案例分析为例进行传染病报告卡的填写,说明报告卡上每一填报内容的注意事项,其他未说明的项目在相对应框内打√。

(1)**卡片编码**:由报告单位自行编制填写。

(2)**姓名及有效证件号**:填写病人或献血员的名字,姓名应该和身份证上的姓名一致。14岁及以下的患儿要求填写病人家长姓名。必须填写居民身份证号。

(3)**出生日期**:①出生日期与年龄栏只要选择一栏填写即可,不必同时填报出生日期和年龄;②实足年龄:对出生日期不详的用户填写年龄;③年龄单位:对于新生儿和只有月龄的儿童,注意选择年龄单位为天或月。

(4)**工作单位(学校)**:填写病人的工作单位。学生、幼托儿童、工人、干部职员、工人等职业相对应的工作单位设为必填项,其中学生、幼托儿童工作单位填写其所在的学校或托幼机构及班级名称、工人填写其所工作的工地或工厂。

(5)**联系电话**:填写病人的联系方式。14岁以下的患儿家长联系电话为必填项。

(6)**现住地址**:至少须详细填写到乡镇(街道)。现住址的填写,原则是指病人发病时的居住地,不是户籍所在地址。如病人不能提供本人现住地址,则填写报告单位地址。

(7)**发病日期**:填写病人本次就诊开始出现症状的日期,不明确时填本次就诊时间;病原携带者填写初次检出日期或就诊日期;HIV感染者填写首次发现抗体阳性的初筛检测/核酸检测阳性日期;艾滋病病人填写本次就诊日期。新型冠状病毒感染无症状感染者的发病日期为阳性标本采集时间。

(8)**诊断日期**:本次诊断日期,需要填写精确至小时;采供血机构填写确认实验日期。新型冠状病毒感染诊断日期为阳性检出时间。

(9)**死亡日期**:病例的死亡时间。

(10)**其他法定管理以及重点监测传染病**:填写纳入报告管理的其他传染病病种名称。

(11)**订正病名**:订正报告填写订正前的病名。

（12）**退卡原因**：填写卡片填报不合格的原因。

（13）报告卡带"*"部分为必填项目。

3. 填写报告卡 示教完毕，再发一张传染病报告卡，让学生自行填写，小组讨论，上交一份讨论后的传染病报告卡。

4. 总结 让每小组一名成员总结传染病报告卡的重点、难点情况，让学生对传染病的种类和分型都熟练掌握，使她们知道每种传染病的不同，需要认真学习每种传染病的典型临床表现、分类、分型、分期等。

传染病报告卡

卡片编号：＿＿＿＿＿＿＿＿＿＿＿＿＿＿＿＿＿＿ 报卡类别：1. 初次报告 2. 订正报告

姓名 *：＿＿＿＿＿＿＿ （患儿家长姓名：＿＿＿＿＿＿＿）

有效证件号 *：□□□□□□□□□□□□□□□□□□ 性别 *：□男 □女

出生日期 *：＿＿＿年＿＿＿月＿＿＿日（如出生日期不详，实足年龄：＿＿＿＿ 年龄单位：□岁□月□天）

工作单位 *（学校）：＿＿＿＿＿＿＿＿＿＿＿＿ 联系电话 *：＿＿＿＿＿＿＿＿

病人属于 *：□本县区 □本市其他县区 □本省其他地市 □外省 □港澳台 □外籍

现住址（详填）*：＿＿＿省＿＿＿市＿＿＿县（区）＿＿＿乡（镇、街道）＿＿＿村＿＿＿（门牌号）

人群分类 *：
□幼托儿童、□散居儿童、□学生（大中小学）、□教师、□保育员及保姆、□餐饮食品业、□商业服务、□医务人员、□工人、□民工、□农民、□牧民、□渔（船）民、□干部职员、□离退人员、□家务及待业、□其他（ ）、□不详

病例分类 *：（1）□疑似病例、□临床诊断病例、□确诊病例、□病原携带者、□阳性检测

（2）□急性、□慢性（乙型肝炎 *、血吸虫病 *、丙肝）

发病日期 *：＿＿＿年＿＿＿月＿＿＿日

诊断日期 *：＿＿＿年＿＿＿月＿＿＿日＿＿＿时

死亡日期：＿＿＿年＿＿＿月＿＿＿日

甲类传染病 *：
□鼠疫、□霍乱

乙类传染病 *：
□传染性非典型肺炎、艾滋病（□艾滋病病人□ HIV）、病毒性肝炎（□甲型□乙型□丙型□丁肝□戊型□未分型）、□脊髓灰质炎、□人感染高致病性禽流感、□麻疹、□流行性出血热、□狂犬病、□流行性乙型脑炎、□登革热、炭疽（□肺炭疽□皮肤炭疽□未分型）、痢疾（□细菌性□阿米巴性）、肺结核（□利福平耐药□病原学阳性□病原学阴性□无病原学结果）、伤寒（□伤寒□副伤寒）、□流行性脑脊髓膜炎、□百日咳、□白喉、□新生儿破伤风、□猩红热、□布鲁氏菌病、□淋病、梅毒（□Ⅰ期□Ⅱ期□Ⅲ期□胎传□隐性）、□钩端螺旋体病、□血吸虫病、疟疾（□间日疟□恶性疟□未分型）、□人感染 H_7N_9 禽流感、□新型冠状病毒感染、□猴痘

丙类传染病 *：
□流行性感冒、□流行性腮腺炎、□风疹、□急性出血性结膜炎、□麻风病、□流行性和地方性斑疹伤寒、□黑热病、□包虫病、□丝虫病、□除霍乱、细菌性和阿米巴痢疾、伤寒和副伤寒以外的感染性腹泻病、□手足口病

其他法定管理以及重点监测传染病：

订正病名：＿＿＿＿＿＿＿＿＿＿ 退卡原因：＿＿＿＿＿＿＿＿＿＿

报告单位：＿＿＿＿＿＿＿＿＿＿ 联系电话：＿＿＿＿＿＿＿＿＿＿

填卡医生 *：＿＿＿＿＿＿＿＿＿＿ 填卡日期 *：＿＿＿年＿＿＿月＿＿＿日

备注：

---

* 为必填项。

（王孪妹）

实训二　麻疹疫苗接种

【实训目的】

1. **掌握**　麻疹疫苗接种的方法。
2. **熟悉**　预防接种不良反应及处理。
3. **具备**　医者仁心的精神。

【实训准备】

1. **物品**　冻干麻疹活病毒疫苗。
2. **器械**　注射盘、一次性 1ml 无菌注射器。
3. **环境**　社区疫苗接种室。

【实训学时】

2 学时。

【实训方法】

1. 识别疫苗种类

（1）**一类疫苗**：即免疫规划疫苗，是指政府免费向公民提供，公民应当依照政府的规定受种的疫苗，包括：国家免疫规划规定的疫苗，省、自治区、直辖市人民政府在执行国家免疫规划时增加的疫苗；县级以上人民政府或者其卫生主管部门组织的应急接种所使用的疫苗；县级以上人民政府或者其卫生主管部门组织的群体性预防接种所使用的疫苗。主要有：乙肝疫苗、卡介苗、脊髓灰质炎疫苗、百白破疫苗、麻腮风疫苗、白破疫苗、甲肝疫苗、流脑疫苗、乙脑疫苗，以及在重点地区对重点人群接种的出血热疫苗、炭疽疫苗和钩端螺旋体疫苗。

（2）**二类疫苗**：即非免疫规划疫苗，是指由公民自费并且知情自愿受种的其他疫苗，主要有 b 型流感嗜血杆菌疫苗（Hib 疫苗）、EV71 疫苗、肺炎疫苗、流感疫苗、水痘疫苗、DTaP-IPV-Hib 五联疫苗、DTaP-Hib 四联疫苗、轮状病毒疫苗、狂犬病疫苗、伤寒疫苗、布鲁氏菌病疫苗、鼠疫疫苗、霍乱疫苗、森林脑炎疫苗、戊肝疫苗、带状疱疹疫苗和 2 价、4 价、9 价人乳头瘤病毒（HPV）疫苗等。非免疫规划疫苗是免疫规划疫苗的补充。公民可以根据经济状况、个人的身体素质选择接种。

2. 麻疹疫苗接种步骤

①备药：核对接种者信息，使用前检查安瓿，不应有裂纹、安瓿内不应有异物。用所附缓冲生理盐水溶解干燥疫苗后，摇匀，立即使用。②核对解释：核对接种者姓名，核对无误后，解释操作目的和过程。③选择注射部位：上臂外侧三角肌附着处皮肤。④消毒：常规消毒注射部位皮肤，待干。⑤再次核对：二次进行核对，无误后排尽空气。⑥进针：左手绷紧注射部位的皮肤，夹一干棉签于环指与小指之间，右手持针法持注射器，示指固定针栓，针头斜面向上与皮肤保持 30°~40° 角，快速将针梗的 1/2~2/3 刺入皮下。⑦抽回血：右手保持原姿势，松开左手抽动活塞。⑧推针：如无回血，缓慢、均匀地皮下注入药液 0.2ml。⑨拔针：注药毕，用棉签轻压穿刺点、快速拔针后按压片刻，再次核对姓名。⑩整理、记录：清理用物，协助接种者取舒适卧位，致谢。密切观察病人用药后反应、洗手、记录。

3. 预防接种不良反应及处理

（1）**预防接种的不良反应**：分为局部反应、全身反应及异常反应。

1）局部反应：多于接种后的 24h 内出现局部的红、肿、热、痛。

2）全身反应：主要表现为发热、头痛、全身不适、食欲缺乏、恶心、呕吐等。

3）异常反应：比较少见，主要表现为晕厥和过敏性休克。

（2）**处理**：①局部反应及全身反应轻微者，进行适当休息后可恢复，无需特殊的处理。②若反应剧烈，体温高达 39℃ 以上时，则应给予对症、支持治疗。③一旦接种者出现心悸、虚弱感、胃部不适、恶心、手心发麻等表现，立即让病人平卧，保持安静，给病人喂服糖水或温开水。④若接种者出现面色苍白、手足冰冷、出冷汗、恶心、呕吐及血压下降等过敏性休克的表现时，则应立即报告医生，同时可静脉注射 50% 葡萄糖溶液或者肾上腺素皮下注射。

（王孪妹）

实训三　传染病院(科)设置、分区、隔离措施

【实训目的】

1. **掌握**　传染病的常用隔离措施。
2. **熟悉**　传染病房分区。
3. **了解**　传染病院(科)的设置。
4. **具备**　传染病隔离防护观念，增强职业防护思维。

【实训准备】

1. **物品**　工作帽、口罩、护目镜、防护面罩、无菌手套等。
2. **环境**　传染模拟病房。

【实训学时】

2 学时。

【实训方法】

1. 传染病院(区)的设置及分区　让学生在白纸上画出传染病院(区)，用彩笔涂出"三区"。

（1）**传染病院**：大多选址在远离城市人口稠密区，根据病人获得感染危险性的种类，将医院建筑分为低危险、中等危险、高危险、极高危险区域。

（2）**传染病区**：传染病房由病人生活区和医护人员工作区两个部分组成，它们被设置于中央的较宽的内走廊分开。根据污染程度及工作需要分为"三区二缓冲二通道"，三区是指清洁区、半污染区、污染区，二缓冲是指设在清洁区和半污染区及半污染区与污染区之间的医护人员准备间，二通道是指医护人员通道及病人通道。病人生活区面向的是开放式外走廊，即污染区；医护人员工作区包括供医护人员使用的卫生间、更衣室、库房等，即清洁区。半污染区内设有缓冲间、医护办公室、治疗室、内走廊、化验室等，缓冲间供医护人员进行穿脱隔离衣、洗手、进出病室用。病室与内走廊及外走廊之间设置有"清洁物传递窗"和"污染物传递窗"，分别供传递药品、器材和传递污物、标本。

2. 练习医用防护用品的正确使用

（1）**口罩的戴摘方法**

1）医用外科口罩佩戴方法：①检查口罩，区分上下内外，有鼻夹的一侧朝上，鼻夹明显的一侧朝外，将口罩罩住鼻、口及下巴，系带式口罩下方带系于颈后，上方带系于头顶中部；挂耳式口罩将两侧系带直接挂于耳后。②将双手指尖放在鼻夹上，从中间位置开始，用手指向内按压，并逐步向两侧移动，根据鼻梁形状塑造鼻夹。③调整系带的松紧度。

2）摘医用外科口罩方法：①不应接触口罩前面(污染面)。②系带式口罩先解开下面的系带，再解开上面的系带；挂耳式口罩双手直接捏住耳后系带取下。③用手仅捏住口罩的系带放入医疗废物容器内。

3）医用防护口罩佩戴方法：①一手托住防护口罩，有鼻夹的一面向外。②将防护口罩罩住鼻、口及下巴，鼻夹部位向上紧贴面部。③用另一只手将下方系带拉过头顶，放在颈后双耳下。④再将上方系带拉至头顶中部。⑤将双手指尖放在金属鼻夹上，从中间位置开始，用手指向内按鼻夹，并分别向两侧移动和按压，根据鼻梁的形状塑造鼻夹。

ER 9-1

医用防护用品
的使用

4）摘医用防护口罩方法：①用手慢慢地将颈部的下头系带从脑后拉过头顶。②拉上头系带摘除口罩。③不应用手触及口罩的前面，仅捏住口罩系带放入医疗废物容器内。

（2）护目镜或防护面罩的戴摘方法

1）戴护目镜或防护面罩的方法：戴上护目镜或防护面罩，调节舒适度。

2）摘护目镜或面罩的方法：捏住靠近头部或耳朵的一边摘掉，放入回收或医疗废物容器内。

（3）一次性使用灭菌橡胶外科手套戴脱方法

1）戴手套方法：①打开手套包，一手掀起口袋的开口处。②另一手捏住手套翻折部分（手套内面）取出手套，对准五指戴上。③捏起另一只袋口，以戴着手套的手指插入另一只手套的翻边内面，将手套戴好。然后将手套的翻转处套在工作衣袖外面。

2）脱手套方法：①用戴着手套的手捏住另一只手套污染面的边缘将手套脱下。②戴着手套的手握住脱下的手套，用脱下手套的手捏住另一只手套清洁面（内面）的边缘，将手套脱下。③用手捏住手套的里面放入医疗废物容器内。

（王孪妹）

实训四　穿脱隔离衣、防护服

【实训目的】

1. **掌握**　隔离衣的穿脱方法。
2. **熟悉**　防护服的穿脱方法。
3. **具备**　传染病隔离防护观念。

【实训准备】

1. **物品**　隔离衣、防护服、挂衣架等。
2. **器械**　刷手及洗手设备。
3. **环境**　实训室。

【实训学时】

2学时。

【实训方法】

1. 隔离衣穿脱方法

（1）穿隔离衣方法：①右手提衣领，左手伸入袖内，右手将衣领向上拉，露出左手。②换左手持衣领，右手伸入袖内，露出右手，勿触及面部。③两手持衣领，由领子中央顺着边缘向后系好颈带。④再扎好袖口，不应露出里面衣物。⑤将隔离衣一边（约在腰下5cm）处渐向前拉，见到边缘捏住。⑥同法捏住另一侧边缘。⑦双手在背后将衣边对齐或将一边遮盖住另一边，将背部完全覆盖。⑧向一侧折叠，一手按住折叠处，另一手将腰带拉至背后折叠处。⑨将腰带在背后交叉，回到前面将带子系好。

（2）**脱隔离衣方法**：①解开腰带，在前面打一活结。②解开袖带，塞入袖袢内，充分暴露双手，进行手消毒。③解开颈后带子。④右手伸入左手腕部袖内，拉下袖子过手。⑤用遮盖着的左手握住右手隔离衣袖子的外面，拉下右侧袖子。⑥双手转换逐渐从袖管中退出，脱下隔离衣。⑦左手握住领子，右手将隔离衣两边对齐，污染面向外悬挂污染区；如果悬挂污染区外，则污染面向里。⑧不再使用时，将脱下的隔离衣，污染面向内，卷成包裹状，放入医疗废物容器内或放入回收袋中。

穿脱隔离衣

2. 医用一次性防护服穿脱方法

（1）**穿医用一次性防护服**：连体或分体医用一次性防护服，应遵循先穿裤，再穿衣，然后戴帽，最后拉上拉锁的流程。

穿脱医用一次性防护服

（2）**脱医用一次性防护服**：①脱分体医用一次性防护服时应先将拉链拉开。向上提拉帽子，使帽子脱离头部。脱袖子、上衣，将污染面向里放入医疗废物袋。脱裤，由上向下边脱边卷，污染面向里，脱下后置于医疗废物袋。②脱连体医用一次性防护服时，先将拉链拉到底。向上提拉帽子，使帽子脱离头部，脱袖子；由上向下边脱边卷，污染面向里直至全部脱下后放入医疗废物袋内。

（王李妹）

实训五　病毒性传染病病例分析

【实训目的】

1. 能运用诊断思维正确分析病毒性传染病病例的流行病学史、临床表现、实验室检查与其他资料，得出疾病的初步诊断。

2. 能正确治疗疾病，并提出预防措施。

【实训准备】

1. 物品　病例资料等。

2. 环境　模拟传染病病房。

【实训学时】

2 学时。

【实训方法】

（一）病毒性肝炎病例分析

男性，55 岁。乏力、食欲缺乏 1 个月，症状逐渐加重、尿黄及眼黄 1 周。2 个月前家中装修房子及搬家劳累。慢性乙型肝炎 20 年，无明显症状，未监测肝功能，未进行抗 HBV 治疗。查体：慢性病容，神志清，皮肤巩膜黄染，腹部胀气，脾于肋下可触及，腹水征可疑。实验室检查：GPT 250U/L，GOT 300U/L，TBil 300μmol/L，Alb 30g/L，HBsAg（+），HBcAb（+），HBV DNA 6×10^7copies/ml。

请讨论：

1. 根据上述病史，该病人最可能的诊断是什么？

2. 为进一步评价病情严重程度，需要进行的检查是什么？

3. 为抢救病人，最急需的治疗措施有哪些？

4. 本病需要如何进行预防？

(二) 流行性乙型脑炎病例分析

男孩,10岁。发热、头痛、呕吐3d,嗜睡半日,于7月10日入院。既往体健。查体:T 38.6℃,P 112次/min,R 20次/min,BP 130/75mmHg,神志不清,皮肤未见出血点,心、肺、腹未见异常。颈抵抗(+),双侧Babinski征阳性。实验室检查:血WBC 12.4×10^9/L,中性粒细胞70%,淋巴细胞30%。脑脊液检查:压力200mmH$_2$O,白细胞170×10^6/L,单核细胞66%,多核细胞34%,白蛋白1.1g/L,葡萄糖4.2mmol/L,氯化物115mmol/L。

请讨论:

1. 根据上述病史,该病人最可能的诊断是什么?

2. 为进一步确诊,需要进行的检查是什么?

3. 附近儿童如何预防此病?

(王孪妹)

附 录

附 录 一

常见传染病潜伏期、隔离期、接触者检疫期及处理

疾病名称		潜伏期		隔离期	接触者检疫期及处理
		一般（平均）	最短~最长		
病毒性肝炎	甲型	30d	15~45d	自发病日起隔离 3 周	检疫 45d，每周检查 GPT，观察期间可注射丙种球蛋白
	乙型	60~90d	28~180d	急性期应隔离至 HBsAg 阴转，恢复期仍不阴转者，按携带者处理	检疫 45d，观察期间可注射乙肝疫苗及 HBIG，疑诊肝炎的幼托和饮食业人员暂停原工作
	丙型	60d	15~180d	至 GPT 恢复正常或血清 HCV RNA 阴转	
	丁型	—	—	至血清 HDV RNA 及 HDVAg 阴转	
	戊型	40d	10~75d	自发病日起隔离 3 周	检疫 75d
手足口病		3~5d	2~10d	不少于 10d	医学观察 7d
艾滋病		15~60d	9d 至 10 年以上	HIV 感染/AIDS 隔离至 HIV 或 P24 核心蛋白血液中消失	医学观察 2 周
麻疹		8~12d	6~21d	自发病日起至出疹后 5d，伴呼吸道并发症者应延长至出疹后 10d	易感者医学观察 21d，接触者肌内注射丙种球蛋白
水痘		14d	10~21d	隔离至全部皮疹完全干燥结痂	医学观察 24d
流行性腮腺炎		14~21d	8~30d	自发病日起至 21d	一般不检疫，但幼儿园及部队密切接触者医学观察 30d
流行性感冒		1~3d	数小时至 4d	体温正常后 2d	医学观察 4d
人感染高致病性禽流感		2~4d	1~7d	体温正常，临床症状消失，胸部 X 线影像检查显示病灶明显吸收 7d 以上	医学观察至最后一次暴露后 7d
传染性非典型肺炎		4~7d	2~21d	3~4 周	接触者隔离 3 周
狂犬病		4~12 周	4d 至 10 年	病程中应隔离治疗	可疑狂犬或狼咬伤者医学观察并注射疫苗及免疫血清
肾综合征出血热		7~14d	4~45d	隔离至热退	不需检疫
霍乱		1~2d	1~5d	症状消失后，隔天粪便培养一次，连续两次粪便培养阴性。对于慢性带菌者：粪便培养连续 7d 阴性，胆汁培养每周一次，连续两次阴性	留院观察 6d，连续粪培养 3 次阴性
伤寒		8~14d	3~60d	症状消失后 5d 起粪培养 2 次阴性或症状消失后 15d	医学观察 60d
副伤寒甲、乙		6~10d	2~15d		医学观察 15d
副伤寒丙		1~3d	2~15d		医学观察 15d

疾病名称	潜伏期		隔离期	接触者检疫期及处理
	一般（平均）	最短~最长		
细菌性痢疾	1~2d	1~7d	至临床症状消失后 7d 或隔日一次粪便培养，连续 2~3 次阴性解除隔离	医学观察 7d
流行性脑脊髓膜炎	2~3d	1~7d	症状消失后 3d，但不少于病后 7d	医学观察 10d，密切接触的儿童服磺胺或利福平预防
猩红热	2~5d	1~12d	症状消失后咽拭子连续培养 3 次阴性或治疗之日起不少于 7d	密切接触者需检疫 1 周
百日咳	7~10d	5~21d	呼吸道隔离至少到有效抗菌药物治疗后 5d，对于未及时给予有效抗菌药物治疗的病人，隔离期为痉咳后 21d	医学观察 3 周，儿童接触者可用红霉素预防或者紧急接种疫苗预防
鼠疫　腺鼠疫	2~4d	1~12d	隔离至肿大的淋巴肿消退后再观察 7d	接触者检疫 9d，曾接受预防接种者检疫 12d，可服四环素或磺胺预防，发病地区进行疫区检疫
肺鼠疫	1~3d	3h 至 3d	就地隔离至症状消失后痰液连续培养 6 次阴性	
炭疽	1~5d	数小时至 14d	皮肤炭疽隔离至创口愈合、痂皮脱落；其他型隔离至症状消失后细菌培养 2 次（间隔 3~5d）阴性或核酸检测（间隔 24h）为阴性	肺炭疽密切接触者在隔离的条件下医学观察 14d
白喉	2~4d	1~7d	症状消失后咽拭子培养 2 次（间隔 2d，第一次于第 14 个患病日）阴性或症状消失后 14d	医学观察 7d
肺结核	14~70d	隐性感染可持续终身	症状消失后连续 3 次痰培养结核分枝杆菌阴性	医学观察 70d
脊髓灰质炎	5~14d	3~35d	自发病日起消化道隔离 40d，第 1 周同时行呼吸道隔离	医学观察 35d，观察期间可应用减毒活疫苗快速预防免疫
梅毒	14~28d	10~90d	患病期间性接触隔离	对性伴侣检查

常见传染病传染源、传播途径及隔离预防

疾病名称		传染源	传播途径				隔离预防						
			空气	飞沫	接触	生物媒介	口罩	帽子	手套	防护镜	隔离衣	医用一次性防护服	鞋套
病毒性肝炎	甲型、戊型	急性期病人和隐性感染者			+		±	±	+		+		
	乙型、丙型、丁型	急性和慢性病人及病毒携带者			●				±		±		
手足口病		病人和隐性感染者		+	++		+	+	+	±	+		
艾滋病		病人和病毒携带者			●				+		±		
麻疹		病人	+	++	+		+	+	+				
水痘		病人	+	++	+		+	+	+				
流行性腮腺炎		早期病人和隐性感染者		+			+	+			±		
流行性感冒		病人和隐性感染者		+	+		+		+	+			
人感染高致病性禽流感		病禽、健康带毒的禽		+	+		+	+	+	±	+	±	+
传染性非典型肺炎		病人		++	+		+	+	+	+	+	+	+
狂犬病		患病或隐性感染的犬、猫、家畜和野兽			+		+	±	+		+		
肾综合征出血热		啮齿类动物、猫、猪、狗、家兔	++		+		+	+	+		±		
霍乱		病人和带菌者			+		±	±	+		+	±	+
伤寒、副伤寒		病人和带菌者			+		±	±	+		+		
细菌性痢疾		病人和带菌者			+			±	+		+		
流行性脑脊髓膜炎		流脑病人和脑膜炎球菌携带者		++	+		+	+	+	±	±		
猩红热		病人和带菌者		++	+		+	+	+				
百日咳		病人、隐性感染者和带菌者		+				+	+	±	±		
鼠疫	腺鼠疫	感染了鼠疫杆菌的啮齿类动物和病人			+	鼠蚤	±	±	+	±	+		
	肺鼠疫	感染了鼠疫杆菌的啮齿类动物和病人		++	+	鼠蚤	+	+	+	±	+	±	
炭疽		患病的食草类动物和病人		+	+		+	+	+	+	+	±	
白喉		病人和带菌者		++	+		+	+	+				
肺结核		开放性肺结核病人	++				+	+	+	+	±	±	+
脊髓灰质炎		轻型瘫痪病人和病毒携带者		+	++		+				+		
梅毒		梅毒螺旋体感染者			●				+		±		

注1:在传播途径一列中，"+":其中传播途径之一;"++":主要传播途径;"●":为性接触或接触病人的体液(血液、组织液等)而传播。

注2:在隔离预防一列中，"+":应采取的防护措施;"±":工作需要可采取的防护措施。

附 录 三

国家免疫规划疫苗儿童免疫程序表（2021 年版）

可预防疾病	疫苗种类	接种途径	剂量	英文缩写	出生时	1月	2月	3月	4月	5月	6月	8月	9月	18月	2岁	3岁	4岁	5岁	6岁
乙型病毒性肝炎	乙肝疫苗	肌内注射	10μg或20μg	HepB	1	2					3								
结核病[1]	卡介苗	皮内注射	0.1ml	BCG	1														
脊髓灰质炎	脊灰灭活疫苗	肌内注射	0.5ml	IPV			1	2											
	脊灰减毒活疫苗	口服	1粒或2滴	bOPV					3								4		
百日咳、白喉、破伤风	百白破疫苗	肌内注射	0.5ml	DTaP				1	2	3				4					
	白破疫苗	肌内注射	0.5ml	DT															5
麻疹、风疹、流行性腮腺炎	麻腮风疫苗	皮下注射	0.5ml	MMR								1		2					
流行性乙型脑炎[2]	乙脑减毒活疫苗	皮下注射	0.5ml	JE-L								1			2				
	乙脑灭活疫苗	肌内注射	0.5ml	JE-I								1、2			3				4
流行性脑脊髓膜炎	A群流脑多糖疫苗	皮下注射	0.5ml	MPSV-A							1		2						
	A+C群流脑多糖疫苗	皮下注射	0.5ml	MPSV-AC												3			4
甲型病毒性肝炎[3]	甲肝减毒活疫苗	皮下注射	0.5ml或1.0ml	HepA-L										1					
	甲肝灭活疫苗	肌内注射	0.5ml	HepA-I										1	2				

注：

1. 主要指结核性脑膜炎、血行播散型肺结核等。

2. 选择乙脑减毒活疫苗接种时，采用两剂次接种程序。选择乙脑灭活疫苗接种时，采用四剂次接种程序；乙脑灭活疫苗第1、2 剂间隔 7~10d。

3. 选择甲肝减毒活疫苗接种时，采用一剂次接种程序。选择甲肝灭活疫苗接种时，采用两剂次接种疫苗。

附 录 四

非免疫规划疫苗预防接种建议表

疫苗种类	疫苗品种	疫苗名称	疫苗作用	接种对象	免疫程序	接种建议
1. 含乙型肝炎疫苗成分的疫苗	酿酒酵母细胞（HepB-SC）、汉逊酵母细胞（HepB-HP）、中国仓鼠卵巢细胞（HepB-CHO）	乙肝疫苗（HepB）	预防乙型肝炎病毒感染引起的乙型肝炎	新生儿及其他未免疫、高危人群	HepB(酵母)10μg 和 HepB(CHO)10μg，适用于乙型肝炎易感者；接种 3 剂次，0、1、6 月各接种 1 剂，0.5ml；上臂三角肌肌内注射。HepB(酵母)10μg 适用于母亲 HBsAg 阳性者的新生儿阻断乙肝垂直传播 HepB(酵母)20μg，接种对象为≥16 周岁乙肝易感者，尤其是从事医疗工作的医护人员及接触血液的实验人员。接种 3 剂次，0、1、6 月各接种 1 剂，0.5ml 或 1.0ml，上臂三角肌肌内注射 HepB(CHO)20μg，适用于乙型肝炎易感者；以及母亲 HBsAg 阳性者的新生儿和从事医疗工作的医护人员及接触血液的实验人员；接种 3 剂次，0、1、6 月各接种 1 剂，1.0ml，上臂三角肌肌内注射 HepB(酵母)60μg，适用于对 HepB 常规免疫无应答≥16 周岁乙肝易感者；接种 1 剂，1.0ml，抗体水平仍未达到阳转者再考虑接种第 2 剂，两剂间隔至少 4 周以上	①接种前应仔细阅读疫苗说明书；②不建议用同厂家、同品种、同规格的相同疫苗替代规划疫苗；③HBsAg 阳性母亲所生新生儿可选择适用于乙型肝炎病毒母婴阻断的疫苗品种替代免疫规划疫苗，并同时注射乙肝免疫球蛋白；④HepB(酵母)60μg 只适用于 16 周岁以上且全程接种乙肝疫苗后免疫应答，或既往免疫功能低下人群；⑤推荐重点人群使用：存在性暴露感染风险人群；存在职业暴露风险人群存在经皮肤和黏膜暴露血液风险人群；其他如慢性肝病病人、HIV 阳性者、高校大学生，以及愿意接种乙肝疫苗者
2. 含脊髓灰质炎灭活疫苗（IPV）成分的疫苗	脊髓灰质炎灭活疫苗（IPV），吸附无细胞百白破、灭活脊髓灰质炎和 b 型流感嗜血杆菌(结合)联合疫苗（DTaP-IPV/Hib）	IPV	预防脊髓灰质炎	2 月龄及以上人群	2、3、4 月龄进行基础免疫，各接种 1 剂次；18 月龄加强免疫 1 剂次	受种方自主选择替代免疫规划疫苗中的脊髓灰质炎减毒活疫苗(OPV)，如受种方自主选择使用 IPV，建议其使用 IPV 完成全程接种
		DTaP-IPV/Hib	主要预防百日咳、白喉、破伤风、脊髓灰质炎、b 型流感嗜血杆菌引起的侵袭性感染	2 月龄及以上婴幼儿	2、3、4 月龄(或 3、4、5 月)进行基础免疫，各接种 1 剂次；18 月龄加强免疫 1 剂次	①可替代免疫规划疫苗中的脊髓灰质炎疫苗(IPV 或 OPV)和百白破疫苗，如受种方自主选择使用 DTaP-IPV/Hib 替代首剂 IPV，建议其全程接种该疫苗；②对脊髓灰质炎减毒活疫苗(OPV)有接种禁忌，无 IPV 或 DTaP-IPV/Hib 接种者，建议全程接种 IPV 或 DTaP-IPV/Hib

疫苗种类	疫苗品种	疫苗名称	疫苗作用	接种对象	免疫程序	接种建议
3. 含百白破疫苗成分的疫苗	DTaP-IPV/Hib、无细胞百白破-b型流感嗜血杆菌联合疫苗（DTaP-Hib）	DTaP-Hib	预防百日咳、白喉、破伤风和b型流感嗜血杆菌引起的侵袭性感染	3月龄及以上婴幼儿	3、4、5月龄进行基础免疫，各接种1剂次；18~24月龄加强免疫1剂次	可替代免疫规划疫苗中的百白破疫苗，如受种方自主选择首剂使用DTaP-Hib替代接种，建议其使用DTaP-Hib完成全程免疫
4. 含麻疹、风疹、腮腺炎疫苗成分的疫苗	麻疹腮腺炎风疹联合减毒活疫苗（MMR）、麻疹风疹联合减毒活疫苗（MR）、麻疹腮腺炎联合减毒活疫苗（MM）	MMR	预防麻疹、腮腺炎、风疹病毒引起的传染性疾病	8月龄及以上的麻疹、腮腺炎、风疹易感者	接种2剂次，至少间隔4周	我国已将MMR作为8月龄和18月龄婴幼儿的免疫规划疫苗接种。非免疫规划疫苗的MMR，不得用于替代8月龄和18月龄接种的免疫规划MMR。推荐用于免疫规划适龄儿童以外的易感者接种，优先推荐育龄妇女孕前和大、中学生接种或加强接种1剂MMR
		MR	预防麻疹、风疹病毒引起的传染性疾病	8月龄及以上的麻疹、风疹易感者	接种2剂次，至少间隔4周	MR作为非免疫规划疫苗的，不得用于替代8月龄和18月龄接种的免疫规划MR。推荐用于免疫规划适龄儿童以外的易感者接种，优先推荐育龄妇女孕前和大、中学生接种或加强接种1剂MR
		MM	预防麻疹、腮腺炎病毒引起的传染性疾病	8月龄及以上的麻疹、腮腺炎易感者	接种2剂次，至少间隔4周	MM作为非免疫规划疫苗的，不得用于替代含麻疹成分的免疫规划疫苗。推荐用于免疫规划适龄儿童以外的易感者接种，优先推荐育龄妇女孕前和大、中学生接种或加强接种1剂MM
5. 腮腺炎疫苗	腮腺炎减毒活疫苗（MuV）	MuV	预防腮腺炎病毒引起的传染性疾病	8月龄及以上的腮腺炎易感者	接种2剂次，至少间隔4周	不得用于替代免疫规划疫苗的接种。推荐用于国家免疫规划适龄儿童以外的易感者
6. 乙型脑炎疫苗	乙型脑炎减毒活疫苗、乙型脑炎灭活疫苗	乙脑灭活疫苗（JE-I）	预防乙脑病毒感染引起的乙型脑炎	8月龄至10周岁儿童和由非疫区进入疫区的儿童和成人	基础免疫2剂次，间隔7d。基础免疫后1个月至1年内加强免疫1次	可用于替代免疫规划疫苗中的乙脑减毒活疫苗。建议选择同一种类乙脑疫苗（减毒活疫苗或灭活疫苗）完成全程接种，不推荐乙脑减毒活疫苗和乙脑灭活疫苗在剂次间相互替代。对于有免疫缺陷、免疫功能低下或者正在接受免疫抑制剂治疗以及其他有接种乙脑减毒活疫苗禁忌者，推荐接种乙脑灭活疫苗

疫苗种类	疫苗品种	疫苗名称	疫苗作用	接种对象	免疫程序	接种建议
7. 含脑膜炎球菌疫苗成分的疫苗	A+C群脑膜炎球菌多糖结合疫苗（MPCV-AC）、ACYW135群脑膜炎球菌多糖疫苗（MPSV-ACYW135）、AC群脑膜炎球菌多糖(结合)-b型流感嗜血杆菌(结合)联合疫苗（MPCV-AC/Hib）	MPCV-AC	预防由A群、C群脑膜炎球菌引起的流行性脑脊髓膜炎	3月龄及以上婴幼儿、儿童	不同年龄和不同上市许可持有人的疫苗接种程序不同，按疫苗说明书接种1~3剂。MPCV-AC：可替代MPSV-A，按疫苗说明书规定的接种对象、免疫程序执行；接种剂量为0.5ml，上臂外侧三角肌，肌内注射；可替代MPSV-AC，按疫苗说明书执行	不同厂家、不同规格的MPCV-AC，其适用的接种对象、年龄范围、剂量虽然不同，但均可以替代免疫规划疫苗中A群脑膜炎球菌多糖疫苗的基础免疫。建议选择同一品种的脑膜炎球菌疫苗完成基础免疫，不推荐不同品种的脑膜炎球菌疫苗在剂次间相互替代
		MPSV-ACYW135	预防A群、C群、Y群和W135群脑膜炎球菌引起的脑膜炎球菌病	2周岁及以上儿童和成人中的高危人群	2周岁及以上儿童接种2剂次，分别在3同岁和6周岁各接种1剂次；成人接种1剂次。MPSV-ACYW135：可替代MPSV-AC，2周岁以上儿童及成人的高危人群使用，初次免疫3年后再次接种。接种剂量为0.5ml，上臂外侧三角肌下缘附着处，皮下注射	可用于分别替代3周岁或6周岁儿童接种免疫规划疫苗AC群脑膜炎球菌多糖疫苗。优先推荐2周岁以上儿童及成人中的高危人群使用，例如：①前往高危地区旅行或居住者，如非洲撒哈拉地区（A群、C群、Y群及W135群脑膜炎球菌流行区）；②从事实验室或疫苗生产的工作人员；③根据流行病学调查，在不明确何种菌群引起的流行性脑脊髓膜炎流行时使用
		MPCV-AC/Hib	预防A群、C群脑膜炎球菌和b型流感嗜血杆菌引起的侵袭性感染	2月龄至71月龄的婴幼儿和儿童	接种1~3剂次，不同年龄需接种的剂次不同，各剂次至少间隔1个月。2~5月龄接种3剂次；6~11月龄接种2剂次；12~71月龄接种1剂次。MPCV-AC/Hib：可替代MPSV-A，2~5月龄接种3剂次，6~11月龄接种2剂次，12~71月龄接种1剂，分别间隔1个月；接种剂量为0.5ml；上臂三角肌肌内注射。可替代MPSV-AC	可用于替代免疫规划疫苗中A群脑膜炎球菌多糖疫苗的基础免疫。建议按照疫苗说明书规定，12月龄内完成基础免疫。不推荐不同品种的脑膜炎球菌疫苗以及DTaP-Hib等疫苗在剂次间相互替代

疫苗种类	疫苗品种	疫苗名称	疫苗作用	接种对象	免疫程序	接种建议
8. 含甲型肝炎疫苗成分的疫苗	甲型乙型肝炎联合疫苗（HepAB）、甲型肝炎（以下称甲肝）减毒活疫苗（HepA-L）、甲肝灭活疫苗（HepA-I）	HepAB	预防甲肝病毒、乙肝病毒的感染	1岁及以上甲肝、乙肝易感者	①儿童型HepAB：适用于1~15周岁人群甲肝和乙肝的预防。接种3剂次，0、1、6月各1剂次，接种剂量为0.5ml，上臂三角肌肌内注射。②成人型HepAB：适用于16岁及以上无免疫力和有感染甲肝及乙肝危险者。接种3剂次，0、1、6月各1剂次，接种剂量为1.0ml	可用于未接种过乙肝疫苗、甲肝疫苗的1岁以上儿童和成人，或接种疫苗后抗体阴性者的接种。不推荐用于已完成乙肝疫苗全程接种的儿童。不得用于替代婴幼儿免疫规划疫苗乙肝疫苗的接种
		HepA-L	预防甲肝病毒感染引起的甲型肝炎	1.5岁及以上甲型肝炎易感者	接种1剂次	建议用于国家免疫规划适龄儿童以外的易感者和高风险人群
		HepA-I	预防甲肝病毒感染引起的甲型肝炎	1岁及以上甲型肝炎易感者	接种2剂，至少间隔6个月	未经受种方知情同意，不得用于替代免疫规划疫苗中的甲肝疫苗，以及入学、入托儿童的甲肝疫苗补种。建议用于国家免疫规划适龄儿童以外的易感者和高风险人群
9. 流行性感冒疫苗	冻干鼻喷流感减毒活疫苗（IAIV3）、三价灭活流感疫苗（IIV3）和四价灭活流感疫苗（IIV4）	IAIV3、IIV3、IIV4	预防疫苗针对性流感病毒毒株引起的甲、乙型流行性感冒	6月龄及以上易感者	①IAIV3：接种对象为36月龄至17岁人群，接种1剂次，接种剂量为0.2ml，鼻内喷雾接种。②IIV3：0.25ml规格裂解疫苗接种对象为6~35月龄儿童，按照疫苗说明书接种1或2剂次，接种剂量为0.25ml，肌内注射0.5ml规格裂解疫苗和亚单位疫苗接种对象为3岁以上儿童及成人，接种1剂次，接种剂量为0.5ml，肌内注射（亚单位疫苗为肌内注射或深度皮下注射）。③IIV4：接种对象为36月龄以上儿童及成人，接种1剂次，接种剂量为0.5ml，肌内注射	①不同厂家、不同规格流感疫苗的适用接种对象、年龄范围、剂量等不同。接种时应仔细阅读疫苗说明书；②建议6月龄及以上易感者及易发生相关并发症的人群接种；③重点推荐6月龄以下婴儿的家庭成员和看护人员，以及体弱者、老年人、医务人员、慢性病病人（心血管疾病、慢性呼吸系统疾病、肝肾功能不全、血液病、神经系统疾病、神经肌肉功能障碍、代谢性疾病、免疫抑制疾病或免疫功能低下等）、人口密集场所感染流感风险较高者接种；④建议孕妇选择适合的流感疫苗接种

疫苗种类	疫苗品种	疫苗名称	疫苗作用	接种对象	免疫程序	接种建议
10. 人用狂犬病疫苗	地鼠肾细胞、Vero 细胞、鸡胚细胞、人二倍体细胞培养的 4 种人用狂犬病疫苗	狂犬病疫苗，RAB vaccine	预防狂犬病病毒感染引起的狂犬病	所有可能被狂犬病毒感染的风险人群，不分年龄和性别	①暴露后：4 针法接种程序，当天（0d）接种 2 剂次，7d、21d 各接种 1 剂次。5 针法接种程序，当天（0d）、3d、7d、14d、28d 各接种 1 剂次。②再次暴露后：全程免疫后半年内再次暴露者一般不需要再次免疫；全程免疫后半年到 1 年内再次暴露者，应当于当天（0d）和 3d 各接种 1 剂次疫苗；在 1~3 年内再次暴露者，应于当天（0d）、3d、7d 各接种 1 剂次疫苗；超过 3 年者应当全程接种疫苗。③暴露前：当天（0d）、7d、21（或 28）d 各接种 1 剂次	①建议Ⅱ级和Ⅲ级狂犬病暴露者为暴露后接种的首选受种者，包括暴露于蝙蝠，被狂犬、疑似狂犬、其他疯动物以及不能确定是否患有狂犬病的宿主动物咬伤、抓伤、舔舐黏膜或破损皮肤处，或者开放性伤口、黏膜直接接触可能含有狂犬病病毒的唾液或组织者等。Ⅲ级暴露者在接种狂犬病疫苗的同时，需要注射狂犬病人免疫球蛋白或者抗狂犬病血清。②推荐所有持续、频繁暴露于狂犬病病毒高风险环境下的个体均应进行暴露前预防接种。③推荐到高危地区旅游的游客（成人和儿童）、居住在狂犬病流行地区的儿童也应尽量接种。④因职业原因存在持续、频繁暴露狂犬病病毒风险者应定期进行暴露前免疫。⑤建议尽量使用同一细胞基质同一生产企业的狂犬病疫苗完成全程接种。⑥进行暴露后接种前，要按要求对伤口进行规范的清洗、消毒和处置。⑦不推荐其他已完成暴露后全程接种者定期进行加强接种
11. 水痘疫苗	水痘减毒活疫苗（VarV）	VarV	预防由水痘-带状疱疹病毒感染引起的水痘	12 月龄及以上的水痘易感者	接种 2 剂次。12 月龄至 12 周岁儿童：12 月龄接种第 1 剂次，4 周岁接种第 2 剂次，两剂次至少间隔 3 个月。已经接种过 1 剂次的 4~12 岁儿童，应尽早接种第 2 剂次，与前 1 剂次间隔至少 3 个月。13 周岁及以上人群：建议接种 2 剂次，两剂次间隔 4~8 周。接种剂量为 0.5ml，上臂外侧三角肌附着处皮下注射	建议 12 月龄及以上的幼儿尽早接种。已接种过 1 剂次水痘疫苗的儿童在入学前，根据医生建议或说明书接种第 2 剂次水痘疫苗。不推荐已感染过水痘-带状疱疹病毒的儿童接种水痘疫苗。暴露后的免疫接种：≥12 月龄无 2 剂次水痘疫苗免疫史或水痘患病史的人群，在暴露后 5d 内。最好 3d 内接种 1 剂次水痘疫苗。在水痘暴发期间，已接种 1 剂次水痘疫苗且未患水痘的易感人群应接种第 2 剂次。无水痘疫苗免疫史且未患水痘的易感人群，建议完成 2 剂次水痘疫苗的接种，2 剂次水痘疫苗接种间隔≥3 个月

疫苗种类	疫苗品种	疫苗名称	疫苗作用	接种对象	免疫程序	接种建议
12.肺炎链球菌疫苗	13价肺炎链球菌多糖结合疫苗、23价肺炎链球菌多糖疫苗	13价肺炎链球菌多糖结合疫苗(PCV13)	预防由肺炎链球菌1、3、4、5、6A、6B、7F、9V、14、18C、19A、19F和23F血清型感染引起的侵袭性疾病	6周龄至5周岁婴幼儿	①13价肺炎链球菌多糖结合疫苗(CRM197载体)按2、4、6月龄进行基础免疫,12~15月龄加强免疫。基础免疫首剂最早可在6周龄接种,各剂间隔4~8周。②13价肺炎链球菌多糖结合疫苗(TT载体)6周龄至6月龄的婴儿,基础免疫接种3剂次,间隔1~2个月(具体参照说明书),12~15月龄加强免疫1剂次;7~11月龄婴儿,基础免疫接种2剂次,间隔2个月,12月龄后加强免疫1剂次;12~23月龄幼儿,接种2剂次,间隔2个月;2~5岁儿童,接种1剂次	按疫苗说明书的要求进行接种
		23价肺炎链球菌多糖疫苗(PPV23)	预防由肺炎链球菌1、2、3、4、5、6B、7F、8、9N、9V、10A、11A、12F、14、15B、17F、18C、19A、19F、20、22F、23F和33F血清型感染引起的侵袭性疾病	2岁以上的易感者	接种1剂。高危人群可在5年后复种1剂,具体参照说明书执行	优先推荐≥65岁的老年人,以及2~64周岁患有慢性肺部疾病、慢性心血管病、糖尿病、慢性肾衰竭、肾病综合征、慢性肝病(包括肝硬化)、酒精中毒、耳蜗移植、脑脊液漏、免疫功能低下、功能或器质性无脾者等接种。对上述人群不建议对免疫功能正常者进行复种,但年龄小于65周岁并伴有慢性肾衰竭、肾病综合征、功能性或器质性无脾及免疫功能受损者可以进行复种,2剂PPV23至少间隔5年,首次接种年龄≥65周岁者无需复种
13.b型流感嗜血杆菌疫苗	Hib疫苗、DTaP-Hib联合疫苗、MPCV-AC/Hib联合疫苗、DTaP-IPV/Hib联合疫苗	b型流感嗜血杆菌疫苗(Hib疫苗)	预防由b型流感嗜血杆菌引起的脑膜炎、菌血症性肺炎、化脓性关节炎等侵袭性感染和引起中耳炎、鼻窦炎、支气管炎和无菌血症性肺炎等非侵袭性感染	2月龄婴幼儿至5岁儿童	接种1~4剂次。不同年龄和不同疫苗上市许可持有人的疫苗需接种的剂次不同,详见疫苗说明书	Hib引发的部分相关疾病低龄高发重症,4~18月龄疾病负担最重,建议2月龄及以上儿童选择适合起始月龄含Hib成分的疫苗尽早接种。推荐选择同一品种的疫苗完成全程接种

疫苗种类	疫苗品种	疫苗名称	疫苗作用	接种对象	免疫程序	接种建议
14.肠道病毒71型疫苗	肠道病毒71型（EV71）灭活疫苗（Vero细胞）、肠道病毒71型（EV71）灭活疫苗（人二倍体细胞）	EV71灭活疫苗	预防肠道病毒71型(EV71)感染所致的手足口病	6月龄至5岁EV71易感者	①EV71灭活疫苗（Vero细胞）:适用于6月龄至3周岁易感者。接种2剂次,第2剂次与第1剂次间隔1个月。②EV71灭活疫苗（人二倍体细胞）:适用于6月龄至5周岁易感者。接种2剂次,第2剂次与第1剂次间隔1个月	6~35月龄可选择EV71灭活疫苗（Vero细胞）,6~71月龄可选择EV71灭活疫苗（人二倍体细胞）进行接种。建议6月龄及以上儿童尽早接种,并于12月龄前完成全程接种。推荐使用同一厂家、同一品种疫苗完成全程接种
15.人乳头瘤病毒疫苗	2价人乳头瘤病毒疫苗、4价人乳头瘤病毒疫苗（酿酒酵母）、9价人乳头瘤病毒疫苗（酿酒酵母）	2价人乳头瘤病毒疫苗	预防HPV16、18型人乳头瘤病毒感染所致相关疾病	9~45岁的女性	0、1、6月分别接种1剂次。第2剂次可在第1剂次之后1~2.5个月内接种,第3剂可在第1剂后的第5~12个月内接种	建议9~45岁的女性尽早接种,9~14岁未发生初次性行为的女性或无HPV暴露者为首选接种人群,其次为年龄较大的女性青年。接种该疫苗不能替代常规宫颈癌筛查和其他预防HPV感染和性传播疾病的措施。推荐用同一种疫苗完成全程接种,暂不推荐不同品种的HPV疫苗互用。目前不推荐进行加强接种
		4价人乳头瘤病毒疫苗（酿酒酵母）	预防HPV6、11、16、18型人乳头瘤病毒感染所致相关疾病	9~45岁的女性	0、2、6月分别接种1剂次。第2剂次与首剂接种间隔至少为1个月,而第3剂次与第2剂次的接种间隔至少为3个月	建议9~45岁的女性尽早接种。接种该疫苗不能替代常规宫颈癌筛查和其他预防HPV感染和性传播疾病的措施。目前尚无临床数据支持本品与其他HPV疫苗互换使用,推荐使用同一种疫苗完成全程接种
		9价人乳头瘤病毒疫苗（酿酒酵母）	预防HPV6、11、16、18、31、33、45、和58型人乳头瘤病毒感染所致相关疾病	16~26岁的女性	0、2、6月分别接种1剂次。第2剂次与首剂接种间隔至少为1个月,第3剂次与第2剂次的接种间隔至少为3个月	建议16~26岁的女性尽早接种。接种该疫苗不能替代常规宫颈癌筛查和其他预防HPV感染和性传播疾病的措施。目前尚无临床数据支持本品与其他HPV疫苗互换使用,推荐使用同一种疫苗完成全程接种。如果完成3剂4价HPV疫苗接种后需要接种本品,则至少间隔12个月后才能开始接种本品,且接种剂次为3剂

疫苗种类	疫苗品种	疫苗名称	疫苗作用	接种对象	免疫程序	接种建议
16. 口服轮状病毒活疫苗（RV）	5价口服轮状病毒活疫苗和单价口服轮状病毒活疫苗	5价口服轮状病毒活疫苗	预防由血清型 G1、G2、G3、G4、G9 导致的婴幼儿轮状病毒胃肠炎	6~32周龄婴儿	全程免疫共3剂次，6~12周龄时开始口服第1剂次，每剂次接种间隔4~10周；第3剂接种不应晚于32周龄	适龄婴儿尽早接种。重点推荐卫生条件、卫生习惯较差的且存在较高感染风险的婴儿尽早接种
		单价口服轮状病毒活疫苗	预防由A群轮状病毒引起的腹泻	2月龄至3岁婴幼儿	每年接种1剂	适龄婴幼儿接种。重点推荐卫生条件、卫生习惯较差的且存在较高感染风险的婴幼儿接种
17. 肾综合征出血热疫苗	2价肾综合征出血热灭活疫苗	2价肾综合征出血热灭活疫苗	预防Ⅰ型、Ⅱ型肾综合征出血热病毒感染引起的肾综合征出血热	16~60岁的高危人群	基础免疫为2剂次，于0d（当天）、14d 各接种1剂次疫苗；基础免疫后1年应加强免疫1剂	2价肾综合征出血热灭活疫苗作为非免疫规划疫苗的，不得用于替代双价肾综合征出血热灭活疫苗的免疫规划疫苗。建议肾综合征出血热流行地区的居民和进入该地区的人员（如野外作业人员、农牧民、旅行者等）优先接种。推荐从事野外作业的人员、农牧民、军人、旅行者以及遭受自然灾害地区的人员等接种
18. 森林脑炎疫苗	森林脑炎（以下简称森脑）疫苗	森脑疫苗（TBE）	预防森林脑炎	8周岁以上易感人群	基础免疫2剂次，于0d（当天）、14d 各1剂次。在流行季节前加强免疫1剂次	在有森林脑炎发生的地区居住和进入该地区的8周岁以上人员，建议接种森林脑炎疫苗
19. 带状疱疹疫苗	重组带状疱疹疫苗（CHO 细胞）	重组带状疱疹疫苗	预防由水痘-带状疱疹病毒引起的带状疱疹，不适用于预防原发性水痘	50岁及以上成人	2剂次，第2剂次与第1剂次间隔2个月接种	建议50岁及以上人群尽早接种，患有糖尿病、高血压等慢性疾病的50岁及以上人群为首选接种人群。接种该疫苗不能预防原发性水痘。推荐用同一种疫苗完成全程接种，暂不推荐不同品种的带状疱疹疫苗互用。目前不推荐进行加强接种

疫苗种类	疫苗品种	疫苗名称	疫苗作用	接种对象	免疫程序	接种建议
20. 破伤风疫苗	吸附破伤风疫苗(TT)	TT	预防破伤风杆菌感染引起的破伤风	发生创伤机会较多的高风险人群	①无含破伤风类毒素成分免疫史人群:基础免疫3剂次,第1、2剂次间隔4~8周,第2、3剂次间隔1年。一般每10年加强免疫1剂次,如遇特殊情况也可5年加强免疫1剂次。②经全程免疫和加强免疫人员,最后1剂次接种后3年以内受伤时,不需接种。超过3年者,加强免疫1剂次。③妊娠妇女:共接种2剂次,在妊娠第4个月接种第1剂次,间隔2个月接种第2剂次	建议育龄期和妊娠期妇女、从事有创伤风险职业的人员(包括建筑、野外施工、机械加工、医疗及实验室专业人员、救灾人员等),以及军队等相关人员接种。不得用吸附破伤风疫苗替代免疫规划百白破联合疫苗和白破疫苗;不得用于入学、入托儿童的疫苗补种
21. 霍乱疫苗	重组B亚单位/菌体霍乱疫苗(rBS-WC)	rBS-WC	预防霍乱和肠产毒性大肠埃希氏菌感染引起的腹泻	2岁及以上的儿童、青少年和有接触或有传播危险的成人	接种3剂次,0d、7d、28d各口服1剂次	建议卫生条件较差地区、受霍乱流行威胁地区的易感者以及旅行者、旅游服务人员、水上居民、水下作业和污水、粪便、垃圾处理人员、餐饮从业人员、食品加工人员、医务防疫人员、军人及野外作业人员、遭受自然灾害地区等重点人员接种
22. 伤寒疫苗	伤寒Vi多糖疫苗(TViPSV)	TViPSV	预防伤寒沙门菌感染引起的伤寒	2岁及以上有感染风险和流行地区的人群	接种1剂次	建议卫生条件较差地区、伤寒暴发流行和受流行威胁地区的易感者以及旅行者、旅游服务人员、水上居民、水下作业和污水、粪便、垃圾处理人员、餐饮从业人员、食品加工人员、医务防疫人员、军人及野外作业人员、遭受自然灾害地区等高风险人员为重点接种人群
23. 其他肝炎疫苗	戊型肝炎(以下简称戊肝)疫苗	戊肝疫苗(HepE)	预防戊肝病毒的感染	16岁及以上易感者	0、1、6月分别接种1剂次	建议可能存在戊肝病毒感染的畜牧养殖者、餐饮从业人员、食品加工人员、老年人、学生或军人、育龄期妇女和疫区旅行者等高风险人群应优先选择接种。目前暂不推荐加强接种

注:1~8疫苗为含免疫规划疫苗成分的非免疫规划疫苗,9~23疫苗为其他非免疫规划疫苗。

(王孪妹)

［1］王明琼,李金成.传染病学［M］.6版.北京:人民卫生出版社,2018.

［2］李兰娟.传染病学［M］.10版.北京:人民卫生出版社,2024.

［3］王宇明,李梦东.实用传染病学［M］.4版.北京:人民卫生出版社,2017.

［4］李金成,蒋乐龙.传染病学［M］.2版.北京:北京大学医学出版社,2016.

［5］徐小元,祁伟.传染病学［M］.3版.北京:北京大学医学出版社,2013.

［6］李兰娟,李刚.感染病学［M］.2版.北京:人民卫生出版社,2014.

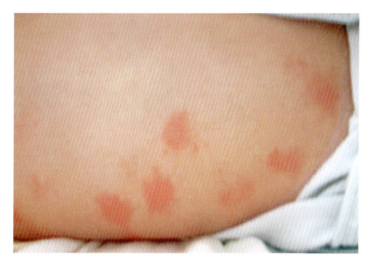

彩图 1-1　斑疹

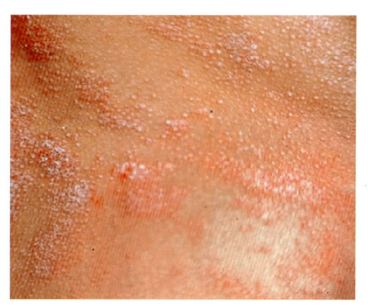

彩图 1-2　丘疹

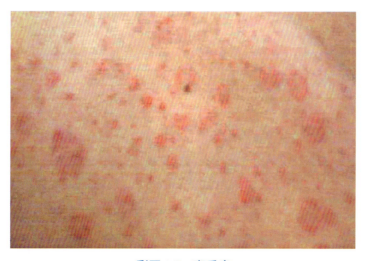

彩图 1-3　斑丘疹

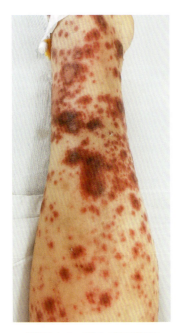

彩图 1-4 出血疹及瘀斑

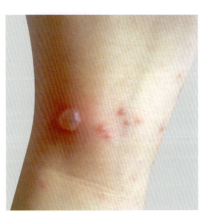

彩图 1-5 疱疹

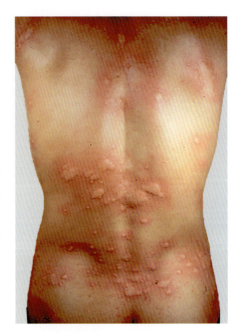

彩图 1-6 荨麻疹

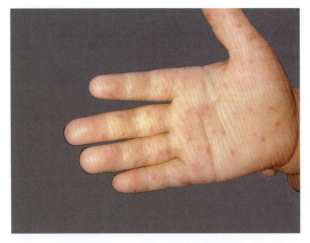

彩图 2-1 手足口病手部皮疹

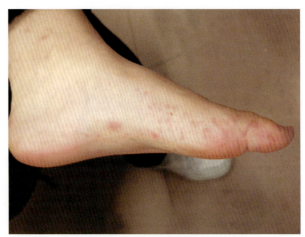

彩图 2-2 手足口病足部皮疹

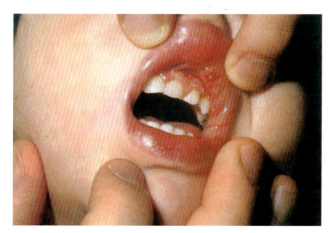
彩图 2-3　手足口病口腔黏膜皮疹

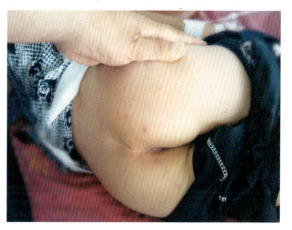
彩图 2-4　手足口病臀部皮疹

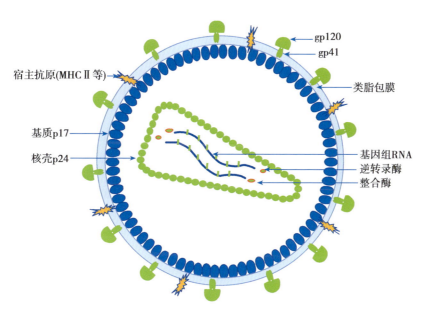

彩图 2-5　HIV 结构示意图

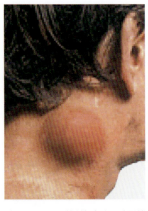
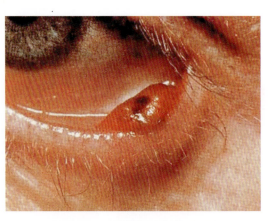
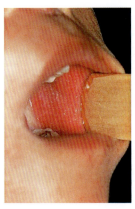

彩图 2-6　艾滋病（颈部淋巴结肿大）　　　彩图 2-7　艾滋病（卡波西肉瘤）　　　彩图 2-8　麻疹黏膜斑

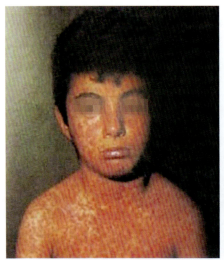
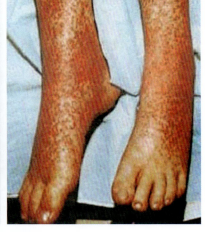

彩图 2-9　麻疹皮疹

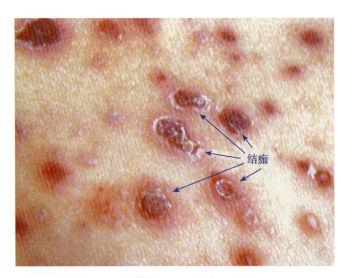

结痂

彩图 2-10　结痂

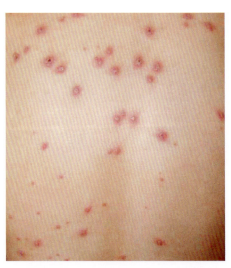

彩图 2-11　水痘多种皮疹共存

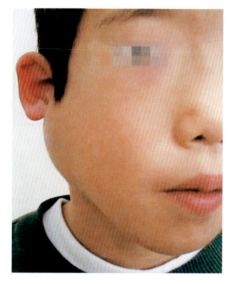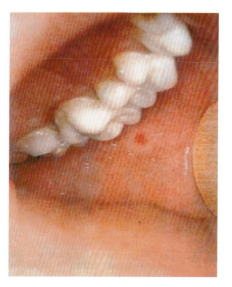

彩图 2-12　右侧腮腺肿大　　　　彩图 2-13　腮腺导管红肿

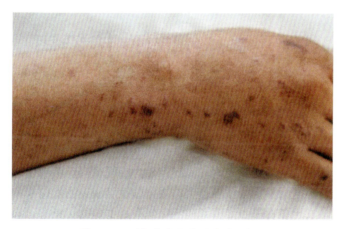

彩图 3-3　流脑病人皮肤瘀点、瘀斑

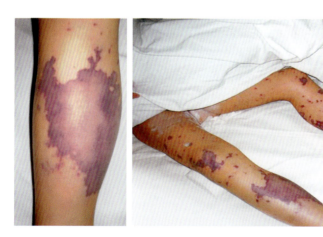

彩图 3-4　休克型流脑病人皮肤瘀斑

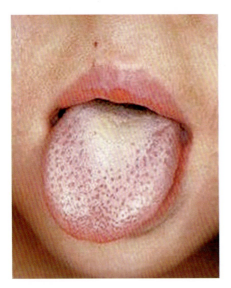

彩图 3-5　草莓舌

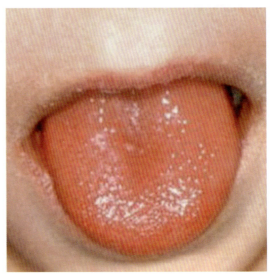

彩图 3-6　杨梅舌

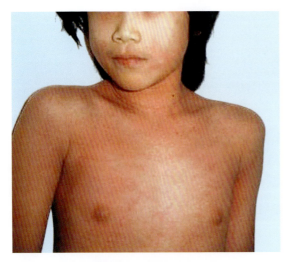

彩图 3-7　猩红热皮疹

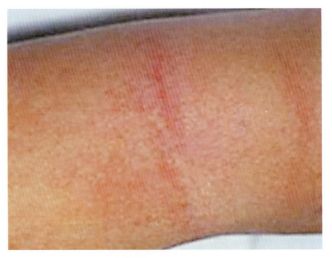

彩图 3-8　帕氏线

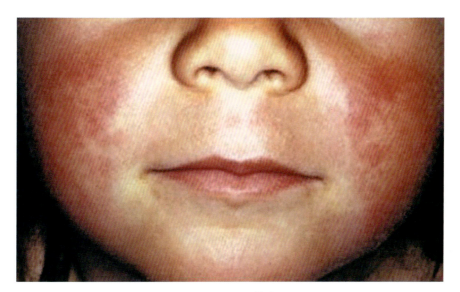

彩图 3-9　口周苍白圈

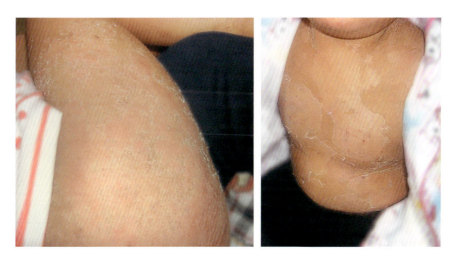

彩图 3-10　猩红热退疹时脱皮

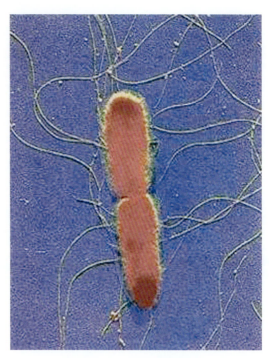

彩图 3-11　鼠疫耶尔森菌

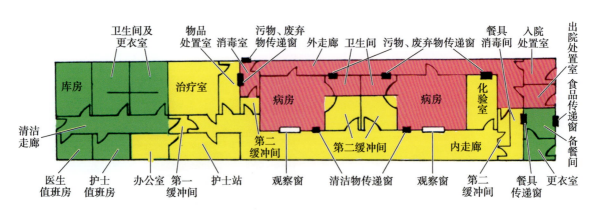

彩图 8-1　"三区、两缓冲间、两通道" 示意图